# Impressum

Dr. med. Matthias Hofer, MPH, MME (Univ. Bern)
Arzt für Diagnostische Radiologie
Leiter der AG Medizindidaktik
Uniklinikum Düsseldorf (UKD) an der
Heinrich-Heine-Universität (HHU)
Postfach 10 10 07
D - 40001 Düsseldorf

Printed in Germany

Gestaltung, Illustration und Produktion:
Dipl. Des. Inger Wollziefer, Bonn, www.designinger.de
Druck: WAZ-Druck, Duisburg

ISBN 978-3-938103-30-2



*Bibliografische Informationen der Deutschen Bibliothek*

Die Deutsche Bibliothek verzeichnet diese Publikation in der Deutschen Nationalbibliografie; detaillierte bibliografische Daten sind im Internet über http://dnb.ddb.de abrufbar.

1. Auflage 2008


Robert-Mayer-Weg 18
D - 40591 Düsseldorf
Tel. +49 - (0)211 - 750655
Fax +49 - (0)211 - 750633
E-Mail: info@didamed.de
Homepage: http://www.didamed.de

**Wichtiger Hinweis:** wie jede Wissenschaft ist die Medizin ständigen Entwicklungen unterworfen. Forschung und klinische Erfahrung erweitern unsere Erkenntnisse, insbesondere in Bezug auf die allgemeine und medikamentöse Therapie. Soweit in diesem Werk eine Dosierung oder eine Applikation erwähnt wird, darf der Leser zwar darauf vertrauen, dass Autoren, Herausgeber und Verlag große Sorgfalt darauf verwandt haben, dass diese Angaben dem **Wissensstand bei Fertigstellung des Werkes** entsprechen.
Für Angaben über Dosierungsanweisungen und Applikationsformen kann vom Verlag jedoch keine Gewähr übernommen werden. **Jeder Benutzer ist angehalten**, durch sorgfältige Prüfung der Beipackzettel der verwendeten Präparate und gegebenenfalls Konsultation eines Spezialisten festzustellen, ob die dort angegebene Empfehlung für Dosierungen oder die Beachtung von Kontraindikationen gegenüber der Angabe in diesem Buch abweicht. Eine solche Prüfung ist besonders bei selten angewendeten oder neu auf den Markt gebrachten Präparaten wichtig. **Jede Dosierung oder Applikation erfolgt daher auf eigene Gefahr des Benutzers.** Autoren und Verlag appellieren an jeden Benutzer, ihm etwa auffallende Ungenauigkeiten dem Verlag mitzuteilen.

# Inhaltsübersicht

# Danksagung / Abkürzungsverzeichnis

Ohne die Mithilfe und Unterstützung zahlreicher Kollegen aus unserer Arbeitsgruppe und verschiedenen Kliniken hätte diese Praxisanleitung nicht erstellt werden können:

Den Kollegen aus unserer Klinik für Anästhesiologie (Prof. Dr. Benedikt Pannen) Dr. Sarah Brett, Sven Lindner, und die OÄ PD Dr. Dirk Ebel, Dr. Christine Lorenz, Dr. Rainer Kram und Dr. Peter Noetges möchte ich besonders danken für ihre fachliche Beratung und Unterstützung bei allen anästhesiologischen Fragestellung. Frau Kerstin Schneider, Claudia Friedland und OA Dr. Hans-Jürgen Laws aus der Klinik für Kinder-Onkologie, -Hämatologie und klinische Immunologie sowie OA Dr. Hans Stannigel aus der Neonatologie & Pädiatrischen Intensivmedizin haben mich bei allen pädiatrischen Fragen und Anwendungen intensiv beraten.

Die Oberarztkollegen Dr. Andreas Schwalen aus der hiesigen Pneumonologie und Herr Dr. Groß aus der Innere Med., St. Josef KH Haan, haben wertvolle Hinweise zur Pleurapunktion und Pleuradrainage geliefert. Herrn PD Dr. Oliver Neuhaus verdanken wir die fachliche Beratung in Hinsicht auf die Lumbalpunktion in der Neurologie. Die Kollegen PD Dr. Michael Schädel-Höpfner und OA Dr. Michael Wild aus unserer Klinik für Hand- und Unfallchirurgie (Prof. Dr. Joachim Windolf) haben uns stark bei der Erstellung der Bildserien für chirurgische Techniken unterstützt. Die Bildserie aus dem Alltag einer HNO-Ambulanz geht auf die Mithilfe von Dr. Katrin Scheckenbach (UKD), Dr. Andreas Knopf (HNO-Klinik rechts der Isar, München) und Dr. Alexander Blödow (HNO-Klinik am UK der RWTH Aachen) zurück.

Prof. Dr. Ulrich Germing und Frau Dr. Nona Shayegi von der Klinik für Hämatologie, Onkologie und Immunologie (UKD) danke ich für Ihre Beratung und Unterstützung bei der Bildserie für eine Knochenmarkspunktion.

Den Medizinstudierenden Susen Hönisch, Martina Lubna vom Trainingszentrum für Ärztliche Fertigkeiten TÄF der Charité Berlin (Leiter Dr. Kai Schnabel) sowie Jonathan Brück, Stefanie Burk, Anna Falkowski, Ira Gabor, Benedikt Jacobs, Maike Sadlo, Richard Truse und Esther Zipperer von der AG Medizindidaktik danke ich herzlich für ihre Hilfe beim Erstellen einiger Fotoserien. Für die kritische Durchsicht des Manuskripts danke ich Anna Falkowski, Ira Gabor, meiner Frau Stefanie Hofer und Richard Truse. Frau Inger Wollziefer (Bonn) hat die gesamte graphische Gestaltung erneut kreativ und professionell umgesetzt, dafür gilt ihr mein herzlicher Dank.

## Abkürzungsverzeichnis

| | | | | | |
|---|---|---|---|---|---|
| 3WH | Drei-Wege-Hahn | ICR | Intercostalraum | PCR | Polymerase-Kettenreaktion |
| AED | automatisierter, | ID | Innendurchmesser, | PEA | pulslose elektrische Aktivität |
| | externer Defibrillator | | Identität(-sdaten) | | (EKG) |
| ALS | Advanced Life Support | Ig.. | Immunglobuline: Klasse G, M, A... | PEEP | positive endexspiratory pressure |
| ARDS | adult respiratory distress | INR | International Normalized Ratio | PTT | partielle Thromboplastinzeit |
| | syndrome | | (Quick) | PCWP | pulmonary capillary wedge |
| BGA | Blutgasanalyse | i.m. | intramuskulär | | pressure |
| BLS | Basic Life Support | i.v. | intravenös | $pO_2$ | Sauerstoff-Partialdruck |
| BSG | Blutsenkung (-sgeschwindigkeit) | J | Joule | RA | rechter Vorhof (Atrium) |
| BZ | Blutzucker | KG | Körpergewicht | RR | Blutdruck(-messung) |
| Ch | Charrière (Größenangabe) | LA | linker Vorhof (Atrium); | | nach Riva-Rocci |
| CPR | Cardiopulmonale Reanimation | | Lokalanästhetikum | RV | rechter Ventrikel |
| DK | Dauerkatheter (Harnblase) | LV | linker Ventrikel | s.c. | subcutan |
| EDTA | Äthylendiamintetraessigsäure | LWK | Lendenwirbelkörper | $sO_2$ | Sättigung mit Sauerstoff |
| EKG | Elektrokardiogramm | LWS | Lendenwirbelsäule | SWK | Sakralwirbelkörper |
| Fi $O_2$ | Sauerstoffkonzentration in % | MAL | mittlere Axillarlinie | TIVA | Totale intravenöse Anästhesie |
| FSME | Frühsommer-Meningokokken- | MCL | Medioclavicularlinie | VAL | vordere Axillarlinie |
| | Enzephalitis | mm HG | Millimeter Quecksilbersäule | VCI | Vena cava inferior |
| G | Gauge (Größeneinheit) | NaCl | Natriumchlorid (Kochsalz) | VCS | Vena cava superior |
| HAL | hintere Axillarlinie | OP | Operation (-ssaal) | VF | ventrikuläres Flimmern |
| HB | Harnblase | PA | Pulmonalarterie | VT | ventrikuläre Tachykardie |
| HRST | Herzrhythmusstörungen | pAVK | periphere, arterielle | ZVD | zentralvenöser Druck |
| HWS | Halswirbelsäule | | Verschlusskrankheit | ZVK | zentralvenöser Katheter |
| HZV | Herzzeitvolumen | $pCO_2$ | Kohlendioxid-Partialdruck | | |

# Sterilität im Arbeitsalltag 01



Dieses Anfangskapitel ist in erster Linie für Einsteiger gedacht, die eine sterile Händedesinfektion, das Anziehen steriler Kittel und Handschuhe und das sterile Anreichen von Material erlernen möchten. Erfahrene Kliniker können es natürlich überschlagen und gezielt diejenigen Kapitel aufsuchen, die gerade im Fokus ihres Interesses stehen.

**Indikationen**

Die sterile Händedesinfektion und die Einkleidung in sterile Handschuhe und Schutzkleidung sind in der Vorbereitung vieler invasiver oder operativer Eingriffe unerlässlich. Auch bei sorgfältiger Händedesinfektion beginnt spätestens nach 30 Minuten eine Wiederbesiedlung der Haut, da zwar oberflächliche Keime reduziert werden, tiefere Besiedlungen an Haarfollikeln oder Schweißdrüsen jedoch nicht beseitigt werden können.

**Vorbereitungen**

Denken Sie vor Betreten des Waschraums oder des OP-Vorbereitungsraums daran, noch einmal auf die Toilette zu gehen – Operationen dauern gelegentlich länger als geplant (Abb. 5.1). Legen Sie am besten noch im Umkleideraum ihre Brieftasche, allen Schmuck, Ringe und Armbanduhren ab und schließen Sie diese Dinge dort ein (Abb. 5.2). Falls Sie einen Pieper tragen, können Sie diesen dem OP- oder Anästhesiepersonal geben, damit die Kollegen eingehende Anrufe beantworten können. Den Waschraum betritt man im Allgemeinen nur in OP-Schuhen, in OP-Kleidung sowie mit angelegter Kopfbedeckung und Mundschutz (Abb. 5.3).

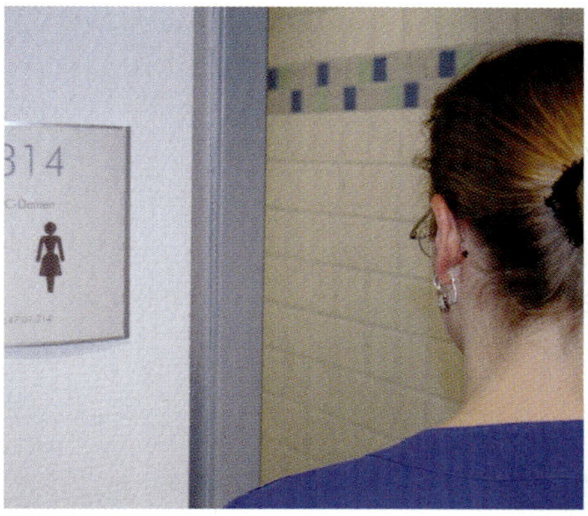

**Abb. 5.1** WC aufgesucht?

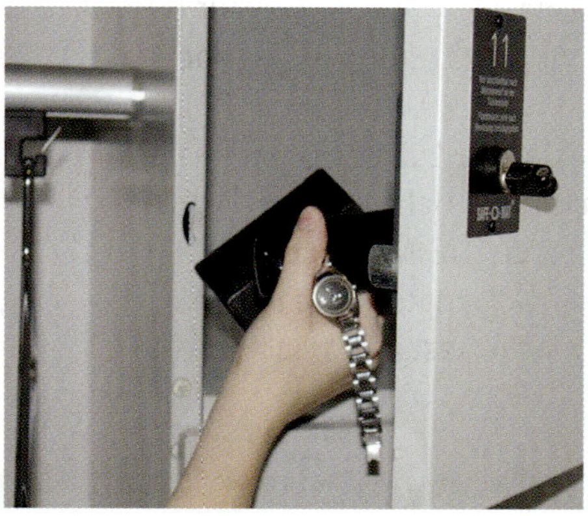

**Abb. 5.2** Uhr und Schmuck

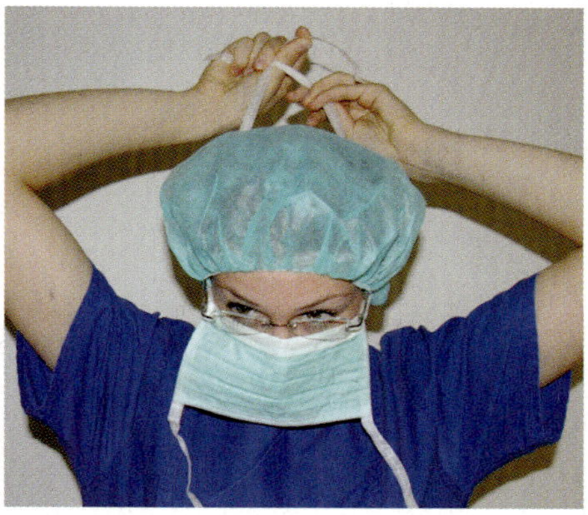

**Abb. 5.3** Mundschutz + Haube

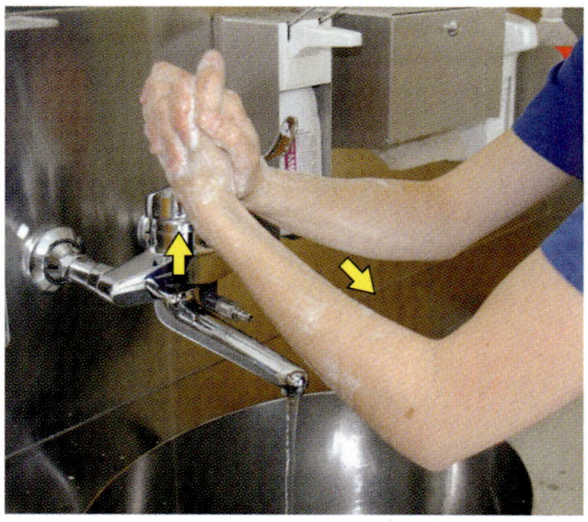

**Abb. 5.4** Waschen mit Seife

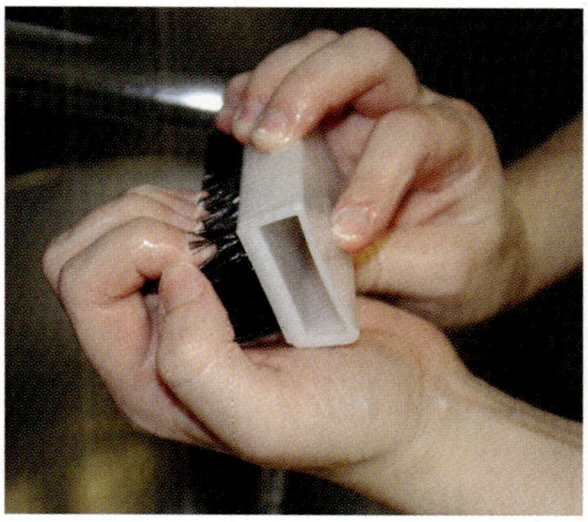

**Abb. 5.5** sterile Bürste ⇨ Fingernägel

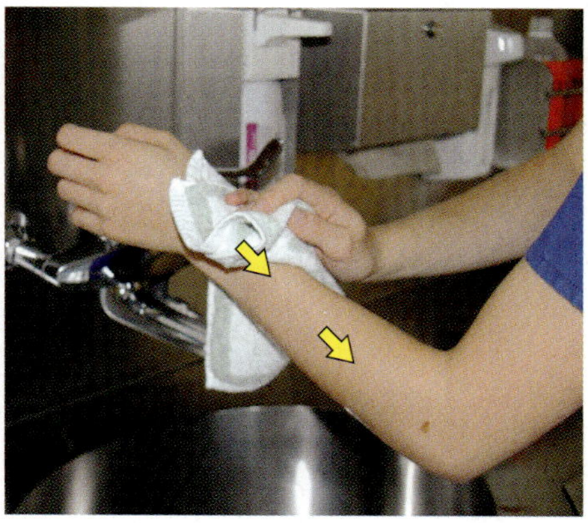

**Abb. 5.6** Abtrocknen

Dann können Sie mit einer einfachen Wäsche Ihrer Hände und Unterarme mit Seife beginnen (Abb. 5.4): Dabei lassen Sie das Wasser immer Richtung Ellenbogen abfließen ( ↘ ) und halten dafür die Hände ( ↑ ) leicht angehoben. Reinigen Sie Ihre Fingernägel bei Bedarf mit einer sterilen Bürste (Abb. 5.5). Die Hände und Arme müssen nicht abgebürstet werden, die Haut würde dadurch auch zu sehr gereizt. Jetzt trocknen Sie jeden Arm mit einem eigenen (sterilen, falls vorhanden) Handtuch einmal von den Händen zum Ellenbogen hin ab ( ↘ ↘ ) und nicht mehr in umgekehrter Richtung von proximal nach distal (Abb. 5.6).

Nur wenn Ihre Hände und Arme trocken sind, beginnen Sie mit der eigentlichen Händedesinfektion, weil ansonsten das Desinfektionsmittel in einer wässrigen Lösung zu stark verdünnt würde. Am besten bedienen Sie den Spender des Desinfektionsmittels mehrfach mit Ihrem Ellenbogen **(Abb. 6.1)** und reiben zunächst die Unterarme von proximal bis zu den Händen (⟺) zwei Minuten lang ein **(Abb. 6.2)**. Anschließend dasselbe noch einmal, jedoch nur noch die distalen Unterarme und die Hände **(Abb. 6.3)**.

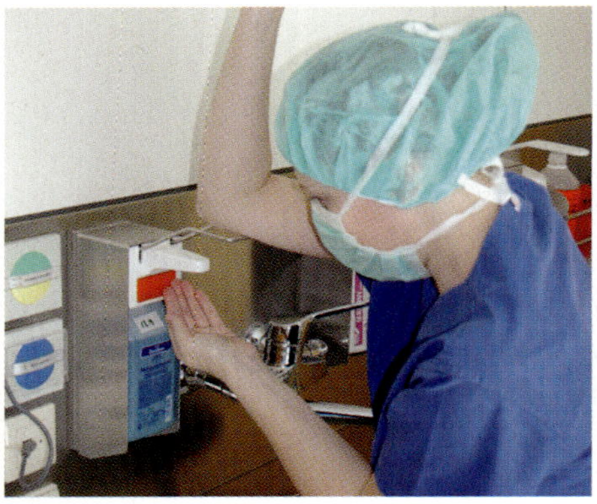

**Abb. 6.1** Hebel mit Ellenbogen

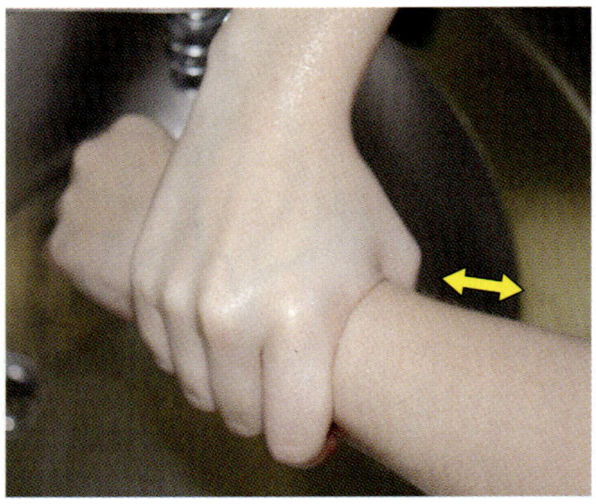

**Abb. 6.2** UA 2 Min. einreiben

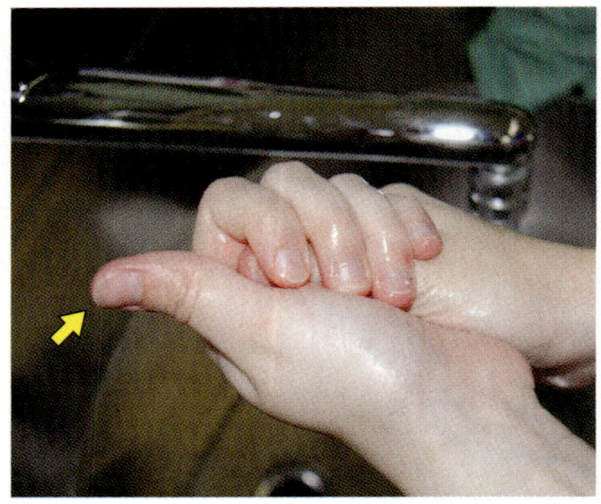

**Abb. 6.3** Hände / Handgelenke

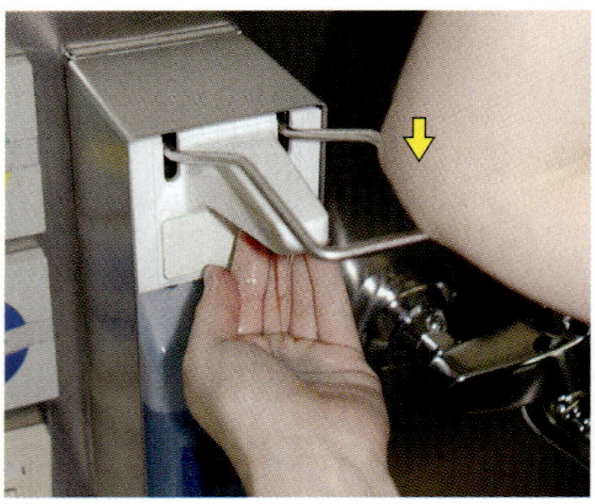

**Abb. 6.4** „Nachladen“ (⇩)

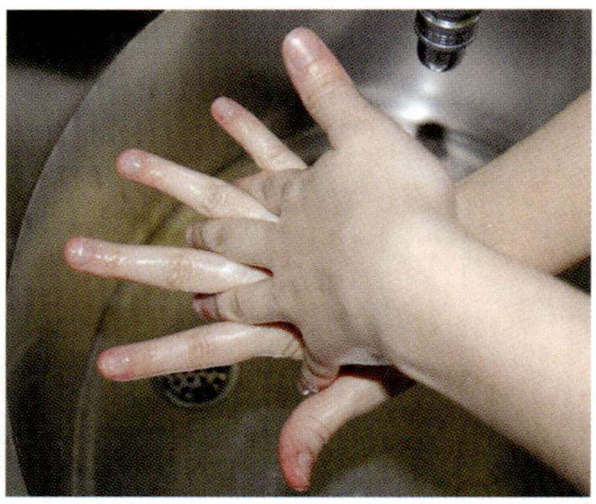

**Abb. 6.5** zwischen den Fingern

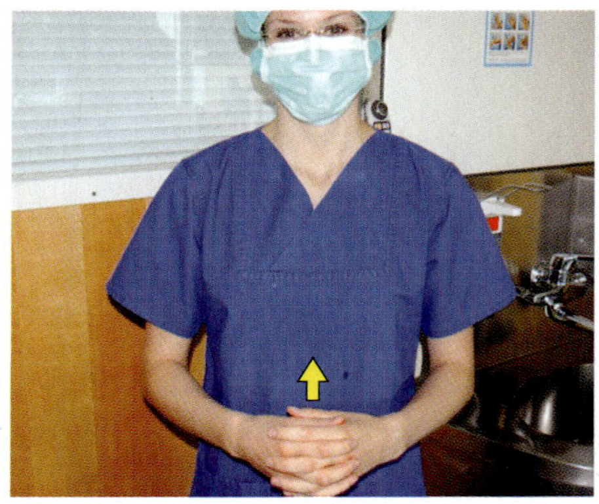

**Abb. 6.6** Handhaltung

Zwischendurch benötigen Sie nochmals zusätzliches Desinfektionsmittel **(Abb. 6.4)**. Dann desinfizieren Sie noch einmal nur die Hände - vergessen Sie dabei nicht die Daumen (⬀ in **Abb. 6.3**), die Handkanten und das Einreiben zwischen den Fingern **(Abb. 6.5)**.

Nach abgeschlossener Händedesinfektion, die mindestens 5 Minuten dauern sollte, halten Sie die Hände ohne jegliche Berührung vor den Oberkörper **(Abb. 6.6)**, bis das sterile Ankleiden erfolgt. Zum Verlassen des Waschraums dient oft ein Fußschalter, der automatisch die Tür öffnet. Wenn Sie aus Versehen während oder nach der Desinfektion doch einen unsterilen Gegenstand oder Kollegen berühren, bleibt Ihnen nichts anderes übrig, als ehrlich zu sein und noch einmal von vorn zu beginnen.

**Komplikationen**

Wenn Sie häufiger eine Händedesinfektion durchführen müssen und Ihre Haut empfindlich reagiert, versuchen Sie einer fortschreitenden Austrocknung, Rhagaden oder Hautinfektionen mit alkalifreien Seifen, Salben oder Cremes vorzubeugen. Eventuell können Sie auch auf jodhaltige Desinfektionsmittel umsteigen, die Sie an ihrer gelblich-bräunlichen Schaumbildung erkennen. Dies wäre natürlich bei einer Jodallergie keine Alternative. Falls bereits eine Hautinfektion vorliegt, sollten Sie bis zu deren Ausheilung besser nicht an Operationen teilnehmen.

**Kittel selbst anziehen**

Wenn Sie z.B. außerhalb des OP-Raums auf einer Station ein Procedere (ZVK-Anlage, Dilatationstracheotomie, vgl. Kap. 18, 25) durchführen, das steriles Arbeiten erfordert, steht Ihnen oft keine Hilfsperson zur Verfügung, die bereits steril eingekleidet ist. In diesen Fällen wird Ihnen der sterile Kittel angereicht, und Sie nehmen die Innenverpackung vorsichtig heraus (Abb. 7.1) und legen sie auf einem steril abgedeckten Arbeitstisch ab. Dann nehmen Sie den herausschauenden Zipfel in eine Hand (Abb. 7.2), beugen Ihren Oberkörper vor, damit Ihr Bauch nichts berührt und klappen die Innenverpackung nach oben ( ↑ ) auf (Abb. 7.3).

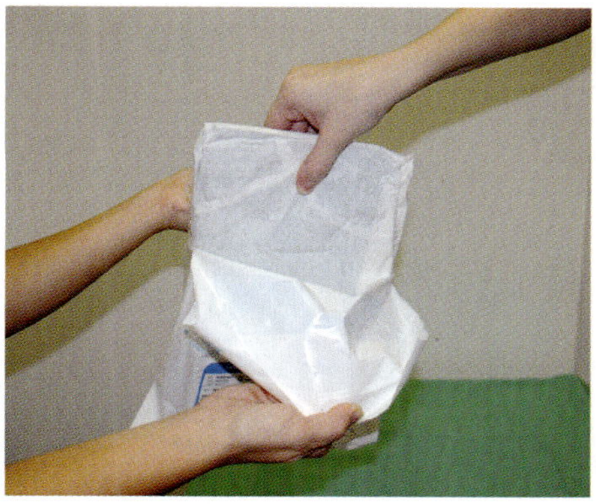
**Abb. 7.1** Kittel herausnehmen

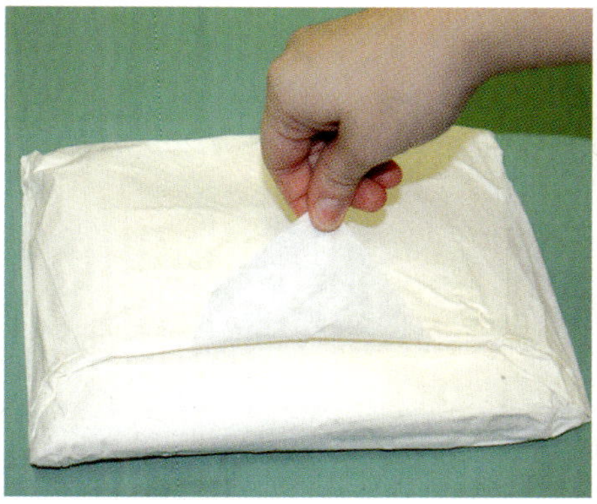
**Abb. 7.2** am Zipfel anfassen ...

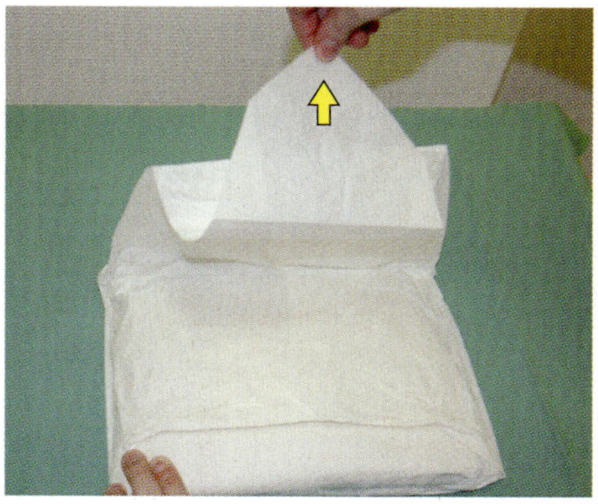
**Abb. 7.3** ... und aufklappen

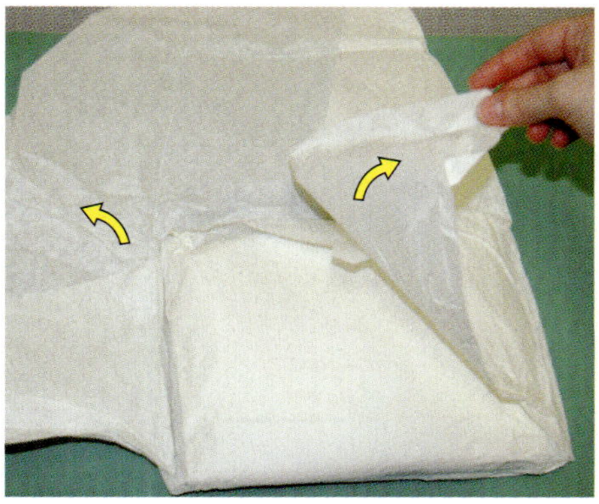
**Abb. 7.4** Ränder zur Seite

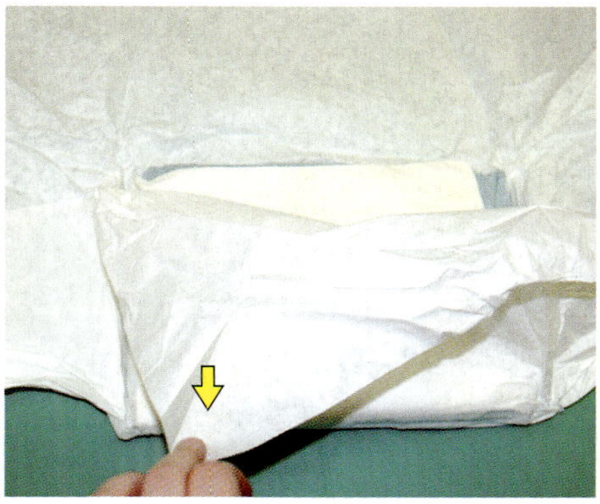
**Abb. 7.5** komplett öffnen

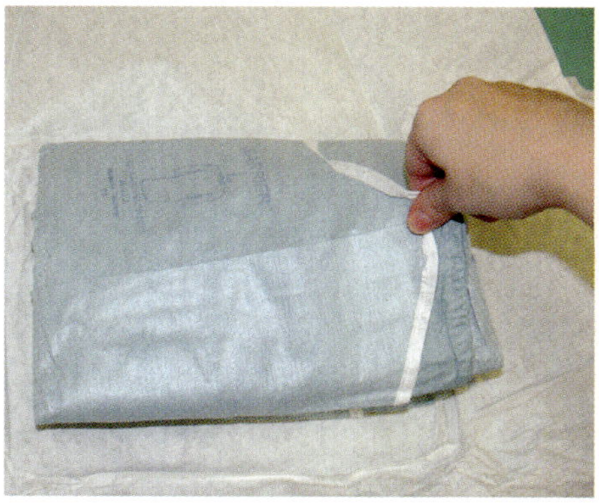
**Abb. 7.6** am Kragen anfassen

Dann klappen Sie die beide Ränder zur Seite ( ↖ ↗ ) weg (Abb. 7.4) und öffnen den letzten Teil nach unten ( ↓ in Abb. 7.5), so dass der Kittel komplett frei liegt. Nun fassen Sie ihn am Kragenring an (Abb. 7.6), ziehen ihn hoch (Abb. 7.7) und lassen ihn mit ausgestecktem Arm herunterhängen, damit er sich entfaltet (Abb. 7.8). Halten Sie ihn dann so, dass Sie von der Innenseite hineinschlüpfen ( ↖ ) können (Abb. 7.9), ohne die Außenseite zu berühren.

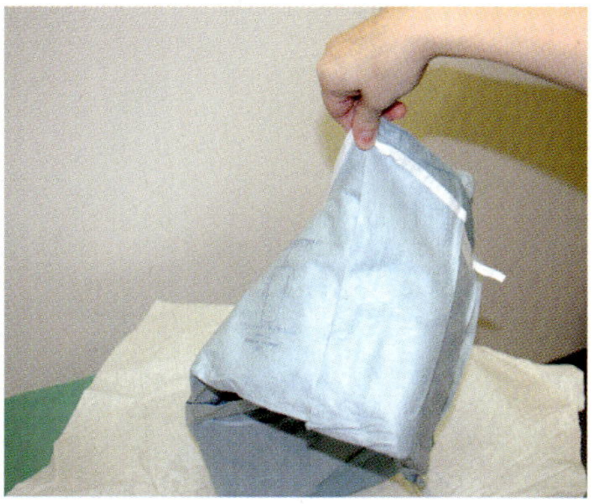
**Abb. 7.7** am Kragen hochziehen ...

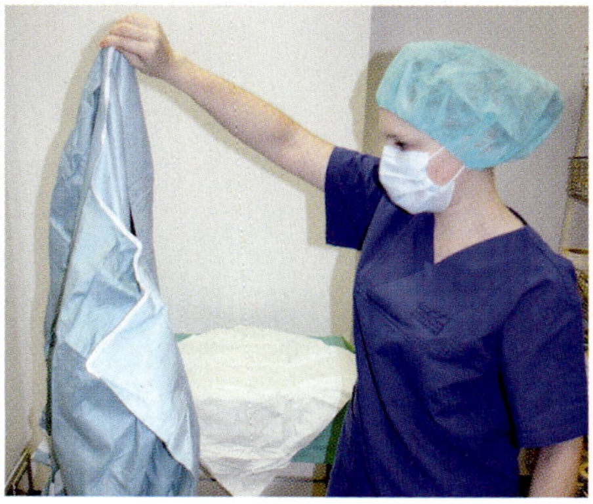
**Abb. 7.8** ... und entfalten

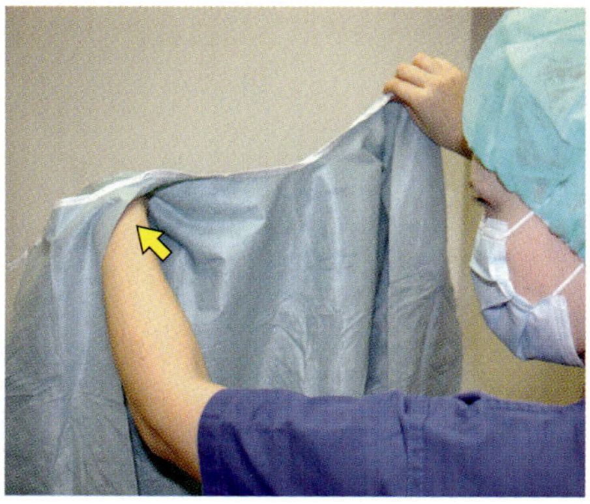
**Abb. 7.9** hineinschlüpfen

Dann strecken Sie beide Arme nach oben, um Ihre Hände mit gestreckten Fingern von innen durch die elastischen Endstücke des Kittels hindurch zu schieben **(Abb. 8.1)**. Am besten hilft Ihnen dabei eine Hilfsperson und zieht ( ↘ ) von hinten jeweils das letzte Stück **(Abb. 8.2)**, bevor am Nacken der Klettverschluss verschlossen wird **(Abb. 8.3)**. Der Innenknoten des Kittels in Hüfthöhe wird ebenfalls von einer Hilfsperson geschlossen (hier nicht gezeigt).

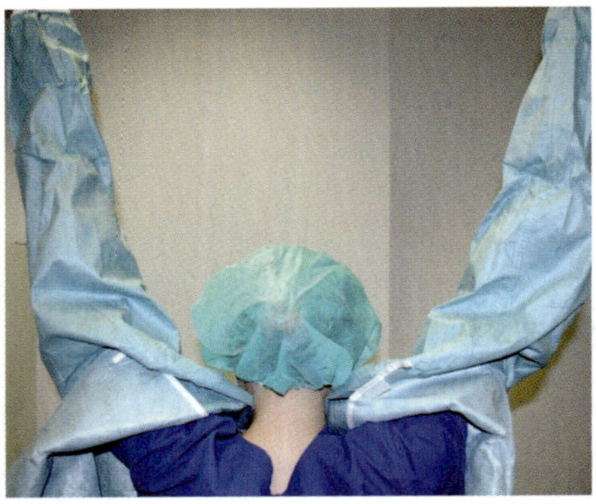

**Abb. 8.1** Arme hoch strecken

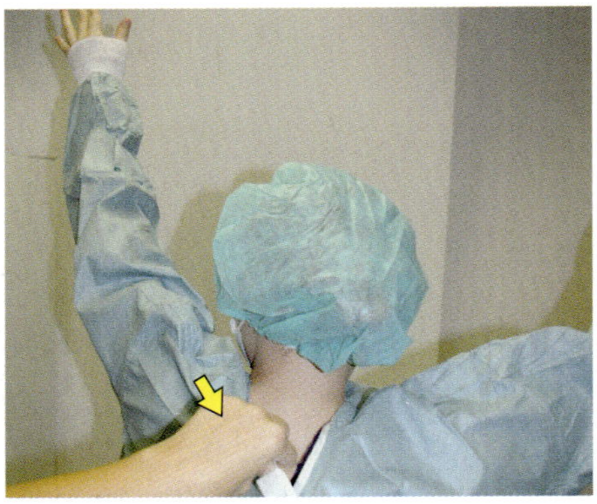

**Abb. 8.2** Zug durch Hilfsperson

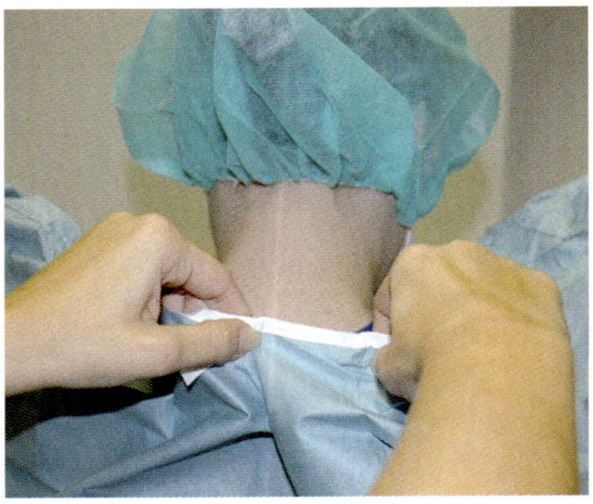

**Abb. 8.3** Nacken schließen

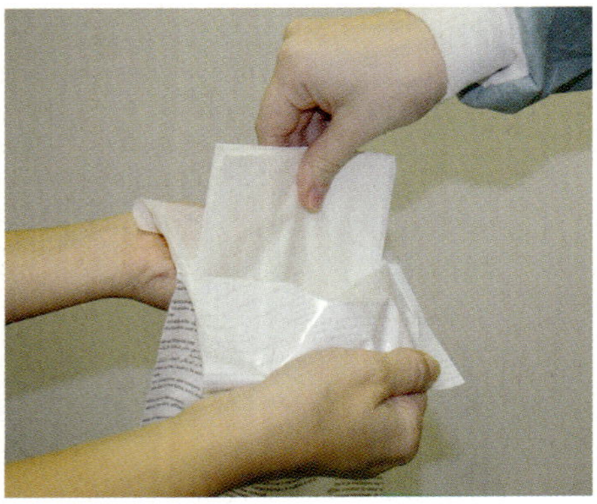

**Abb. 8.4** Handschuhe annehmen

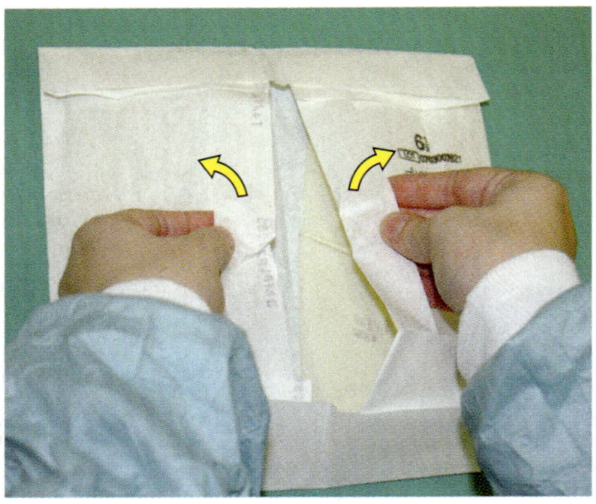

**Abb. 8.5** Innenhülle auffalten

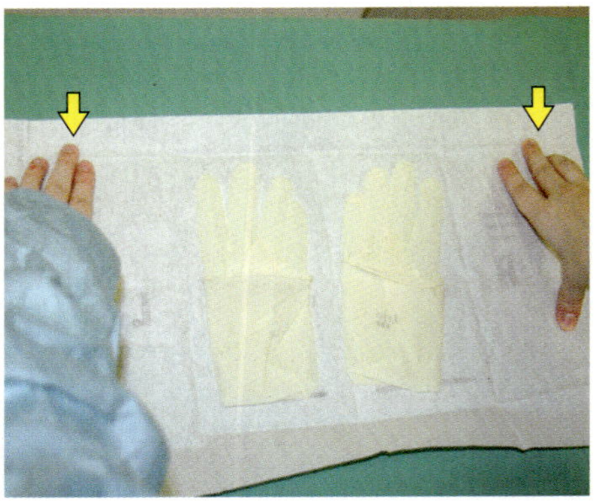

**Abb. 8.6** Knickfalz drücken

Nennen Sie Ihrer Hilfsperson Ihre Handschuhgröße, damit Ihnen die richtige Größe angegeben wird **(Abb. 8.4)**. Deren Innenverpackung legen Sie wieder auf einem steril abgedeckten Tisch ab und falten ( ↖ ↗ ) sie auf **(Abb. 8.5)**. Dabei hat sich bewährt, die Knickfalz kurz aufzudrücken ( ⇩ ⇩ ), damit sich die Ränder nicht störend zurückfalten **(Abb. 8.6)**.
Sterile Handschuhe werden so verpackt, dass ihr proximales Drittel umgeknickt ( ⇦ ) eingelegt wird, damit Sie mit der linken Hand die Innenseite leicht anheben ( ⇖ ) können, um mit der rechten Hand hinein zu schlüpfen ( ⇧ ), ohne die Außenseite des Handschuhs berühren zu müssen **(Abb. 8.7)**. Nun ziehen Sie den Handschuh an dieser umgeklappten Innenseite nach proximal ( ⇙ ), jedoch ohne ihn schon jetzt umklappen zu wollen – das folgt erst später **(Abb. 8.8)**. Greifen Sie zuvor mit der rechten Hand von distal her in den linken Handschuh hinein ( ⇩ ) und halten ihn auf, um mit der linken Hand hineinschlüpfen ( ↖ ) zu können **(Abb. 8.9)**.

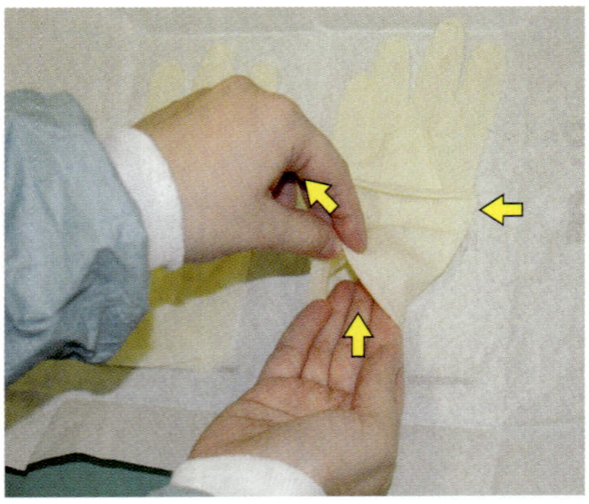

**Abb. 8.7** zuerst in den rechten

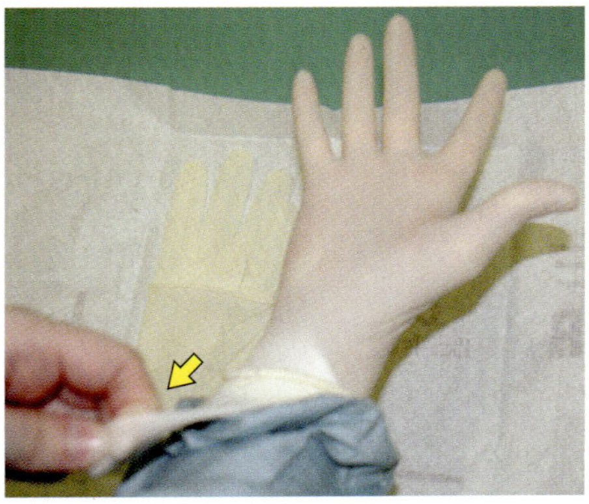

**Abb. 8.8** nur an Innenseite ziehen

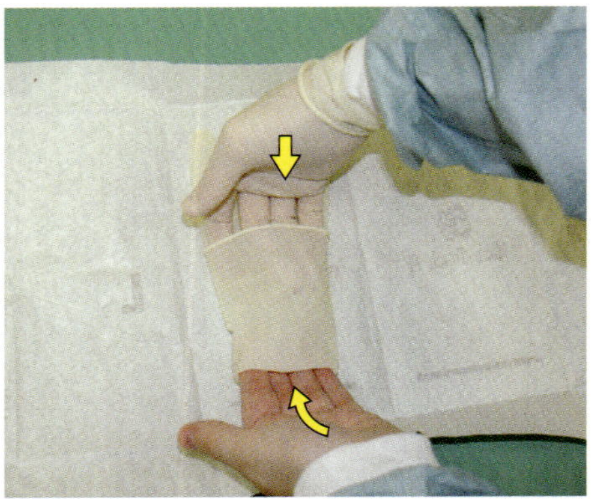

**Abb. 8.9** links einschlüpfen

Anschließend ziehen Sie den linken Handschuh mit der rechten Hand nach proximal ( ), ohne dabei die linke Hand oder den linken Unterarm zu berühren (Abb. 9.1). Das Ziel ist, den Handschuh auch über den Kittelärmel zu ziehen ( ) und dabei den Handschuh nur auf seiner Außenseite zu berühren (Abb. 9.2). Nun ist die linke Hand fertig.
Wenn Sie nun den rechten Handschuh noch über den Kittelärmel ziehen, achten Sie darauf, ihn nicht an seiner umgeklappten Innenseite anzufassen ( in Abb. 9.3), sondern wieder in die „Tasche" zu schlüpfen ( in Abb. 9.4) und ihn dann hochzuziehen (Abb. 9.5). Falls nötig, glätten Sie abschließend noch die Finger (Abb. 9.6).

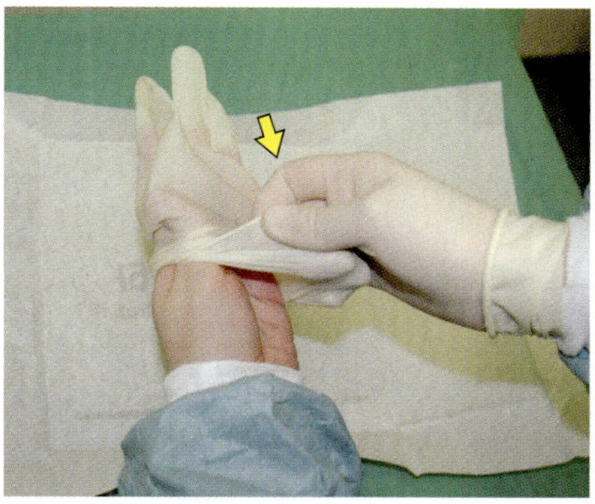

Abb. 9.1 Zug nach proximal

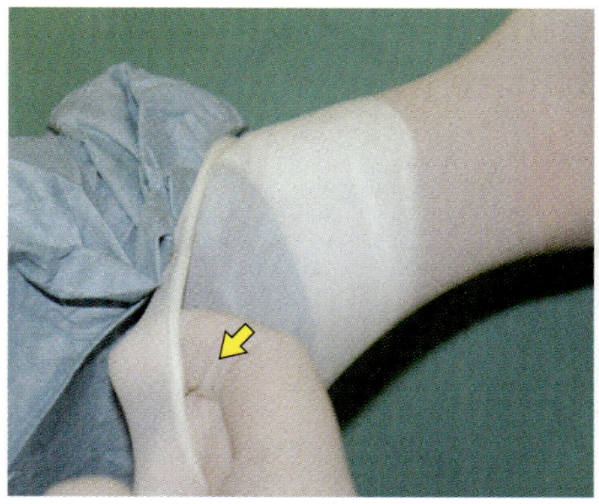

Abb. 9.2 ... über den Kittelärmel

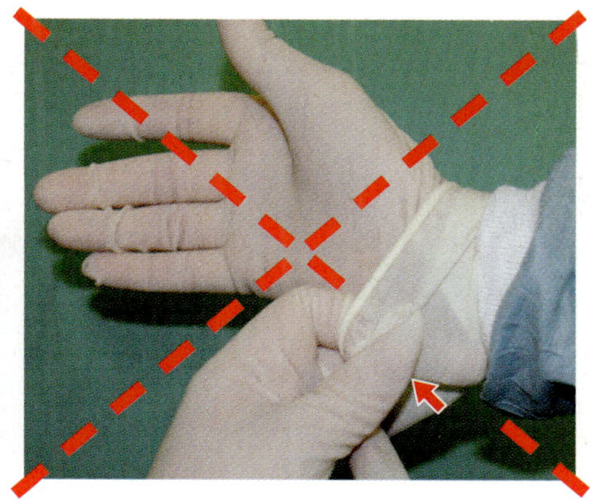

Abb. 9.3 nicht innen anfassen !

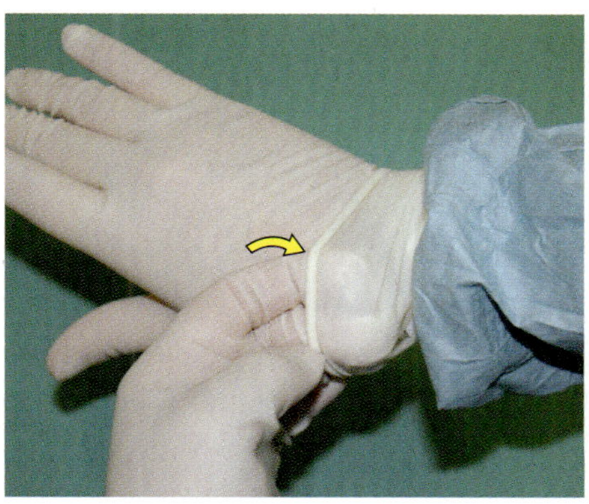

Abb. 9.4 ... äußere „Tasche"

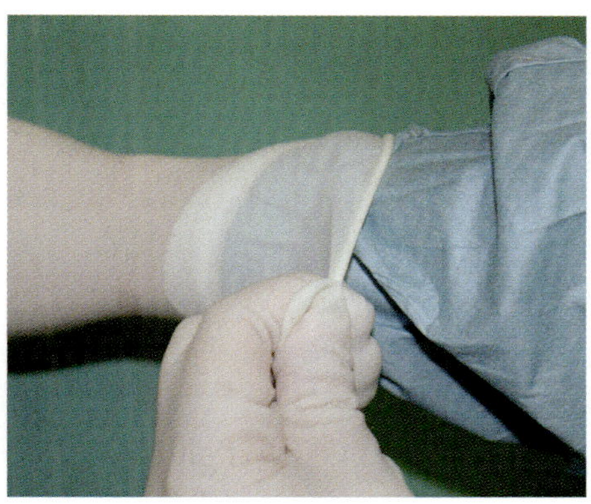

Abb. 9.5 Zug nach proximal

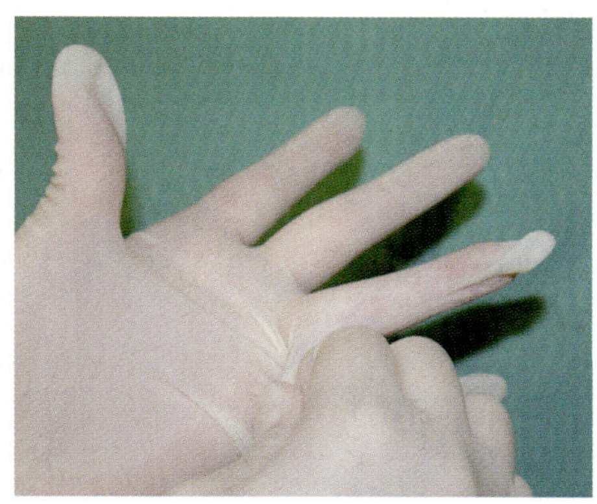

Abb. 9.6 Finger glätten

Jetzt können Sie den Gürtel vorsichtig auseinander ziehen ( in Abb. 9.7) und das Papier einer Hilfsperson übergeben (Abb. 9.8) , die dieses festhält, während Sie selbst eine Rechtsdrehung ( ) ausführen (Abb. 9.9).

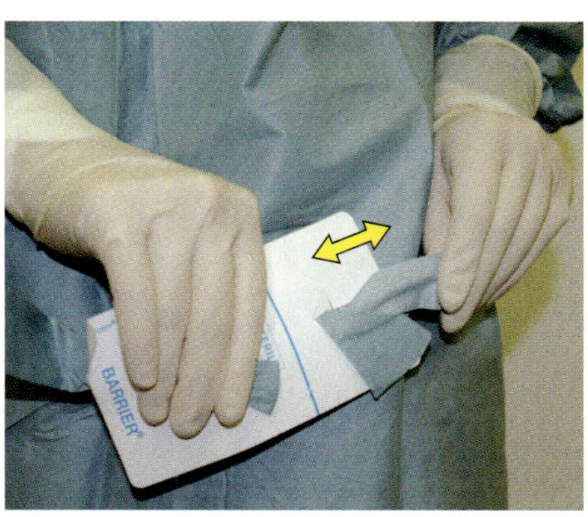


Abb. 9.7 Öffnung des Gürtels

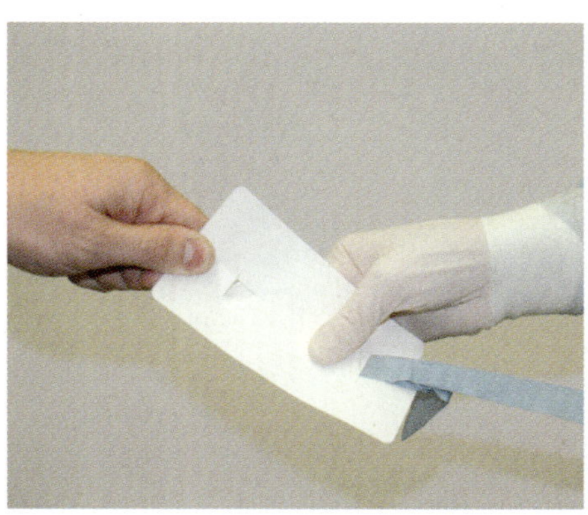

Abb. 9.8 Haltepapier übergeben

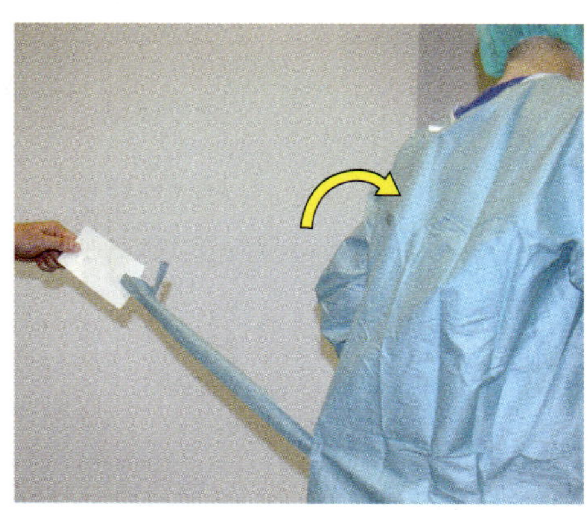

Abb. 9.9 Rechtsdrehung

Nachdem Sie sich einmal um Ihre eigene Achse gedreht haben, nehmen Sie den Gürtel wieder an und ziehen ihn vom Haltepapier ab (Abb. 10.1). Binden Sie den Gürtel vor Ihrem Bauch oder allenfalls seitlich fest (Abb. 10.2), nicht jedoch auf dem Rücken: Als goldene Regel gilt, dass Ihr Rücken als unsteril gilt.
Das Procedere ist deutlich einfacher, wenn Sie sich nicht alleine steril anziehen müssen, sondern z.B. im OP jemand zur Verfügung steht, der bereits steril angekleidet ist:

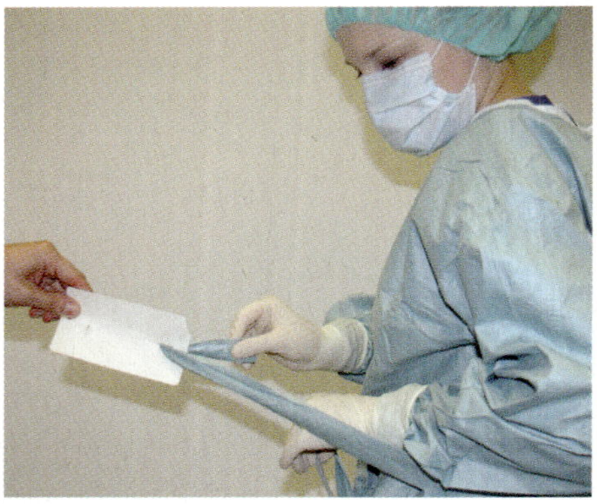

**Abb. 10.1** Gürtel abziehen

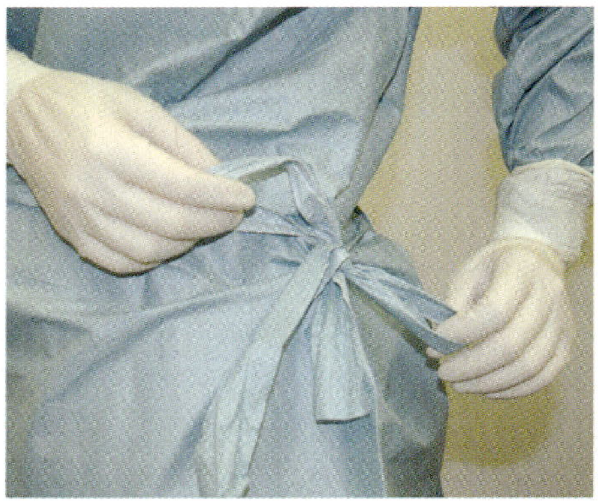

**Abb. 10.2** vone / seitl. festbinden

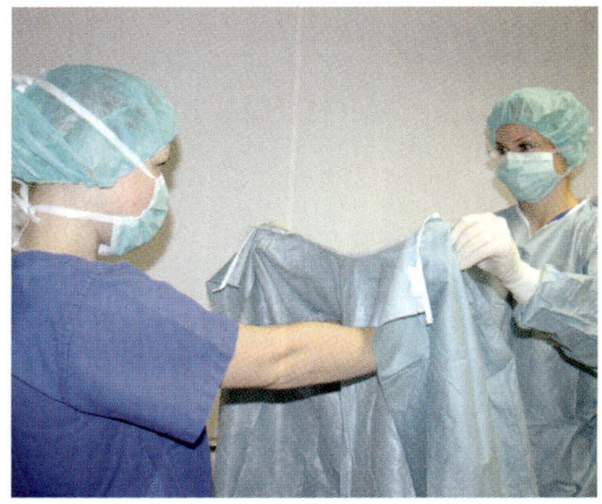

**Abb. 10.3** hinein schlüpfen

**Verhalten im OP**

Hier kann Ihnen die/der Kollege/-in den Kittel so aufhalten, dass Sie mit gestreckten Fingern und Armen hineinschlüpfen können (Abb. 10.3). Nennen Sie Ihre Handschuhgröße und vereinbaren sie gemeinsam, welcher Handschuh Ihnen zuerst aufgehalten wird. Dieser (hier der rechte) wird Ihnen dann so angereicht, dass Sie den rechten Handschuh mit einem Finger der linken Hand auf der Innenseite aufziehen (⇦) und dann von oben mit der rechten Hand hineingleiten (⇩) können (Abb. 10.4). Mit dem anderen Handschuh verfahren Sie ähnlich, nur greifen Sie dabei nicht in die Innenseite des Handschuhs, sondern in die umgeschlagene Außenseite, da Sie dann bereits einen sterilen Handschuh tragen.
Nun übergeben Sie ein Gürtelende bzw. das Übergabepapier an Ihre/n Kollegin/en (Abb. 10.5), drehen sich einmal um sich selbst, nehmen den Gürtel zurück (vgl. Abb. 10.1) und knoten den Gürtel an Ihrer Seite oder vor Ihrem Bauch fest (Abb. 10.6), aber greifen Sie dabei nicht zu weit nach hinten (↖)!

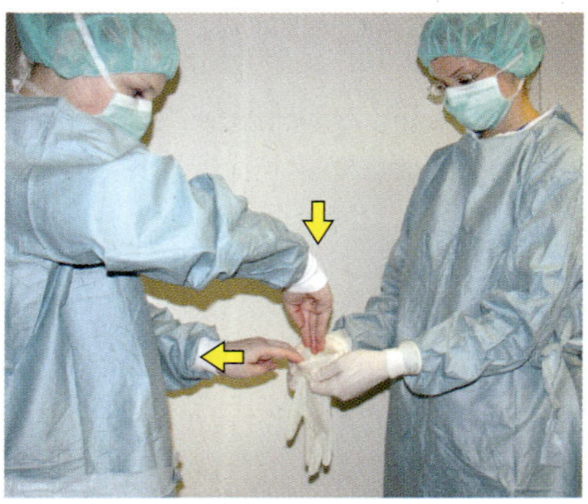

**Abb. 10.4** aufhalten + hinein

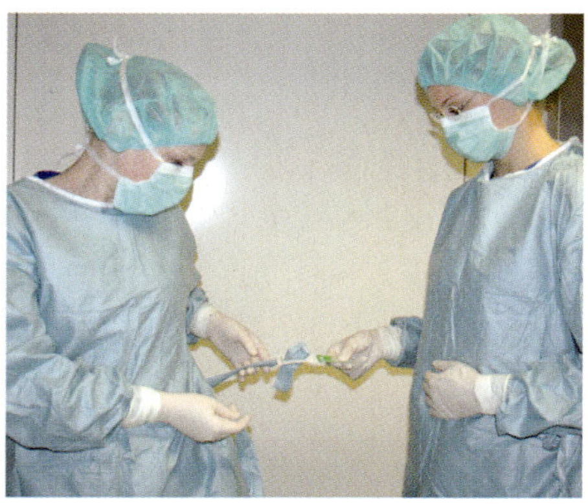

**Abb. 10.5** Gürtelende übergeben

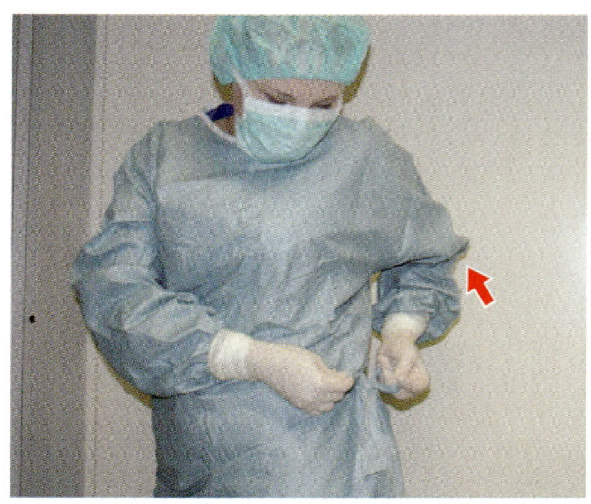

**Abb. 10.6** Vorsicht beim Knoten

Wenn Sie fertig eingekleidet sind, können Sie entweder die sterile Ruhigstellung einnehmen (Arme und Hände vor dem Oberbauch oder der Brust verschränkt, vgl. Abb. 6.6) oder bei der sterilen Abdeckung helfen. Lassen Sie sich jedoch anfangs einweisen, damit Sie sich nicht versehentlich unsteril machen: Häufige Fehler sind z.B. ein Griff zum (unsterilen) Lampengriff, das Berühren unsteriler Infusionsständer, eines Kollegenrückens oder das Absinken der Arme unterhalb Ihrer Gürtellinie (Arme nicht hängen lassen – Rücken und alles unterhalb der Gürtellinie gelten als unsteril).

**Steriles Angeben von Material**
Wenn Sie bei einem Procedere assistieren und Stöpsel, Nadeln oder andere Dinge angeben möchten, achten Sie darauf, diese nicht unnötig mit den Keimen Ihrer eigenen Hautflora zu kontaminieren: Drücken Sie bitte die anzugebenden Dinge nicht durch Ihre Verpackung heraus (Abb. 11.1 - 4), sondern öffnen Sie die Verpackungen behutsam so (↖ ↗), dass der Inhalt steril entnommen werden kann wie in den Abb. 11.5 -8. In der oberen Bildreihe wird deutlich, dass der Inhalt ansonsten durch die Außenseite der Verpackung oder durch Ihre Fingerkuppen kontaminiert (↘ ↓ ↙) werden könnte.

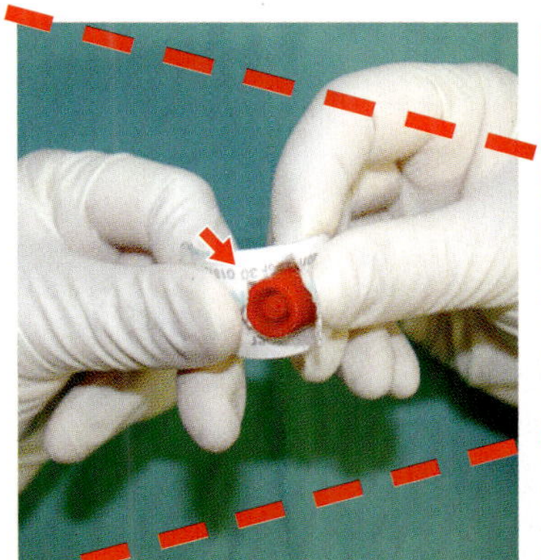
Abb. 11.1 falsch!

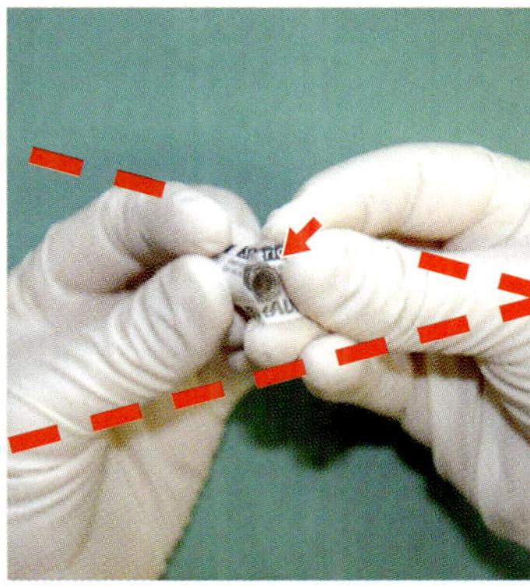
Abb. 11.2 so auch nicht!

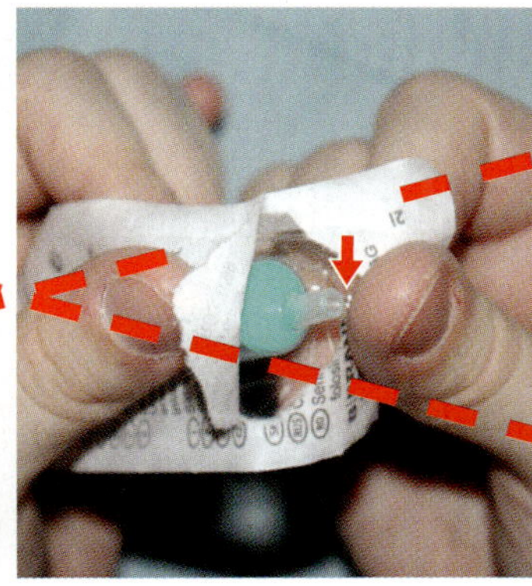
Abb. 11.3 nicht berühren

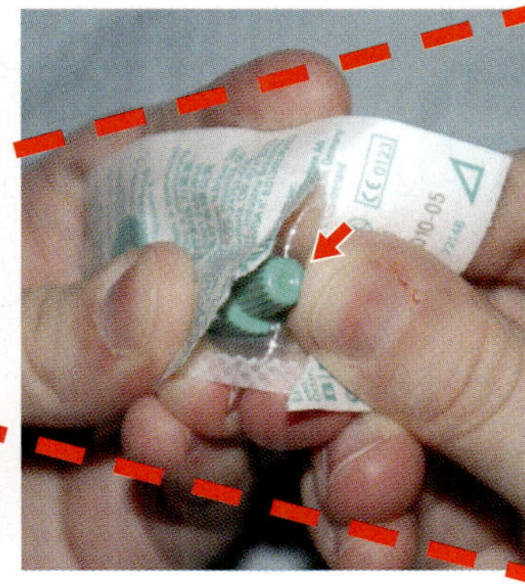
Abb. 11.4 auch falsch

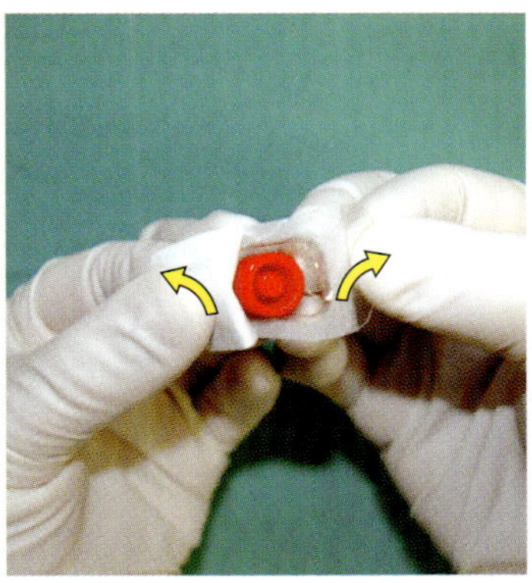
Abb. 11.5 richtig

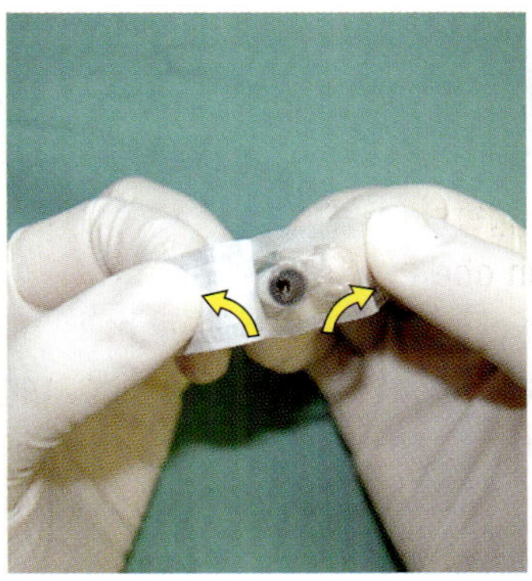
Abb. 11.6 aufklappen

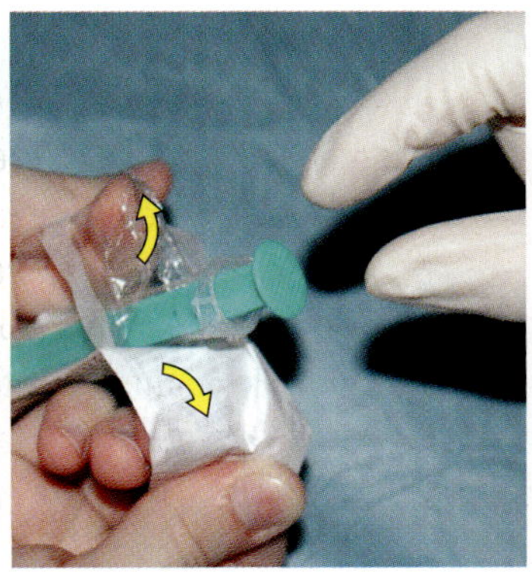
Abb. 11.7 sterile Übergabe

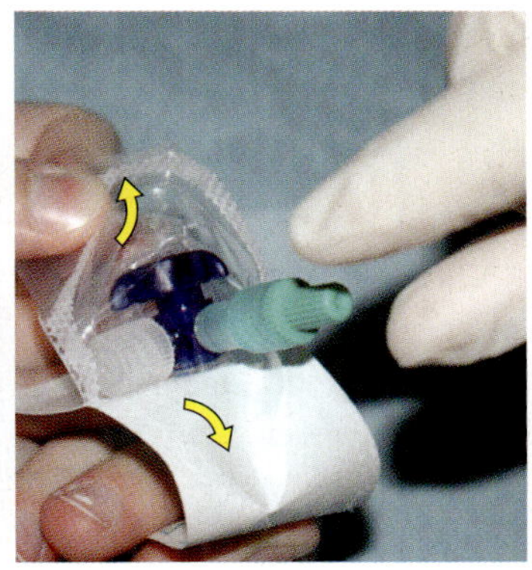
Abb. 11.8 korrekt

Diese Sorgfalt bereitet keinen zusätzlichen Aufwand, sondern ist lediglich eine Gewohnheitssache. Gewöhnen Sie sich es auf jeden Fall an, im versehentlichen Kontaminationsfall (sowohl sich selbst gegenüber, als auch im Kontakt mit Kollegen oder Patienten) ehrlich zu sein, und nicht wegen eines vermeintlich peinlichen Versehens eine unsterile Arbeitsweise in Kauf zu nehmen.

Dies gilt natürlich auch dann, wenn Sie aus Versehen z.B. einen teuren mehrlumigen ZVK unsteril gemacht haben, oder das Ersatzmaterial mit Zeitverlust aus einem anderen Raum besorgt werden muss. Wenn es ein Kollege bemerkt hat, wird die Situation wesentlich peinlicher. Rechnen Sie damit, am Anfang einige Fehler zu machen. Diese gehören leider dazu, werden mit zunehmender Routine aber seltener.

# Notizen

**Dreiwegehähne**

An dieser Stelle folgt eine kurze Vorbereitung auf die nachfolgenden Geräte und Kapitel: Dreiwegehähne erlauben es, den Durchfluss von Medikamenten oder Infusionen gezielt umzulenken oder vollständig zu blockieren. Im Zentrum der Dreiwegehähne sind drei mit (hier: blauen) Griffen markierten Seiten für einen Durchfluss offen. Die Seite ohne Griff ist dagegen blockiert ( | ). Dadurch ergibt sich das Durchflussbild ( ⟺ ) der **Abb. 13.1**. Bei 45°-Schrägstellung sind alle Wege verschlossen, hier sehen Sie auch die Lochbohrung ( ↗ ) auf der Seite eines blauen Griffs, während auf der Seite ohne Griff ( ⇦ ) keine solche Bohrung vorliegt **(Abb. 13.2)**.

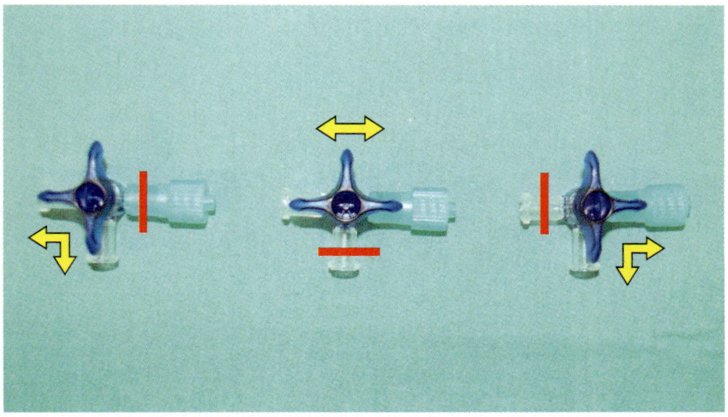

**Abb. 13.1** Flusswege und Blockaden

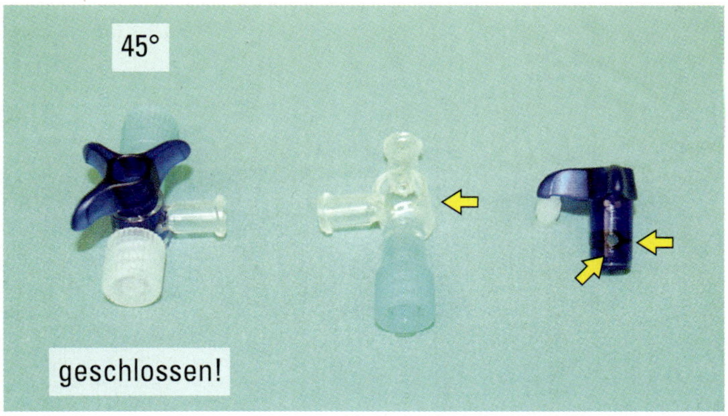


**Abb. 13.2** 45°-Blockade demontierter Hahn

Jetzt haben handelsübliche Dreiwegehähne noch unterschiedliche Anschlussmöglichkeiten: Eine Schraubmutter ( ⇩ , hier in blassgrüner Farbe) ist für den Anschluss an einen ZVK-Schenkel ( ↙ ) oder z.B. an eine Venenverweilkanüle ( ↖ ) gedacht **(Abb. 13.3)**. Die anderen beiden Ärmchen des Dreiwegehahns sind durch milchglasartige Kappen ( ⇨ ) verschlossen, die man abdrehen muss, um z.B. Infusionsschläuche ( ⇧ ) oder Heidelberger Verlängerungen anzuschließen.

Die **Abb. 13.4** zeigt die konnektierte (angeschlossene) Variante, links offen für den Durchfluss vom Infusionsschlauch zur Verweilkanüle ( ↴ ), rechts in 45°-Stellung verschlossen, so dass kein Fluss zum ZVK-Schenkel hin möglich ist.

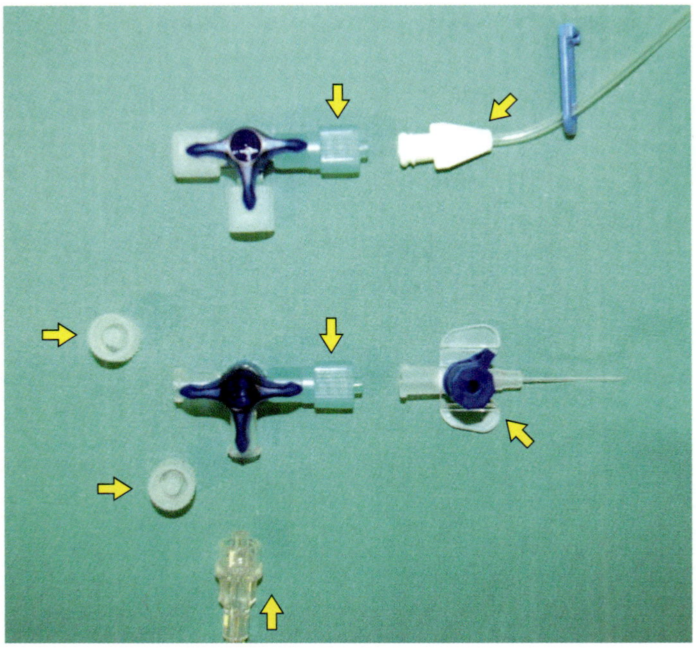

**Abb. 13.3** Anschlussmöglichkeiten

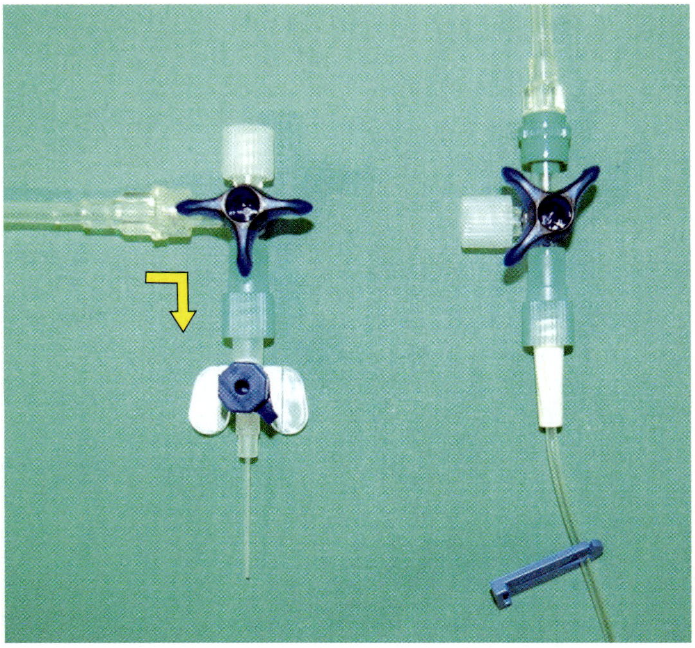

**Abb. 13.4** offene versus verschlossene Position

### Indikationen

Intravenöse Infusionen dienen der schnellen, aber dennoch kontrollierten Zufuhr von Flüssigkeit, Medikamenten oder Nahrung, meistens mit Hilfe eines peripher-venösen Zugangs (vgl. Kap. 12). Eine parenterale Ernährung wird meistens separat von Medikamenten appliziert, z.B. über verschiedene Schenkel eines mehrlumigen zentral-venösen Zugangs („ZVK", vgl. Kap. 18, 19). Außerdem unterscheidet man Kurz- von Dauerinfusionen, die unter Umständen für den Bedarfsfall durch die Gabe physiologischer Kochsalzlösung offen gehalten werden.

### Mögliche Komplikationen

In erster Linie muss kontrolliert werden, ob das richtige Medikament / die richtige Infusion dem richtigen Patienten verabreicht wird, um Verwechslungen mit möglichen Folgeschäden vorzubeugen. Dem kann schon in der Vorbereitung Rechnung getragen werden, indem die Infusionen mit Datum, Uhrzeit und Namen des Patienten beschriftet werden. Dann spielen noch der adäquate Zeitpunkt und die korrekte Dosierung eine wichtige Rolle, so dass eventuell Infusomaten oder Perfusoren eingesetzt werden müssen. Schließlich sind paravasale Infusionen oder Infektionen bei unsteriler Vorgehensweise denkbar. Seltener können relevante Luftmengen in eine Vene geraten und eine Lungenembolie verursachen: Dies geschieht eher bei Infusionen über einen ZVK als bei peripheren Zugängen – kleinere, singuläre Luftblasen können problemlos resorbiert werden und richten i.d.R. keinen Schaden an.

### Materialvorbereitung

Folgende Dinge werden bereitgelegt (Abb. 14.1):

- (A) ggfs. Flaschenhalter
- (B) Infusionsanschluss-Set mit:
  - ⬇ Einstichdorn mit Schutzkappe
  - ↗ Reservoir / Tropfenkammer
  - ↖ Flussratenregler
  - ⬅ Anschlussstück zum Pat.
- (C) Infusionsflasche / -beutel
- (D) Klebeband zur Fixierung
- (E) Filzstift für Beschriftungen
- (F) Verschluss-Stöpsel

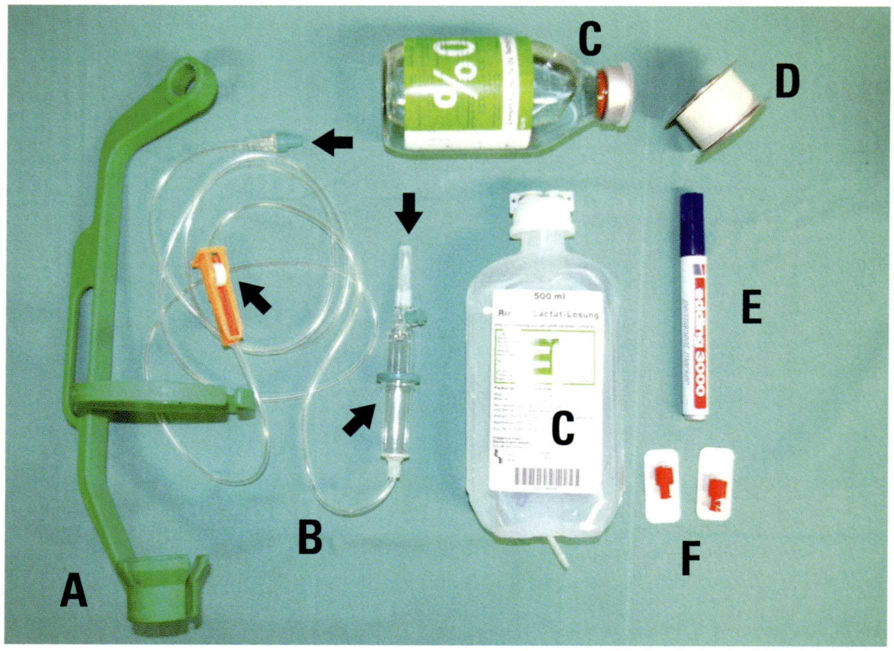


Abb. 14.1 Materialvorbereitung

Werden Glasflaschen verwendet, sind noch Flaschenhalter ( ↗ ) notwendig, um die Flaschen über das Niveau des Patienten aufhängen zu können. Plastikflaschen haben dagegen eine Öse ( ↙ ) am oberen Ende (Abb. 14.2). Denken Sie daran, die Flasche mit den Patientendaten und dem Datum zu beschriften (Abb. 14.3) und entnehmen Sie das Infusionsset seiner Verpackung (Abb. 14.4).

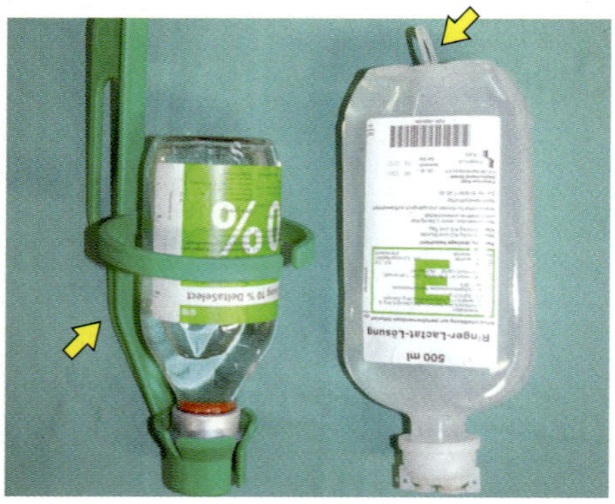

Abb. 14.2 Glas? Flaschenhalter

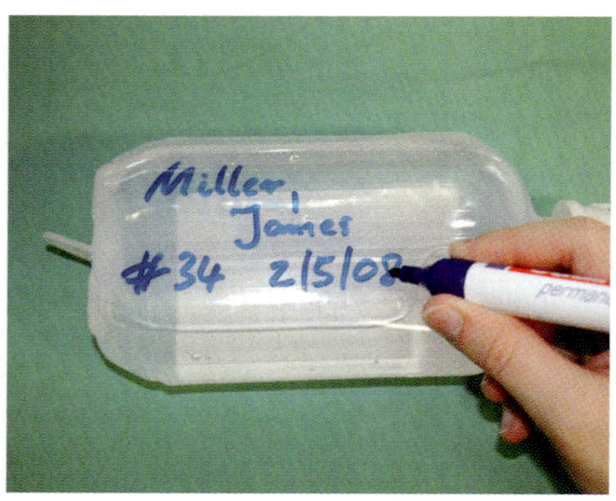


Abb. 14.3 Beschriftung

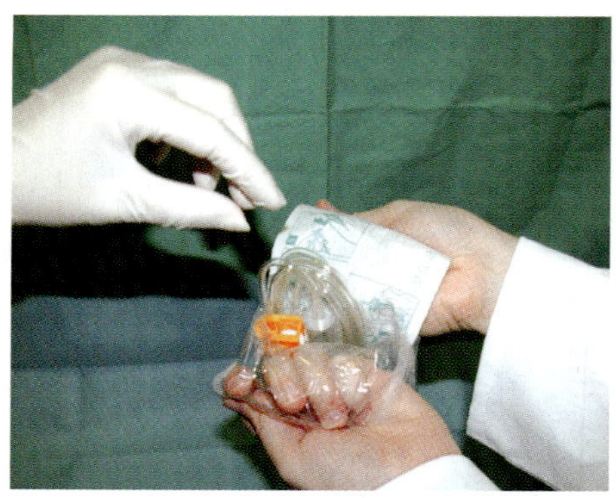

Abb. 14.4 Infusionsset entnehmen

Drehen Sie das Rädchen am Infusionsset ganz nach unten (⇩), um den Infusionsschlauch zu verschließen (Abb. 15.1). Beim Öffnen (↖) der Schutzkappe achten Sie jedoch darauf, dass das darunter liegende Gummi (⇗) steril bleibt (Abb. 15.2): Hier wird die Spitze des Sets später eingestochen. Am Punktionssystem ziehen Sie am Dornende (⇦) die Schutzkappe ab (⇖ in Abb. 15.3) und stechen den Dorn (⇧) in die sterile Gummifläche der Infusionsflasche ein (Abb. 15.4). Dann komprimieren Sie mit zwei Fingern das Reservoir (⇨⇦), damit Flüssigkeit aus der Infusionsflasche angezogen wird (Abb. 15.5), bis ein Flüssigkeitsspiegel (⇨) etwa in 2/3-Höhe des unteren Ausgleichgefäßes entsteht (Abb. 15.6).

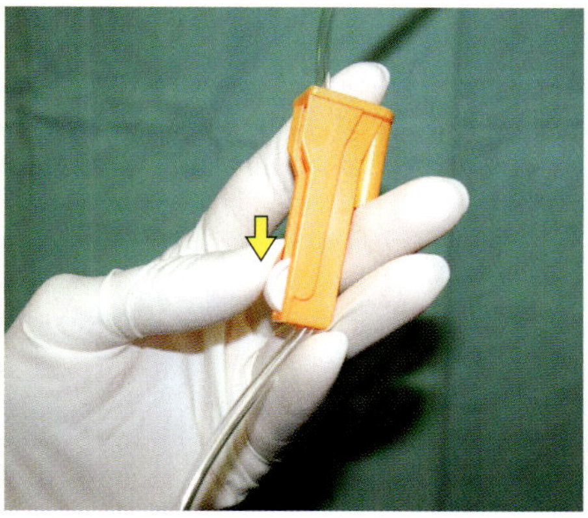

**Abb. 15.1** Rädchen verschließen

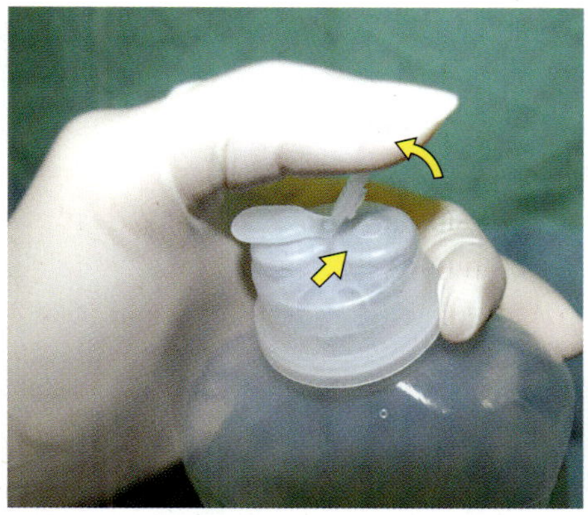

**Abb. 15.2** Kappe öffnen

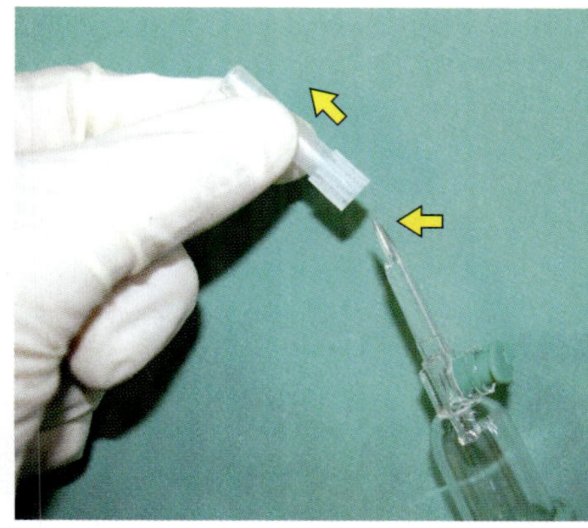

**Abb. 15.3** Schutzkappe ab

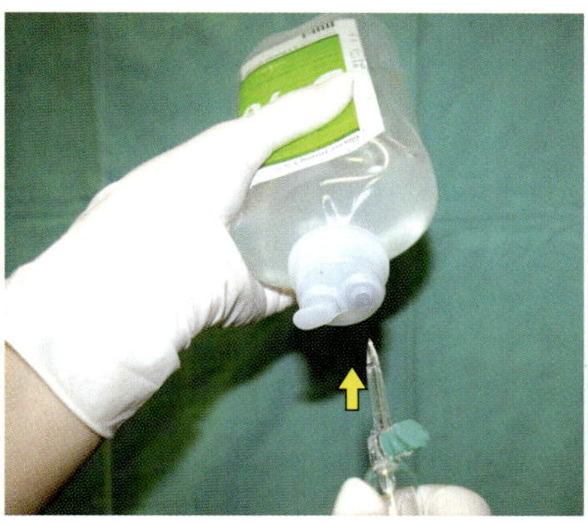

**Abb. 15.4** Dorn einstechen

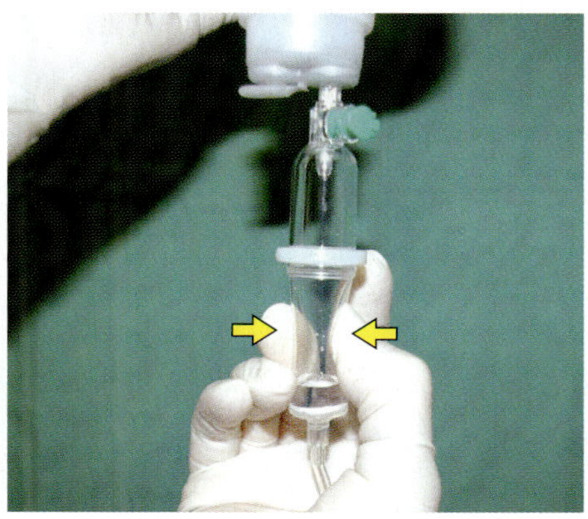

**Abb. 15.5** 3 x Kompression

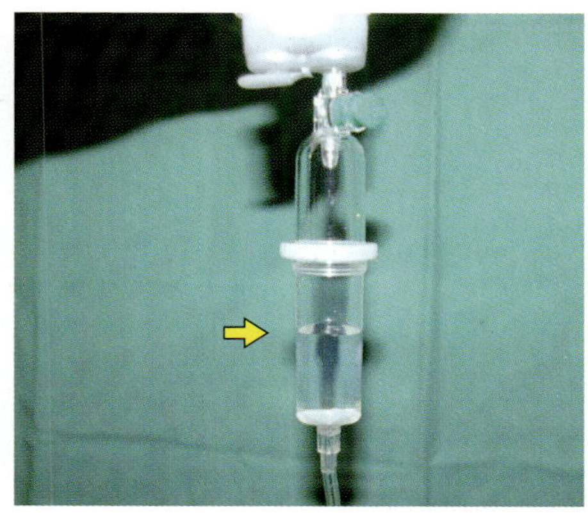

**Abb. 15.6** $^1/_2$ - $^2/_3$ - füllen

Bei Glasflaschen ist es zweckmäßig, das Ventil direkt zu öffnen (↗), damit später kein zu starker Unterdruck in der Flasche entsteht und den Nachfluss stoppt (Abb. 15.7). Entlüften Sie dann möglichst blasenfrei den gesamten Infusionsschlauch durch Aufdrehen des Rädchens (↷ in Abb. 15.8), bis am Anschlussstück der erste Tropfen (⇙) erscheint (Abb. 15.9). Halten Sie dieses Ende sorgfältig steril oder lassen Sie einfach die kleine Kappe darauf.

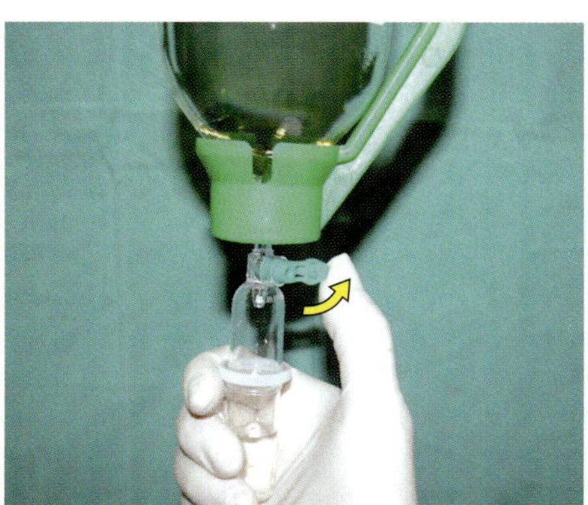

**Abb. 15.7** Glas? Ventil öffnen

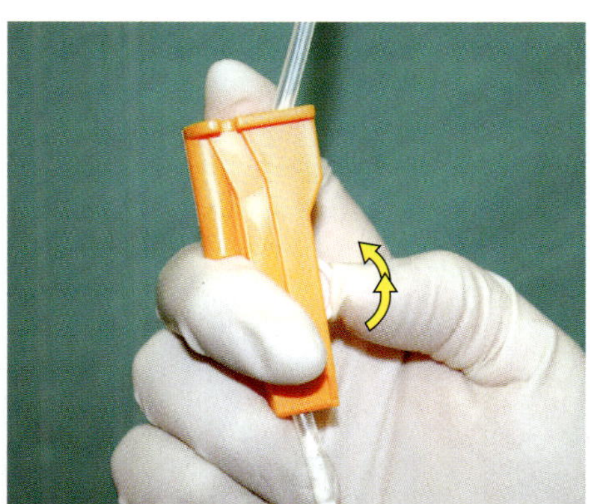

**Abb. 15.8** Schlauch entlüften

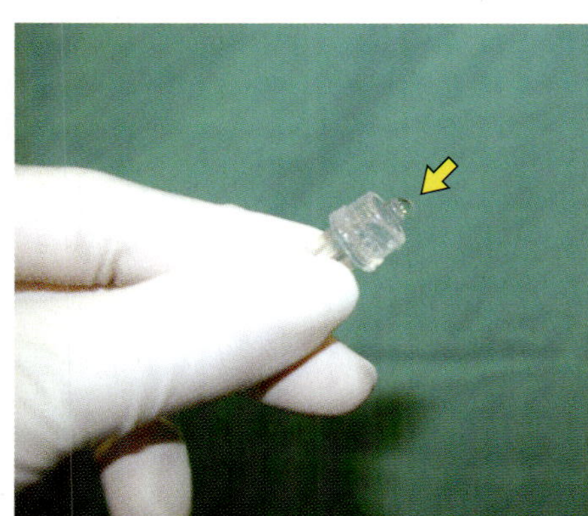

**Abb. 15.9** bis zum Ende!

Nachdem Sie sich vergewissert haben, dass es sich um die richtige Infusion handelt, ertasten Sie das proximale Schlauchende seiner Verweilkanüle unter der Haut und drücken diese mit einem Finger ihrer linken Hand ab ( ), um einen Blutrückfluss zu vermeiden. Dann drehen Sie mit der rechten Hand den alten Infusionsschlauch bzw. den Stöpsel gegen den Uhrzeigersinn ab ( in **Abb. 16.1**). Nun nehmen Sie die Schutzkappe ab **(Abb. 16.2)** und schließen das Anschlussstück des neuen Infusionsschlauchs durch Drehung im Uhrzeigersinn ( ) an **(Abb. 16.3)**. Abschließend stellen Sie die gewünschte Flussrate ein **(Abb. 16.4)**.

Als Faustregel gilt dabei, dass 20 Trpf. / Min. einer Flussrate von 1 ml / Min. entsprechen:

$$\frac{\text{Infundierte Menge [ml] x 20}}{\text{Infusionsdauer [Minuten]}} = \frac{\text{Tropfen}}{\text{Minute}}$$

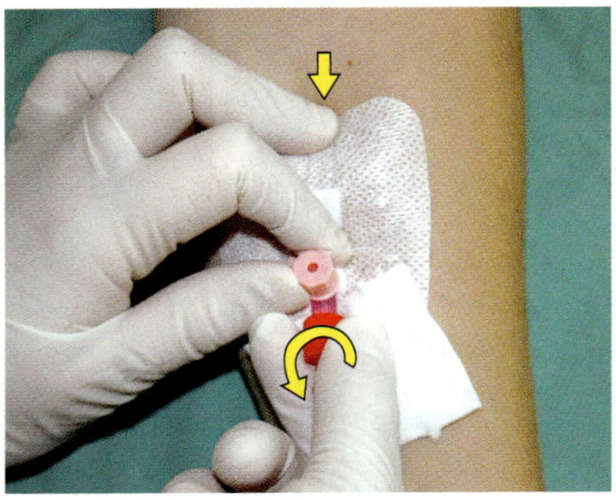

**Abb. 16.1** Stöpsel ab

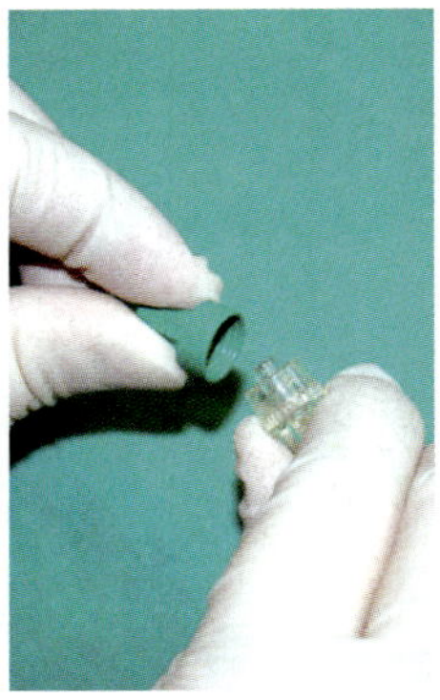

**Abb. 16.2** Kappe ab

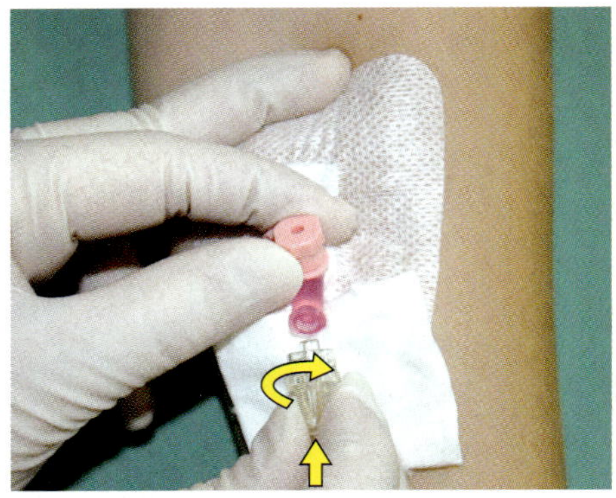

**Abb. 16.3** Schlauchanschluss

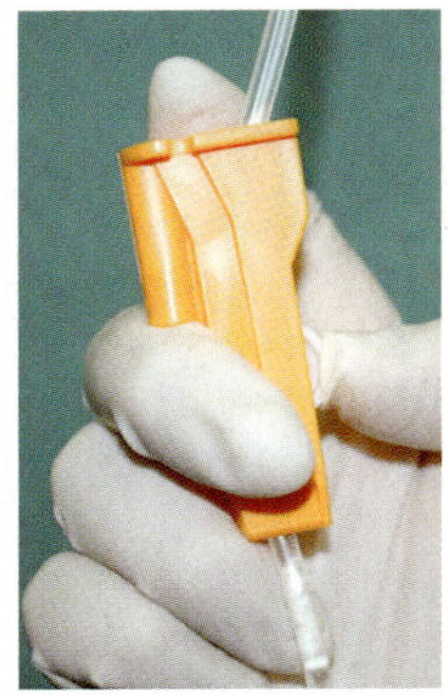

**Abb. 16.4** Flussrate

Sollte die Infusion nicht sofort frei einlaufen, hilft es manchmal, die Verweilkanüle leicht nach distal zu ziehen ( ), falls sie sich lediglich an einer Venengabelung an die Innenwand angelegt hat **(Abb. 16.5)**. Wenn Sie eine Infusion lediglich abstöpseln wollen, spülen Sie die Verweilkanüle ( ) am besten mit isotoner Kochsalzlösung oder mit einer verdünnten Heparinlösung **(Abb. 16.6)**, komprimieren wieder das proximale Kanülenende in der Vene ( ) und schrauben einen Stöpsel auf ( in **Abb. 16.7**).

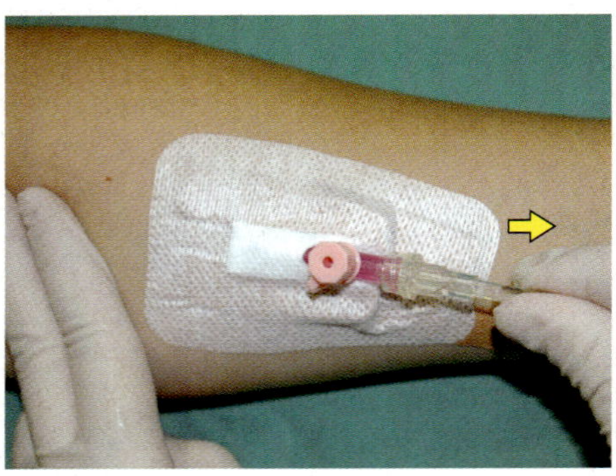

**Abb. 16.5** evt. Zug nach distal

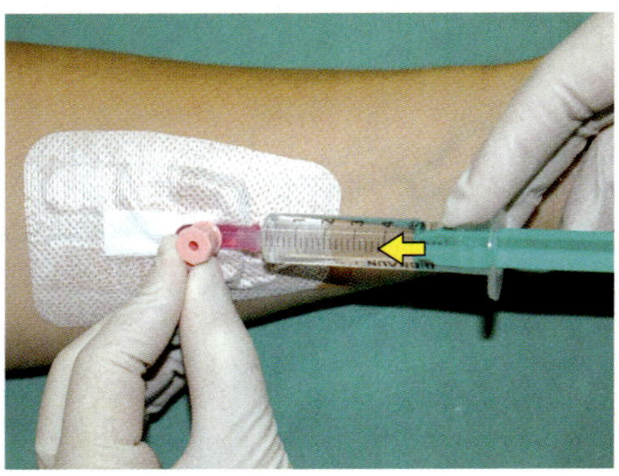

**Abb. 16.6** Spülung

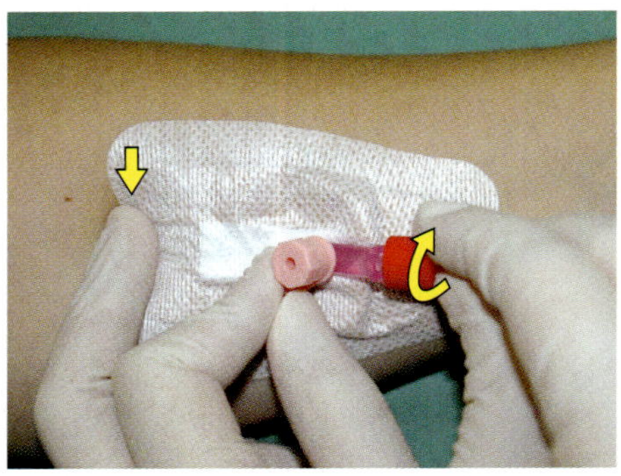

**Abb. 16.7** steril verschließen

Am besten unterpolstern Sie den Stöpsel mit einem Tupfer ( ) und fixieren ihn an der Haut **(Abb. 16.8)**, damit der Patient beim Kleiderwechsel o.ä. nicht daran hängen bleibt oder unbeabsichtigt die Verweilkanüle herauszieht.
Falls die Injektionsstelle gerötet ist, entfernen Sie die Verweilkanüle (vgl. S. 71 und legen kurzzeitig einen leichten Kompressionsverband oder ein Pflaster an **(Abb. 16.9)**.

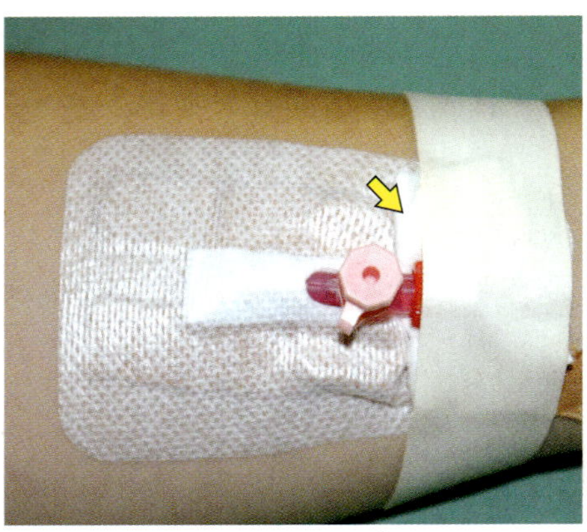

**Abb. 16.8** Polster + Pflaster

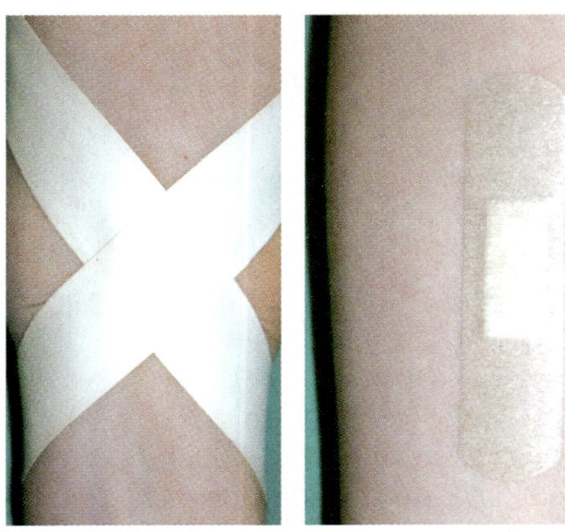

**Abb. 16.9** entfernen / Verband

Wenn diese grobe Justierung der Flussrate nicht ausreicht und eine exaktere Überwachung der Infusionsgeschwindigkeit erforderlich ist, werden insbesondere auf Intensivstationen gerne Injektomaten (Abb. 17.1) eingesetzt. Für diese Geräte werden besondere Infusionssets verwendet, die über einen weicheren Schlauchabschnitt (↶↷) verfügen, der oft ein schwarzes (↗) und ein helles (↖) Ansatzstück hat (Abb. 17.2). Wenn Sie den Injektomaten an seiner rechten Seite (bei diesem Typ) aufklappen, schauen Sie direkt auf eine Skizze, die erklärt, wie dieses weichere Schlauchstück über dem dunkelgrauen Pumpenfeld eingespannt werden muss (Abb. 17.3a). Achten Sie beim Einspannen darauf, dass sich keine Luftblasen (⇨) mehr in diesem Schlauchabschnitt befinden (Abb. 17.3b).

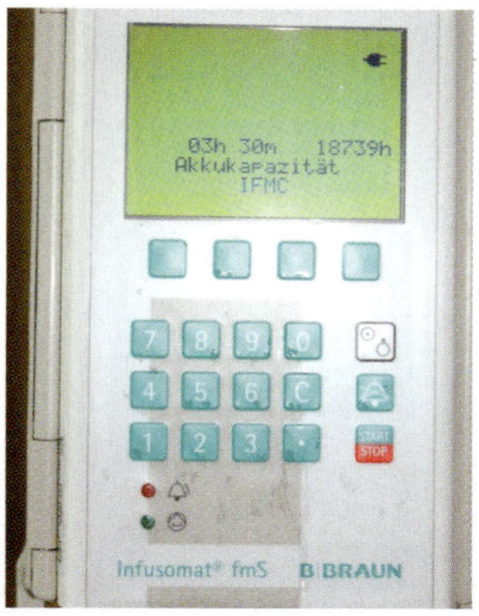


Abb. 17.1 Injektomat

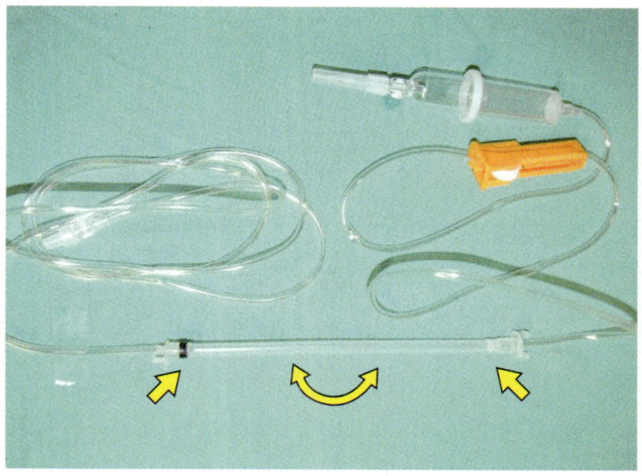

Abb. 17.2 bes. Infusionsset

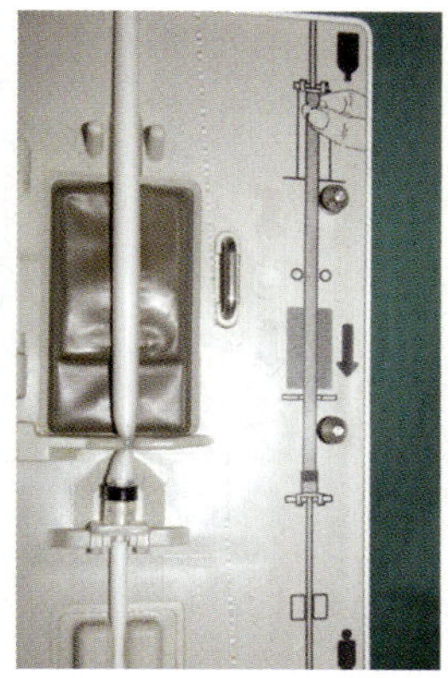

Abb. 17.3a Skizze

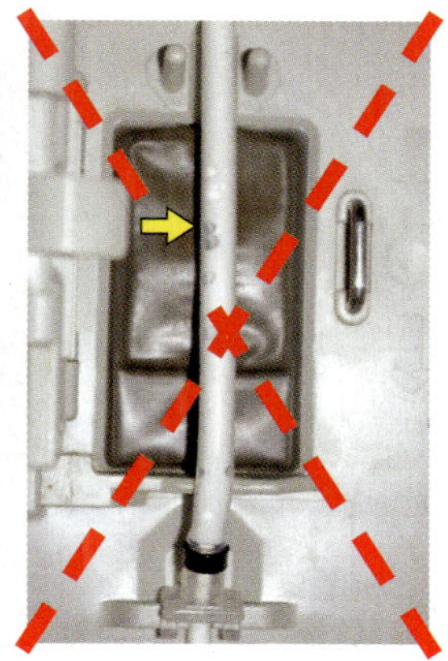

Abb. 17.3b Luftblasen?

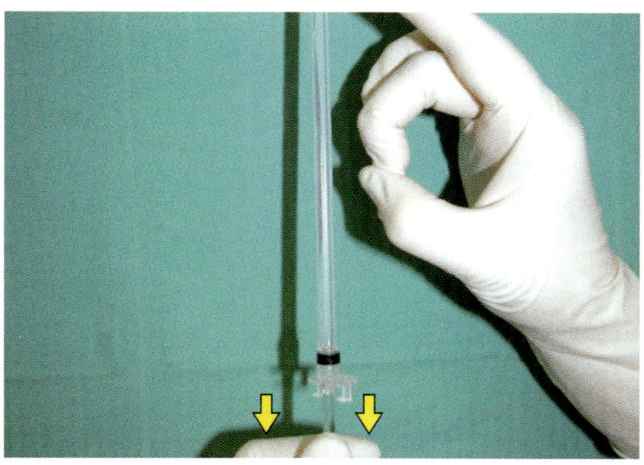

Abb. 17.4 Beklopfen

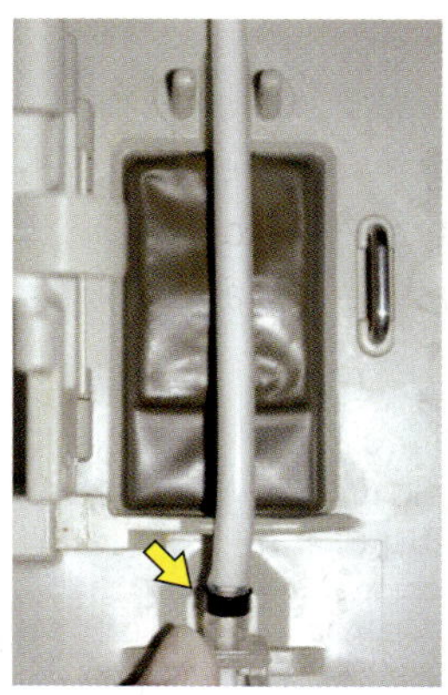

Abb. 17.5 einspannen unten ...

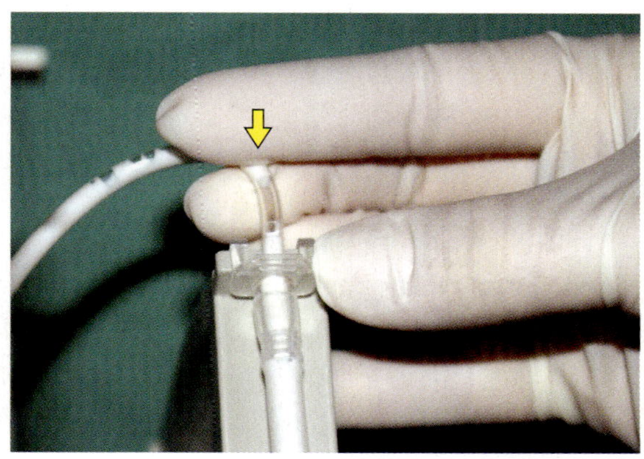

Abb. 17.6 ... und oben

Falls dies doch der Fall sein sollte, hilft mehrfaches Beklopfen unter leichtem Zug nach unten (⇩⇩) in senkrechter Schlauchposition (Abb. 17.4). Das blasenfreie Schlauchstück spannen Sie dann am unteren Ende mit der schwarzen Markierung (↘) ein (Abb. 17.5) und haken dann das obere Ende mit dem transparenten Ansatzstück ein (Abb. 17.6). Wenn sich dort zu viel Luft (⇩) im Schlauch befindet, könnte diese später ebenfalls in das Pumpfeld geraten und den Transport durch die dortige Andruckrolle beeinträchtigen.

Die meisten Injektomaten sind daher mit einer Lichtschranke (s. Abb. 18.1) ausgerüstet, die überwacht, ob in regelmäßigen Zeitabständen Tropfen durch den lufthaltigen Teil des Reservoirs nach unten fallen und dadurch die Lichtschranke durchbrechen. Falls die Infusionssflasche leer ist oder an der Pumpe ein Problem auftritt, löst das Gerät einen akustischen Alarm aus.

Hochgespritzte Tropfen, die von innen an der Wand des Reservoirs im Weg der Lichtschranke hängen, können daher zu einem „falschen Alarm" führen. Wenn also ein Injektomat alarmiert, schließen Sie neben anderen Ursachen (abgeknickter Schlauch, leere Flasche etc.) auch diese Ursache aus und entfernen Sie ggfs. den Tropfen durch leichtes Beklopfen oder durch vorsichtiges Umwenden der Tropfenkammer.

Daher bringen Sie die Lichtschranke an dem Reservoir an (Abb. 18.1) und achten darauf, dass die Luftfalle nicht zu hoch mit Flüssigkeit gefüllt ist (vgl. Abb. 15.6). Ansonsten würde die Lichtschranke ständig falschen Alarm auslösen. Dann klappen Sie den Injektomaten zu ( ↗ ), so dass das Gehäuse komplett eingerastet ist (Abb. 18.2). Abschließend stellen Sie die gewünschte Förderrate ein und starten ( ↑ ) den Injektomaten (Abb. 18.3). Stellen Sie sicher, dass etwaige Klemmen von den Infusionsschläuchen entfernt und etwaige Dreiwegehähne in der richtigen Stellung geöffnet sind (vgl. S. 13).

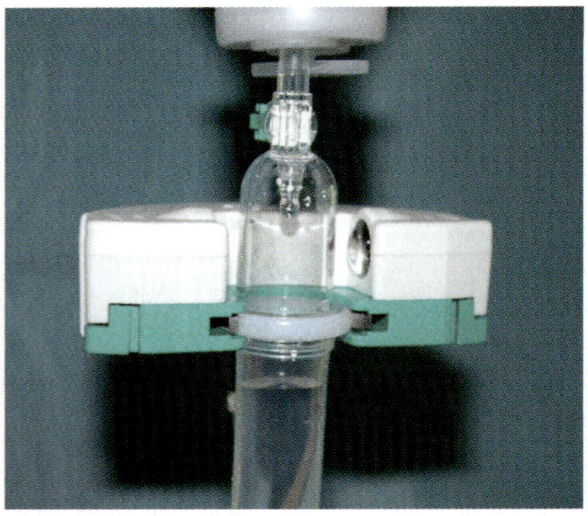

Abb. 18.1 Lichtschranke

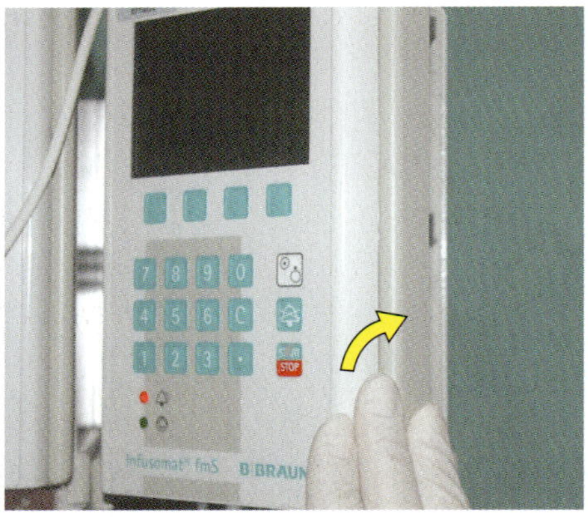


Abb. 18.2 Gehäuse zuklappen

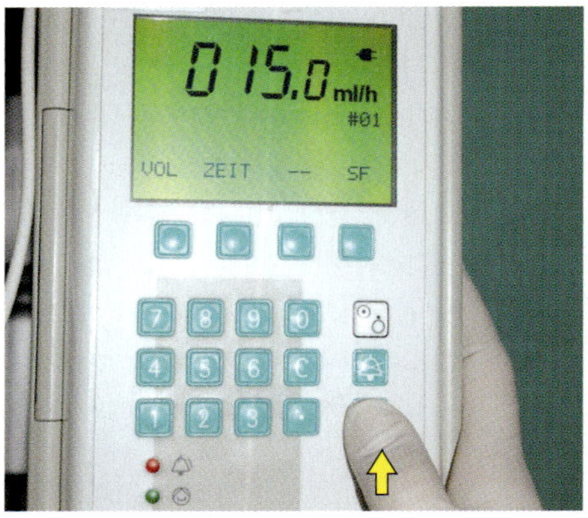


Abb. 18.3 Förderrate & Start

**Häufige Fehlerquellen**

Hängt das Reservoir zu schräg, fallen die Tropfen am Detektor vorbei und es resultiert ein Alarm. Gelegentlich wurde die Leitung nicht richtig eingelegt oder die Tür des Gerätes nicht komplett zugeklappt – dann kann die Pumpe nicht adäquat fördern. Eventuell haben Sie lediglich vergessen, die Rollenklemme am Infusionsschlauch wieder zu öffnen oder die Tropfenkammer ist beschlagen (vgl. S. 17). Schließlich kann der Infusionsschlauch im Verlauf zum Patienten abgeknickt sein oder der venöse Zugang ist verschlossen, z.B. bei thrombosierter Verweilkanüle, oder er wurde im Fall eines ZVK-Lumens durch einen 3-Wegehahn versehentlich blockiert.

**Entsorgung gebrauchter Infusionen**

Die meisten denken zwar noch an eine separate Entsorgung des Glasmülls in geeigneten Behältern, um Kollegen bei Glasbruch vor Scherben zu schützen. Einige vergessen jedoch die Infusionssysteme:
Entweder können Sie den Dorn mit der Tropfenkammer aus der Infusionsflasche herausziehen ( ↓ in Abb. 18.4), schneiden beides vom Infusionsschlauch ab und verwerfen es in einem entsprechenden Abwurfbehälter (Abb. 18.5) oder Sie brechen ( ⇢ ) den Dorn einfach ab (Abb. 18.6), damit er später im Müllbeutel niemanden gefährdet (Abb. 18.7).

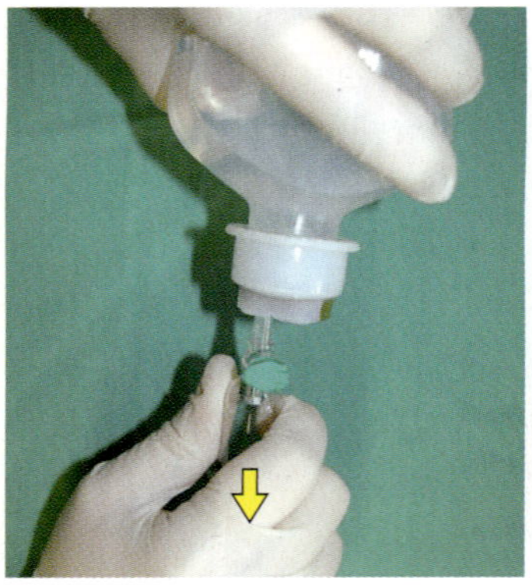

Abb. 18.4 Dorn heraus

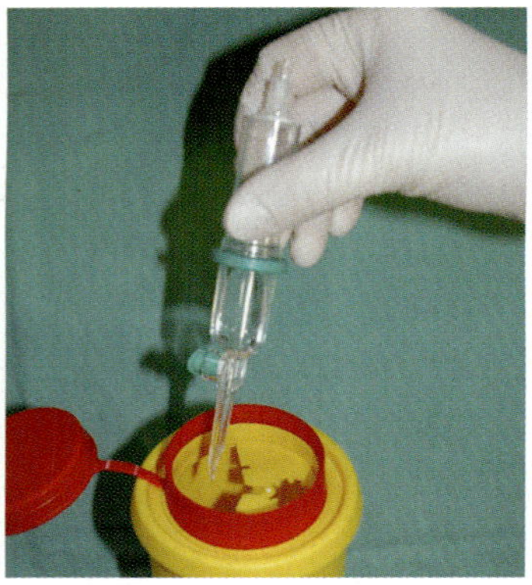

Abb. 18.5 Abwurf

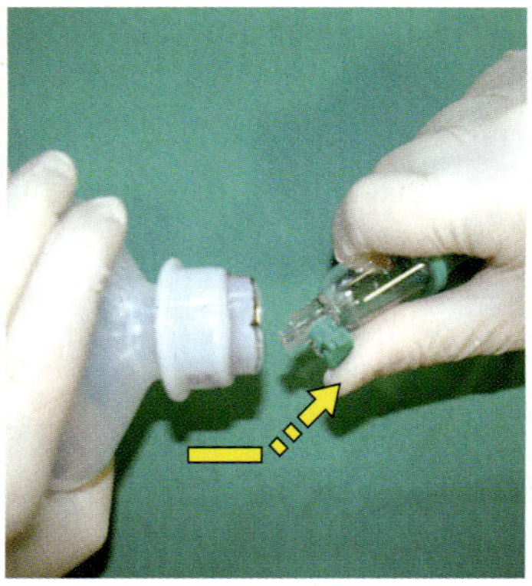

Abb. 18.6 oder abbrechen

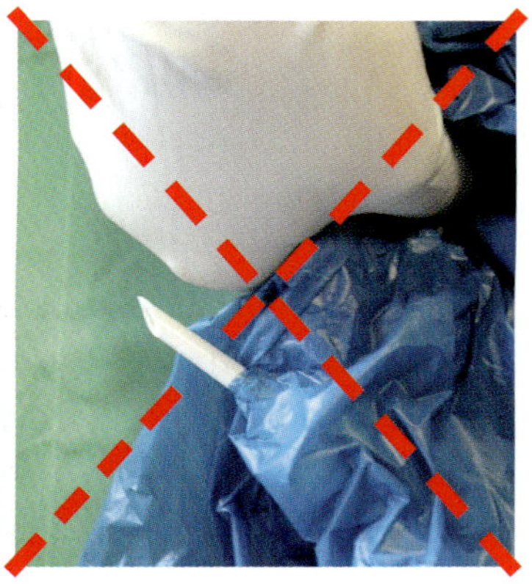

Abb. 18.7 Vorsicht!

### Indikationen

Perfusoren dienen der kontrollierten Zufuhr gelöster Medikamente über einen peripher-venösen Zugang (vgl. Kap. 12) oder über einen zentral-venösen Zugang („ZVK", vgl. Kap. 18, 19). Auf Intensivstationen erhalten die Patienten z.B. häufig Kaliumchlorid zur Prophylaxe gegen elektrolytinduzierte Herzrhythmusstörungen. Falls bei Kreislaufinstabilität Katecholamine gegeben werden müssen, achtet man darauf, dass diese Perfusorleitung möglichst separat am proximalen Schenkel eines mehrlumigen ZVK angeschlossen wird. Dann kann im Bedarfsfall schnell und effektiv auf Druckschwankungen reagiert werden, ohne dass der Durchfluss anderer Medikamente die Katecholamingabe beeinflusst (s. u).

### Materialvorbereitung

Meistens werden die Medikamente auf 50 ml isotone NaCl-Lösung in hausüblicher Dosierung verdünnt, jeweils in eine separate Perfusorspritze aufgezogen und nicht miteinander vermischt. Für die Markierung des Inhalts stehen von den Herstellern entsprechende Aufkleber mit Signalfarben zur Verfügung. Bei einigen Medikamenten, die lichtinstabil sind (z.B. Hydrocortison, Vitaminzusätze, u.a.), werden schwarze Perfusorspritzen und -leitungen verwendet. Alle Perfusorleitungen sind englumiger, wandstärker und damit druckreresistenter als die üblichen Infusionsleitungen, damit frühzeitig ein Druckalarm ausgelöst wird, falls Abflusshindernisse bestehen.

Folgende Dinge werden bereitgelegt (Abb. 19.1):

(A) Perfusorspritzen mit jew. Medikament (Spritze und Schlauchende markiert)
(B) bei instabilen Medik. mit Lichtschutz
(C) 3-Wegehahn-Bank mit
(D) Anschlussleitung und proximalen 3-Wegehähnen für z.B. Katecholamine
(E) Klemme zum Lösen schwergängiger Leitungen

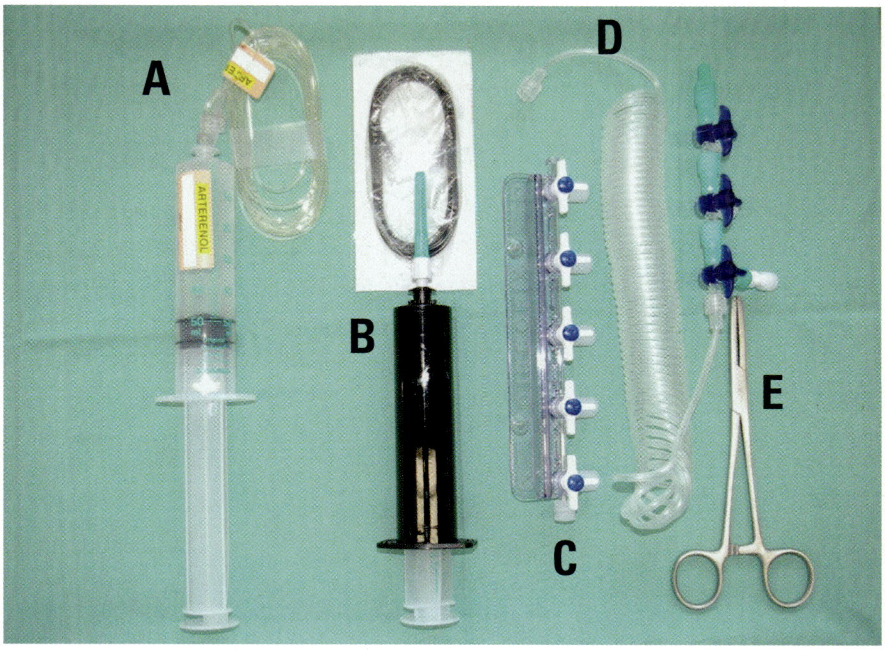


Abb. 19.1 Materialvorbereitung

### Mögliche Komplikationen

In erster Linie muss das richtige Medikament in der richtigen Dosierung aufgezogen werden. Farblich hervorstechende und mit dem Medikamentennamen beschriftete Aufkleber beugen folgenschweren Verwechslungen vor. Wichtig ist, dass die Dosierung zumindest hausintern standardisiert wird, damit man sich stets auf die Konzentration pro ml verlassen kann.

### Überdosierung nach Beseitigung von Abknickungen

Bei Intensivpatienten kommt es häufiger durch Eigenbewegungen des Patienten oder bei Umlagerungen zu unbeabsichtigten Kompressionen oder Abknickungen von einer der oft zahlreichen Leitungen. Wenn ein solches Abflusshindernis einige Zeit besteht, baut sich in den Leitungen trotz fester Wandung ein gewisser Druck auf und führt zu einem Druckalarm des Perfusors. Reagiert man nur durch einfache Beseitigung des Knicks / der Kompression, führt der höhere Druck zu einer ungewollten, plötzlichen Bolusgabe, die eventuell unerwünschte Folgen haben kann. Daher empfiehlt es sich in diesen Fällen, die Leitung nah am Patienten zunächst mit einer armierten Klemme oder mit Hilfe eines 3-Wegehahns zu verschließen und den erhöhten Druck nach außen abzulassen und erst danach wieder normale Verhältnisse herzustellen. Schließlich können Infektionen bei unsteriler Vorgehensweise vorkommen. Seltener könnten bei einem Systemwechsel relevante Luftmengen in eine Vene geraten und eine Lungenembolie verursachen: Dies geschieht eher bei Infusionen über einen ZVK als bei peripheren Zugängen, so dass beim täglichen Systemwechsel stets auf einen adäquaten Verschluss des Systems zum Patienten hin geachtet werden muss.

**Wechsel von Spritze mit Leitung**

Zur Infektionsprophylaxe werden alle Perfusorspritzen und Leitungen einmal täglich gewechselt. Auch wenn in einem Perfusor ein anderes Medikament laufen soll, wird die Perfusorspritze komplett mit ihrer dazugehörigen Leitung ausgetauscht. Zunächst drücken Sie diejenige Taste, die Ihnen das bisher infundierte Volumen zur Bilanzerstellung anzeigt (bei dem hier gezeigten Modell die rechte Taste, **Abb. 20.1**). Verschließen Sie zur Sicherheit den Abfluss vorübergehend für die Dauer des Wechsels mit einer Klemme oder durch Zudrehen eines Dreiwegehahns. Dann entriegeln Sie den Hebel ( ↙ ), indem Sie ihn zu sich heranziehen **(Abb. 20.2)** und drehen ihn gegen den Uhrzeigersinn ( ↶ in **Abb. 20.3**).

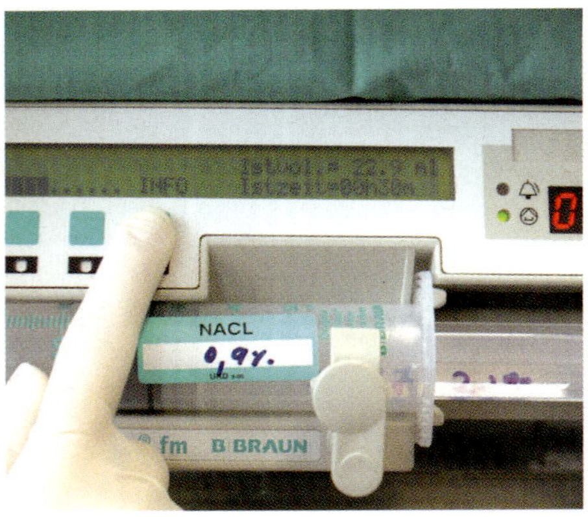


**Abb. 20.1** Bilanzinfo: ∑ ml ?

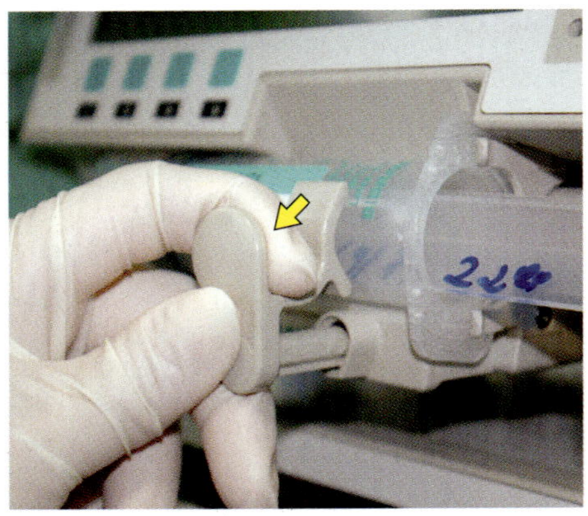

**Abb. 20.2** Hebel anziehen ...

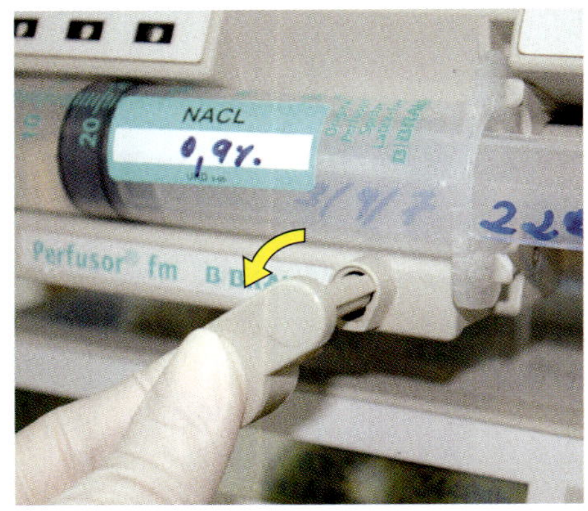


**Abb. 20.3** ... und aufdrehen

Wenn Sie nun die Taste „Spritzenwechsel" drücken **(Abb. 20.4)**, fährt der Druckkolben des Perfusors zurück ( ⇨ ) und entriegelt die Spritze **(Abb. 20.5)**. Nun können Sie die alte Spritze herausnehmen **(Abb. 20.6)** und die neue Spritze mit entlüfteter Leitung in die Halterung drücken ( ↖ in **Abb. 20.7**). Dann drehen Sie im Uhrzeigersinn ( ↷ ) den Hebel zurück **(Abb. 20.8)** und drücken mit Ihrem Daumen ( ↑ ), bis er einrastet **(Abb. 20.9)**.

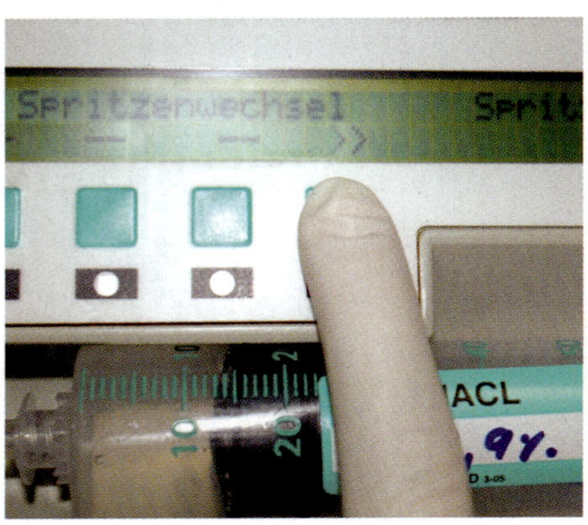


**Abb. 20.4** „Spritzenwechsel"

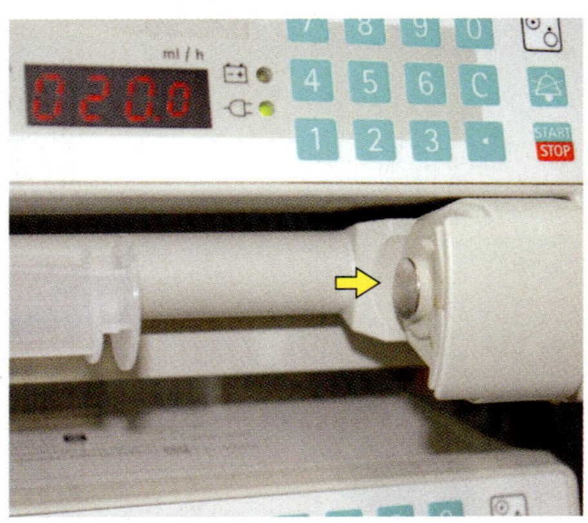


**Abb. 20.5** Drücker fährt zurück

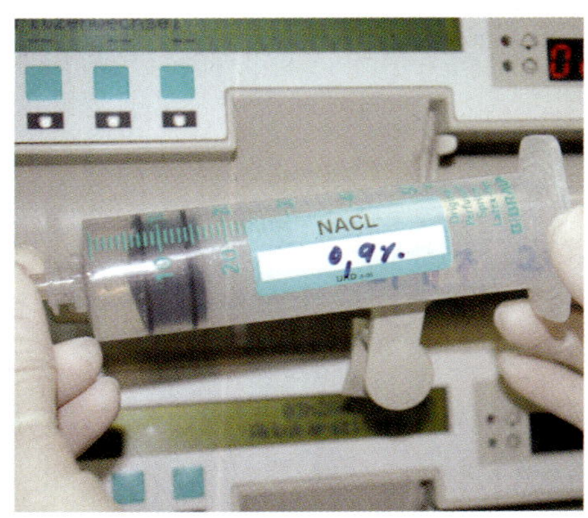


**Abb. 20.6** Entnahme

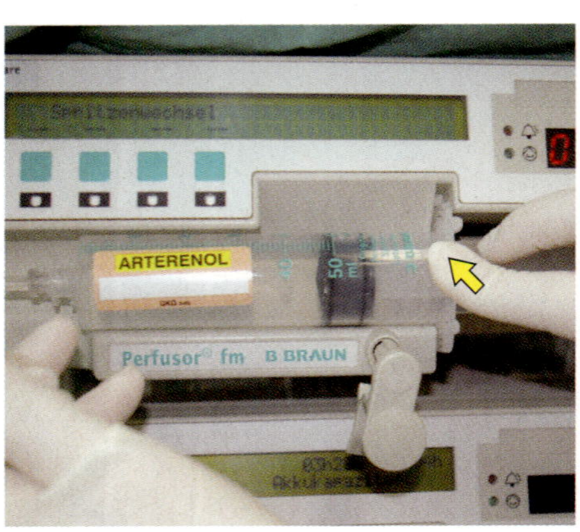


**Abb. 20.7** neue Spritze einsetzen

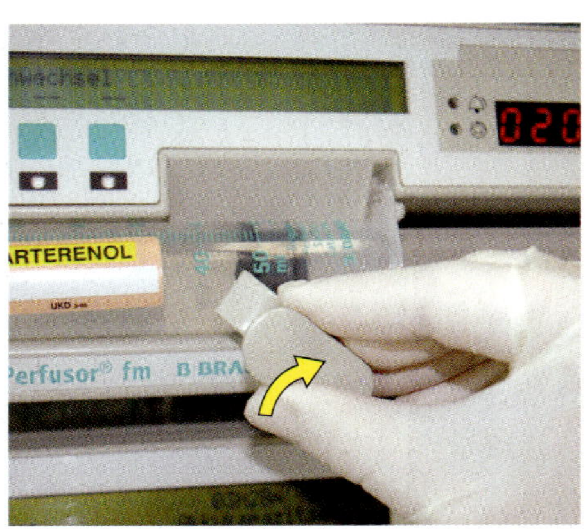


**Abb. 20.8** Hebel zurückdrehen

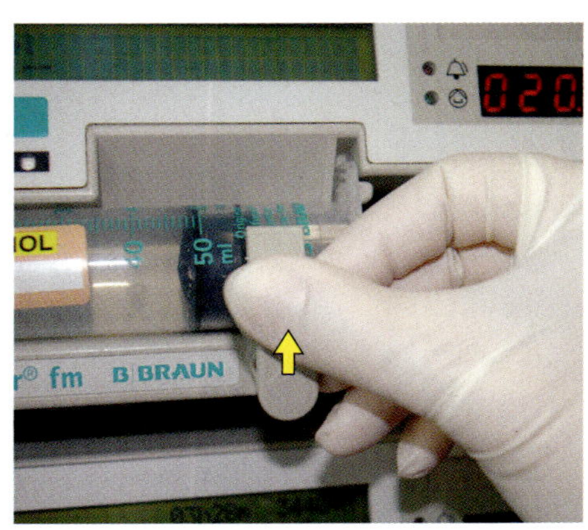


**Abb. 20.9** Eindrücken

Nachdem Sie die Taste zum Einspannen gedrückt haben **(Abb. 21.1)**, fährt der Druckkolben wieder an den Stempel zurück ( in **Abb. 21.2**) und arretiert ( ) dessen Ende **(Abb. 21.3)**. Nun geben Sie die gewünschte Förderrate (hier 2.0 ml / h) ein **(Abb. 21.4)** und starten den Perfusor **(Abb. 21.5)**. Vergessen Sie nicht, etwaige Klemmen auf dem Perfusorschlauch wieder zu entfernen bzw. geschlossene Dreiwegehähne wieder zu öffnen.

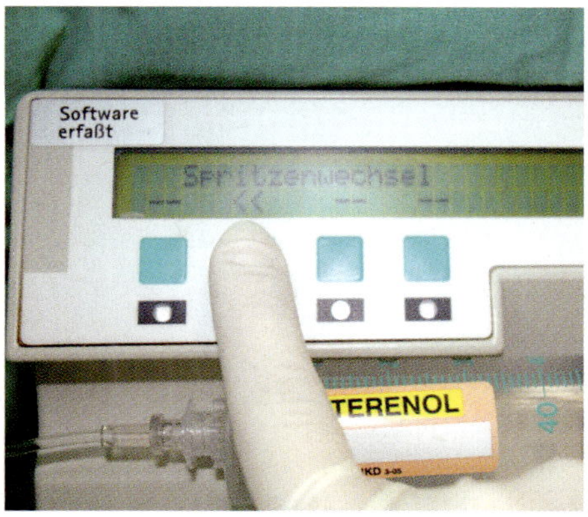


**Abb. 21.1** Taste „Spritzenwechsel"

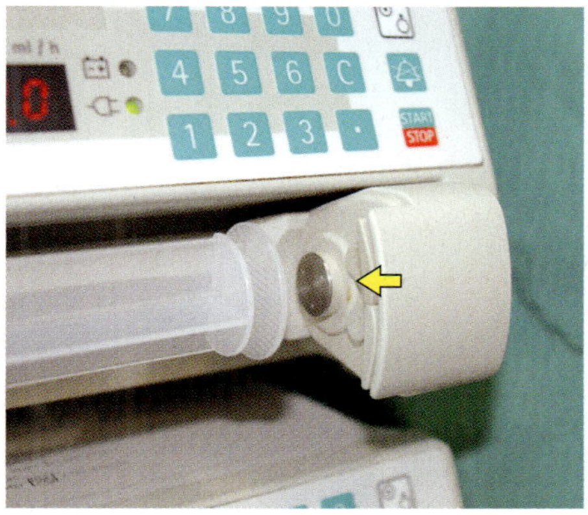

**Abb. 21.2** Einspannen

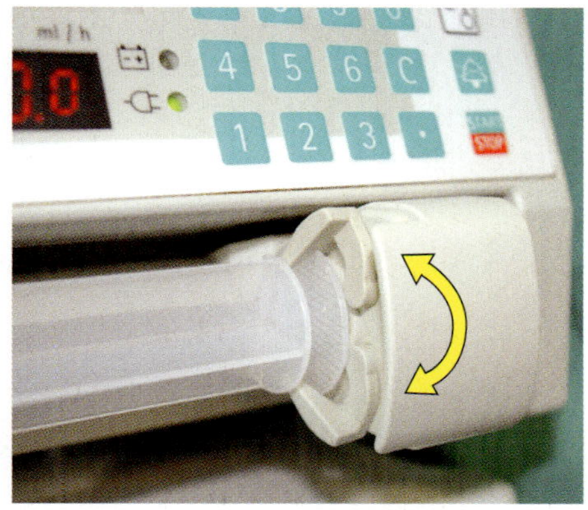

**Abb. 21.3** Arretierung

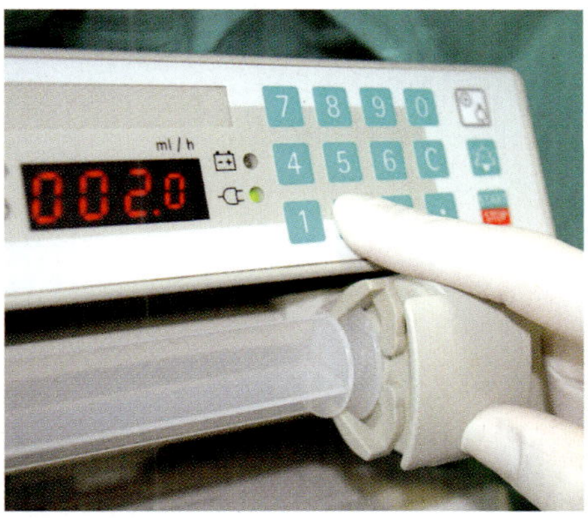


**Abb. 21.4** Förderrate

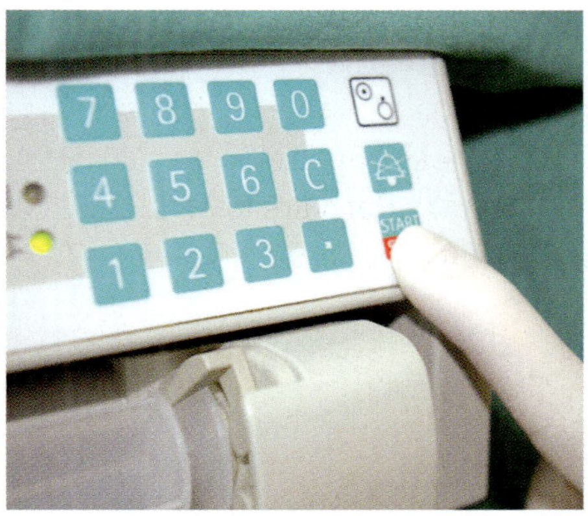

**Abb. 21.5** Starten

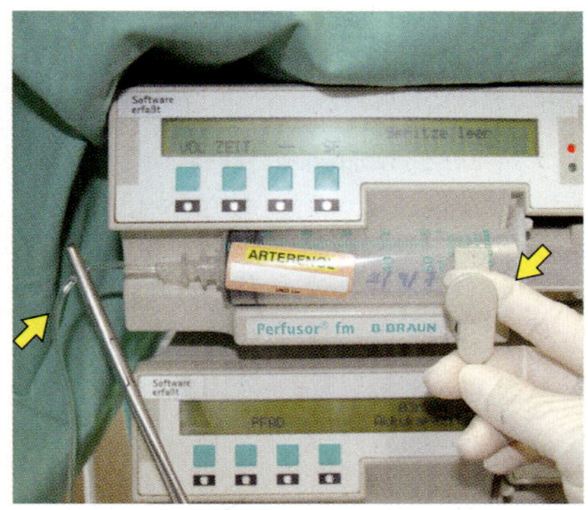


**Abb. 21.6** abklemmen

### Spritzenwechsel ohne Leitungswechsel

Soll jedoch nur eine leere Spritze gegen eine volle ausgetauscht werden, klemmen Sie die Perfusorleitung mit einer Klemme ( ) direkt an der Perfusorspritze ab und öffnen ( ) wieder den Verschlusshebel **(Abb. 21.6)**. Dann können Sie die alte Spritze entnehmen, abschrauben **(Abb. 21.7)** und die neue Spritze (mit identischem Medikament) einsetzen **(Abb. 21.8)**. Jetzt starten Sie zunächst ( ) den Perfusor **(Abb. 21.9)** und schließen erst …

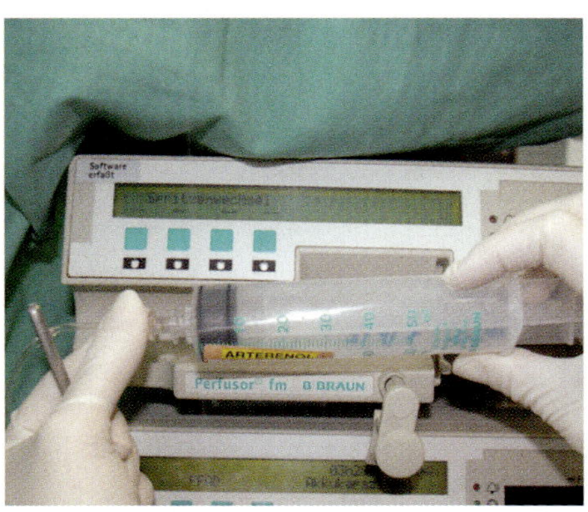


**Abb. 21.7** leere Spritze abdrehen

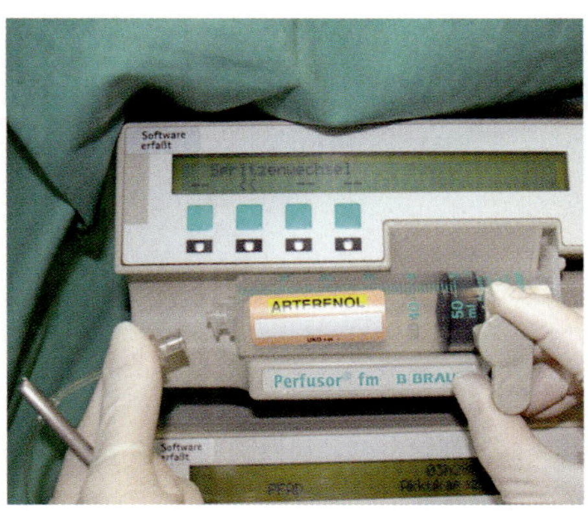


**Abb. 21.8** Neue einsetzen …

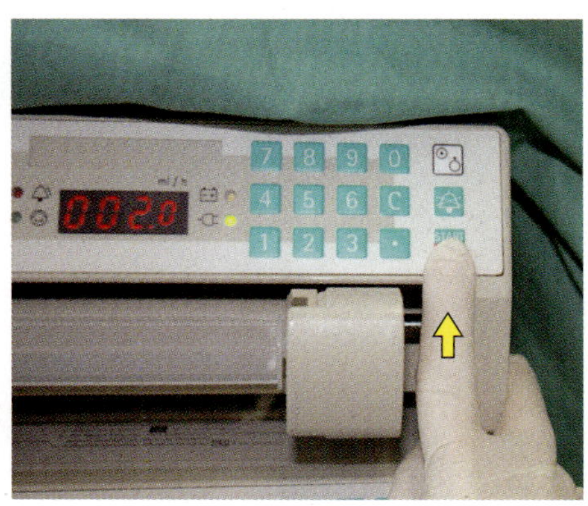


**Abb. 21.9** … erst starten …

... danach die zuvor abgeklemmte Leitung an (Abb. 22.1), damit keine Luftblase in das Verbindungsstück gerät. Achten Sie hier bitte darauf, die offenen Leitungsverbindungen keinesfalls zu berühren und streng steril zu arbeiten, damit keine Keime in die Blutbahn des Patienten verschleppt werden. Abschließend öffnen Sie die Klemme wieder ( in Abb. 22.2).

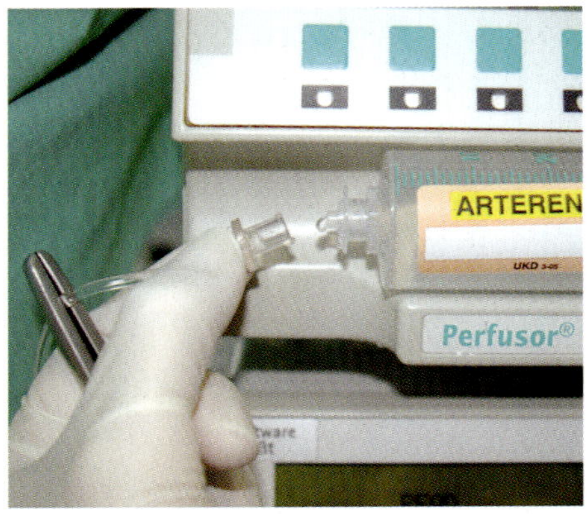


Abb. 22.1 ... dann anschließen

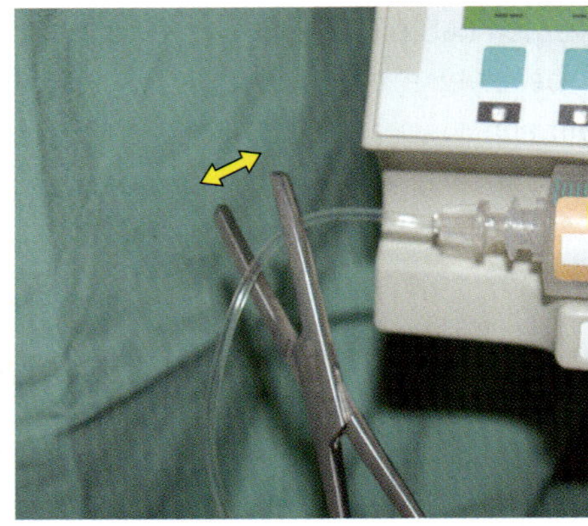

Abb. 22.2 Klemme öffnen

**Kompletter Systemwechsel**

Wenn Sie jedoch nicht nur eine leere Perfusorspritze austauschen möchten, sondern den täglichen Systemwechsel vornehmen, müssen alle Anteile des Infusionssystems zunächst mit steriler Kochsalzlösung entlüftet werden. So pressen Sie ( ) die NaCl-Lösung nicht nur durch den geraden Kanal der Dreiwegehahnbank, sondern stellen die Dreiwegehähne nacheinander so ein, dass Sie zunächst das erste Ansatzstück entlüften ( ) und dabei den Verschlussstöpsel gegen den Uhrzeigersinn kurz aufdrehen ( in Abb. 22.3) und wieder verschließen. Nachdem Sie den ersten Hahn wieder um 90° zurückgedreht haben (vgl. S. 13), verfahren Sie genauso mit dem zweiten Hahn (Abb. 22.4), dem dritten (Abb. 22.5) und so weiter, bis alle Anteile der 3-Wegehahnbank entlüftet sind.

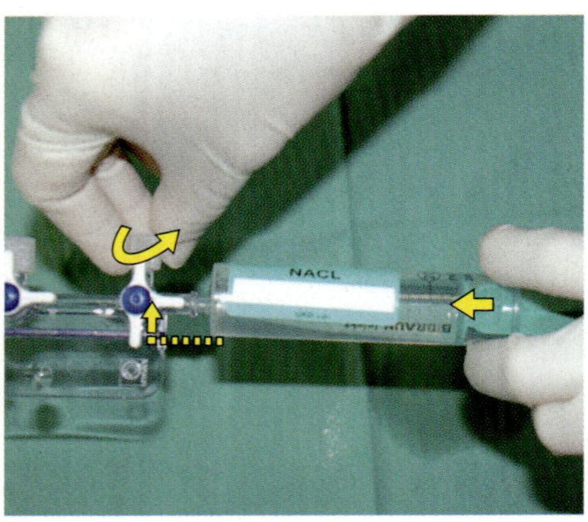


Abb. 22.3 1. Hahn entlüften

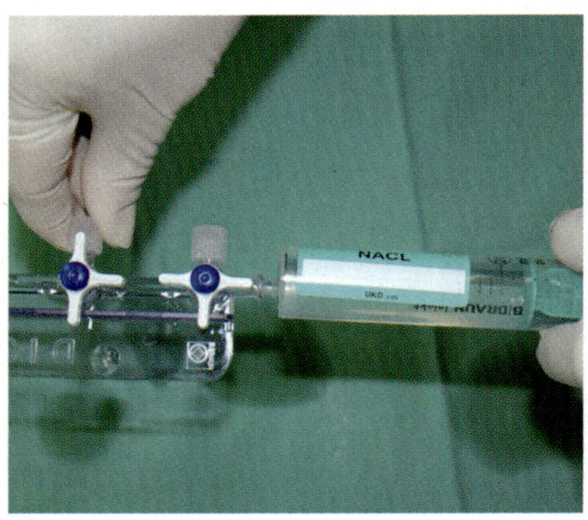


Abb. 22.4 2. Hahn ...

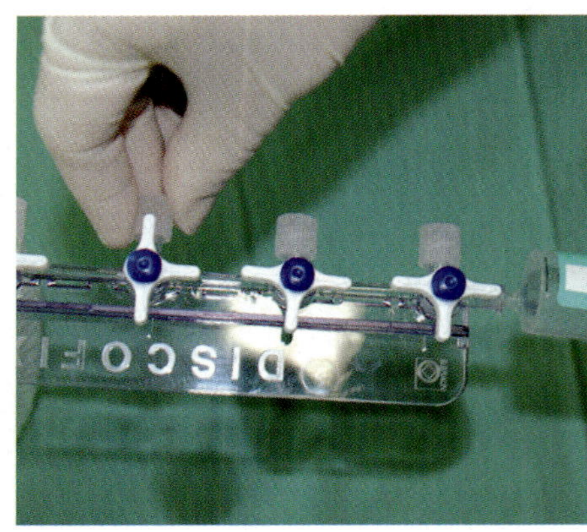

Abb. 22.5 3. Hahn usw.

Anschließend entlüften Sie alle Perfusorleitungen mit dem jeweils aufgezogenen Medikament, damit es nicht zu lange dauert, bis z.B. bei einer niedrigen Flussrate von nur 1-2 ml pro Minute überhaupt der Patient erreicht wird. Daher sollten kreislaufwirksame Medikamente (Nitroverbindungen oder Katecholamine) auch direkt patientennah und nicht über eine 3-Wegehahnbank angeschlossen werden. Als Trägerlösung kann z.B. eine Infusion mit einer schnelleren Flussrate an das dem Patienten abgewandte Ende der 3-Wegehahnbank angeschlossen werden, die für einen schnelleren Weitertransport durch den Spiralschlauch bis zum Patienten sorgt.

Auch der Infusionsschlauch zur 3-Wegehahnbank und der Spiralschlauch zwischen der Bank und dem ZVK des Patienten werden natürlich entlüftet, bis am proximalen Ende Flüssigkeit ( ↘ ) austritt (Abb. 23.1). Achten Sie auch hier auf eine sterile Arbeitsweise, berühren Sie die Ansatzstücke nicht und tragen Sie am besten einen Mundschutz bei dieser Tätigkeit.
Um einer Lungenembolie beim nachfolgenden Systemwechsel am ZVK vorzubeugen, schließen ( ↗ ) Sie die Schutzklemme (hier rot) am jeweiligen ZVK-Schenkel (Abb. 23.2). Dann drehen Sie den letzten 3-Wegehahn vor dem Patienten um 45° in Schrägstellung ( ↶ ) und verschließen ihn damit in alle Richtungen (Abb. 23.3).

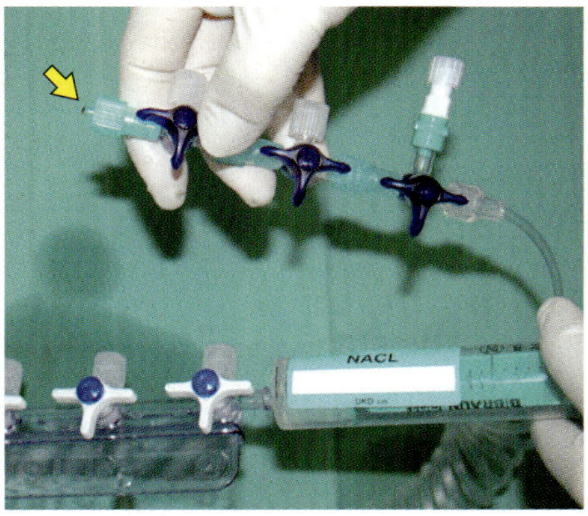


**Abb. 23.1** Spiralschlauch entlüften

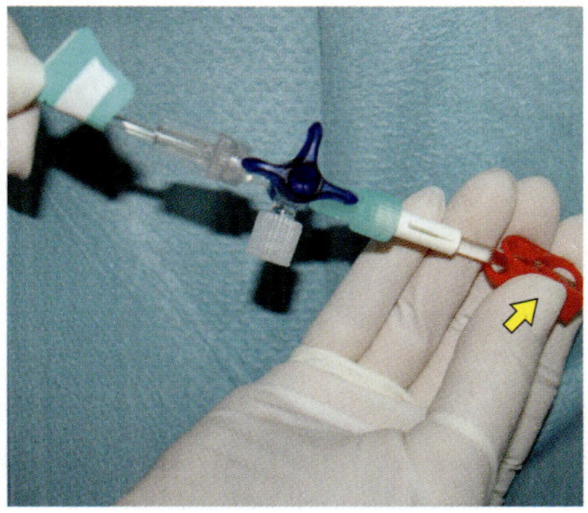

**Abb. 23.2** Klemme zu

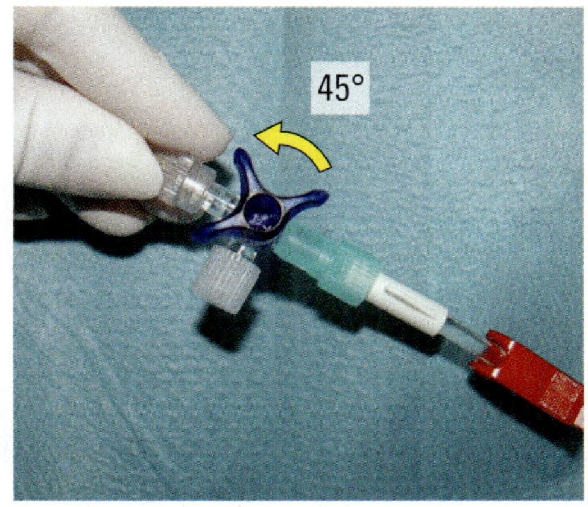


**Abb. 23.3** 3-Wegehahn zu !

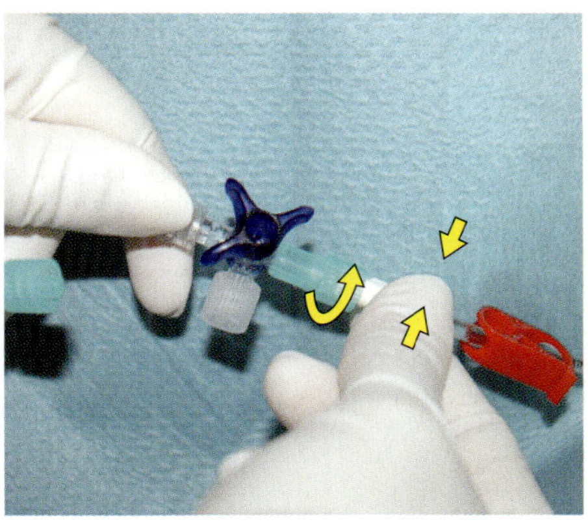

**Abb. 23.4** abdrehen und …

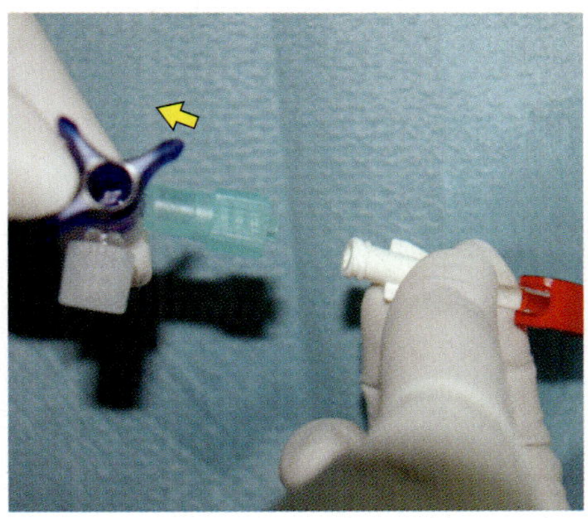

**Abb. 23.5** … abziehen

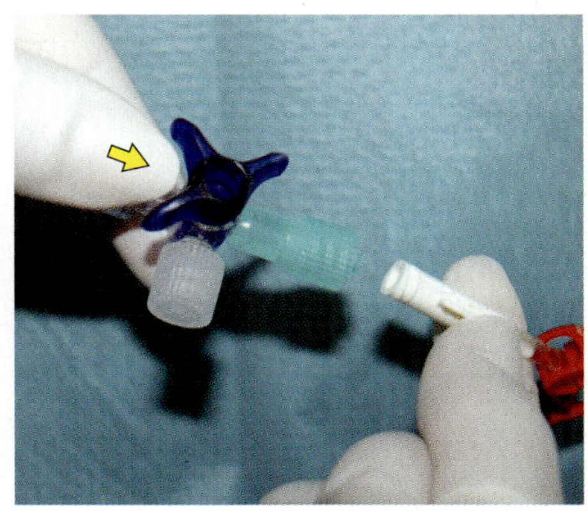

**Abb. 23.6** aufstecken

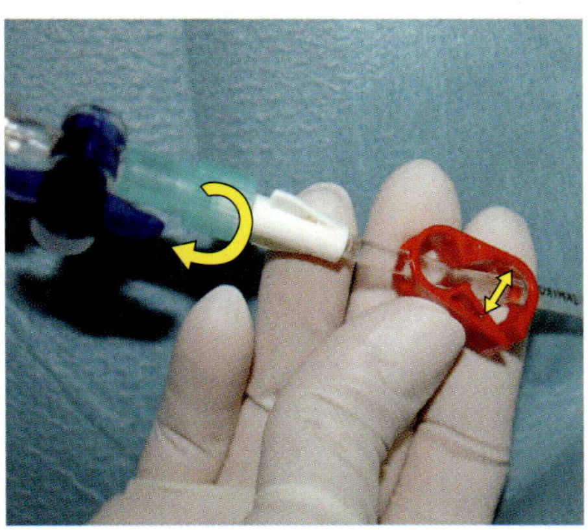

**Abb. 23.7** festdrehen und Klemme öffnen

Nun fixieren Sie das Ende (hier weiß) des ZVK-Schenkels zwischen zwei Fingern Ihrer rechten Hand ( ⇩ ⇧ ) und drehen das Infusionssystem gegen den Uhrzeigersinn ( ↺ ) ab (Abb. 23.4). Nachdem Sie das alte System abgezogen ( ↖ ) haben (Abb. 23.5), können Sie nun das vorbereitete neue System aufstecken ( ↘ in Abb. 23.6) und es im Uhrzeigersinn festdrehen ( ↻ in Abb. 23.7).

Vergessen Sie nicht, die Verschlussklemme und den 3-Wegehahn wieder zu öffnen ( ↗ ), die Infusion(en) und Perfusoren zu starten und den freien Abfluss zu überprüfen. Jetzt haben Sie es geschafft!

# Blutdruck-Messung 03



**Indikation**

Kaum eine andere Untersuchung hat trotz ihres geringen Aufwands eine so hohe, interdisziplinäre Bedeutung für die Patientenversorgung: Die arterielle Hypertonie ist einer der wichtigsten und vor allem ein vergleichsweise gut beeinflussbarer Risikofaktor für die Krankheitsbilder des Herzinfarktes, des Schlaganfalls, der Herzinsuffizienz und der peripheren arteriellen Verschlusskrankheit (pAVK).

Dabei ist eine möglichst exakte Bestimmung des diastolischen bzw. systolischen Blutdrucks in 2 mm Hg - Schritten essentiell: Für die Bevölkerung der USA würde z.B. ein systematischer Messfehler von nur 5 mm Hg nach unten dazu führen, dass bei ca. 21 Millionen Patienten ein behandlungsbedürftiger Hypertonus (95 mm anstelle von 90 mm Hg diastolisch) übersehen würde. Kalkulatorisch ergäbe sich die Möglichkeit, jeweils ca. 4000 tödliche Herzinfarkte und behindernde Schlaganfälle bei rechtzeitiger und korrekter Behandlung pro Jahr zu vermeiden [3.1]. Umgekehrt würde ein systematischer Messfehler von nur 5 mm Hg nach oben zu ungerechtfertigten Behandlungen von mehreren Millionen Patienten mit unnötigen Behandlungskosten von mehreren Milliarden US-$ führen.

Eine frühzeitige Senkung des Blutdrucks um nur 5 bis 6 mm Hg kann bei Hypertonikern das absolute Risiko für einen ischämischen Insult um ca. 4 % senken [3.2] und ist damit deutlich wirksamer als z.B. eine deutliche Absenkung des Cholesterinspiegels (Risikoreduktion nur knapp 2 % [3.3]).

Auch in der Diagnose und Überwachung akuter Kreislaufstörungen spielt die korrekte Blutdruckmessung eine wichtige Rolle, um z.B. bei hypotonen Kreislaufstörungen die Wirkung von Katecholaminen schnell überprüfen und ihre Dosierung entsprechend anpassen zu können.

**Vorbereitung**

Hier wird die nicht-invasive, unblutige Messmethode nach Riva-Rocci beschrieben: Der Patient sollte sich nach Möglichkeit vor der Messung weder physischen noch psychischen Belastungen ausgesetzt haben, auch wenn dies in der Praxis kaum kontrollierbar ist. Die Messung sollte erst nach mindestens 3 bis 5 Minuten körperlicher Ruhe in sitzender Position mit dem Oberarm auf Herzhöhe erfolgen [3.4]. Bei der Auswahl der Manschettengröße (Abb. 25.1) je nach Umfang des Patientenoberarms beziehen sich die Manschettengrößen nur auf den aufblasbaren Teil der gesamten Manschette (Tab. 25.2).

Es sollte sich einbürgern, dass jederzeit ein Maßband griffbereit liegt, um schnell die adäquate Manschettengröße bestimmen zu können (Abb. 25.3) Sorgen Sie dafür, dass der Messarm nicht von Kleidungsstücken bedeckt ist, damit z.B. keine Einschnürungen hochgekrempelter Ärmel zu funktionellen Stenosen bzw. Fehlbestimmungen führen können.

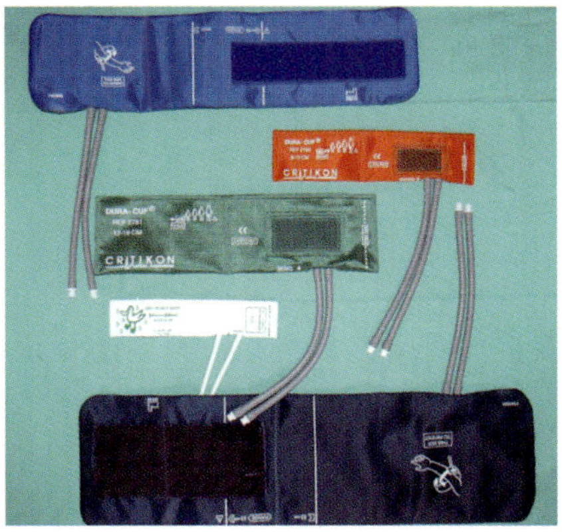

Abb. 25.1 Manschettengrößen

| Oberarm-umfang | Manschetten-größe |
|---|---|
| < 24 cm | 10 x 18 cm |
| 24 - 32 cm | 12 x 24 cm |
| 33 - 41 cm | 15 x 30 cm |
| > 42 cm | 18 x 36 cm |

Tab. 25.2 Auswahl der Größe

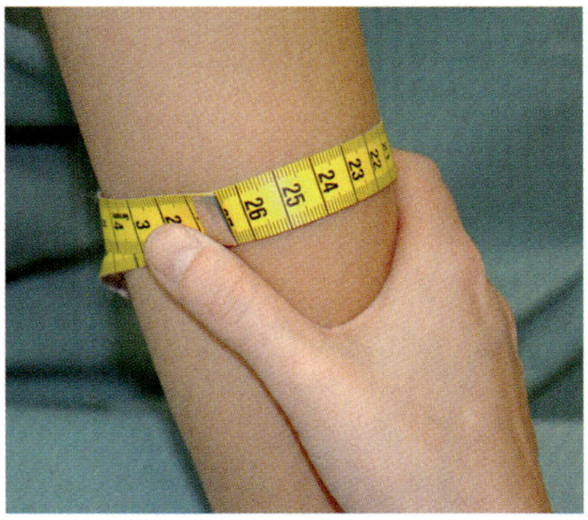

Abb. 25.3 Oberarm-Umfang messen

**Komplikationen**

Im Allgemeinen sind keine wesentlichen Komplikationen während einer Blutdruckmessung zu erwarten. Ein zu starkes oder zu langes Aufpumpen oder Aufrechterhalten des Druckes können natürlich staubedingte Schmerzen verursachen. Lediglich bei Dialysepatienten ist nach Anlage eines arteriovenösen Shunts am entsprechenden Arm Vorsicht geboten. (vgl. S. 28)

**Messung nach Riva-Rocci**

Zumindest bei der Erstbestimmung sollte der Blutdruck an beiden Armen bestimmt werden, um etwaige Seitenunterschiede z.B. bei einer Stenose der A. subclavia zu erfassen. Legen Sie die Druckmanschette faltenfrei am Oberarm mit einem Abstand von ca. 2,5 cm zur Ellenbeuge fest an (Abb. 26.1). Falls Ihre Manschette über eine Markierung der Soll-Position der Arterien ( ) verfügt, richten Sie diese auf deren Position aus (Abb. 26.2). Nun schließen Sie das Ventil am Handgriff, indem Sie das Rädchen in der Regel mit Ihrem Daumen im Uhrzeigersinn ( ) zudrehen (Abb. 26.3). Jetzt positionieren Sie die Membran Ihres Stethoskopes auf die Fossa cubitalis (Abb. 26.4).

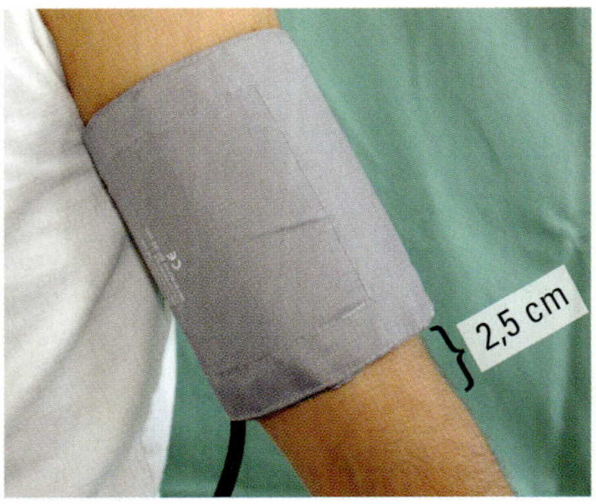


Abb. 26.1 Manschettengröße

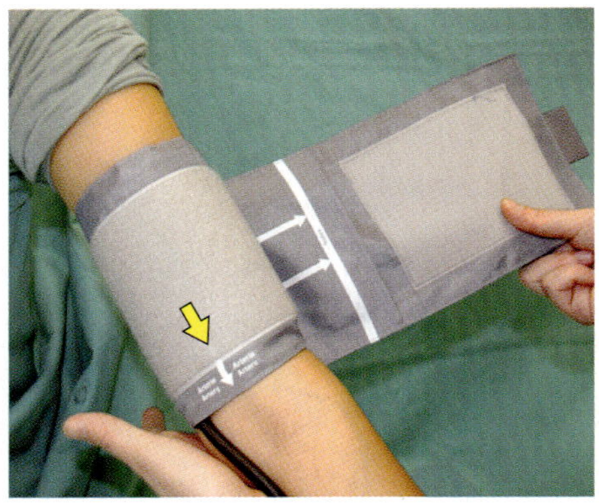

Abb. 26.2 korrekte Position?

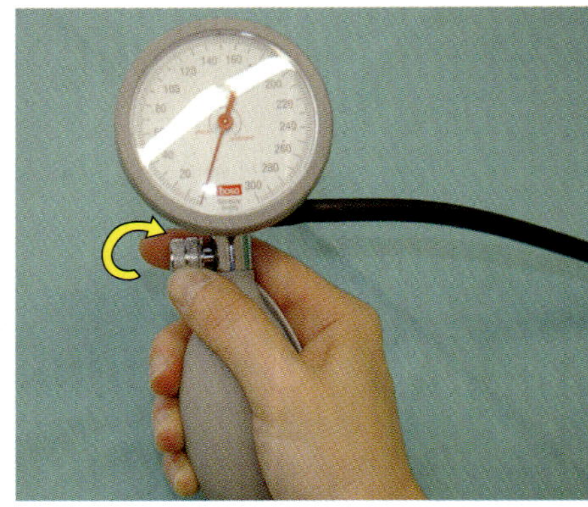

Abb. 26.3 Ventil schließen

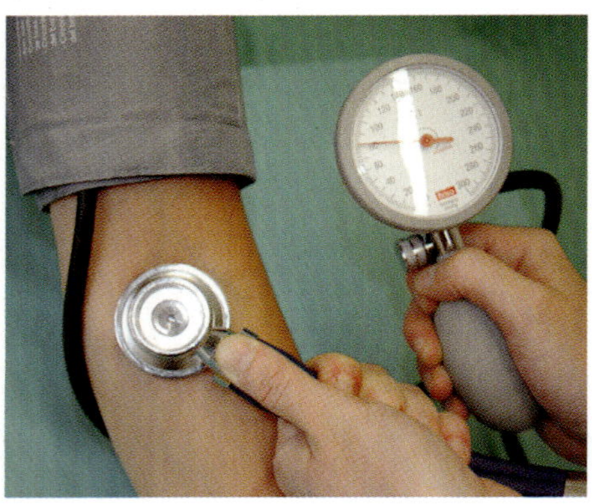

Abb. 26.4 Membran aufsetzen

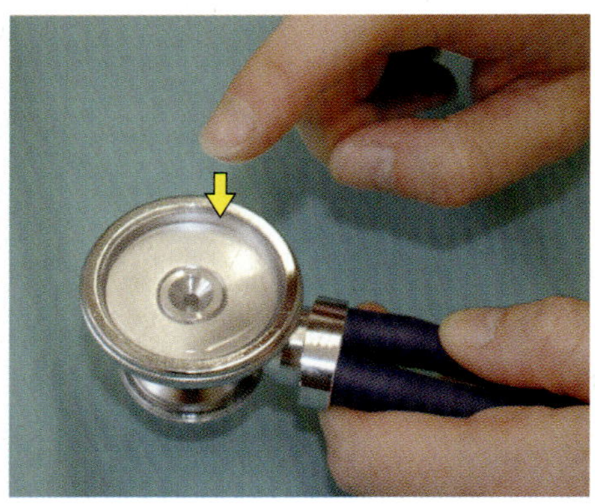

Abb. 26.5 Test-Beklopfen

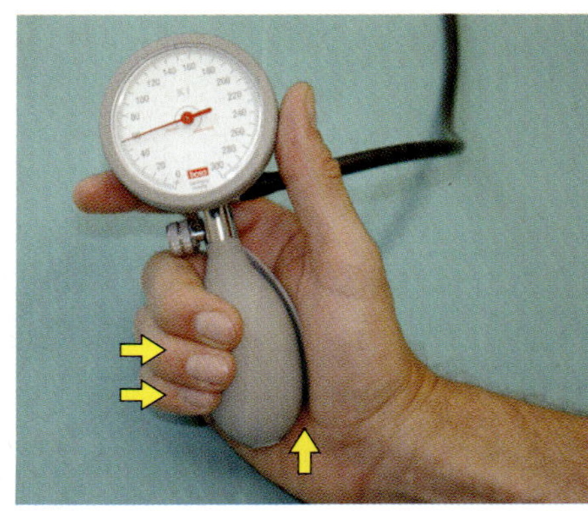

Abb. 26.6 Druck aufbauen

Sollten Sie ein Stethoskop mit zwei Membranen verwenden, testen Sie durch kurzes Beklopfen ( ), in welcher Drehstellung sich Ihr Stethoskop befindet (Abb. 26.5). Nun pumpen Sie mit Ihren 3.-5. Finger ( ) zügig den Druck auf und verwenden Ihre Handfläche bzw. die Metallhalbschale ( ) als Widerlager (Abb. 26.6). Wenn Sie dabei mit der linken Hand den Puls der A. radialis ( ) tasten (Abb. 26.7), können Sie spüren, wann deren Puls nicht mehr palpabel ist: Jetzt haben Sie den systolischen Spitzenwert überschritten. Überprüfen Sie mit Hilfe des Manometers, dass Sie einen Druck erreicht haben, der ca. 20-30 mm Hg oberhalb dieses Spitzendruckes liegt ( in Abb. 26.8), damit durch das nachfolgende Ablassen der systolische Spitzenwert korrekt bestimmt werden kann. Eine darüber hinaus gehende Druckerhöhung erübrigt sich, um dem Patienten keine unnötigen, Druck-assoziierten Schmerzen zu bereiten.

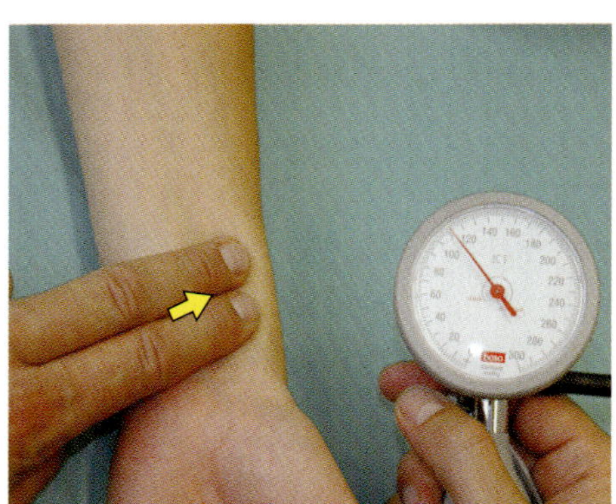

Abb. 26.7 Puls der A. radialis

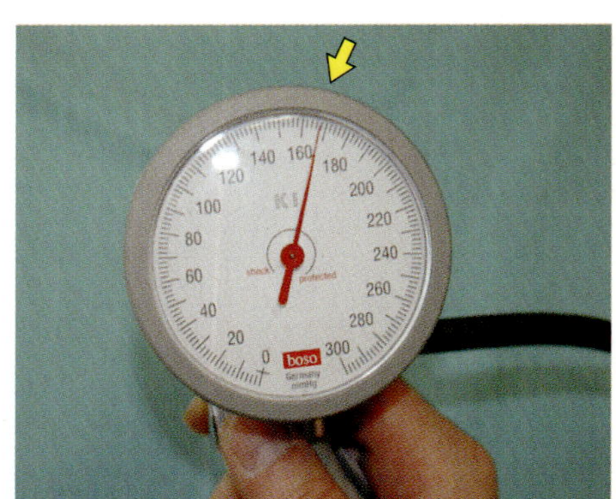

Abb. 26.8 Zieldruck erreicht?

Nun drehen Sie das Ventil gegen den Uhrzeigersinn vorsichtig auf ( ) und lassen den Druck so langsam ab, dass er pro Herzschlag bzw. pro Sekunde nur 2-3 mm Hg abfällt (Abb. 27.1). Der systolische Blutdruck (Abb. 27.2) entspricht dem Wert ( ), bei dem erstmalig die pulssynchronen Korotkoff-Strömungsgeräusche auftreten („Phase 1"). Ein falsch zu schnelles Ablassen bedingt demnach ein falsch zu spätes Bemerken dieser Geräusche und somit falsch zu niedrige Spitzenwerte.

Als diastolischer Blutdruck gilt der Wert ( ), bei dem die Strömungsgeräusche verschwinden („Phase 5"). Nur dann, wenn die pulssynchronen Geräusche bis nahe 0 mm Hg wahrnehmbar sind, soll die plötzliche Abnahme der Geräusche, die oft mit einer Änderung des Klangcharakters verbunden ist („Phase 4"), als diastolischer Wert (Abb. 27.3) interpretiert werden. Dokumentiert wird zuerst der systolische Wert und anschließend der diastolische Wert, z.B. 138 / 82 mm Hg (gesprochen: „138 zu 82 Millimeter Quecksilbersäule").

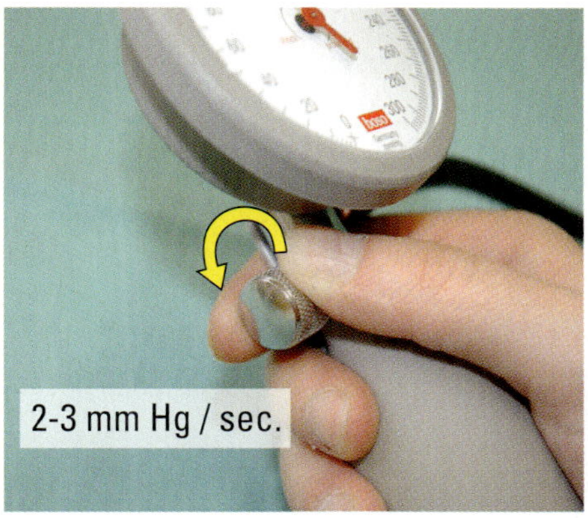


Abb. 27.1 langsam (!) ablassen

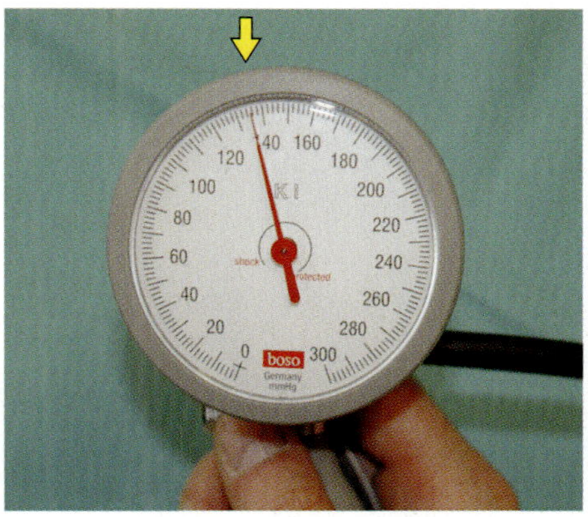


Abb. 27.2 1. Geräusch = Systole

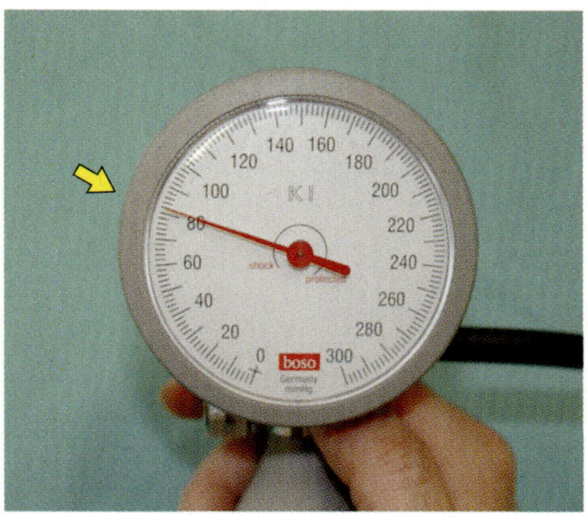


Abb. 27.3 Diastole

**Mögliche Fehlerquellen**

Durch den zunehmenden Kosten- und Zeitdruck im Gesundheitswesen besteht die allgemeine Tendenz, den Manschettendruck zu schnell abzulassen: In älteren Studien befolgten nur ca. 20-25 % der Ärzte, Krankenschwestern und Hebammen die Leitlinien [3.5, 3.6], nach denen der Druck maximal 2-3 mm Hg pro Sekunde bzw. pro Herzschlag abgelassen werden sollte. Die richtige Manschettengröße wählten sogar nur 3-32 % des medizinischen Personals [3.7, 3.8]. Allein diese Sorgfaltsverletzungen können Fehlbestimmungen bis zu 10 mm Hg verursachen. Das zu hohe Messtempo bedingt zudem eine Rundungstendenz auf glatte Null- oder Zehnerwerte, die durch eine genauere Dokumentation in 2 mm Hg-Schritten ersetzt werden sollte [3.5, 3.6].

Nachdem Sie die Manschette abgenommen ( ) haben (Abb. 27.4), tragen Sie daher die Messwerte in das Messprotokoll des Patienten ein (Abb. 27.5) und runden dabei nicht auf glatte 5er- oder 10er Werte auf oder ab (Abb. 27.6).

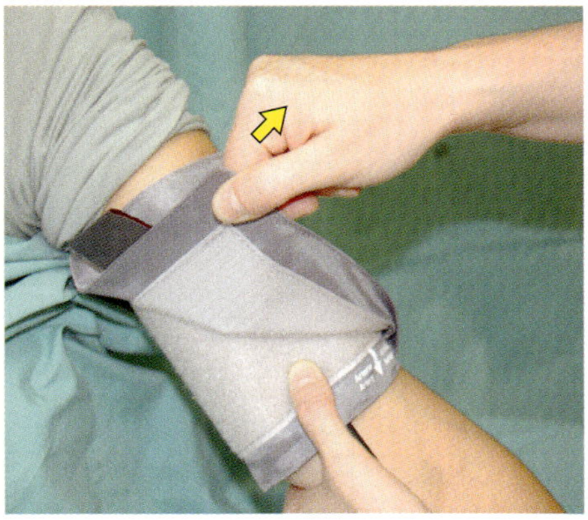

Abb. 27.4 Manschette ab

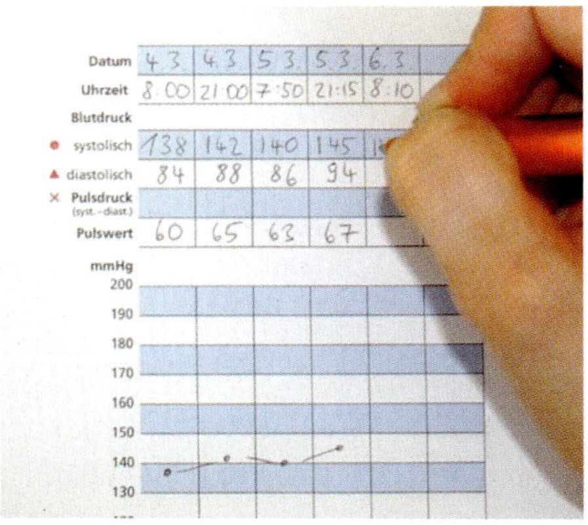


Abb. 27.5 korrektes Messprotokoll

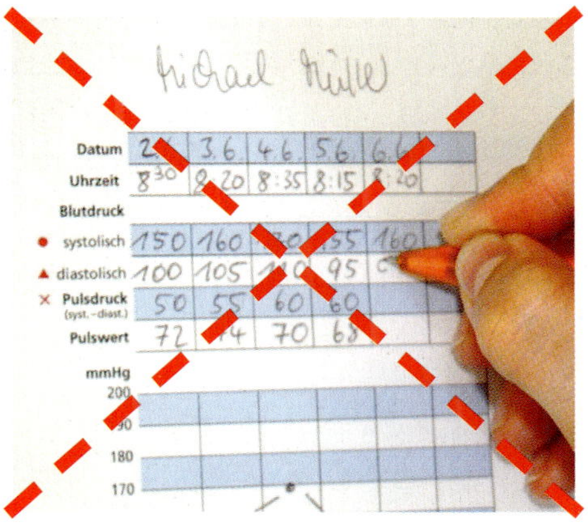


Abb. 27.6 falsches Protokoll

**Weitere Fehlerquellen**

Bei der Dokumentation mehrtägiger Beobachtungsprotokolle ist es zweckmäßig, die Messung nach Möglichkeit stets zu denselben Uhrzeiten durchzuführen und darauf zu achten, dass die Patienten nicht unmittelbar vorher körperliche Anstrengungen (z.B. Treppensteigen) unternommen haben. Denken Sie daran, bei der Erstbestimmung auch am gegenüberliegenden Arm zu messen (Abb. 28.1). Achten Sie auch darauf, dass die Messmanschette nicht fehlrotiert angelegt ist, die Markierung „Arterie" ( ↘ ) nicht zu weit lateral liegt (vgl. Abb. 26.1), der Patient sitzt (und nicht steht) und dass das Stethoskop nicht nur locker eingeklemmt ist ( ↖ ) wie in Abb. 28.2. Bitte verwenden Sie keine zu große „Standardmanschette" bei schlanken Oberarmen, die dann kaum noch mit ausreichendem Abstand zum Ellenbogengelenk ( ↙ ) angelegt werden können (Abb. 28.3). Überlegen Sie bitte einmal, welchen Messfehler dies qualitativ zur Folge hätte und warum? Die Antwort finden Sie unten auf dieser Seite.

Behindern zu laute Außengeräusche z.B. am Unfallort oder im Krankenwagen die Auskultation, erheben Sie am besten nur den systolischen Wert durch Palpation der A. radialis („pulsoszillatorische Messung", vgl. Abb. 26.7). Schließlich sind auch die Messgeräte störanfällig, so dass sie alle 6 bis 12 Monate gewartet und geeicht werden müssen. Selbst wenn diese optimalen Bedingungen gegeben sind, verbleibt ein systematischer Messfehler in der Größenordnung von ca. 5 mm Hg [3.1, 3.7, 3.8].

Bei Dialysepatienten, die einen arteriovenösen Shunt am Arm haben, sollte die Blutdruckmessung eher am anderen Arm erfolgen, um kein unnötiges Perfusionshindernis für den Shunt zu erzeugen. Bei Apoplex-Patienten mit Hemiplegie sollte ebenfalls nicht am gelähmten, sondern am anderen Arm gemessen werden.

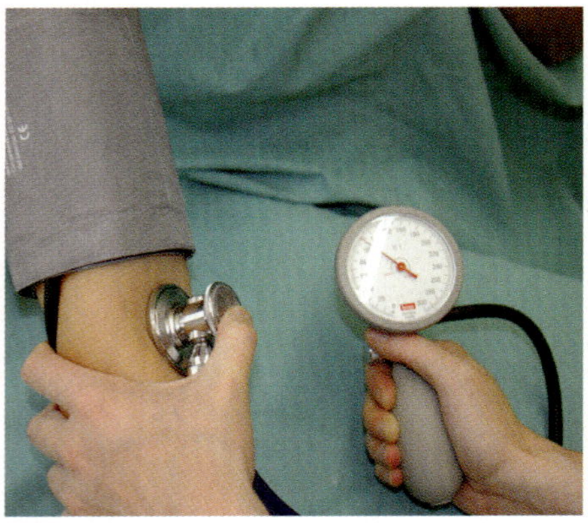

**Abb. 28.1** anderer Arm

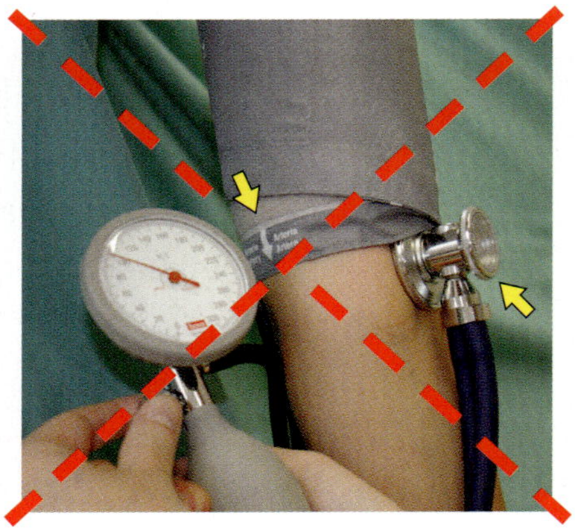

**Abb. 28.2** technische Messfehler

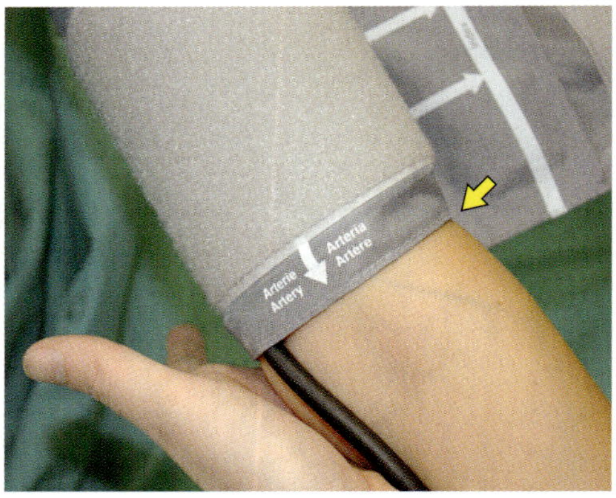


**Abb. 28.3** keine „Standardmanschette"!

Allgemein empfiehlt es sich wegen der oben beschriebenen Fehlermöglichkeiten, die Blutdruckmessung mehrfach durchzuführen und anschließend nur den Mittelwert zu dokumentieren. Bei Dosierungsfragen einer antihypertensiven Therapie werden zunehmend auch 24-h-Messprofile ermittelt, die dann automatisiert alle 10-15 Minuten (tagsüber) bzw. alle 30 Minuten (nachts) Einzelwerte liefern. Dabei werden von den Patienten die Zeitpunkte körperlicher Belastungen dokumentiert, um deren Auswirkungen auf den Blutdruck interpretieren zu können.

**Folge zu großer Staumanschetten:**

Die A. brachialis würde bei zu großer Manschette falsch zu stark komprimiert. Dadurch würde sich der systolische Blutdruck erst bei falsch zu niedrigen Drücken gegen die Kompression von außen durchsetzen können – die Pulsgeräusche wären zu spät hörbar. Der systolische Spitzendruck würde daher falsch zu niedrig bestimmt und eine eventuell bestehende Hypertonie könnte ggfs. übersehen werden. Von welcher anderen Fehlerursache kennen Sie dieses Phänomen bereits? Umgekehrt würde eine falsch zu kleine Manschette zu falsch positiven, vermeintlichen Hypertonie-Diagnosen führen, da die Geräusche zu früh hörbar wären.

### Indikation

Unter dem zentralvenösen Druck (ZVD) versteht man im Allgemeinen den Druck in der Vena cava superior an ihrer Einmündungsstelle in den rechten Vorhof. Liegt keine Stenose der Trikuspidalklappe vor, entspricht der rechts-atriale Druck in flacher Rückenlage wiederum dem (end)diastolischen Druck im rechten Ventrikel. Nur unter diesen idealen Bedingungen ist der ZVD also ein Indikator für den Füllungszustand des rechten Ventrikels (sog. „Vorlast“). Dies ist für alle Patienten relevant, die z.B. eine Volumenersatztherapie bekommen oder eine therapiebedürftige, akute Pumpschwäche des Herzens (Herzinsuffizienz) aufweisen.



### Vorbereitung

Je nachdem, ob Sie den ZVD eines Patienten auf einer Normalstation oder auf einer Intensivstation bestimmen möchten, resultieren unterschiedliche Szenarien: Der Patient muss in beiden Fällen einen ZVK gelegt bekommen haben, dessen Spitze sich regelgerecht in der V. cava superior befindet (ggfs. Röntgenkontrolle, vgl. Kap. 17, 18). Folgende Dinge werden bereit gelegt (Abb. 29.1):

- (A) Messskala (später am Infusionsständer befestigen)
- (B) Thorax-Schublehre mit Anzeige des 2/5-Punktes
- (C) isotone NaCl-Lösung
- (D) Filzstift zur Markierung
- (E) Infusionsschlauch
- (F) Schlauchsystem mit drei Schenkeln und Dreiwegehahn

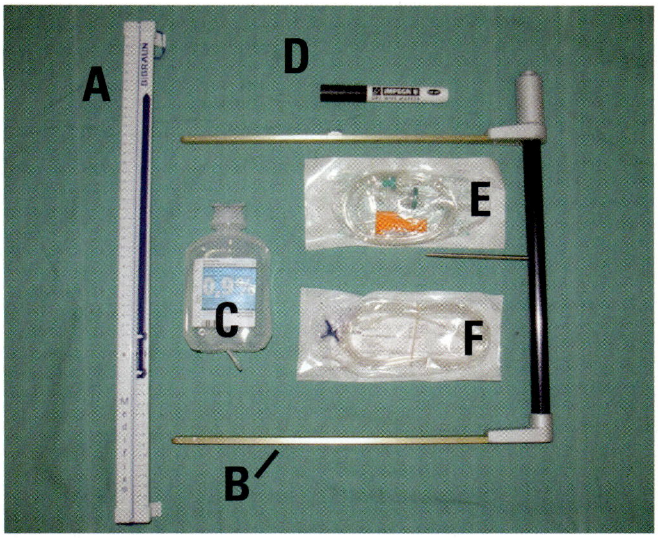


Abb. 29.1 Materialvorbereitung

Nachdem Sie ein Infusionssystem in eine Flasche mit steriler, isotoner NaCl-Lösung gestochen haben (Abb. 29.2), öffnen (⇧) Sie das Stellrad (Abb. 29.3) und füllen den blind (⇙) endenden Schlauch auf (⇦), den Sie zuvor in die Messskala eingedrückt haben (Abb. 29.4).

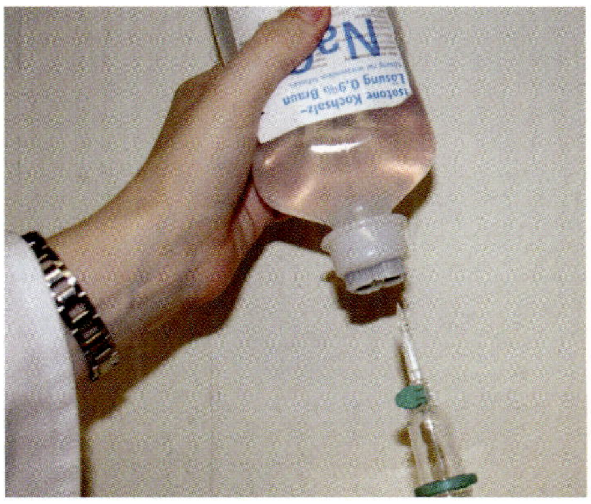

Abb. 29.2 Dorn einstechen

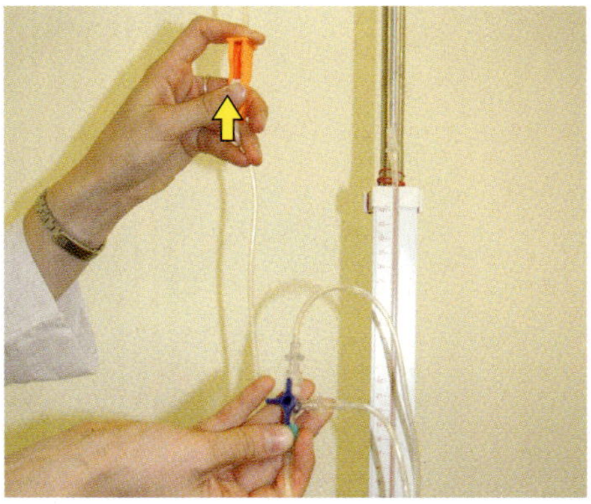

Abb. 29.3 Stellrad öffnen

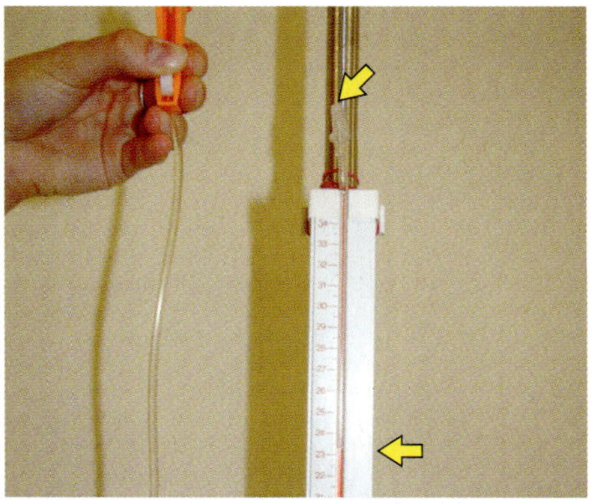

Abb. 29.4 Messschenkel entlüften

### Komplikationen

Wird die Wassersäule am ZVK angeschlossen, könnte theoretisch eine Luftembolie resultieren. Daher wird der (i.d.R. distale) ZVK-Schenkel zunächst durch eine Klemme verschlossen. Weit bedeutender ist die Gefahr von Fehlinterpretationen einzelner Messungen: Achten Sie daher darauf, dass sich der Nullpunkt der Messskala bzw. der Druckwandler (Intensivstation) möglichst genau auf Herzhöhe befindet. Bedeutsamer als einzelne ZVD-Werte ist der zeitliche Verlauf – aber auch ein solcher Trend wird nur unter Berücksichtigung anderer Parameter (arterieller Druck, Körperlage, Spontanatmung versus PEEP-Beatmung etc.) interpretiert (vgl. S. 32).

**Messung auf Normalstationen**
Dann drehen Sie den Dreiwegehahn um 90° (↗) und entlüften auch den Schenkel, der zum Patienten führen soll (Abb. 30.1). Achten Sie beim Anschluss am ZVK darauf, dass entweder die Klemme geschlossen ist (⇧) oder ein Dreiwegehahn schräg (⇙) gestellt ist (Abb. 30.2). Nun stecken Sie den zuvor entlüfteten Verbindungsschlauch auf den ZVK (⇨), drehen ihn fest und öffnen wieder die Klemme und / oder den Dreiwegehahn (Abb. 30.3).



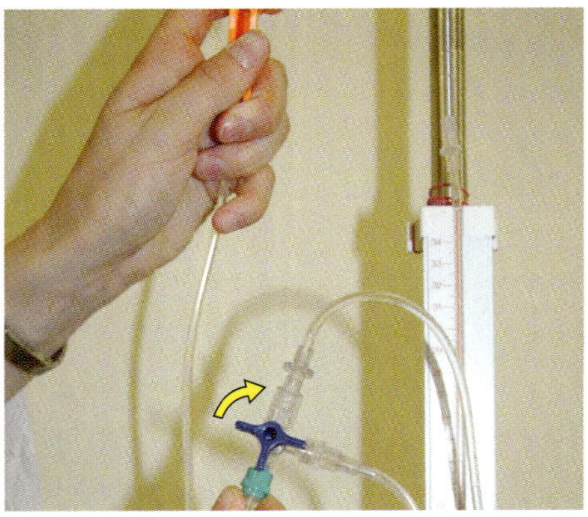
Abb. 30.1 Schlauch entlüften

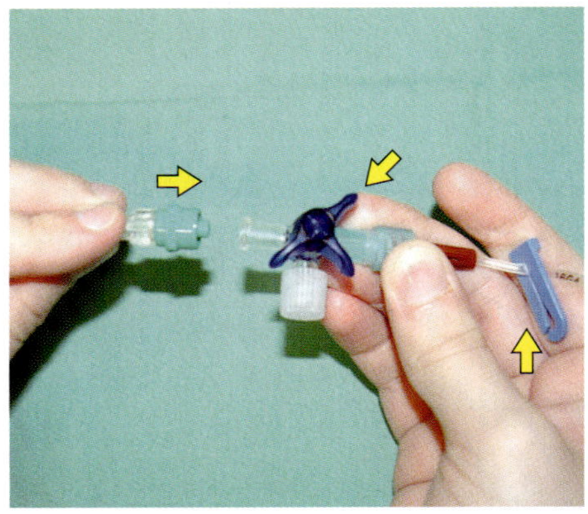
Abb. 30.2 ZVK anschließen

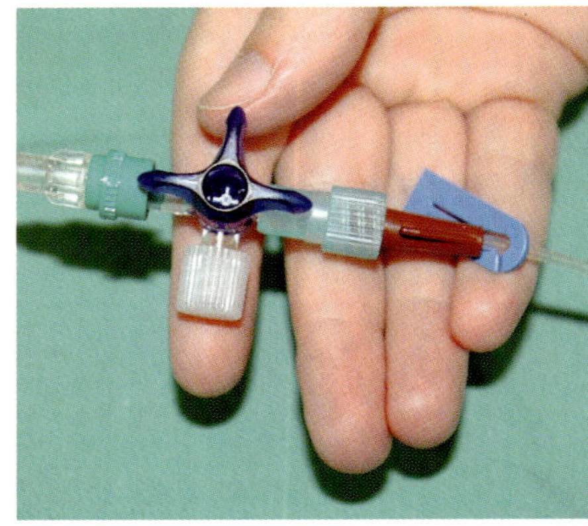
Abb. 30.3 Klemme/ 3WH öffnen

Anschließend stellen Sie das Kopfende flach und richten den Nullpunktzeiger auf die Markierung (**X**) am Thorax des Patienten aus, die dem vorderen 2/5-Punkt des Sagittaldurchmessers entsprechen soll (Abb. 30.4). Bei aufgerichtetem Oberkörper nimmt man eher den ventralen 2/3-Punkt und in flacher Seitenlage die Thoraxmitte für den Nullpunkt der ZVD-Messung. Hat der Patient noch keine derartige Markierung, können Sie diesen Messpunkt mit einer Thoraxschublehre bestimmen (Abb. 30.5) oder manuell ausmessen. Die kleine Wasserwaage (⇘) hilft Ihnen dabei, tatsächlich waagerecht zu messen. Hierfür drücken (⇩) Sie das oberes Lineal leicht auf das Sternum – der Nullpunkt (⇖) ergibt sich automatisch mit Hilfe des elastischen gesteuerten Zeigers (Abb. 30.6).

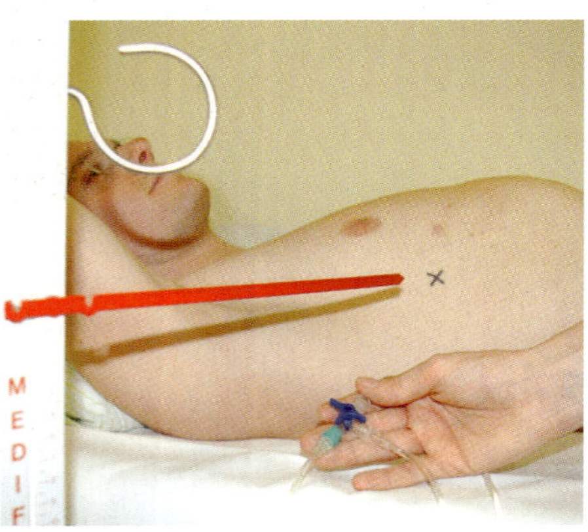
Abb. 30.4 Nullpunkt ausrichten

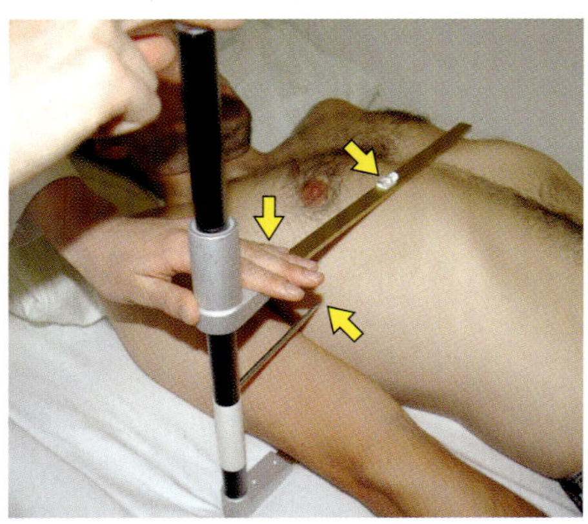
Abb. 30.5 Thoraxschublehre

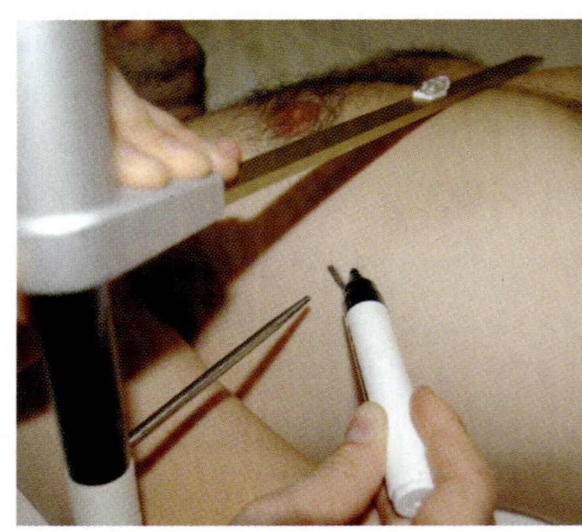
Abb. 30.6 vorderer 2/5-Punkt

Nun drehen Sie den Dreiwegehahn am Messsystem so, dass der ZVK des Patienten mit der zuvor aufgefüllten Messsäule verbunden ist (vgl. S. 13) und warten einige Augenblicke, bis sich der mittlere ZVD (⇦) nach mehreren Atemzügen eingependelt hat (Abb. 30.7).

Vergessen Sie nicht, das System nach Abschluss der Messung wieder vom ZVK zu entfernen und diesen steril mit einem Stöpsel zu verschließen. Am Ende stellen Sie das Kopfende des Bettes wieder in eine für den Patienten angenehme Schrägposition.

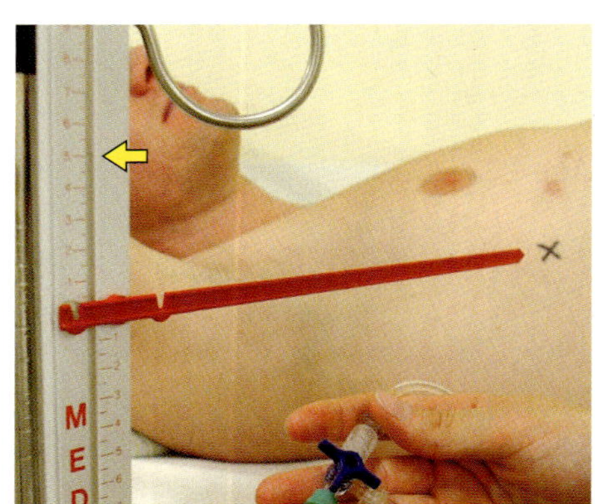
Abb. 30.7 ZVD-Wert ablesen

**ZVD-Messung auf Intensivstationen**

Wurde bereits ein mehrlumiger ZVK angelegt, ist oft bereits ein Druckwandler angeschlossen, meistens am distalen Schenkel, damit z.B. Katecholamine unbeeinflusst über den proximalen Schenkel gegeben werden können. Auch hier stellen Sie das Bett waagerecht **(Abb. 31.1)** und öffnen den Dreiwegehahn am distalen Schenkel **(Abb. 31.2)**, so dass eine Verbindung ( ) zwischen der V. cava superior und dem Druckwandler entsteht. Überprüfen Sie genau, ob sich der Dreiwegehahn am Druckwandler ( ) auf Herzhöhe des Patienten befindet **(Abb. 31.3)** und stellen Sie bei Bedarf die Betthöhe entsprechend ein.

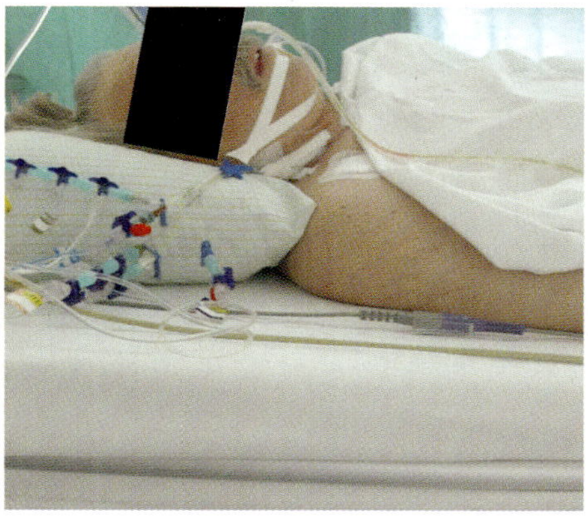

**Abb. 31.1** Bett flach stellen

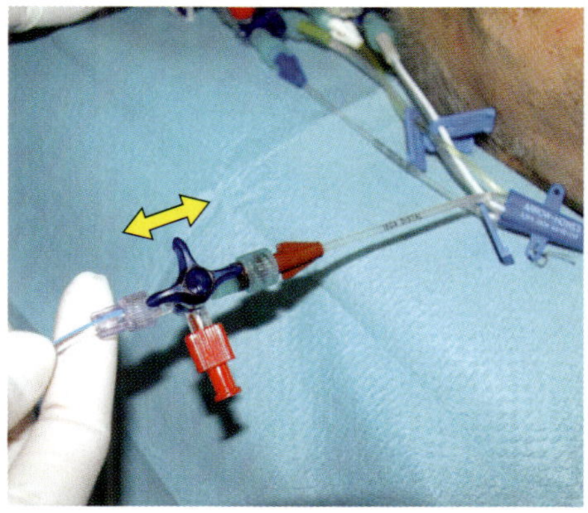

**Abb. 31.2** 3WH öffnen

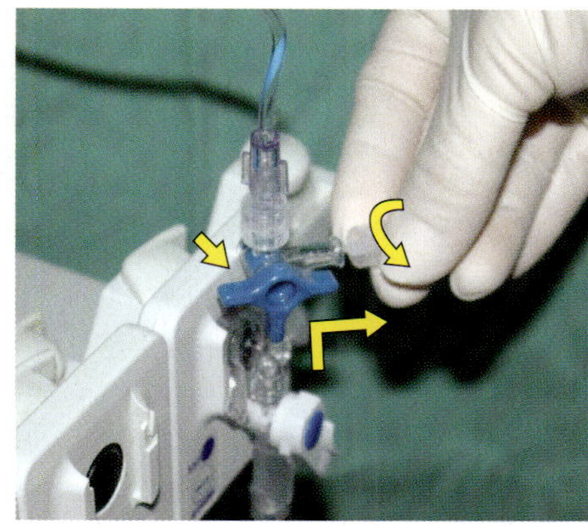

**Abb. 31.3** Höhe des Druckwandlers?

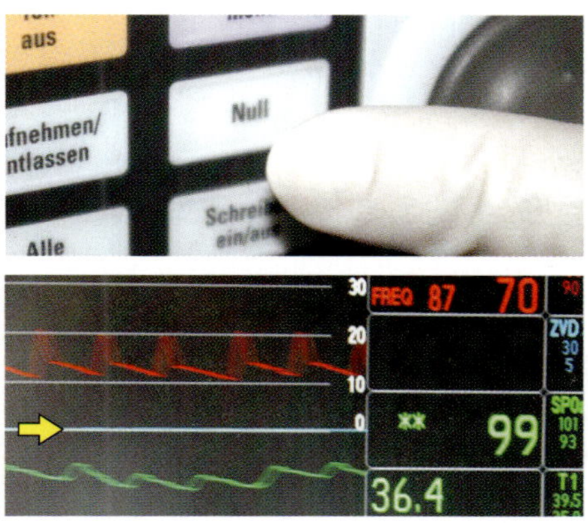


**Abb. 31.4** Nulllinie eichen

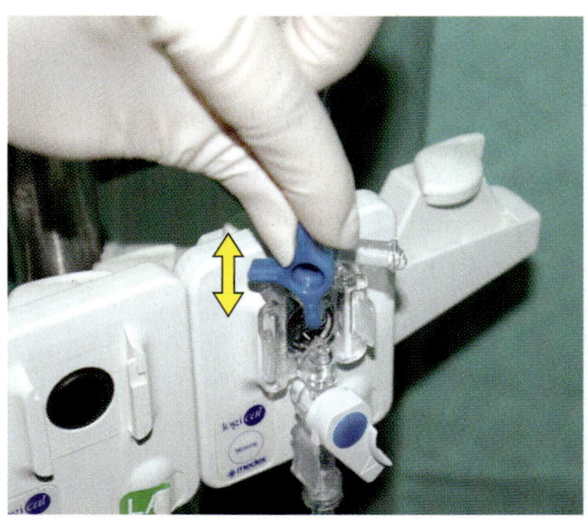

**Abb. 31.5** Verbindung herstellen

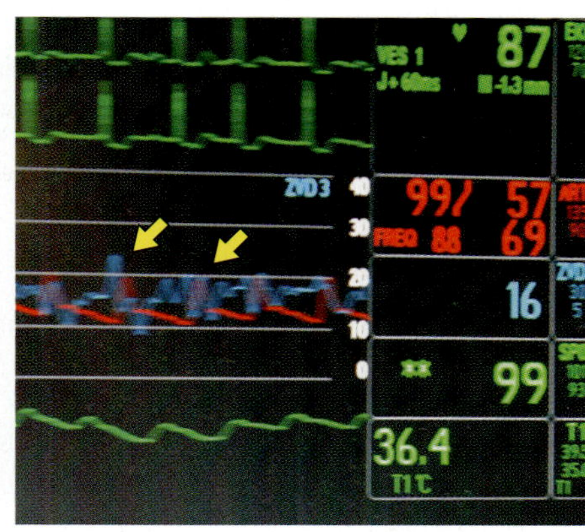


**Abb. 31.6** ZVD-Kurve

Dann verbinden Sie den Drucksensor mit der Außenluft ( ), schrauben dafür kurz die Schutzkappe auf ( in **Abb. 31.3**) und führen eine Null-Eichung ( ) durch **(Abb. 31.4)**. Dann verbinden Sie den Drucksensor mit dem Verbindungsschlauch zum Patienten ( in **Abb. 31.5**) und leiten die ZVD-Kurve ( ) ab **(Abb. 31.6)**.

In diesem Beispiel betrug der ZVD im Mittel 16 cm H2O **(Abb. 31.6)**.
Anschließend schrauben Sie wieder die Schutzkappe auf und spülen den ZVK-Schenkel durch kurzen Druck auf das Spülventil ( ), falls ein solches angeschlossen ist **(Abb. 31.7)**.
Zum Abschluss stellen Sie die gewünschte Position des Kopfendes wieder her ( in **Abb. 31.8**).

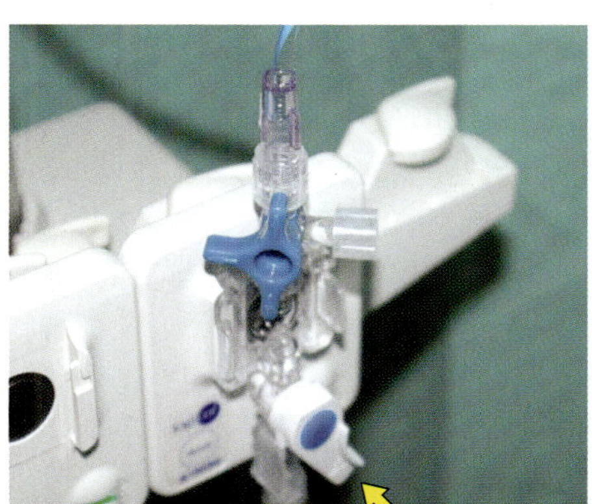

**Abb. 31.7** Verbindung herstellen

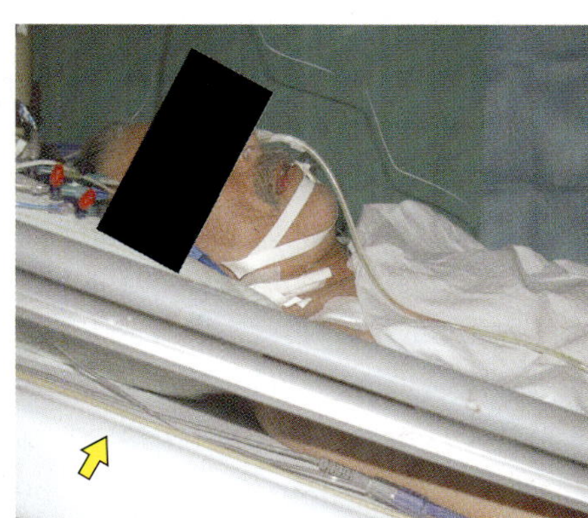

**Abb. 31.8** schräg stellen

### Interpretation von ZVD-Messungen

Mit dem ZVD wird nur der intravasale Druck gemessen. Dieser sagt über das intravasale Volumen eigentlich noch nichts aus, da ein hoher Druck von außen (Druck im Interpleuralspalt) zwar einen hohen ZVD - Messwert ergibt, jedoch durchaus nur eine geringe Gefäßfüllung vorliegen kann. Dies bewirkt einen ZVD-Anstieg nach Intubation und Beatmung:
Der ZVD „steigt" regelmäßig an, wenn ein zuvor spontan atmender Patient intubiert und beatmet wird: Es hat lediglich der Umgebungsdruck auf die V. cava zugenommen, ohne dass das intravasale Volumen tatsächlich zugenommen hat. Dieser Effekt verstärkt sich, wenn eine PEEP-Beatmung (positive endexspiratory pressure) durchgeführt wird, die z.B. minderbelüftete Lungenanteile wieder entfalten soll. Streng genommen müsste daher für die Bestimmung eines „echten" transmuralen Füllungsdrucks der Umgebungsdruck im Interpleuralspalt vom ZVD abgezogen werden. Da dies nicht praktikabel umsetzbar ist, wird der ZVD am besten endexspiratorisch bestimmt, da hier der Messwert der Realität noch am nächsten liegt. Als Normalwerte in flacher Rückenlage und bei entspannter Spontanatmung gelten 3-6 mm Hg bzw. 4-8 cm $H_2O$. Für die Umrechnung der Maßangaben dient diese Formel:

$$1 \text{ mm Hg} = 1.36 \text{ cm } H_2O$$

bzw.

$$1 \text{ cm } H_2O = 0.74 \text{ mm Hg}$$

Eine typische ZVD-Kurve im Monitoring zeigt im Normalfall die Charakteristika der Abb. 32.1:

**a-Welle:** Kontraktion re. Vorhof

**c-Welle:** Beginn Ventrikelkontraktion Vorwölben der Trikusidalklappe in den rechten Vorhof

**x-Welle:** Ventrikelaustreibungsphase Trikuspidalklappe tritt nach unten

**v-Welle:** Vorhoffüllung bei geschlossener Trikuspidalklappe

**y-Welle:** Einstrom in den rechten Ventrikel Öffnung der Trikuspidalklappe

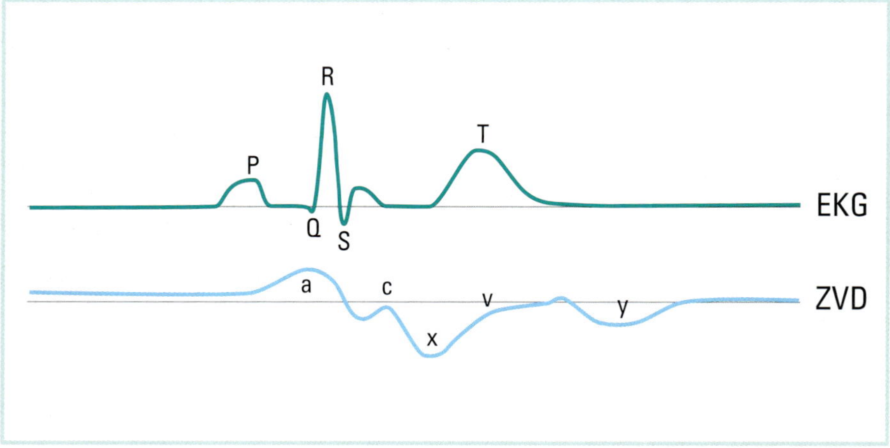


**Abb. 32.1** Typische ZVD-Kurve

### Einflussfaktoren

Ein erniedrigter ZVD kann entweder auf einer falschen Messhöhe (Messlatte oder Druckwandler zu hoch im Vergleich zur Herzhöhe des Patienten) oder auf einem echten Volumenmangel, einer relativen oder absoluten „Hypovolämie" beruhen.
Ein erhöhter ZVD-Wert hat dagegen eine breitere Differenzialdiagnose: Neben Messfehlern (Messlatte oder Druckwandler zu niedrig angebracht oder das Bett wurde zwischenzeitlich höher gestellt) kommen vor allem höhere Beatmungsdrücke oder eine PEEP-Beatmung (s.o.) als häufige Ursachen in Frage. Weitere Ursachen können Sie der Tab. 32.2 entnehmen.

- Messfehler (z.B. Messlatte zu niedrig)
- Beatmung (PEEP)
- Hypervolämie
- Lungenembolie / pulmonale Hypertonie
- Rechtsherzinsuffizienz
- Linksherzdekompensation
- Perikardtamponade
- (Spannungs-) Pneumothorax
- Abdominelle Druckerhöhung (massiver Aszites)
- Obstruktionen proximal des Messorts, z.B. Trikuspidalstenose, Vorhoftumor, Cavastenose

**Tab. 32.2** Mögliche Ursachen für ZVD-Erhöhung

**Indikation**

Bei allen Patienten mit klinischen Symptomen der Herzinsuffizienz (Ödeme, Luftnot, Brustschmerzen etc.) sowie bei Synkopen oder Bewusstseinsstörungen unklarer Genese wird ein EKG abgeleitet, um Herzrhythmusstörungen (HRST) bzw. Ischämie- / Infarktzeichen oder Hinweise auf eine Links- oder Rechtsherzbelastung zu entdecken. Auch zur Verlaufs- / Therapiekontrolle bei bekannten HRST oder Myokardinfarkt ist das EKG unverzichtbar. Schließlich wird das EKG nicht nur bei jeder internistischen Aufnahme, sondern auch präoperativ als Screening-Methode angewendet.

**Allgemeine Vorbereitung**

Besonders auf Intensiv- oder Überwachungsstationen werden meistens Klebeelektroden verwendet, die auf ihrer der Haut zugewandten Seite einen feuchten Gallertkern (⇨) tragen, der für eine gute elektrische Ankopplung an der Haut sorgt (Abb. 33.1). Für die Reihenfolge der Positionierung können Sie sich die „Ampelregel" merken und im Uhrzeigersinn mit der roten Elektrode am Patienten rechts schulternah (↘) beginnen, gefolgt von der gelben Elektrode an der linken Schulter (↙) und der grünen Elektrode am linken thorako-abdominellen Übergang (↖ in Abb. 33.2). Die weiße Elektrode wird dann caudal der Herzspitze (⇧) und die schwarze am rechts-caudalen Thoraxrand (↗) befestigt. Bei Männern mit sehr starker Brustbehaarung kann es notwendig sein, die beabsichtigten Elektrodenpositionen vorher zu rasieren, damit ein ausreichender Hautkontakt gewährleistet ist (Abb. 33.3).

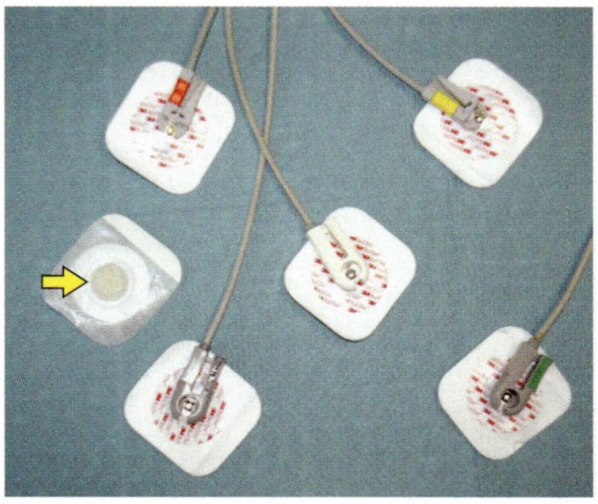

Abb. 33.1 Klebeelektroden

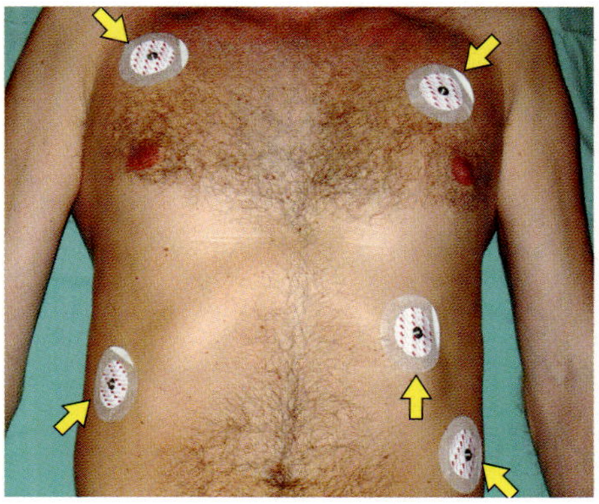

Abb. 33.2 Positionierung

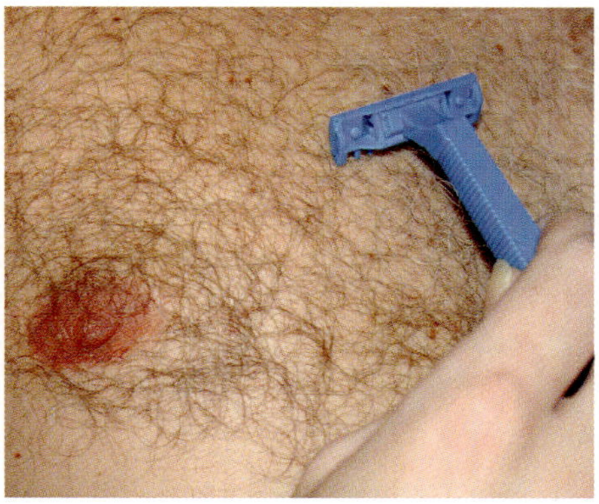

Abb. 33.3 Rasur, falls nötig

Bei Verwendung von Vakuumsystemen wird zusätzlich ein Kontaktspray, Elektroden-Gel oder angefeuchtetes Papier benötigt, um die elektrische Ankopplung der Elektroden zu gewährleisten. Für die bipolaren Extremitäten-Ableitungen I-III nach Einthoven und die unipolaren Extremitäten-Ableitungen aVR, aVL und aVF nach Goldberger stehen vier Elektroden für die Extremitäten und für die unipolaren Brustwandableitungen $V_1$-$V_6$ nach Wilson sechs weitere Elektroden zur Verfügung (Abb. 33.4).

Der Patient wird in bequemer Rückenlage positioniert (Abb. 33.5): Falls die Möglichkeit besteht, wird das Niveau der Untersuchungsliege etwas erhöht (⇧ ⇧), um Rückenbeschwerden des Untersuchers vorzubeugen (kein häufiges Bücken notwendig). Für die Anbringung der Brustwandelektroden $V_1$-$V_6$ wird zunächst der 4. **I**nter**c**ostal**r**aum (**ICR**) beidseits palpiert (Abb. 33.6): Da die mediale Clavicula den 1. ICR überdeckt, entspricht dabei der erste, tastbare ICR dem Zwischenraum zwischen der 2. und der 3. Rippe, demnach dem 2. ICR.

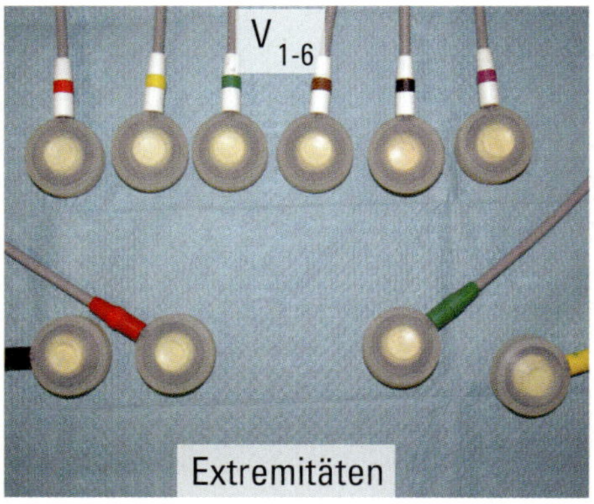


Abb. 33.4 Saugelektroden

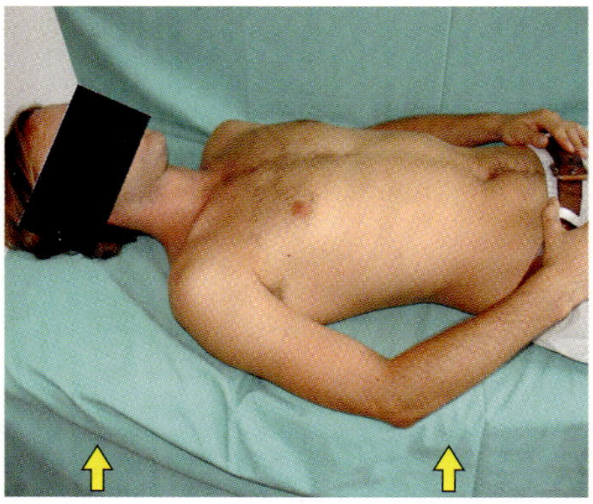

Abb. 33.5 bequeme Lagerung

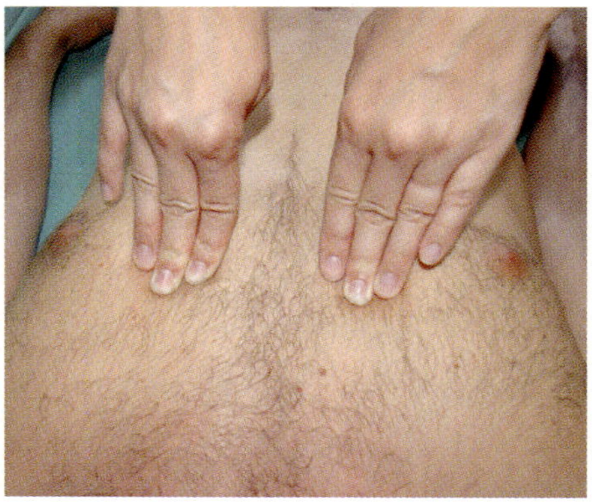

Abb. 33.6 Palpation 4. ICR

Dann sorgen Sie mit Hilfe von Kontaktspray (↘) oder Gel für einen guten Hautkontakt der ersten Elektrode $V_1$ (rot), die parasternal rechts im 4. ICR angebracht wird (Abb. 34.1): Bei Vakuum-fixierten Systemen drücken Sie (⇩) die Elektrode fest an (Abb. 34.2). Die zweite Brustwandelektrode $V_2$ (gelb) wird parasternal auf der Gegenseite im 4. ICR rechts angebracht. Dann fixieren Sie am besten zuerst die vierte Elektrode $V_4$ (braun) im 5. ICR in der linken Medioclavicularlinie (MCL, Abb. 34.3), bevor Sie dazwischen die dritte Elektrode $V_3$ (grün) auf der 5. Rippe anbringen (Abb. 34.4). Als Merkhilfe für V1-V3 hilft hier wieder die Ampelregel.



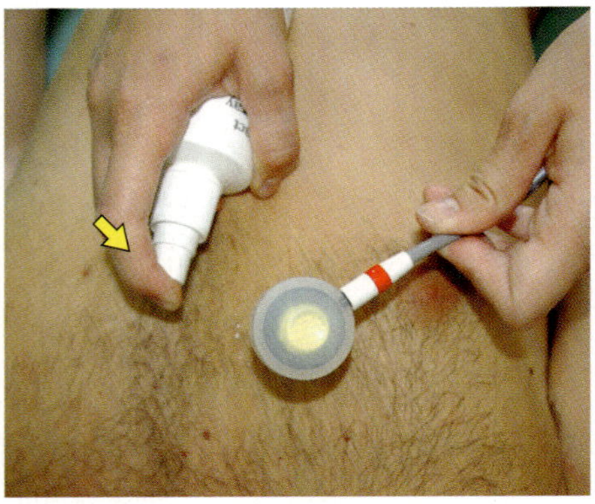

Abb. 34.1 $V_1$: 4.ICR re. parasternal

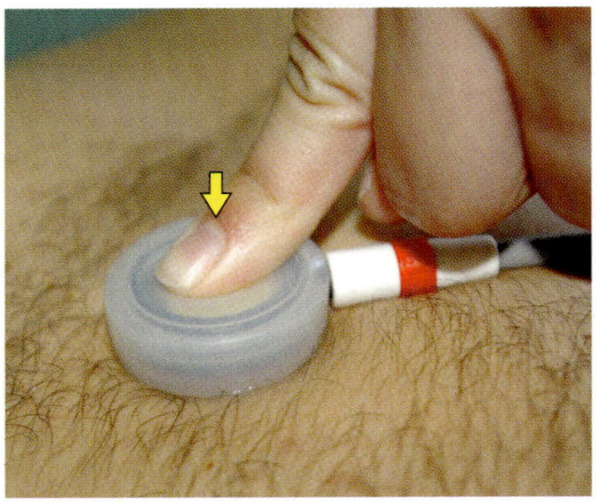

Abb. 34.2 andrücken

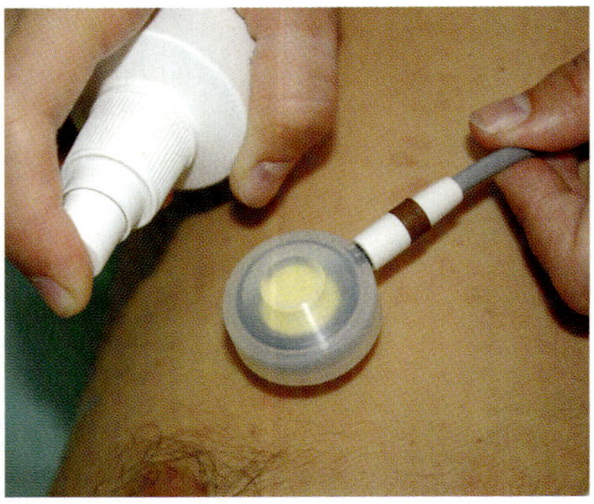

Abb. 34.3 $V_4$: 5.ICR in li. MCL

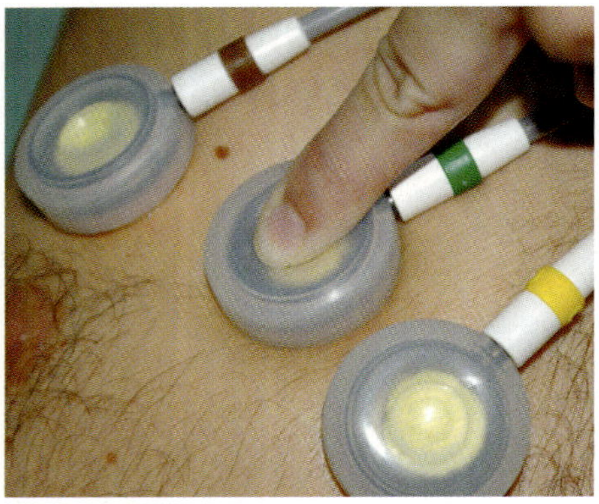

Abb. 34.4 $V_3$: zw. $V_2$ und $V_4$

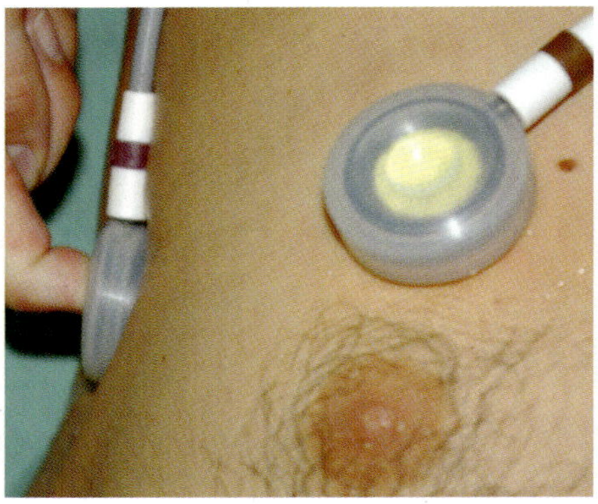

Abb. 34.5 $V_6$: MAL links

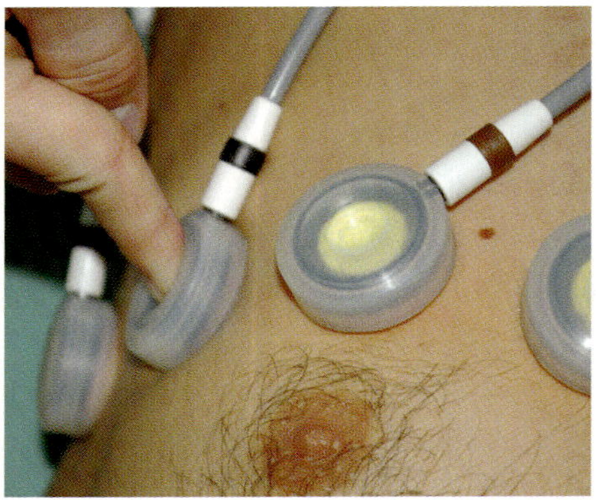

Abb. 34.6 $V_5$: VAL links

Die sechste Elektrode $V_6$ (lila) wird in gleicher Höhe, jedoch weiter lateral in der mittleren Axillarlinie (MAL) angebracht (Abb. 34.5). Dazwischen kommt die fünfte Elektrode $V_5$ (schwarz) in der linken VAL (Abb. 34.6). Dann werden die Extremitäten angeschlossen, wieder nach der Ampelregel im Uhrzeigersinn: Rot am rechten Arm, Gelb am linken Arm und Grün am linken Bein – die Null-Elektrode (schwarz) am rechten Bein (Abb. 34.7).

Um Verzerrungen der EKG-Kurve und andere Artefakte zu vermeiden, überprüfen Sie noch einmal den korrekten Hautkontakt der Elektroden. In Europa wird meistens eine Schreibgeschwindigkeit von 50 mm / Sekunde vorgewählt, eventuell ergänzt durch einen „Rhythmus-Streifen" von 25 mm / Sekunde.

In der Regel werden die bipolaren Extremitäten-Ableitungen I-III nach Einthoven, die unipolaren Extremitäten-Ableitungen aVR, aVL und aVF nach Goldberger und die unipolaren Brustwandableitungen $V_1$-$V_6$ nach Wilson für jeweils 15 Sekunden Dauer abgeleitet. Bei V.a. Hinterwandischämien können zusätzlich die Ableitungen $V_7$-$V_9$ relevant werden (hier nicht beschrieben).

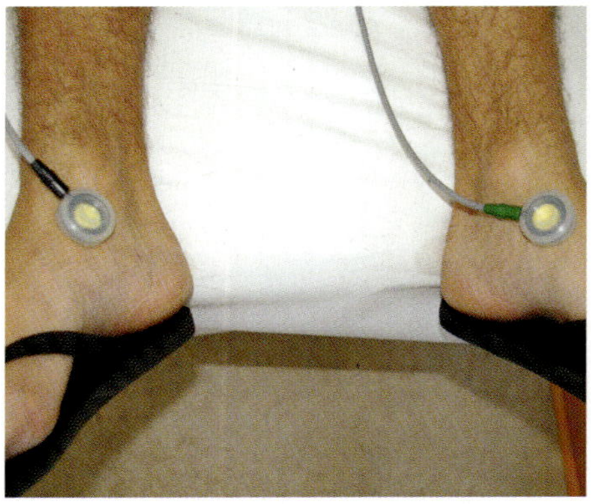

Abb. 34.7 Grün und Schwarz

Wenn dann alle Elektroden guten Hautkontakt haben und der Patient ruhig liegt (Abb. 35.1), beginnen Sie mit der Ableitung. Die meisten EKG-Geräte generieren inzwischen selbst eine sogenannte „Eichzacke", die 1 mV angibt. Falls Sie noch ein Gerät verwenden, das dies nicht automatisch übernimmt, führen Sie dies manuell selbst durch.

Beschriften Sie möglichst sofort den EKG-Ausdruck leserlich mit dem Namen des Patienten, seinem Geburtsdatum und dem Datum / der Uhrzeit der Ableitung, damit spätere Verwechslungen ausgeschlossen sind (Abb. 35.2). Alternativ können Sie natürlich auch einen Patientenaufkleber verwenden und das Datum per Hand ergänzen. Haben Sie ein EKG-System mit Vakuum-Elektroden verwendet, lösen Sie das Vakuum ( ⇦ ), bevor Sie die Elektroden abnehmen – das ist weniger schmerzhaft und die Elektroden lösen sich dann automatisch von der Haut (Abb. 35.3).



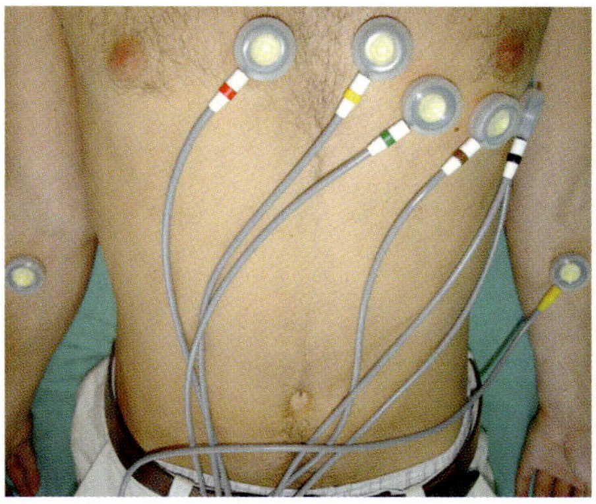

Abb. 35.1 Ableitung in Ruhe

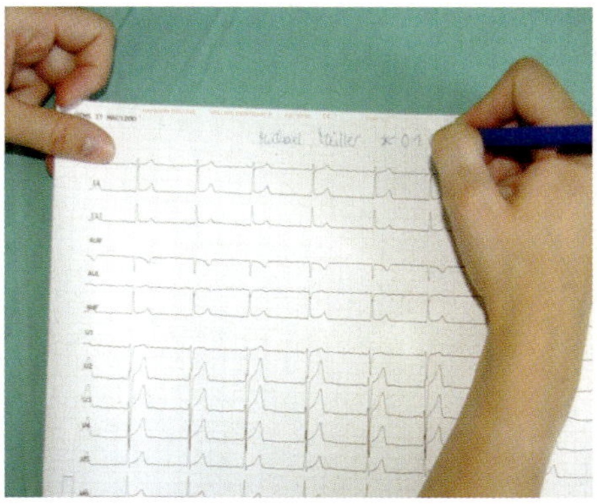

Abb. 35.2 Beschriftung!

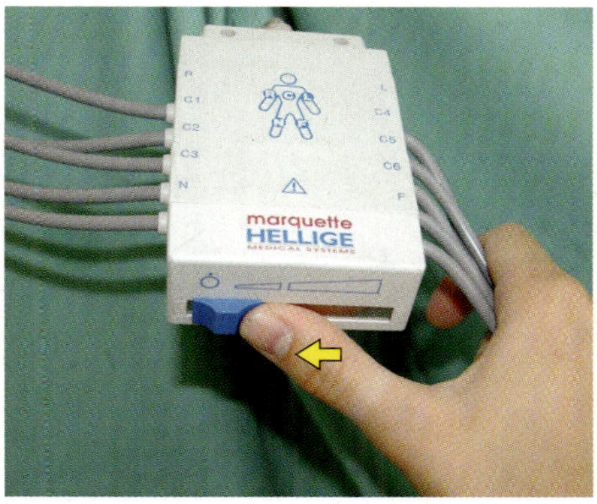


Abb. 35.3 ggf. Vakuum lösen

**Folgen vertauschter Kabel**

Wenn versehentlich die Elektrodenkabel der beiden Arme vertauscht worden sind, führt dies in der Regel zu negativen Kammerkomplexen in den Ableitungen I und aVF. Dieses Phänomen könnte dann als Situs inversus oder als anteroseptaler Herzinfarkt fehlinterpretiert werden. Wurden bei den Brustwandableitungen die Kabel zu $V_2$ und $V_3$ verwechselt, kann die resultierende EKG-Kurve einen umschriebenen Infarkt (anteroseptal) vortäuschen.

**Repräsentierte Herzregionen**

Welche Ableitung jeweils welche Herzregion repräsentiert, entnehmen Sie bitte der Tab. 35.4:

| Ableitung | Elektrodenposition | Herzregion |
|---|---|---|
| **Einthoven (bipolar)** | | |
| I | re. Arm ↔ li. Arm, (rot) | anterolaterale Vorderwand |
| II | re. Arm ↔ li. Bein, (gelb) | Vorder- / Hinterwand |
| III | li. Arm ↔ li. Bein, (grün) | posterolaterale Hinterwand |
| Null | re. Bein (schwarz) | |
| **Goldberger (unipolar)** | | |
| aVR | re. Arm (rot) | |
| aVL | li. Arm (gelb) | anterolaterale Vorderwand |
| aVF | li. Bein (grün) | posterolaterale Hinterwand |
| **Wilson (unipolar)** | | |
| V1 | 4. ICR, re. parasternal (rot) | (Vorderwand) |
| V2 | 4. ICR, li. parasternal (gelb) | anteroseptale Vorderwand |
| V3 | über 5. Rippe, zwischen V2+V4 (grün) | anteroseptale / apikale Vorderwand |
| V4 | 5. ICR in li. MCL (braun) | apikale Vorderwand |
| V5 | in Höhe von V4, li. VAL (schwarz) | antero- / posterolat. Vorderwand |
| V6 | in Höhe von V4/5, li. MAL (lila) | antero- / posterolateral |

Tab. 35.4

# Notizen

### Indikation
Nach größeren chirurgischen Eingriffen bei schwer herzkranken Patienten sowie bei grenzwertiger oder dekompensierter Herzinsuffizienz wird gelegentlich ein Pulmonalarterien- (PA-) Katheter (auch „Swan-Ganz-Katheter" genannt) durch das rechte Herz hindurch in der pulmonalen Strombahn positioniert. Über einen PA-Katheter kann u.a. das Herzzeitvolumen (HZV), der pulmonalarterielle Druck und der pulmonalkapilläre Verschlussdruck (PCWP = pulmonary capillary wegde pressure) zur Abschätzung der linksventrikulären Vorlast ermittelt werden.

### Mögliche Komplikationen
Während des Vorschiebens kommt es häufiger zu kardialen Arrhythmien, seltener zu Schlingen- oder Knotenbildungen. Wird der Ballon zu stark gebläht, kann es bei intrapulmonaler Lage zur Ruptur eines Pulmonalarterienastes mit entsprechender Blutung kommen. Daher wird der Ballon stets nur mit geringen Volumina von 1.0 bis 1.5 ml gebläht (= „wedge-Position", vgl. **Abb. 38.5**). Da in wegde-Position ein funktioneller Verschluss der entsprechenden Pulmonalarterie vorliegt, besteht das Risiko eines Lungeninfarktes bei zu langer wedge-Dauer. Daher muss bei liegendem Katheter fortlaufend die pulmonal-arterielle Druckkurve mit Hilfe des Monitors überwacht werden, um jederzeit eine (evtl. ungewollte) wedge-Position **(Abb. 37.1e)** erkennen zu können. Mit der Verweildauer in situ steigt das Risiko für Entzündungen und Läsionen des Endokards und der Herzklappen, so dass insgesamt eine möglichst kurze Liegezeit angestrebt wird.

06

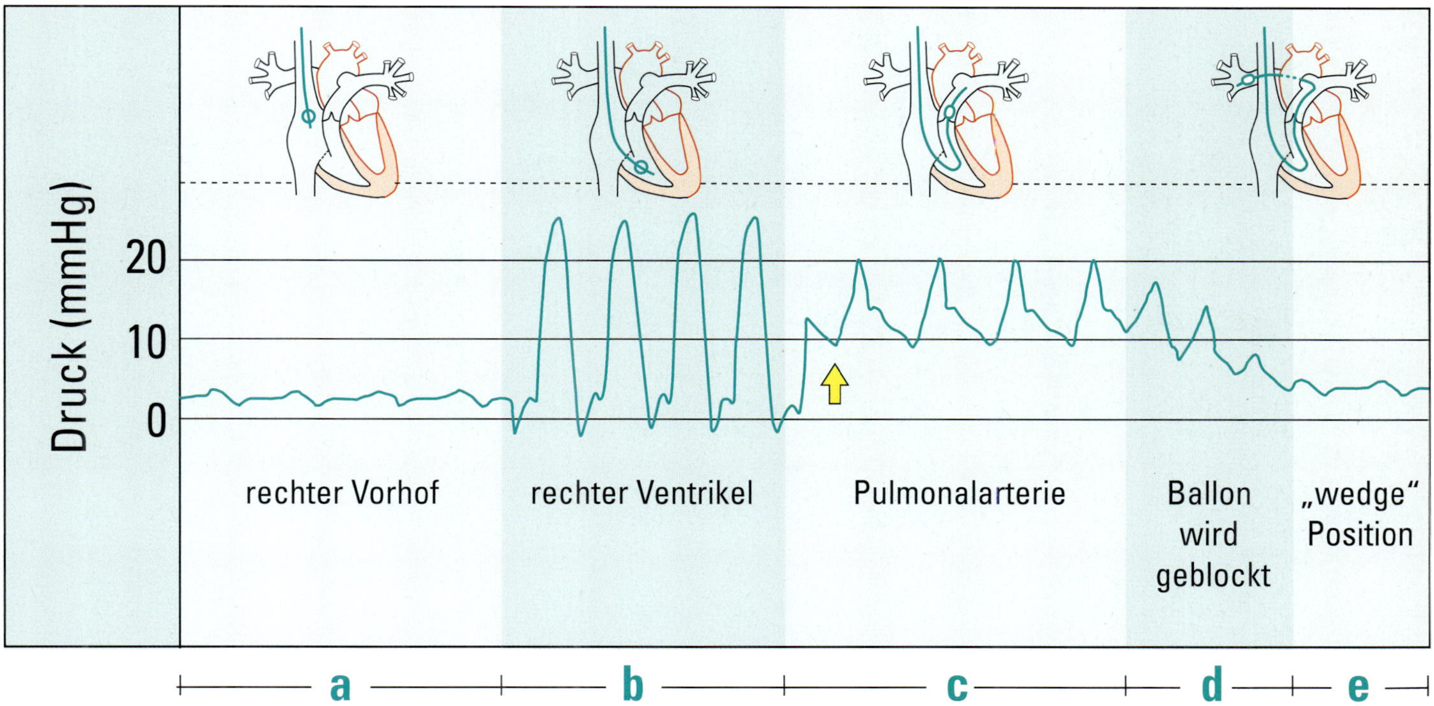


**Abb. 37.1** Typischer Verlauf der Druckkurve während der Kathetereinschwemmung

### Vorbereitung
Das Einschwemmen eines PA-Katheters ist eine komplexe Aufgabe, die eher erfahrenen Anästhesisten vorbehalten bleiben und daher an dieser Stelle nicht detailliert beschrieben werden soll. Daher folgen hier nur einige allgemeine Hinweise: Man orientiert sich in erster Linie nicht so sehr an der Vorschublänge in cm, sondern eher an den Veränderungen der Druckkurve am Monitor **(Abb. 37.1)**, da sich der PA-Katheter z.B. im RV aufrollen oder auch in die VCI geraten kann. Der Übertritt des Katheters aus dem rechten Ventrikel **(Abb. 37.1b)** in den Truncus pulmonalis **(Abb. 37.1c)** bemerkt man am besten am Druckanstieg ( ⇧ ) in der Diastole **(Abb. 37.1c)**. Von dort schiebt man vorsichtig den Katheter noch etwas weiter vor, bis die pulssynchronen Druckschwankungen etwas abnehmen **(Abb. 37.1d)** und das Druckprofil eher einem ZVD ähnelt (vgl. Kap. 4). Der Katheter befindet sich nun in wedge-Position. Wird der Balllon jetzt entblockt, zeigt sich wieder eine pulmonalarterielle Druckkurve.

**Messung des Wedge-Druckes**

Im Normalfall ist der Ballon (↘), der sich kurz vor dem distalen Ende des PA-Katheters befindet, entblockt **(Abb. 38.1)** und das Sicherheitsventil so zur Seite verschoben (⇦), dass der Kanal verschlossen ist **(Abb. 38.2)**. Zur Öffnung des Ventils bilden Sie mit einem Finger ein Widerlager (↙) und drücken den beweglichen Teil des Ventils (⇨) in die Mittelposition **(Abb. 38.3)**, so dass sich eine ununterbrochene rote Linie bildet **(Abb. 38.4)**. Anschließend drücken (⇧) Sie vorsichtig 1.0 bis 1.5 ml Luft in den Ballon **(Abb. 38.5)**. So entfaltet sich der Ballon (↗) am distalen Katheterende **(Abb. 38.6)**.

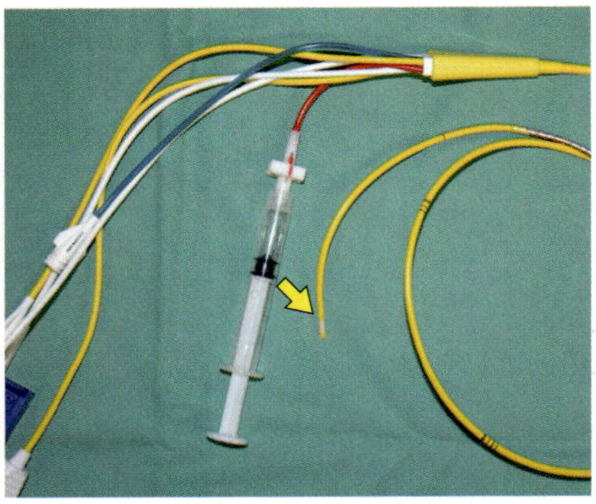

**Abb. 38.1** Ballon entblockt

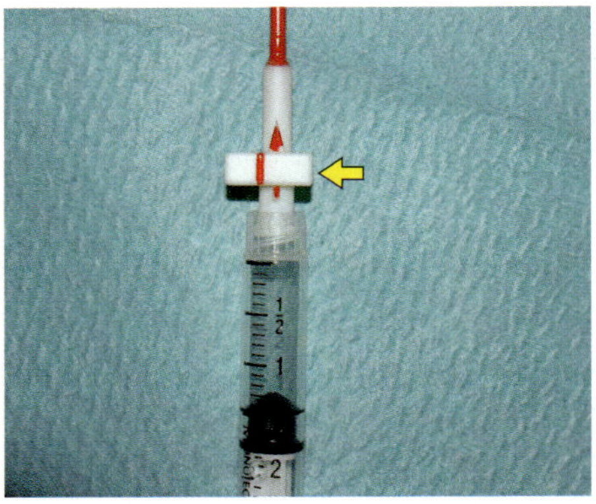

**Abb. 38.2** Ventil geschlossen

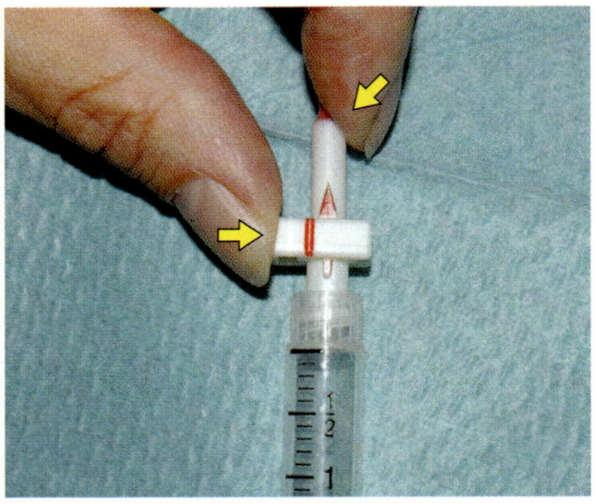

**Abb. 38.3** Ventil öffnen

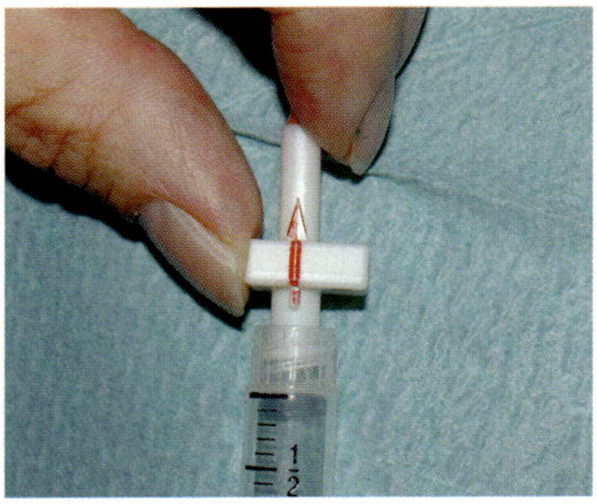

**Abb. 38.4** Ventil offen

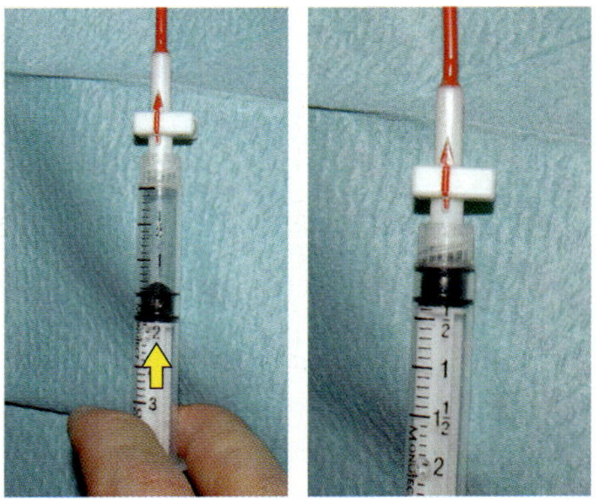

**Abb. 38.5** mit ≤ 1.5 ml füllen

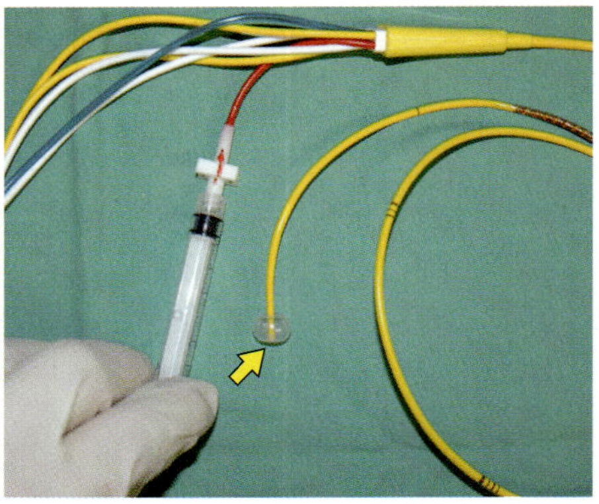

**Abb. 38.6** Ballon geblockt

Während sich bei entblocktem Ballon der Druck in der A. pulmonalis auf dem Monitor mit typischen, pulssynchronen Druckschwankungen ablesen lässt (gelbe Kurve in **Abb. 38.7**), ändert sich die Druckkurve in wedge-Position in typischer Weise zu einer flacheren Kurve mit geringeren Schwankungen (⇩ in **Abb. 38.8**). Vergessen Sie nicht, den Ballon sofort wieder zu entblocken und das Ventil wieder zu verschließen (⇦ in **Abb. 38.9**), damit nicht versehentlich der Ballon entfaltet werden kann.

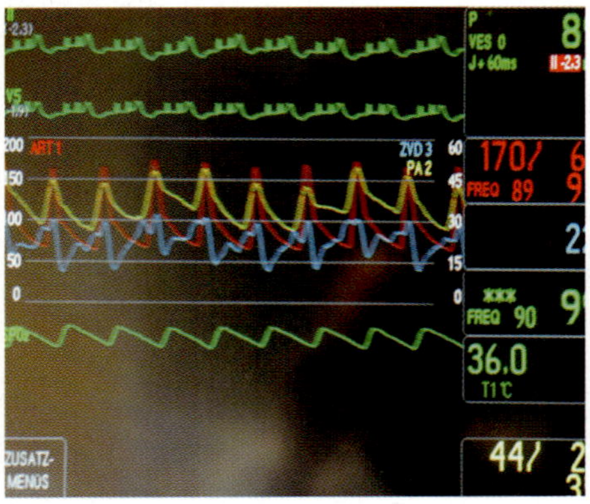


**Abb. 38.7** pulmonale Druckkurve

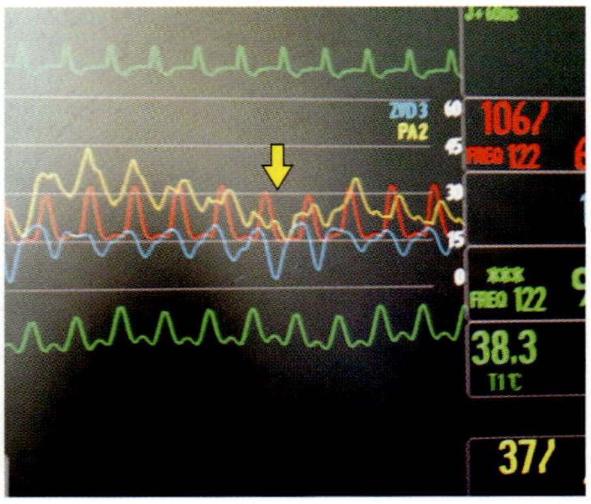


**Abb. 38.8** in wedge-Position

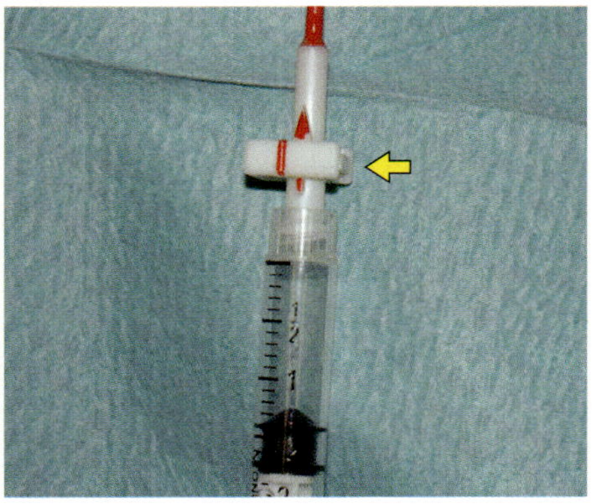

**Abb. 38.9** entblocken + sichern

### Indikationen

Bei akuten Blutverlusten steht zunächst die Volumenersatztherapie im Vordergrund. Erst wenn die Sauerstoff-Transportkapazität kritisch absinkt, müssen Erythrozyten als Sauerstoffträger substituiert werden. Diese Grenze ist individuell sehr verschieden, wird jedoch frühestens bei Hämoglobinwerten unterhalb von 8-10 g / 100 ml bzw. einem Hämatokrit kleiner als 25-30% erreicht. Bei chronischen Blutverlusten kann diese Grenze wegen Adaptations- und Kompensationsmechanismen noch niedriger liegen. Muss also im Einzelfall tatsächlich eine Blutübertragung erfolgen, ist die Überprüfung der Empfängermerkmale für die Blutgruppen AB0 zwingend vorgeschrieben, während die Rhesusidentitätstestung zumindest in Deutschland nur fakultativ abgeklärt werden muss [7.1-7.3], aber empfohlen wird.
Nur im Rahmen von Notfalltransfusionen kann bei unbekannter Blutgruppe des Empfängers auf den Bedside-Test verzichtet werden, wenn rhesusnegative Erythrozytenkonzentrate der Blutgruppe 0 (ccddee, Kell neg) zur Verfügung stehen. Diese Konstellation ist jedoch die einzige Ausnahme.



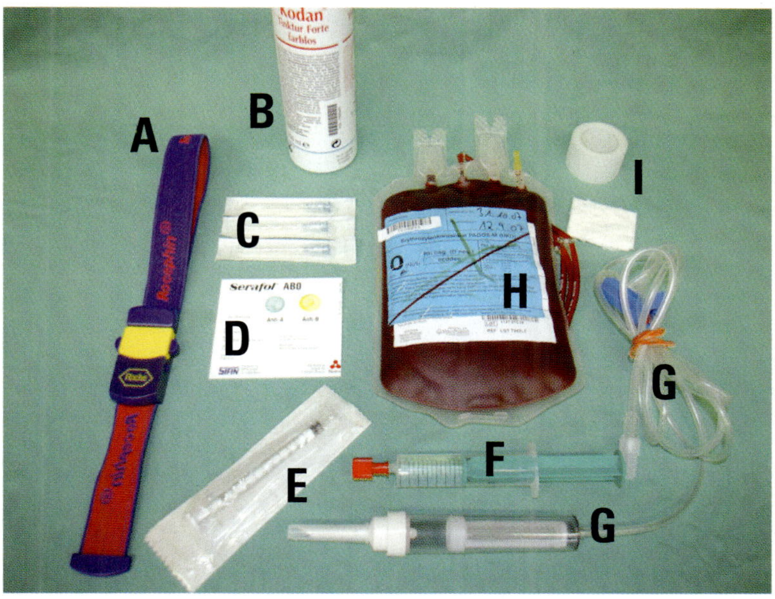


Abb. 39.1 Materialvorbereitung

### Materialvorbereitung

Folgende Dinge werden für die Blutabnahme und den Test bereitgelegt (Abb. 39.1):

(A) Stauschlauch
(B) Sprühesinfektionsmittel
(C) 3-4 Injektionsnadeln
(D) Bedside-Testkarte und Spritze
(E) Spritze zur Blutabnahme
(F) ggfs. Spritze mit NaCl-Lösung
(G) Transfusionssystem mit speziellem Filter
(H) Erythrozytenkonzentrat
( I ) Tupfer und Pflasterrolle

### Mögliche Komplikationen

Bei jeder Bluttransfusion kann eine akute Unverträglichkeitsreaktion und eine Hämolyse auftreten, wenn Spender und Empfängerblut nicht kompatibel sind. Daher liegen die Durchführung und Überwachung einer Transfusion in der Verantwortung des transfundierenden Arztes. Bei narkotisierten Patienten können die in Tab. 39.2 aufgeführten Anfangssymptome eventuell zunächst klinisch nicht direkt so auffallen wie bei bewusstseinsklaren Patienten, so dass hier eine besonders sorgfältige Beobachtung erfolgen muss.

| Symptome einer hämolytischen Transfusionsreaktion | |
|---|---|
| **allgemein** | **bei zunehmendem Schweregrad** |
| Übelkeit | Erbrechen |
| Dyspnoe, thorakales Engegefühl | Bronchospasmus |
| Kalter Schweiß, Blässe | Schocksymptome: |
| Hitzegefühl, Schüttelfrost | Blutdruckabfall + Tachykardie |
| Juckreiz | Urtikaria (Exantheme) |
| | akutes Nierenversagen |
| | hämorrhagische Diathese (DIC) |

Tab. 39.2

Verwendet werden unterschiedliche Sets und Testseren mit Anti-A Antikörpern (AK) gegen Erythrozyten der Blutgruppe A, Anti-B-AK gegen die Blutgruppe B und Anti-D-AK gegen die Rhesus-Eigenschaft des Blutes.

Handelsüblich sind sowohl Fläschchen mit in Flüssigkeit gelösten AK (**Abb. 40.1**), die gekühlt aufbewahrt werden müssen, als auch Testkarten: Entweder bestehen diese aus kleinen Kammern mit bereits gelösten AK oder die darauf aufgebrachte Testseren müssen erst mit ein bis zwei Tropfen Wasser oder NaCl-Lösung aufgelöst werden (**Abb. 40.2**).
Lassen Sie die Tropfen (nicht zu viele) separat in jedes Testfeld fallen, damit sich die Testseren nicht mischen (**Abb. 40.3**). Nach der Blutabnahme beim Empfänger tropfen Sie zunächst einen Tropfen Empfängerblut auf ein Testfeld (hier Anti-B, **Abb. 40.4**), bevor Sie separat auch in den anderen Feldern jeweils nur einen Tropfen aufbringen (**Abb. 40.5**). Wenn Sie auch ein Rhesustestfeld mit Anti-D-AK zur Verfügung haben, bringen Sie hier natürlich auch einen Tropfen auf oder Sie mischen auf dem leeren Feld Spender- und Empfängerblut (**Abb. 40.6**).



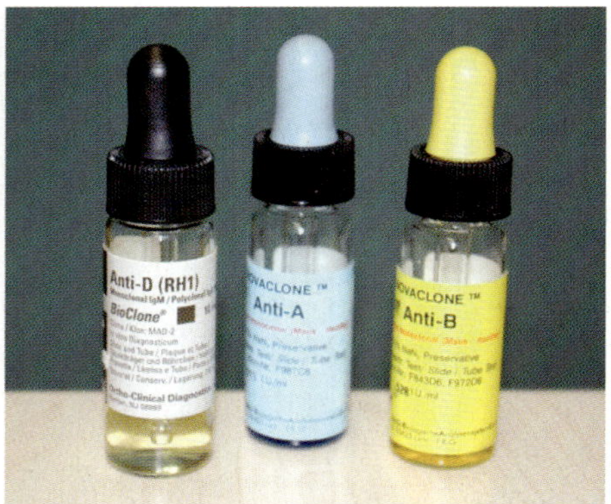


**Abb. 40.1** Fläschchen mit gelösten AK

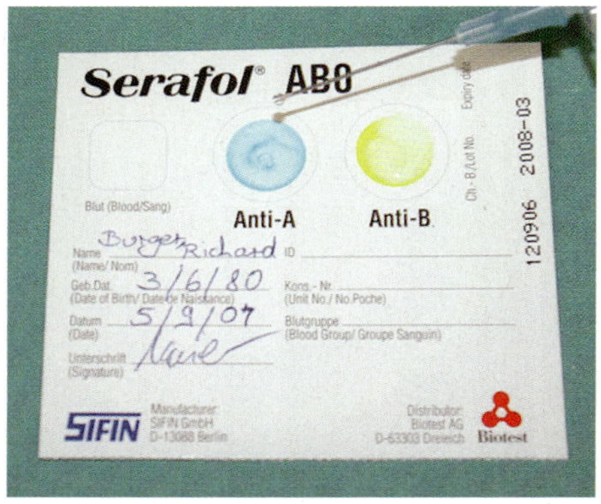


**Abb. 40.2** „trockene" Testkarte

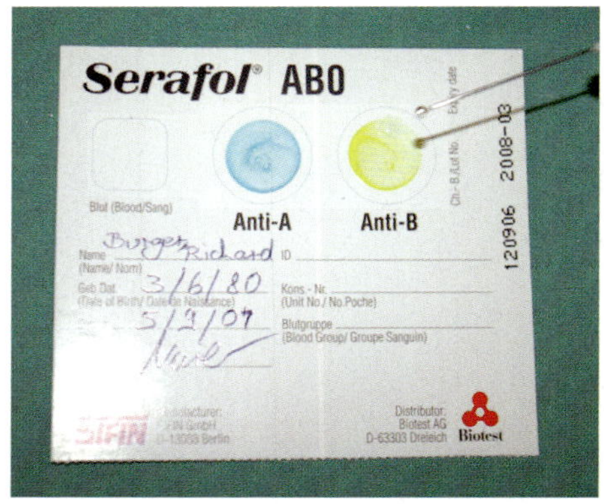


**Abb. 40.3** NaCl 0.9 %

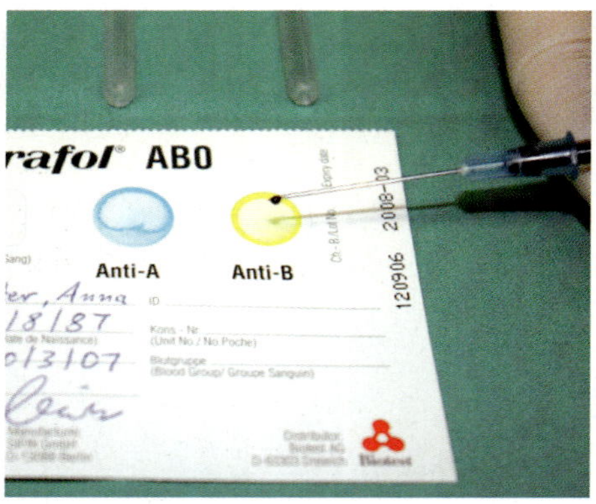


**Abb. 40.4** 1 Tropfen auf Anti-B

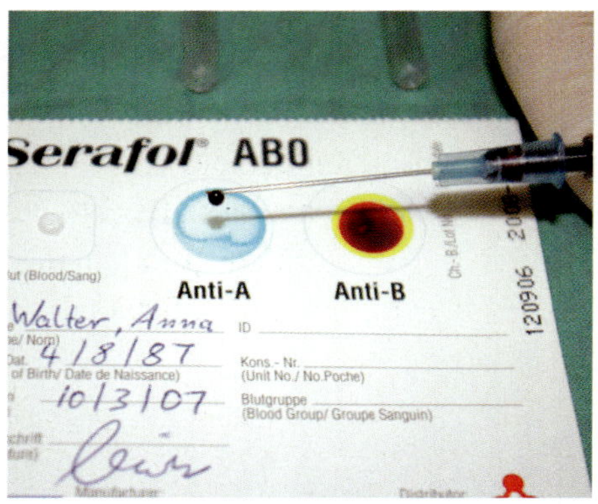


**Abb. 40.5** 1 Tropfen auf Anti-A

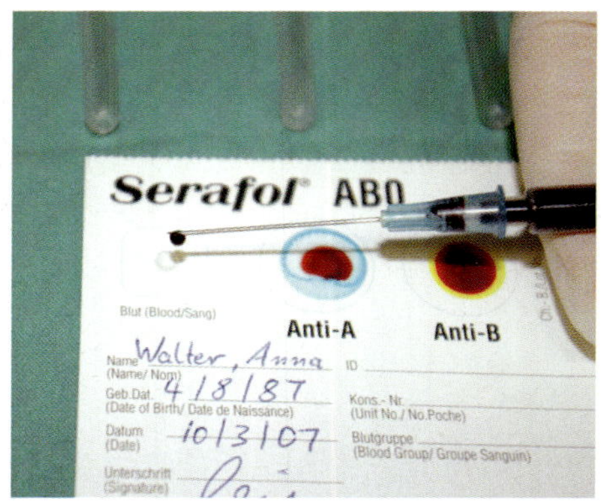


**Abb. 40.6** Vergleichsfeld

Dann mischen Sie mindestens 30 Sekunden lang das Blut mit den Testseren mit jeweils separaten (!) Kanülenkappen in kreisenden Bewegungen ( in **Abb. 40.7-8**), damit Sie keine AK von einem in das andere Testfeld übertragen. Danach schwenken Sie die Karte vorsichtig hin und her (), damit deutlicher wird, ob es in einem der Testfelder zu einer Agglutination (Verklumpung) gekommen ist (**Abb. 40.9**).

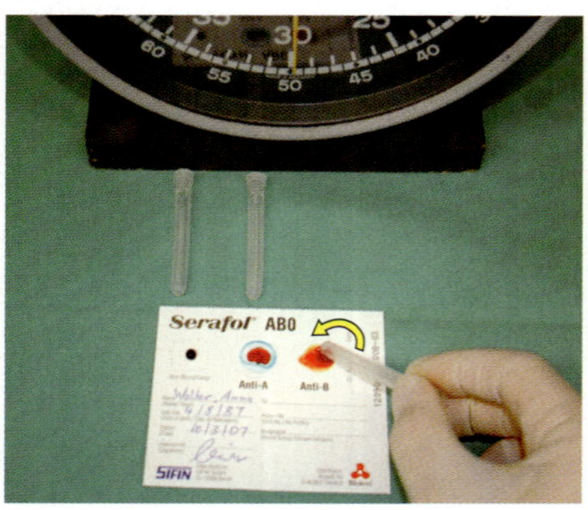

**Abb. 40.7** kreisend mischen

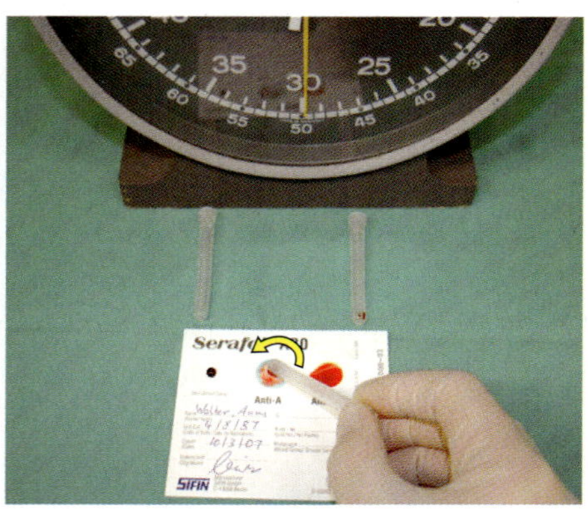

**Abb. 40.8** mindestens jew. 30 Sek.

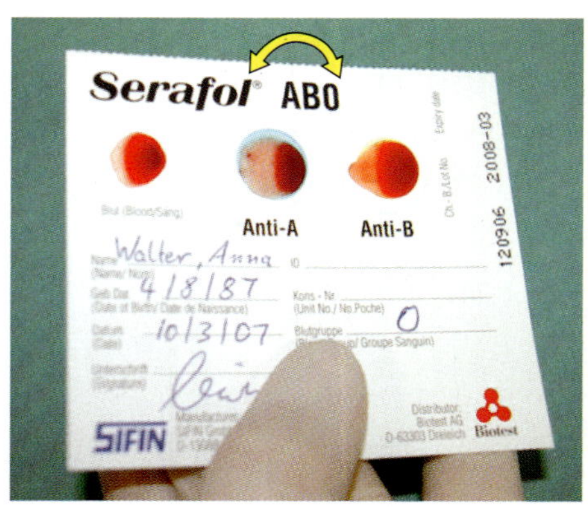


**Abb. 40.9** vorsichtig schwenken

Jetzt zahlt es sich aus, wenn Sie nicht zuviel Blut aufgetropft haben: Etwaige Agglutinationen sind dann viel leichter zu erkennen. Übertreiben Sie es nicht beim Schwenken: Gerade bei zuviel Blut kommt es dann leicht zu einer ungewollten Vermischung (↔), die dann keine Differenzierung mehr erlaubt (Abb. 41.1).
Bei der Blutgruppe A entstehen nach einiger Wartezeit durch die Agglutination mit den Anti-A-AK zahlreiche Klümpchen nur im Testfeld Anti-A (Abb. 41.2), bei der Gruppe B entstünden dagegen nur welche im Testfeld Anti-B (hier nicht abgebildet). Die Blutgruppe AB führt zur Agglutination (↙↘) in beiden Testfeldern (Abb. 41.3), die Blutgruppe 0 dagegen in keinem der beiden Testfelder (vgl. Abb. 40.9). Es sind demnach vier verschiedene Testergebnisse im AB0-System denkbar.
Auf dieselbe Art funktioniert die Bestimmung der Rhesus-Eigenschaft mit Hilfe von Anti-D-AK, auch wenn hier nur die Unterscheidung zwischen zwei Möglichkeiten Rhesus positiv und rhesus negativ getroffen werden muss.

07

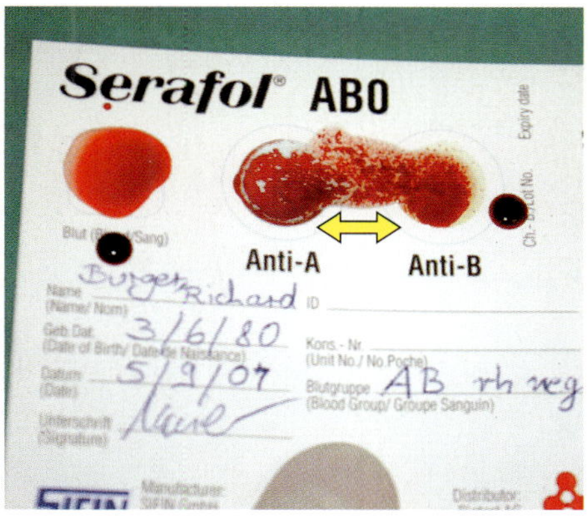

Abb. 41.1 nicht zu stark schwenken!

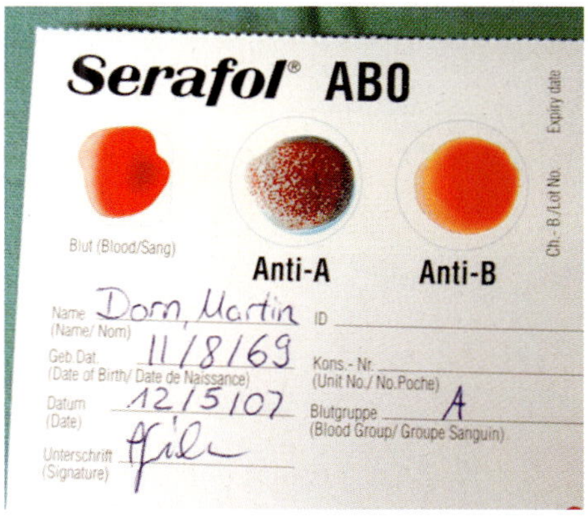

Abb. 41.2 Blutgruppe A

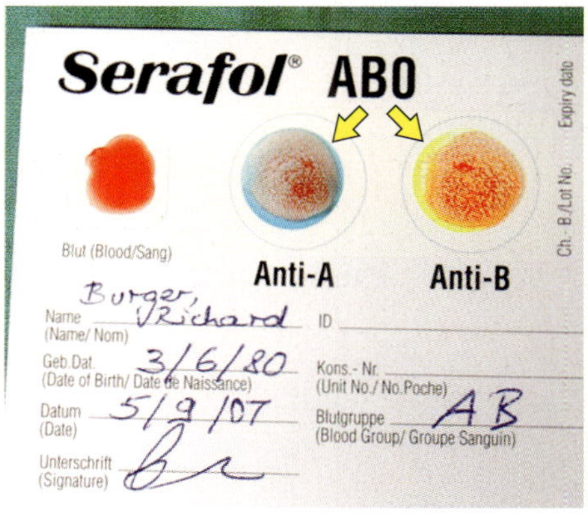

Abb. 41.3 Blutgruppe AB

Nachdem Sie das Ergebnis mit der Aufschrift auf dem Beutel der Blutkonserve verglichen haben, können Sie noch einmal vorsichtig den Beutel durchmischen (Abb. 41.4), damit eine eventuelle „Geldrollenbildung“ (aneinander gelegte Erythrozyten) reduziert wird. Anschließend öffnen (⤺) Sie die Schutzhülle (Abb. 41.5). Dann stechen (↙) Sie den Dorn des Transfusionssystems ein (Abb. 41.6) und schieben ihn unter drehenden Bewegungen noch etwas vor.

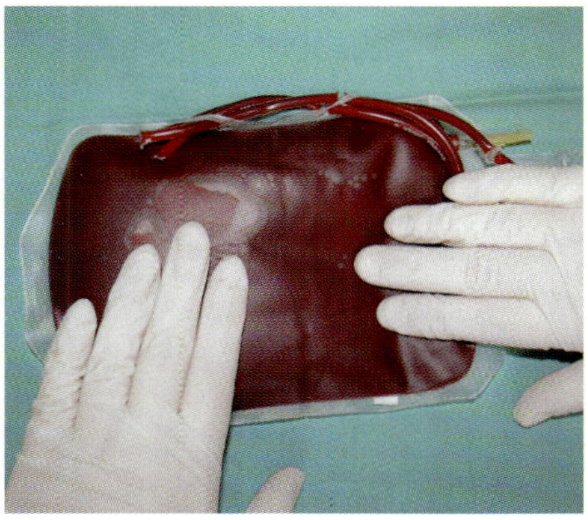
Abb. 41.4 leicht durchmischen

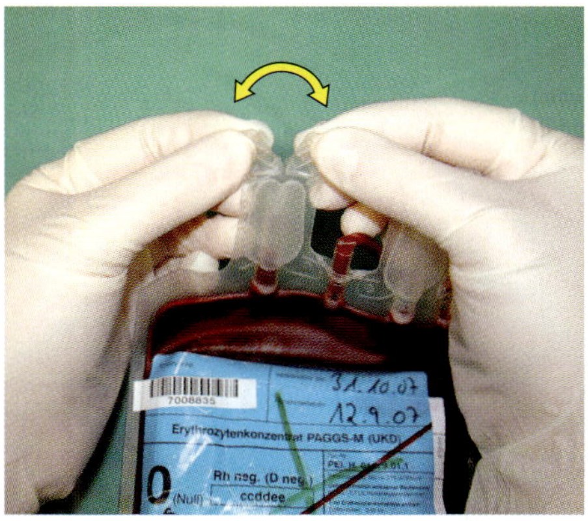
Abb. 41.5 Schutzhülle öffnen

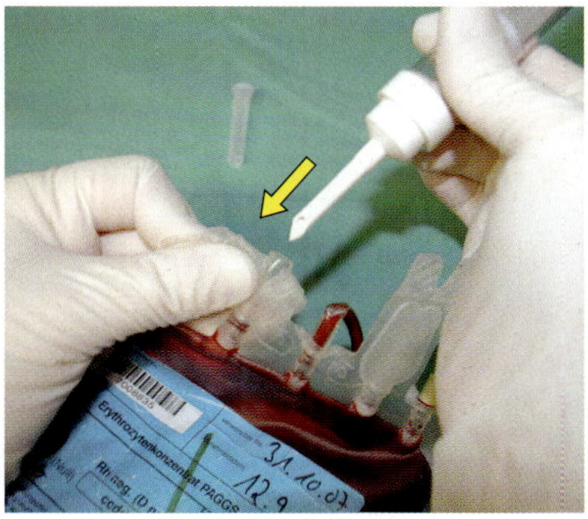
Abb. 41.6 Dorn einstechen

Nun drücken Sie die Tropfenkammer mit dem Filter vorsichtig einige Male zusammen (⇨⇦ in Abb. 42.1), bis sie sich zu etwa 2/3 gefüllt hat (Abb. 42.2). Entlüften Sie dann den gesamten Transfusionsschlauch (Abb. 42.3), drehen die Rollklemme zu und schließen Sie den Schlauch an der Venenverweilkanüle des Patienten an (⇦ in Abb. 42.4).

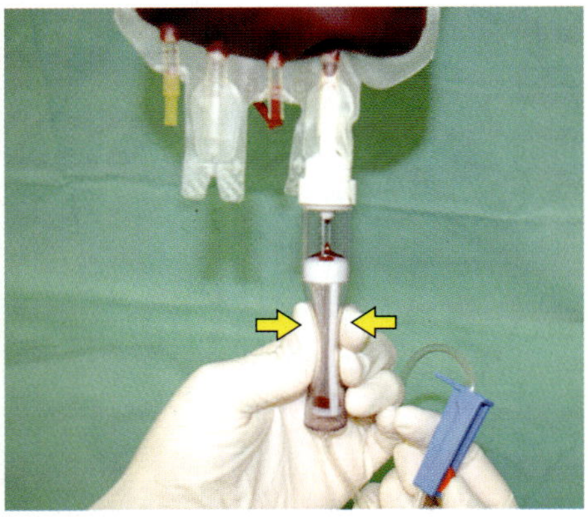

**Abb. 42.1** Tropfenkammer komprimieren

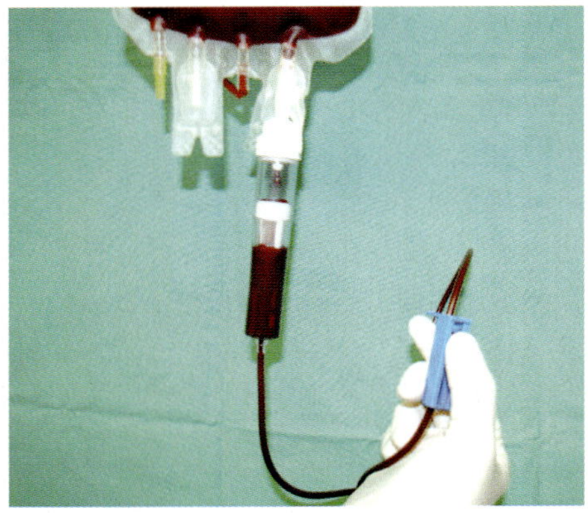

**Abb. 42.2** und bis zu 2/3 auffüllen

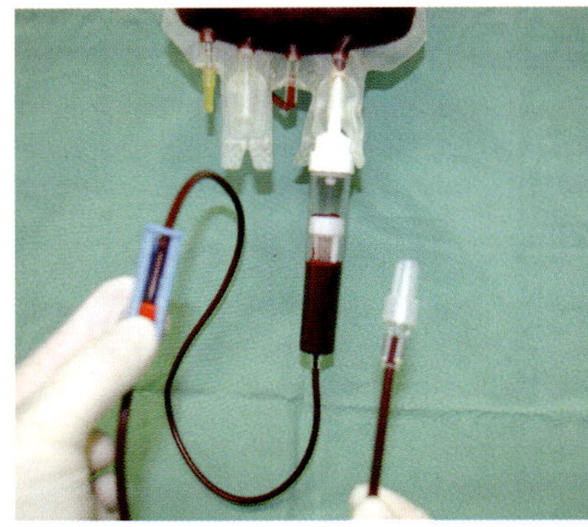

**Abb. 42.3** Schlauch entlüften



Nachdem Sie die Rollklemme am Transfusionsschlauch wieder geöffnet haben, überprüfen Sie bitte den freien Abfluss in das Venensystem des Patienten und behalten Sie ihn einige Zeit lang im Auge bzw. stellen Sie eine Überwachung durch das Pflegepersonal sicher.

Wussten Sie eigentlich, dass in weltweit die Häufigkeiten der einzelnen Blutgruppen regional beachtlichen Schwankungen unterworfen ist? Während in Westeuropa die Blutgruppe **A** mit ca. 41-45 % knapp vor der Blutgruppe **0** (37-42 %) liegt, ist die Blutgruppe **B** in einigen Gebieten Asiens am meisten verbreitet (in Europa und Nordamerika dagegen nur 8-12 %). Die Blutgruppe **AB** haben weltweit dagegen lediglich nur ca. 4% der Menschen. Rhesus positiv sind ca. 85% der Weltbevölkerung und nur etwa 7 % gehören zu den idealen Blutspendern der Blutgruppe 0, rhesus-negativ [7.4].

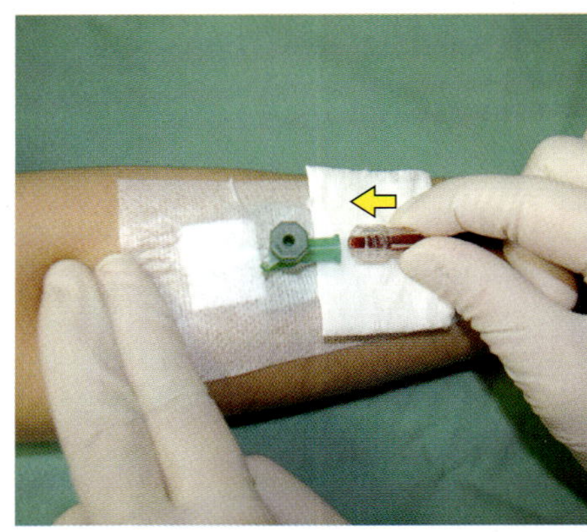

**Abb. 42.4** Anschluss

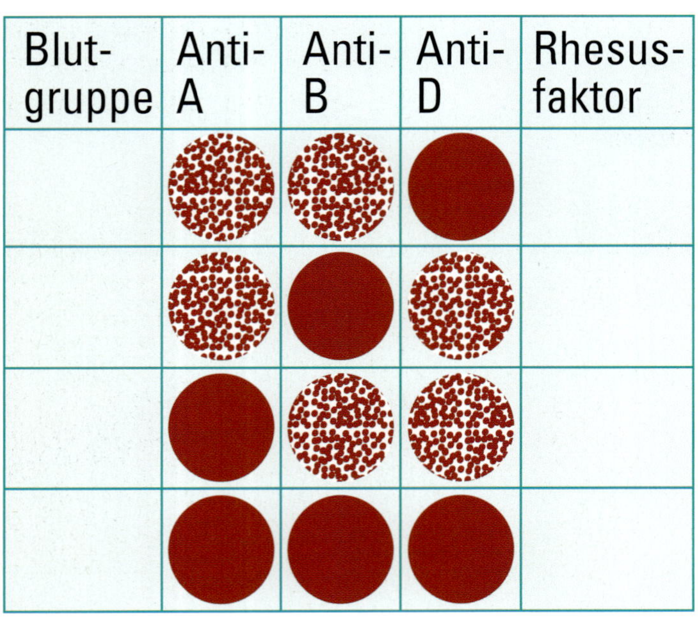


**Abb. 42.5** Diagnoseübung: Welche Blutgruppe liegt vor?

**Selbsttest:**
Tragen Sie zur Erfolgskontrolle noch einmal die richtigen Blutgruppen und Rhesuseigenschaften in die nachfolgende Tab. 42.5 ein, damit keine diesbezügliche Restunsicherheit mehr besteht.

**Auflösung der Quiztabelle:**

In der linken Spalte unter „Blutgruppe“ sollten Sie von oben nach unten AB, A, B und 0 eingetragen haben. In der rechten Spalte unter „Rhesus-Faktor“ von oben nach unten rh neg, Rh pos., Rh pos. und rh neg.

### Indikation

Eine Spiegelung des äußeren Gehörgangs ist häufig bei Verdacht auf eine akute Otitis media oder externa indiziert: Bei akuten und chronischen Entzündungen können mit Hilfe der Otoskopie Abstriche zur Erregerbestimmung gewonnen werden. Auch zur Fremdkörperentfernung (Insekten, Oropax- oder Q-Tip-Anteile etc.) und beim Auftreten jeglicher Ohrenschmerzen, Ohrengeräuschen, einer Hörminderung oder z.B. eines Drehschwindels ist eine Otoskopie notwendig. Zusätzlich können bei Unfallpatienten (Barotrauma, V.a. Schädelbasis- bzw. Felsenbeinfraktur), z.B. eine Trommelfellperforation oder ein Hämatotympanon gesichert bzw. ausgeschlossen werden.

### Mögliche Komplikationen

Vorsicht ist geboten bei Patienten mit Fremdkörpern oder Cerumen: Hierbei besteht die Gefahr, dass der Cerumenpfropf oder Fremdkörper mit einem Q-Tip oder einem Wattetriller noch tiefer in den Gehörgang hinein geschoben wird, falls keine geeigneten Instrumente (Kürette oder Häkchen) zur Verfügung stehen. Weiterhin ist bei unsachgemäßer Handhabung eine Verletzung der Wand des Gehörgangs mit eventueller Entzündungsfolge oder gar eine Verletzung des Trommelfells möglich.



### Materialvorbereitung

Auf den Instrumententisch werden folgende Dinge vorbereitet (Abb. 43.1):

- (A) Otoskop (sind die Batterien aufgeladen?)
- (B) Einmaltrichter unterschiedlicher Größe

**Fakultativ:**

- (C) Häkchen zur Fremdkörperentfernung
- (D) Kürette mit stumpfer Öse
- (E) Q-Tip mit langem Stiel
- (F) alternativ: Wattetriller

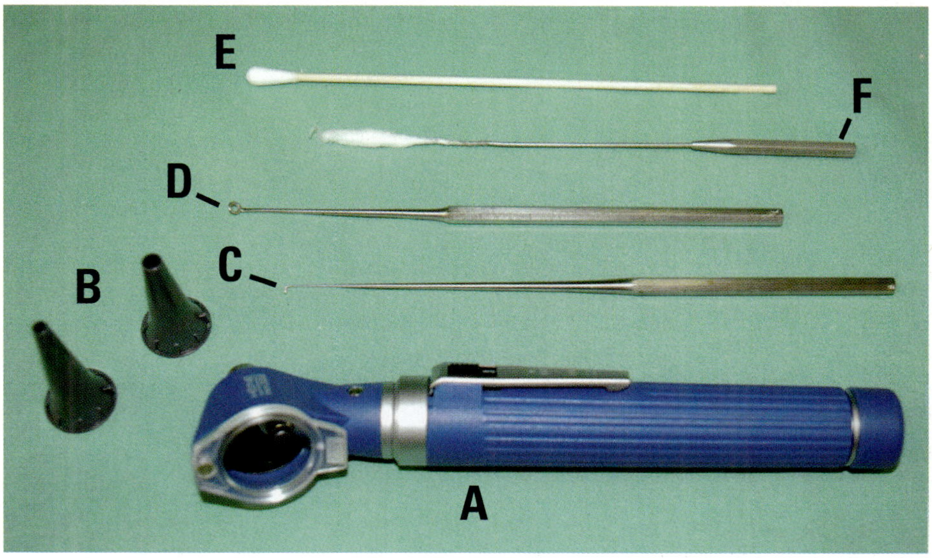


Abb. 43.1 Materialvorbereitung

Betrachtet man die Enden der gebräuchlichsten Instrumente in der Vergrößerung, fällt auf, dass die Öse am Ende der Kürette ( ↙ ) ein wenig zur Seite abgewinkelt ist, damit sie leichter an einem Fremdkörper / am Cerumen seitlich vorbei geschoben werden kann (Abb. 43.2). Aus demselben Grund ist auch das Häkchen (⇩) abgewinkelt. Wenn im Fall von Entzündungen ein Abstrich entnommen werden soll, bereiten Sie das sterile Abstrichset (Abb. 43.3) vor, hier bereits aus seiner Hülle (⇨) entnommen. Schalten Sie vor Beginn die Lampe ein (⇖ ), um die Batterien zu testen (Abb. 43.4).

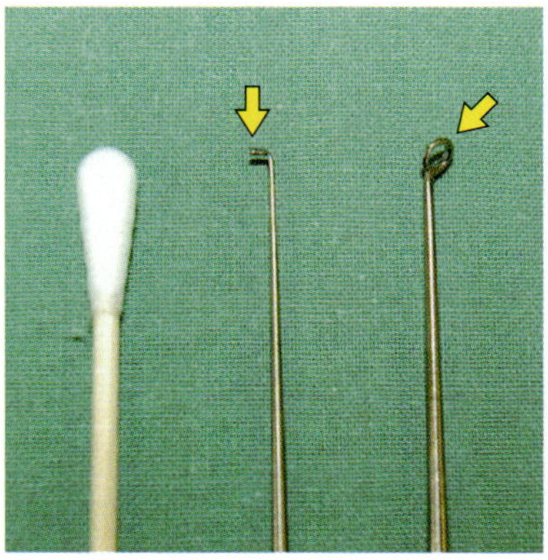

Abb. 43.2 Instrumente

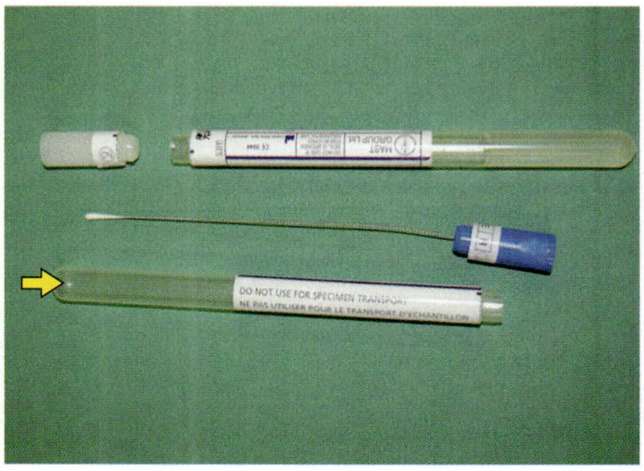

Abb. 43.3 Abstrichset

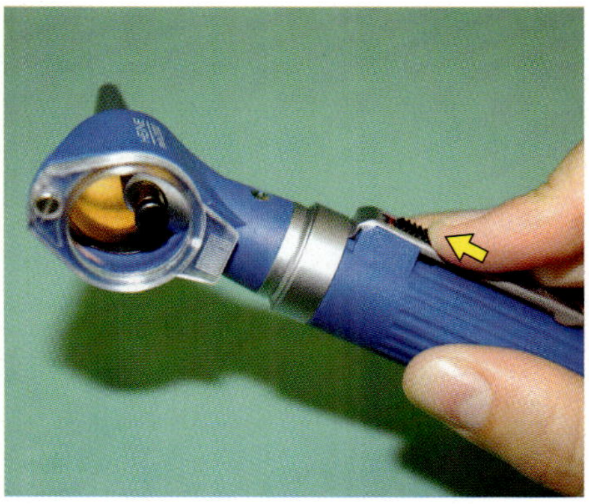

Abb. 43.4 Lichttest

Nun drehen ( ) bzw. stecken Sie den Einmaltrichter auf (Abb. 44.1) und nehmen als Rechtshänder(in) das Otoskop wie einen Füllfederhalter in die linke Hand (Abb. 44.2). Damit Ihnen später auch eine feinfühlige Winkelkorrektur gelingen kann, „packen“ Sie das Otoskop nicht wie einen Steuerknüppel mit der Faust (Abb. 44.3).

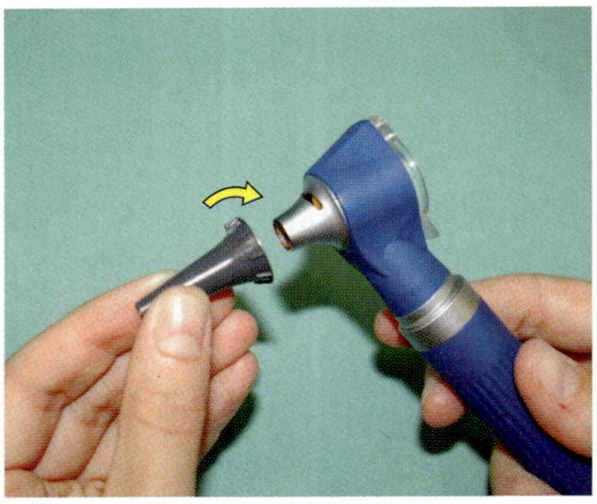

**Abb. 44.1** Trichter aufdrehen

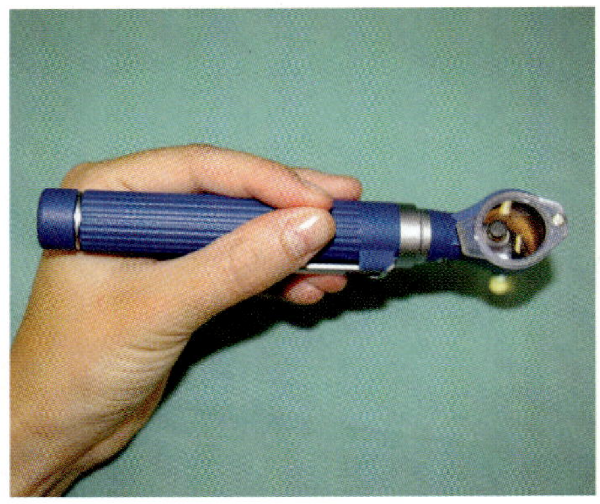

**Abb. 44.2** Handhaltung

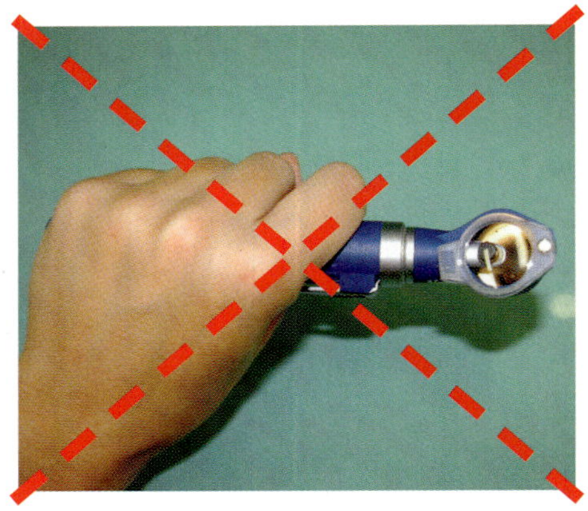

**Abb. 44.3** keine Grobmotorik!



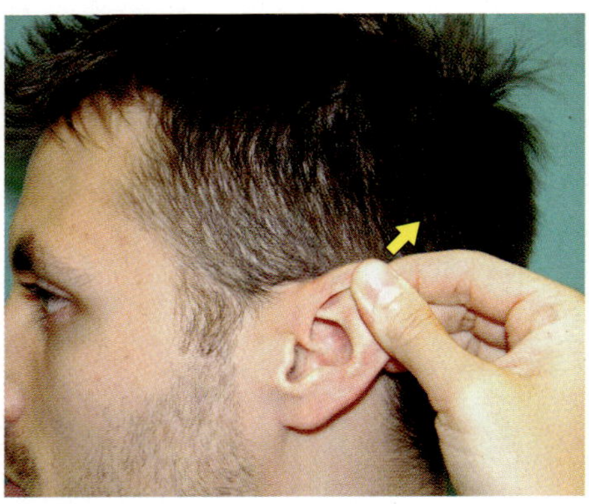

**Abb. 44.4** Zug am Ohr

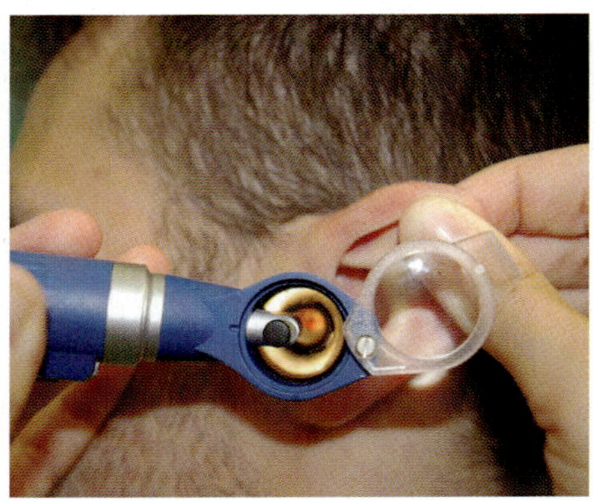

**Abb. 44.5** einführen

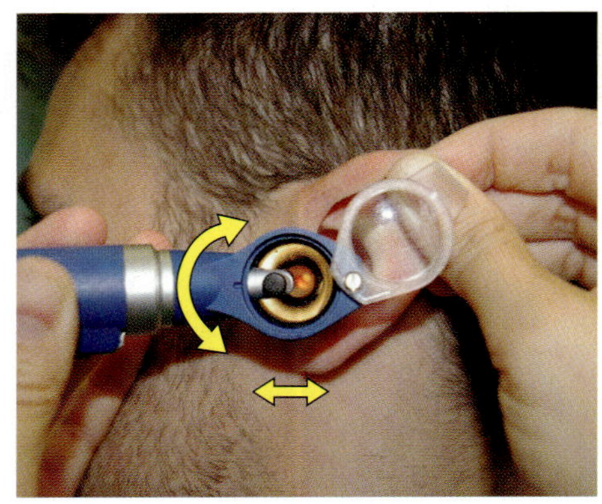

**Abb. 44.6** Winkelkorrektur

Nun ziehen Sie die Ohrmuschel nach dorsal-oben ( ), um die natürliche Biegung des Gehörgangs für die Untersuchung zu begradigen (Abb. 44.4). Dann führen Sie bei eingeschaltetem Licht den Trichter in den Gehörgang ein (Abb. 44.5) und inspizieren zunächst die Wände des Gehörgangs. Dann schieben Sie weiter vor und korrigieren den Winkel ( , ), bis der Blick auf das Trommelfell frei wird (Abb. 44.6) und Sie auch alle Anteile des Trommelfells haben einsehen können. Es reicht also nicht aus, nur auf einen Teil des Trommelfells „einen Blick erhascht“ zu haben.

Falls Cerumen den Blick auf das Trommelfell versperrt, verwendet man nicht einen Q-Tip (Abb. 44.7), sondern eine Kürette mit abgeschrägter Öse ( ), um das Hindernis zunächst vorsichtig am Rand zu passieren und dann aus dem Gehörgang herauszuziehen (Abb. 44.8), ohne diesen dabei zu verletzen!

Gerade bei diesem Manöver muss bei oft schlechter Einsehbarkeit darauf geachtet werden, das Trommelfell nicht zu verletzen.

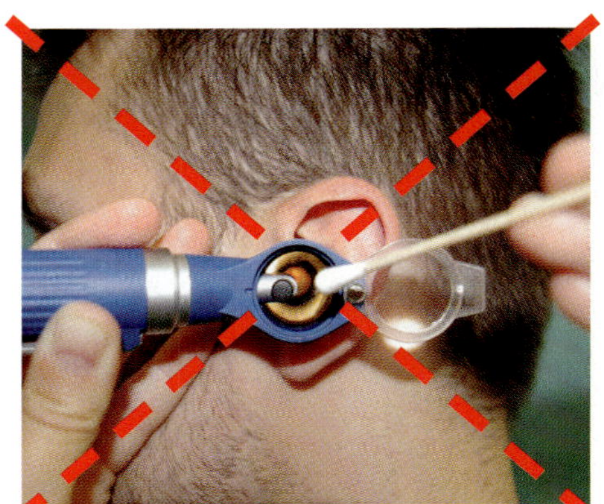

**Abb. 44.7** cave: nicht mit Q-Tip!

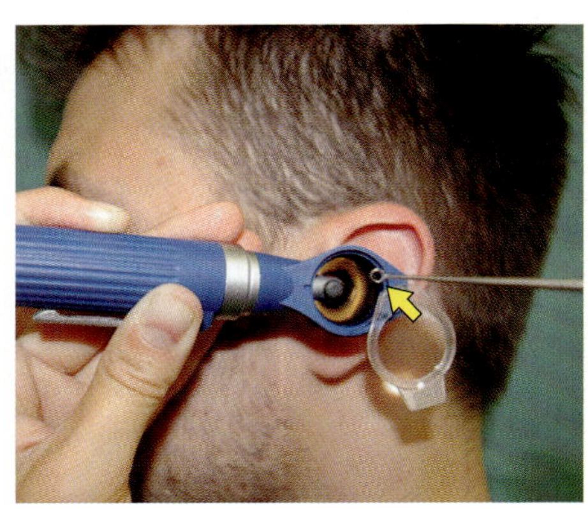

**Abb. 44.8** Alternative: Kürette

**Typische und häufige Befunde**

Im Normalfall (Abb. 45.1) sollte das Trommelfell perlmuttfarben imponieren und typischer Weise von einem Randwall (Limbus) umgeben sein. Vorne oben sieht man den Hammergriff ( ↘ ), der in der Trommelfellmitte als „Umbo" ( ⇦ ) endet. Vorne unten (hier bei 07.00 bis 08:00 Uhr) spiegelt sich ein Lichtreflex ( ↗ ), der in der Regel strichförmig bis dreieckig auf den Umbo zuläuft. Hinten oben kann der lange Ambossschenkel ( ⇩ ) und der Steigbügel ( ↙ ) durchschimmern (Abb. 45.1).

Bei akuter Entzündung (Otitis media akuta) ist das Trommelfell gerötet und zeigt eine vermehrte Gefäßinjektion (Abb. 45.2). Nach rezidivierenden Mittelohrentzündungen können Kalkplaques ( ☆ ) entstehen, die hellgelb bis weißlich imponieren (hier akutes Entzündungsrezidiv) (Abb. 45.2). Einen chronischen Paukenerguss erkennt man oft an seiner Bernsteinfarbe, die durch das Trommelfell hindurchschimmert.

Besonders bei Kindern kann eine chronische Reizung der Mittelohrschleimhaut zur Metaplasie mit vermehrter Aktivität der Becherzellen führen, so dass anstelle eines klaren, dünnflüssigen Sekrets ein muköses Sekret von höherer Viskosität gebildet wird (chronisch-sekretorische Otitis media). Die Folge ist eine Schallleitungsschwerhörigkeit („Leimohr"). Die Therapie besteht u.a. in einer Parazentese ( ⇧ ) des Trommelfells (Abb. 45.3), um das Sekret entfernen zu können bzw. einen Abfluss zu ermöglichen (weltweit häufigster Eingriff der HNO-Heilkunde).



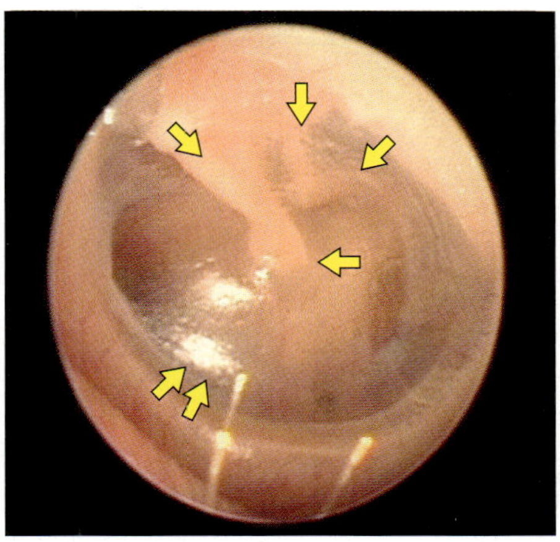

Abb. 45.1 Normalbefund

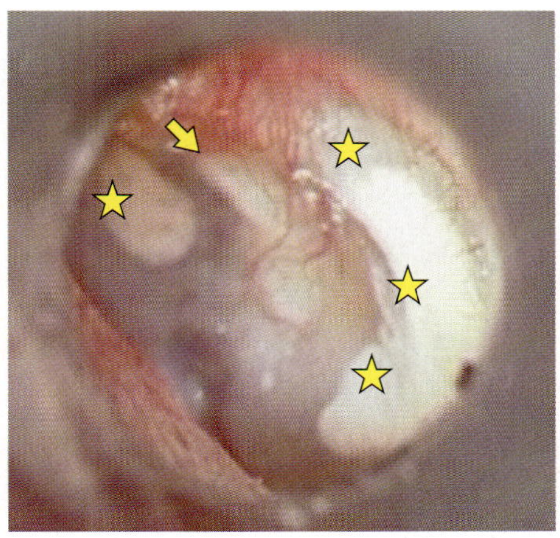

Abb. 45.2 chron. Otitis media

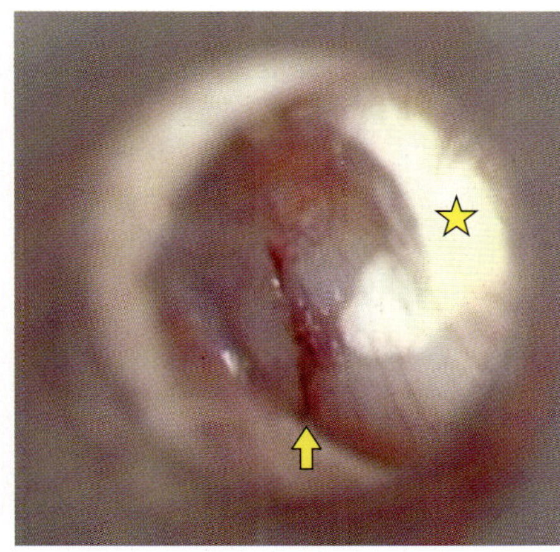

Abb. 45.3 Parazentese

Häufig werden danach kleine Röhrchen ( ⇨ ) eingesetzt, die eine Belüftung des Mittelohrs und den Sekretabfluss sicherstellen sollen (Abb. 45.4). Diese werden meistens im Laufe von 6 bis 12 Monaten abgestoßen und fallen später von selbst heraus. In der Regel erfolgt danach ein Spontanverschluss des Trommelfells.

Wegen der hohen Praxisrelevanz der Otoskopie werden in vielen Skillslabs Arbeitsplätze (Abb. 45.5) vorgehalten, die das Einüben der entsprechenden Technik ermöglichen und mit typischen Befunden vertraut machen: Die Trainingsmodelle können mit Hilfe eines Schiebers ( ⇔ ) verschiedene Befunde demonstrieren und sind daher auch gut für Selbstkontrollen oder Prüfungen einsetzbar (Abb. 45.6).

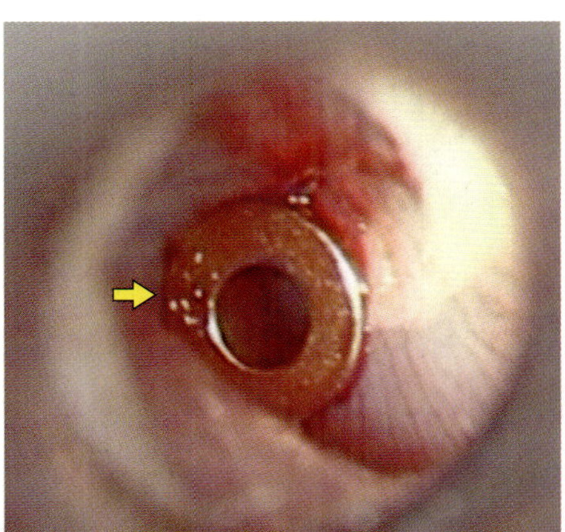

Abb. 45.4 Drainageröhrchen

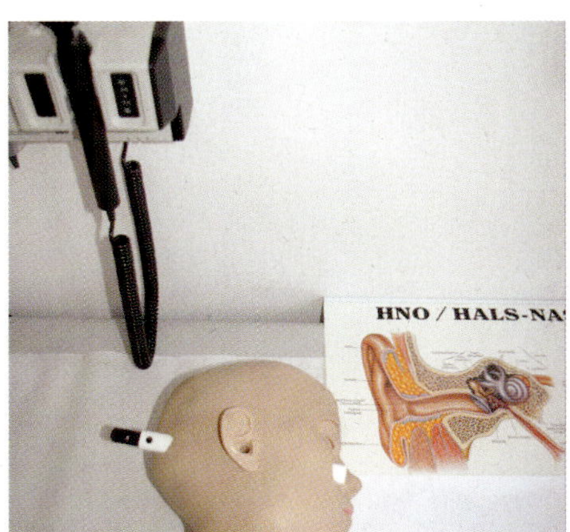


Abb. 45.5 Otoskopie-Arbeitsplatz

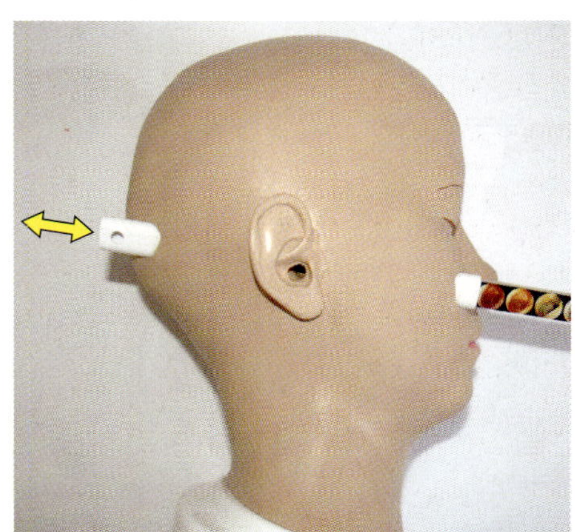

Abb. 45.6 Übungsmodell

### Indikation

Bei allen Patienten, die z.B. mit Bewusstlosigkeit unklarer Genese aufgefunden oder eingeliefert werden, muss möglichst schnell eine Stoffwechselentgleisung (hier eine akute Hypoglykämie oder ein diabetisches Koma) ausgeschlossen werden.
Bei chronischem Diabetes mellitus (D. m.) ist es sehr wichtig, die Blutzuckerwerte der Patienten in einem therapeutischen Zielkorridor zu halten (vgl. S. 51), um Folgeschäden (z.B. eine Nephropathie bis hin zum Nierenversagen, eine Retinopathie bis hin zur Erblindung und eine Neuropathie bis hin zur Fußamputation) hinauszögern oder verhindern zu können. Darüber hinaus erhöhen schlecht eingestellte Blutzuckerwerte das Risiko für eine frühzeitige bzw. beschleunigte Arteriosklerose und für Herzinfarkte, Schlaganfälle und die pAVK.
Eine weitere Indikation stellt sich in der Schwangerschaftsüberwachung, da ein schwangerschaftsinduzierter D. m. zu schwerwiegenden Komplikationen für Mutter und Kind führen kann.

### Vorbereitung

Bei chronischen Diabetespatienten wird die Messung in der Regel nüchtern morgens durchgeführt, wenn nicht im Rahmen intensivierter Therapieprotokolle mehrmals täglich Kontrollmessungen erfolgen, um z.B. eine erweiterte Insulintherapie entsprechend dosieren zu können. Je nach verwendetem Mess-System werden folgende Dinge (Abb. 47.1) bereitgelegt:



- (A) unsterile Tupfer
- (B) ggfs. Kapillare (falls nötig, je nach verwendetem System)
- (C) 2 Edelstahl-Blutlanzetten (eine davon in Reserve) oder
- (D) alternativ: Nadel (hier: Softclix-Lancet)
- (E) Teststreifen in Metallbehälter
- (F) ggfs. mit Chip (Chargen-ID!)
- (G) unsterile Handschuhe
- (H) Blutzucker-Messgerät (falls vorhanden)
- (I) Punktionssystem (falls vorhanden)

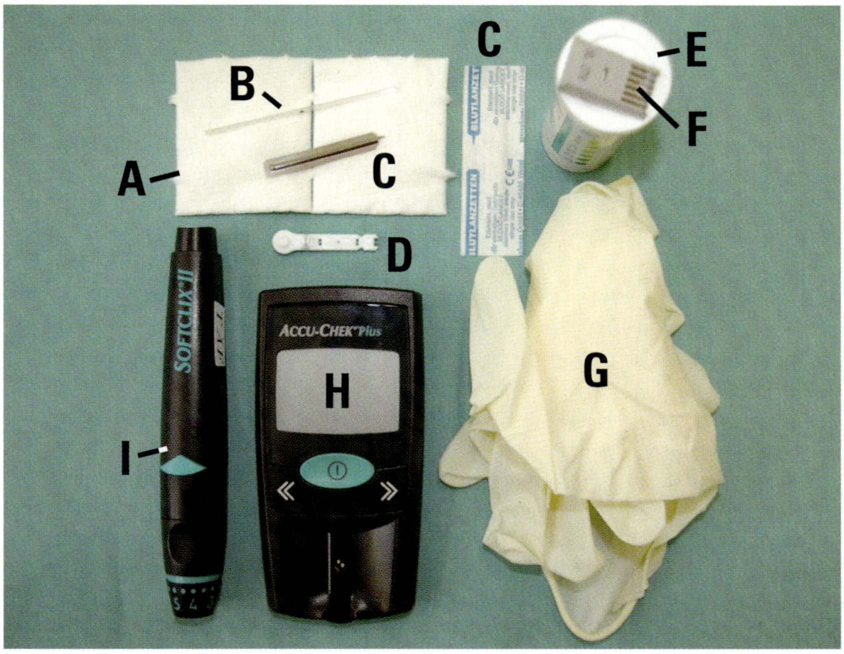


**Abb. 47.1** Vorbereitung

### Automatisierte Messgeräte

Bei Verwendung eines automatisierten Mess-Systems werden oft die unterschiedlichen Chargen der Teststreifen mit jeweils eigenen Chips (F) für die Messgeräte (H) geliefert, um eine adäquate Kalibrierung zu gewährleisten. Dieser Chip muss dann jeweils bei Anbruch eines neuen Sets von Teststreifen ausgewechselt werden (vgl. Abb. 48.7). Einige Messgeräte funktionieren mit Hilfe von Kapillaren, in denen Blut aufgesaugt und später vom Messgerät eingezogen wird. Die Behälter mit den Teststreifen bieten meistens auf ihrer Außenseite eine Farbskala, mit denen durch Farbvergleich wenigstens grob der BZ-Wert abgeschätzt werden kann (vgl. Abb. 50.3).

### Mögliche Fehlerquellen

Falls die Punktionsstelle zuvor mit Alkohol desinfiziert worden ist, muss nicht nur die antibakterielle Einwirkungszeit, sondern die längere Verdunstungszeit abgewartet werden, um keine Verfälschung des Messergebnisses zu verursachen. Allgemein wird empfohlen, den ersten Blutstropfen nach der Punktion mit einem Tupfer abzuwischen und erst den zweiten bzw. dritten für den Test zu verwenden. Dadurch wird auch der Einfluss einer eventuellen Schweißsekretion oder einer Hautverunreinigung minimiert [9.1].

Vor der Punktion wird der Patient entweder gebeten, sich die Hände zu waschen (Abb. 48.1), oder die gewünschte Punktionsstelle wird sprühdesinfiziert (Abb. 48.2) – achten Sie dabei jedoch darauf, dass der nachfolgende Stich nach angemessener Wartezeit (meistens 60 - 90 Sekunden für die Verdunstung) an trockener Haut erfolgt. Der Einstich kann z.B. mit konventionellen Edelstahl-Blutlanzetten ( ) am lateralen Teil eines Fingerendgliedes (Abb. 48.3) oder auch am Ohrläppchen erfolgen (Abb. 48.4).
Bei Verwendung dieser kostengünstigeren Edelstahl-Lanzetten resultieren jedoch bei häufiger Anwendung größere Stichkanäle mit dementsprechend stärkeren Vernarbungs- bzw. Verhornungstendenzen und der Stich wird vielfach schmerzhafter empfunden als bei Alternativsystemen: Diese können entweder manuell an der Fingerspitze (Abb. 48.5) oder auch mit halbautomatisierten Punktionssystemen eingesetzt werden (s.u.). Von einer Punktion genau in der medialen Fingerkuppe (Abb. 48.6) wird eher abgeraten, da hier die Dichte sensibler Schmerzfasern höher ist als in den seitlichen Bereichen der Endglieder.



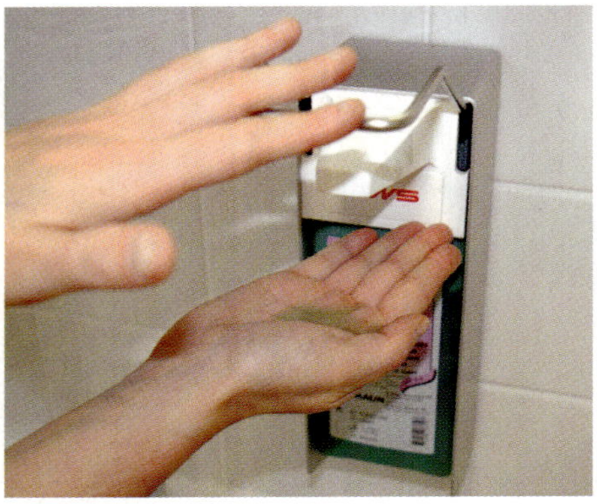

Abb. 48.1 vorher waschen

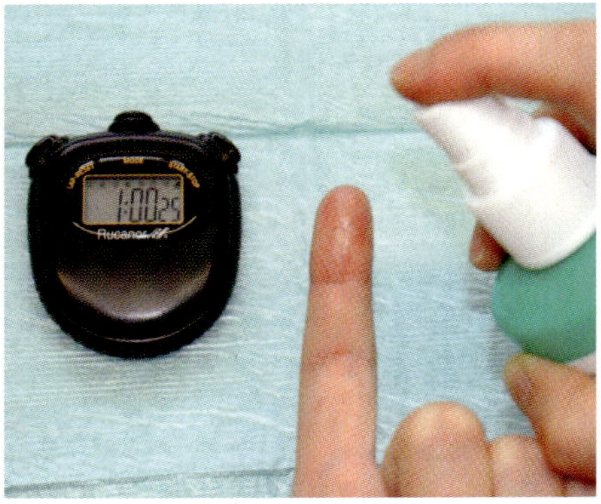

Abb. 48.2 oder Sprühdesinfektion

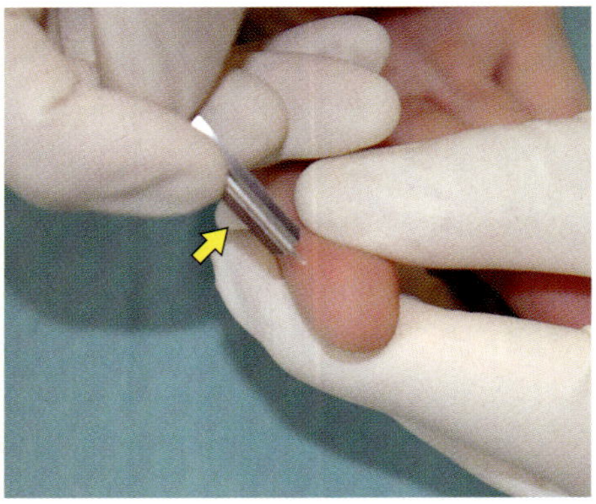

Abb. 48.3 lateral einstechen

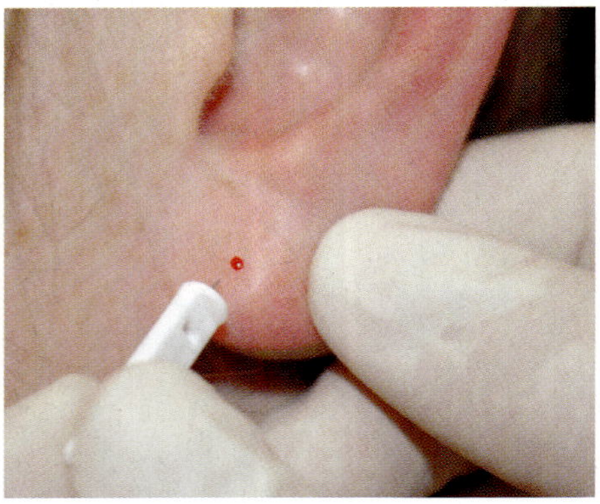

Abb. 48.4 Alternative: Ohr

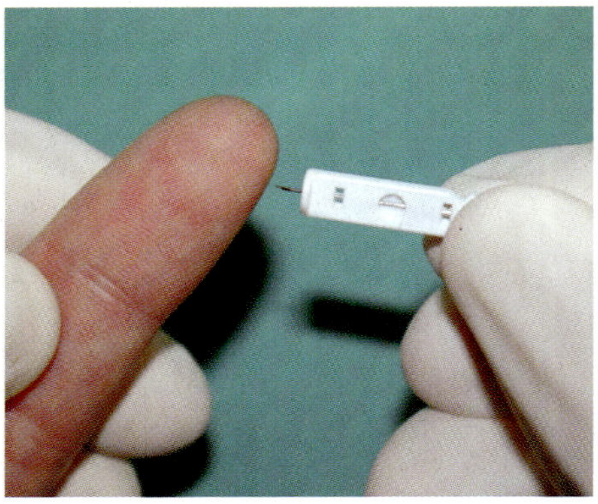

Abb. 48.5 andere Lanzette

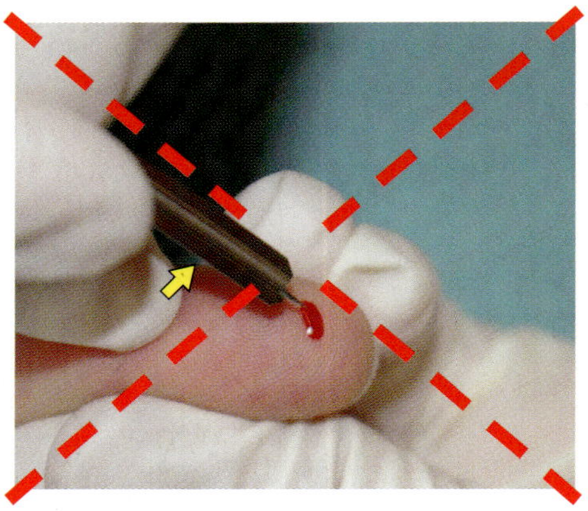

Abb. 48.6 nicht medial stechen!

Stellen Sie durch Abgleich sicher, dass der eingesetzte Chip ( ) zur Charge der Messstreifen passt (Abb. 48.7).

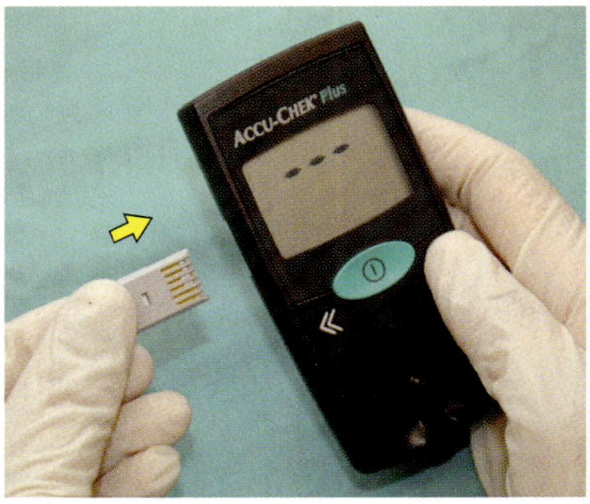


Abb. 48.7 Chip korrekt?

**Punktionshilfen**

Es stehen verschiedene Systeme zur Verfügung, die besonders chronischen Diabetes-Patienten helfen, ihre Punktionen möglichst schmerzarm und standardisiert durchzuführen: Die meisten Systeme bieten die Möglichkeit, je nach eigenem Verhornungsgrad die Einstichtiefe vorher exakt zu definieren. So kann die Eindringtiefe so gering wie möglich eingestellt werden, um eine zunehmende, aber letztlich kaum vermeidbare Verhornung möglichst lange hinauszuzögern. Im weiteren Verlauf der chronischen Erkrankung müssen die Patienten in der Regel zunehmend tiefere Einstichtiefen vorwählen (s. Abb. 49.5).

**Lanzette einspannen / Punktion**

Zunächst wird die schwarze Verschlusskappe abgedreht ( in **Abb. 49.1**), dann eine der Softclix-Lanzetten in die innere, weiße Halterung eingesetzt ( in **Abb. 49.2**) und schließlich die kleine Schutzkappe in beliebiger Richtung ( ) von der Lanzette abgedreht **(Abb. 49.3)**. Anschließend wird die Verschlusskappe wieder aufgedreht ( in **Abb. 49.4**), am vorderen Ring die gewünschte Eindringtiefe der Nadel in mm eingestellt **(Abb. 49.5)** und zuletzt am hinteren Ring durch eine Rotation ( ) die Feder gespannt **(Abb. 49.6)**. Andere Punktionshilfen funktionieren ähnlich.

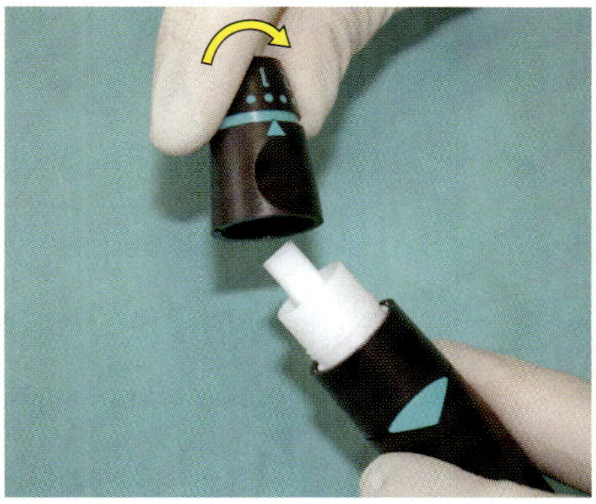

**Abb. 49.1** Kappe abdrehen

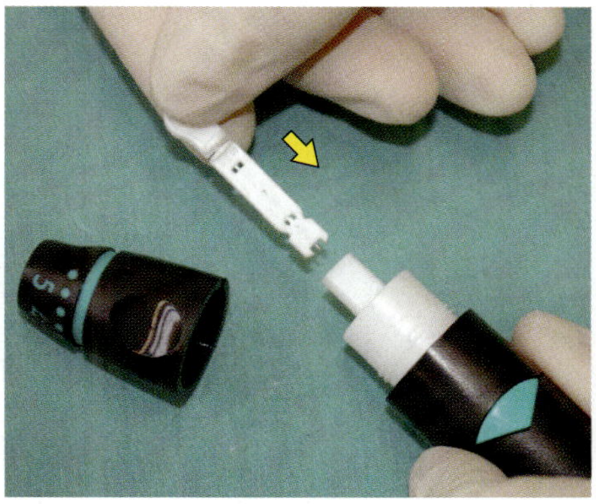

**Abb. 49.2** Lanzette einsetzen

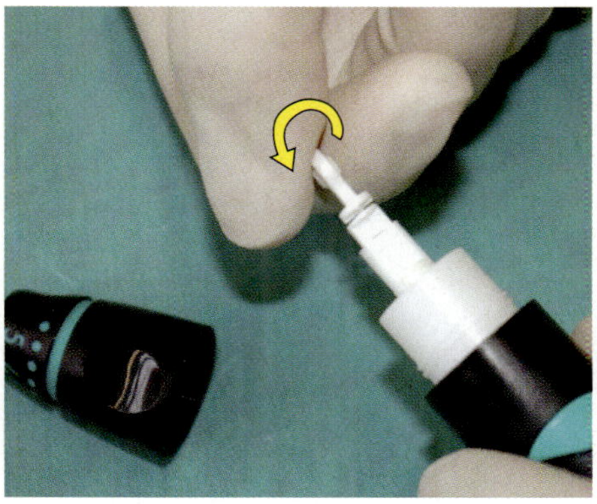

**Abb. 49.3** Schutzkappe abdrehen

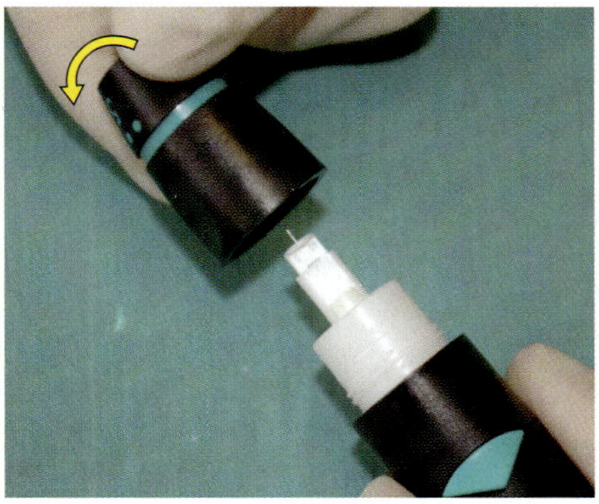

**Abb. 49.4** Kappe schließen

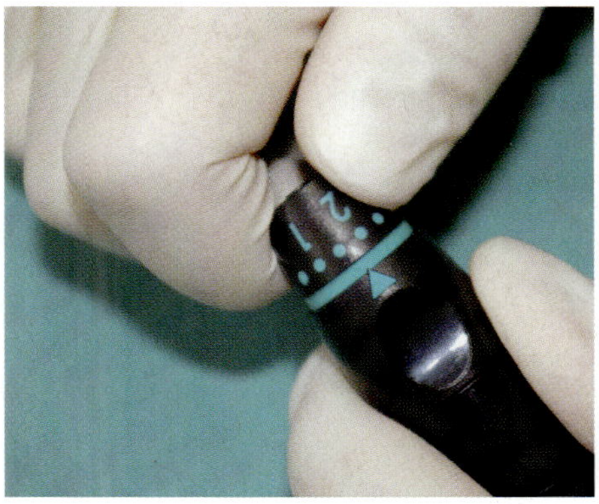

**Abb. 49.5** Eindringtiefe einstellen

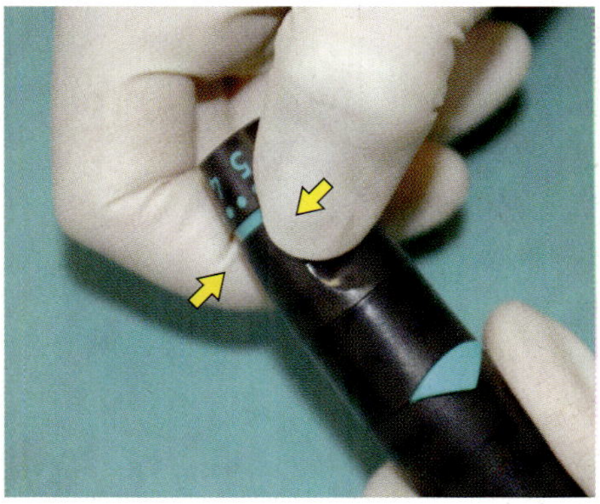

**Abb. 49.6** Feder spannen



Nun schieben Sie einen frischen Teststreifen in Pfeilrichtung ( ) bis zum Einrasten in das Ablesegerät **(Abb. 49.7)**. Dann wird das System seitlich auf das Endglied eines Fingers aufgesetzt und durch Druck auf den grünen Knopf ( ) die Punktion ausgelöst **(Abb. 49.8)**. Durch leichte Kompression des Endglieds erscheint der erste Tropfen Blut, der abgewischt ( ) werden soll **(Abb. 49.9)**.

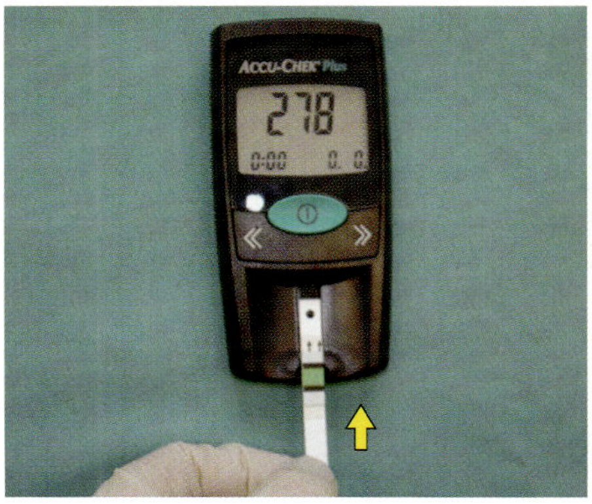


**Abb. 49.7** Teststreifen einsetzen

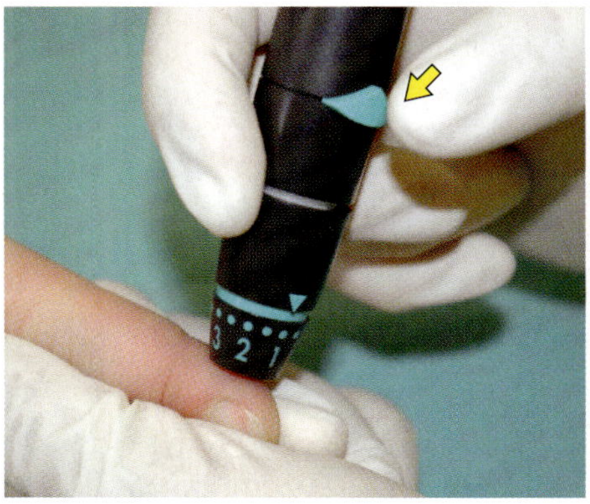

**Abb. 49.8** Punktion auslösen

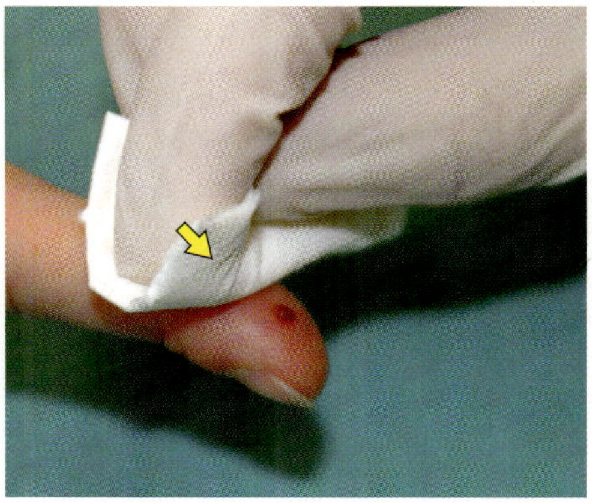

**Abb. 49.9** 1. Tropfen abwischen

Nun werden ein oder zwei aus der Fingerkuppe herausgepresste Bluttropfen auf das Messfeld des Teststreifens aufgebracht ( in **Abb. 50.1**). Dabei soll das ganze Messfeld möglichst mit Blut benetzt sein. Das Ergebnis der Messung wird automatisch nach 15 Sekunden angezeigt **(Abb. 50.2)** und kann durch Farbvergleich mit der Skala auf der Verpackung zumindest grob auf Plausibilität überprüft werden **(Abb. 50.3)**.

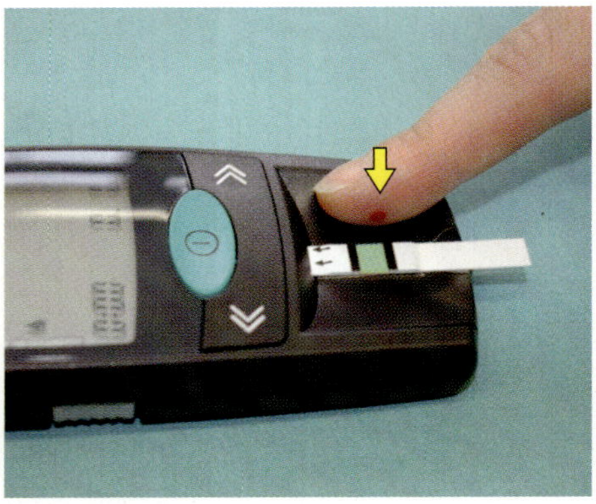

**Abb. 50.1** Blut aufbringen

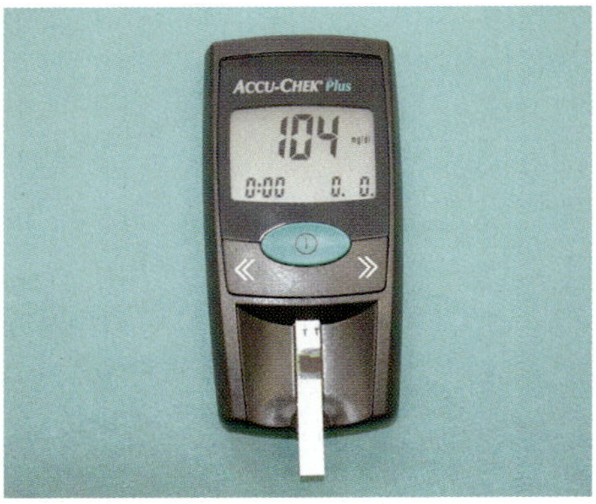


**Abb. 50.2** Ergebnis nach 15 Sek.

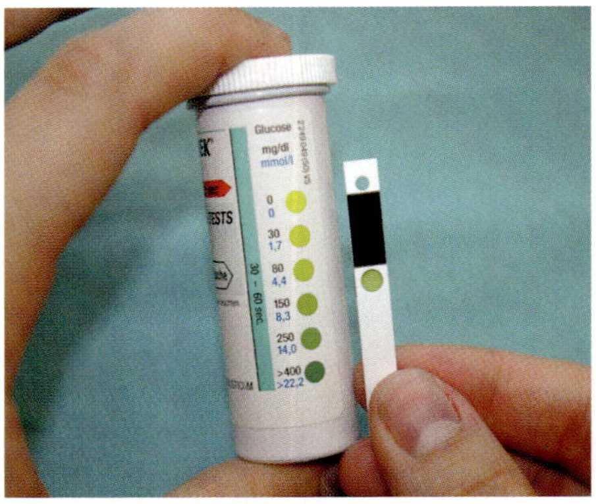

**Abb. 50.3** Kontrolle



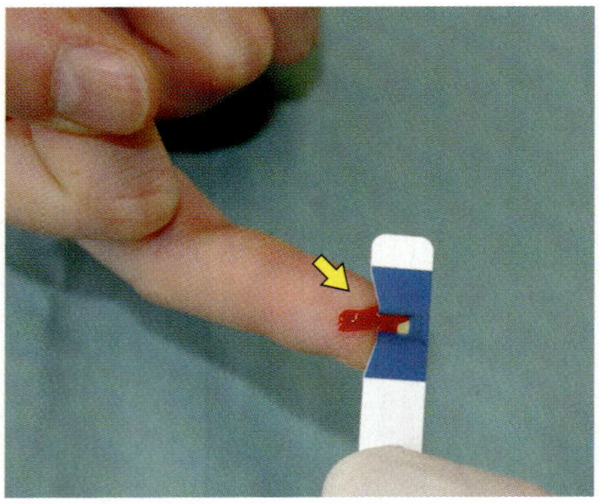

**Abb. 50.4** Einzug-Version

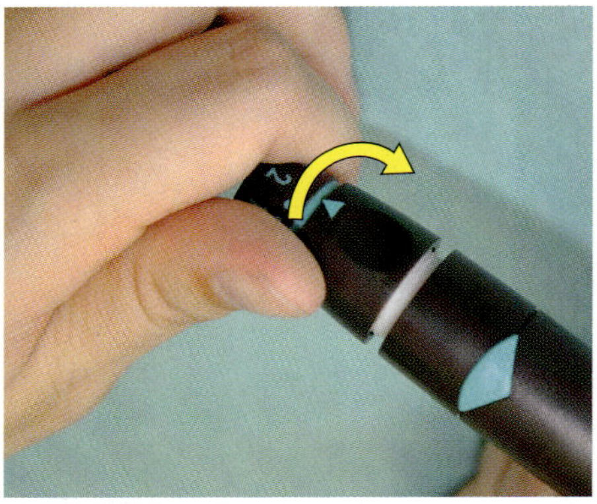

**Abb. 50.5** Aufdrehen

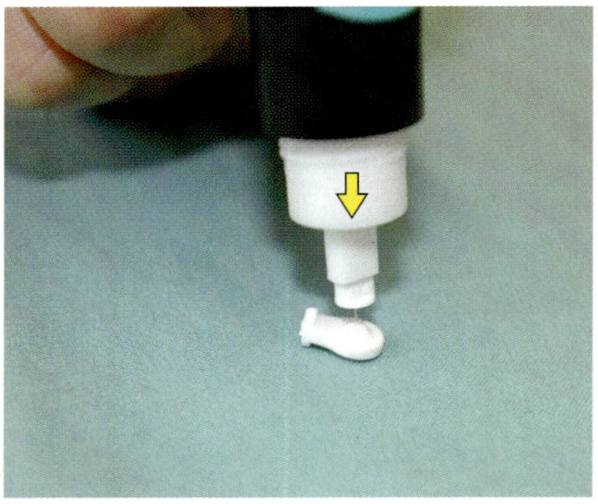

**Abb. 50.6** Nadelspitze sichern

Viele Geräte verfügen zusätzlich über Speicherfunktionen, mit denen Trendanalysen der BZ-Werte erleichtert werden. Andere Messsysteme verwenden Teststreifen, die das Blut automatisch auf das Testfeld einziehen ( in **Abb. 50.4**), wenn man sie seitlich nahe an den Bluttropfen heran hält. Im Krankenhaus wird nach der Messung die Verschlusskappe von der Spitze aus gesehen gegen den Uhrzeigersinn wieder aufgedreht ( in **Abb. 50.5**) und die Spitze der gebrauchten Lanzette in die kleine, zuvor abgedrehte Schutzkappe zum Eigenschutz eingestochen ( in **Abb. 50.6**). Ambulante Patienten müssen die Lanzette (teuer!) zum ausschließlichen Eigengebrauch erst dann wechseln, wenn deren Spitze stumpf geworden ist.

Bei diesem Schritt sollten Sie vermeiden, sich selbst unnötig zu gefährden: Der Versuch, die Lanzettenspitze genau wieder in die kleine, weiße Schutzkappe hineinzu stechen ( , „recapping"), geht häufig schief und führt zu unnötigen „Zweitstichen" (falls es der Patient selbst versucht) oder zu unnötiger Infektionsgefahr einer zweiten Person **(Abb. 50.7)**.

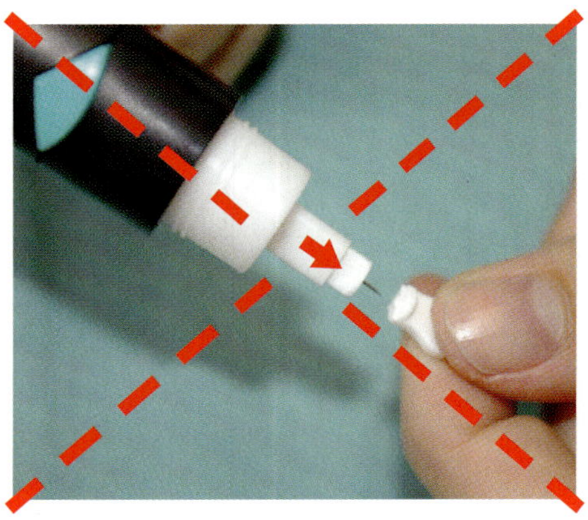

**Abb. 50.7** Kein „Recapping"!

Wenn Sie die Lanzette wieder heraus ziehen ( ⇨ ), kann es dabei sinnvoll sein, den Lanzettenkörper mit einem Fingernagel ( ⇘ ) zu fixieren, damit Sie nicht nur die kleine Schutzkappe wieder abziehen, sondern beides zusammen (Abb. 51.1). Zuletzt wird beides zusammen in einen Abwurfbehälter abgeworfen ( ⇙ in Abb. 51.2). Sollte es doch einmal zu einer Nadelstich-verletzung gekommen sein, beachten Sie Ihre Krankenhaus-internen Richtlinien zur Meldung und Nachsorge.

Andere Systeme (Abb. 51.3) basieren darauf, dass eine dünne Glaskapillare mit Blut gefüllt wird (Abb. 51.4). Die Kapillaren müssen nur bis zu einer Markierung (⇦) gefüllt werden (hier ein schwarzes Quadrat in ihrer Mitte) und werden dann auf die Einzugsöffnung aufgesetzt (Abb. 51.5). Das Gerät zieht dann auf Knopfdruck die Blutprobe aus der Kapillare ein ( ⇩ ). Eine mögliche Fehlerquelle bei diesen Systemen ist die Notwendigkeit, die kleine Blutprobe blasenfrei ( ⇧ ) einlaufen zu lassen, da ansonsten Fehlbestimmungen resultieren können (Abb. 51.6).

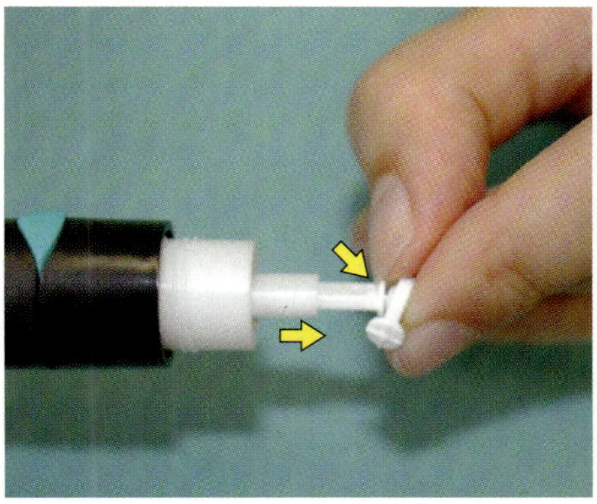

Abb. 51.1 Lanzette herausziehen

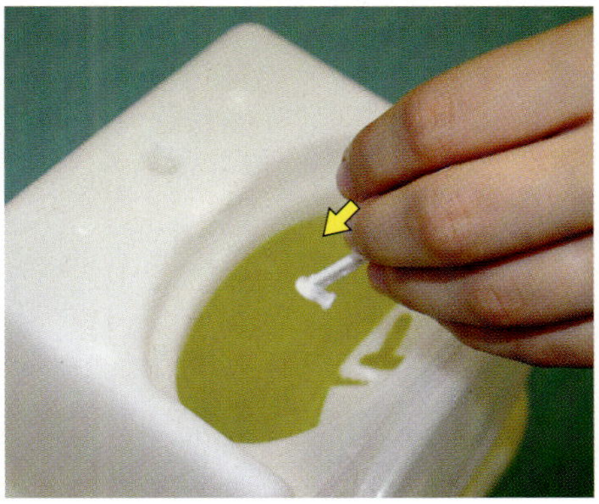

Abb. 51.2 Abwurf

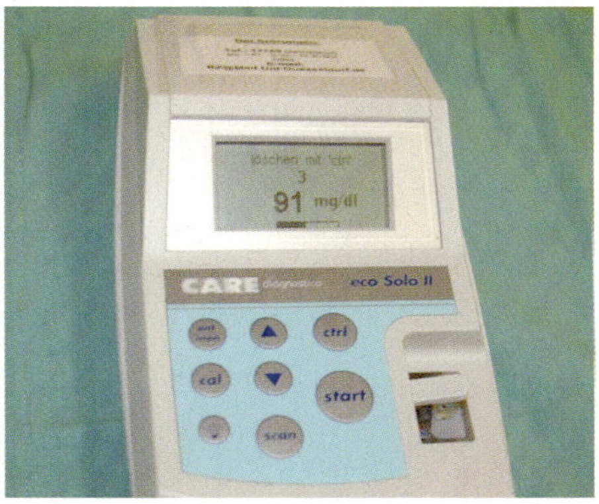


Abb. 51.3 Messgerät

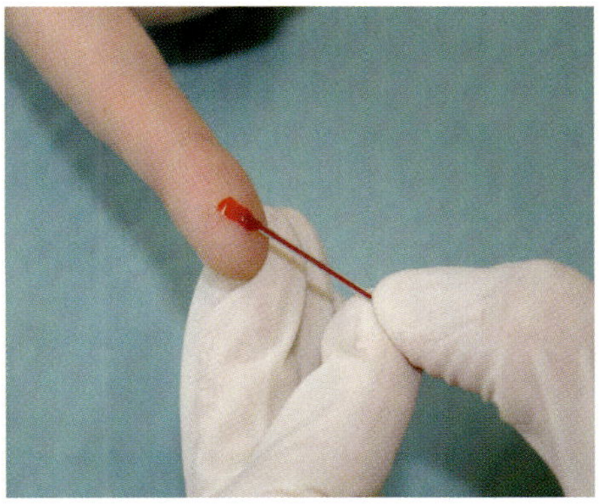

Abb. 51.4 Glaskapillare füllen

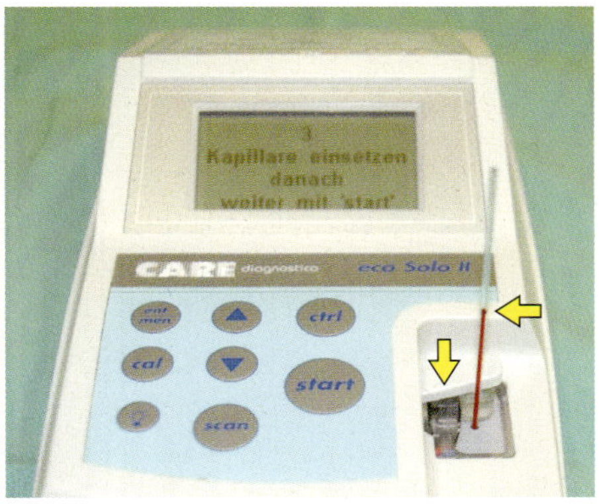


Abb. 51.5 Einzug des Blutes

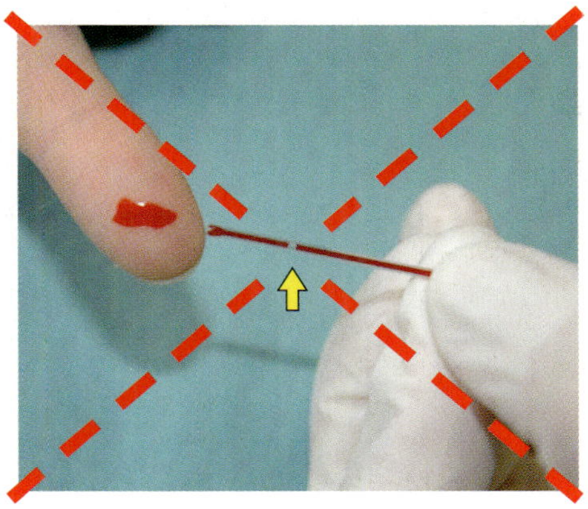

Abb. 51.6 keine Luftblasen

**Interpretation der Messwerte**

Die Richtlinien der Deutschen Diabetes Gesellschaft [9.2] geben Behandlungsziele für Patienten mit Diabetes mellitus an, die entweder in mg/dl oder in mmol/l angegeben werden können. Sie liegen im Vergleich zu Normalpersonen geringfügig höher (Tab. 51.7).

Weniger schwankungsanfällig als ein einzelner Blutzucker-Messwert ist der Anteil des Hämoglobins in %, der in stabil-glukosilierter Form vorliegt (HbA1c): Dieser gibt Auskunft über die BZ-Konzentration der letzten Wochen („Blutzuckergedächtnis").

| Messwert / Indikator | Normalkollektiv | Zielwertebereich Diabetiker |
|---|---|---|
| BZ nüchtern (kapillär) | 70-110 mg / dl = 3,9-6,1 mmol / l | 90-120 mg / dl = 5,0-6,7 mmol / l |
| Hb A1 c | 4 - 6 % | < 6,5 % |

Tab. 51.7

| Umrechnungsformel für BZ-Werte: | mg / dl x 0.056 = mmol / l | mmol / l x 18.02 = mg / dl |
|---|---|---|

# Notizen

### Indikation

Eine arterielle Blutgasanalyse (BGA) dient u.a. zur Überprüfung der Gasaustauschfunktion der Lunge und wird vor allem bei respiratorisch insuffizienten und generell bei beatmeten Patienten durchgeführt, um die Beatmungsparameter richtig einzustellen bzw. dem aktuellen Bedarf anzupassen. Dafür werden die Partialdrücke von Sauerstoff ($pO_2$), von Kohlendioxid ($pCO_2$) und der Sauerstoffsättigung ($sO_2$) bestimmt.

Zusätzlich kann der Säure-Base-Haushalt mit Hilfe des pH-Wertes, der Konzentration des Standardbikarbonats ($HCO_3^-$) und des Basenüberschusses (Base, BE) auf eine eventuelle Entgleisung überprüft werden. Die meisten Messgeräte liefern außerdem die Konzentration der Elektrolyte Natrium ($Na^+$), Kalium ($K^+$), Calcium ($Ca^{++}$) und Chlorid ($Cl^-$) gleich mit. Die Referenzbereiche für die wichtigsten BGA-Parameter sind in der Tab. 53.1 aufgelistet (vgl. S. 115/120), variieren allerdings von Labor zu Labor.

### Vorbereitung

Wenn Ihr Patient beatmet ist und bereits eine arterielle Verweilkanüle angelegt worden ist (vgl. Kap. 19), benötigen Sie lediglich einige Tupfer **(A)**, einen sterilen Verschlussstöpsel **(B)**, eine heparinisierte BGA-Spritze **(C)** und eine normale 2- oder 5 ml Spritze **(D)** zur Aspiration (Abb. 53.2). Heparinisierte Spritzen sind entweder im Fachhandel erhältlich oder können auch von Ihnen selbst hergestellt werden, indem Sie in einer Spritze steril etwas Heparinlösung aufziehen und diese wieder verwerfen, damit die Innenflächen der Spritze mit Heparin benetzt sind.

10

| | | |
|---|---|---|
| Sauerstoff-Partialdruck | $pO_2$ | 75 - 98 mm Hg<br>10 - 13 k Pa |
| Kohlendioxid-Partialdruck | $pCO_2$ | 35 - 45 mm Hg<br>4.7 - 6.0 k Pa |
| Sauerstoff-Sättigung | $sO_2$ | 95 - 97 % |
| pH | pH | 7.38 - 7.42 |
| Standardbikarbonat | $HCO_3^-$ | 20 - 28 mmol/l |
| Basenabweichung | BE | -2 - +2 mmol/l |
| Natrium | $Na^+$ | 135 - 150 mmol/l |
| Kalium | $K^+$ | 3.5 - 5.0 mmol/l |
| Calcium | $Ca^{++}$ | 2.2 - 2.6 mmol/l |
| Chlorid | $Cl^-$ | 98 - 112 mmol/l |

Tab. 53.1 Referenzwerte für eine BGA [10.1]

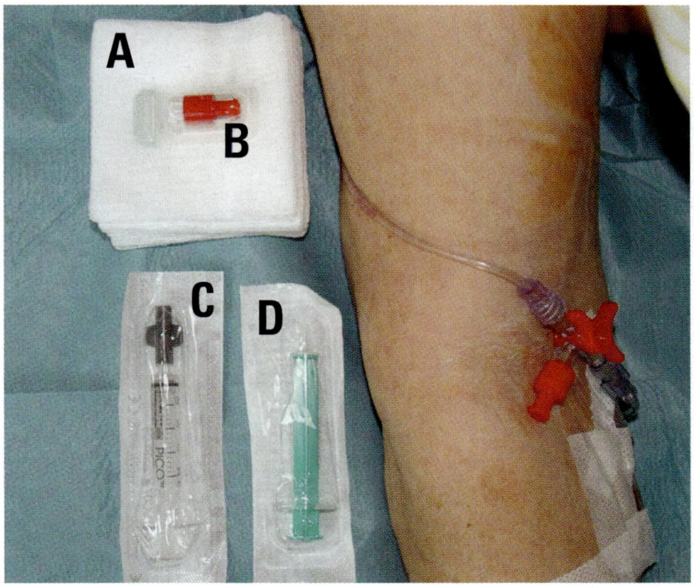


Abb. 53.2 Vorbereitung

### Kontraindikationen

Wenn der Patient keine arterielle Verweilkanüle hat, müssen Sie daher die A. radialis oder die A. femoralis punktieren (vgl. S. 50). Hierbei sind eine hämorrhagische Diathese, eine Antikoagulantientherapie oder eine Hautinfektion an der beabsichtigten Punktionsstelle mögliche Kontraindikationen.

### Komplikationen

Muss eine der beiden vorgenannten Arterien punktiert werden, besteht in der Leiste in der Regel eine größere Infektionsgefahr. Daher wird von einer Punktion der A. femoralis eher abgeraten, zumal sich die Kompression nach der Punktion hier schwieriger gestalten kann als an der A. radialis. Daher entsteht inguinal eher ein postpunktionelles Hämatom als radial. Insgesamt wird daher die Punktion der A. radialis an der nicht-dominanten Hand vorgezogen.

Führen Sie zur Sicherheit vor der Punktion der A. radialis den „Allen-Test" durch (vgl. S. 116), um eine ausreichende Kollateralisation über die A. ulnaris im Fall einer Thrombosierung der A. radialis sicherzustellen. Ist es jedoch durch die mechanische Irritation der Nadel nur zu einem Gefäßspasmus mit Abblassen der Haut gekommen, kann eine Injektion von 10-20 mg 1%iger Lidocainlösung über die noch liegende Nadel diesen arteriellen Spasmus beseitigen.

# 10 Arterielle Blutgasanalyse (BGA)



**Blutabnahme aus Verweilkanüle**

Bevor Sie mit der Blutabnahme aus einer arteriellen Verweilkanüle beginnen, ist es ratsam, den akustischen Alarm vorübergehend auszuschalten ( ), da die arterielle Druckkurve während der Blutentnahme ja nicht korrekt gemessen werden kann (**Abb. 54.1**). So vermeiden Sie auf Intensivstationen eine unnötige Beunruhigung Ihrer Kollegen. Dann ziehen Sie Handschuhe an, drehen den roten Verschluss gegen den Uhrzeigersinn ab ( in **Abb. 54.2**) und stellen den Dreiwegehahn ( ) in die Position (vgl. S. 13), in der die Verbindung zum Druckwandler blockiert ( ) und zur A. radialis des Patienten geöffnet ( ) ist (**Abb. 54.3**).

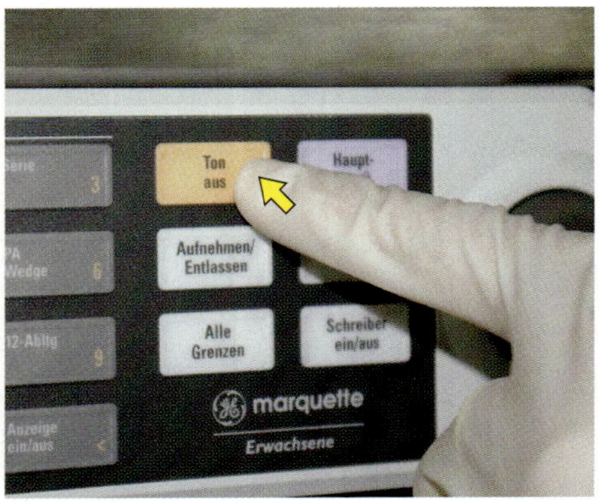


**Abb. 54.1** Alarm ausschalten

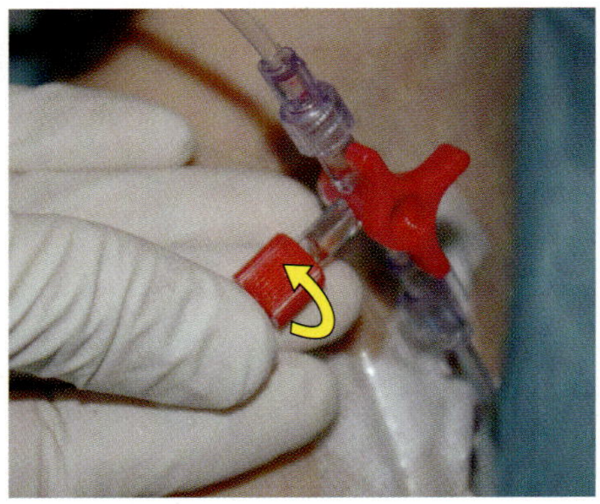

**Abb. 54.2** Verschluss abdrehen

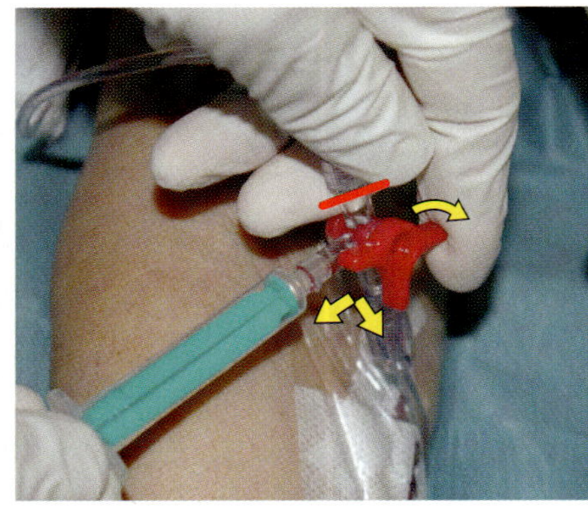

**Abb. 54.3** 1. Spritze aufsetzen

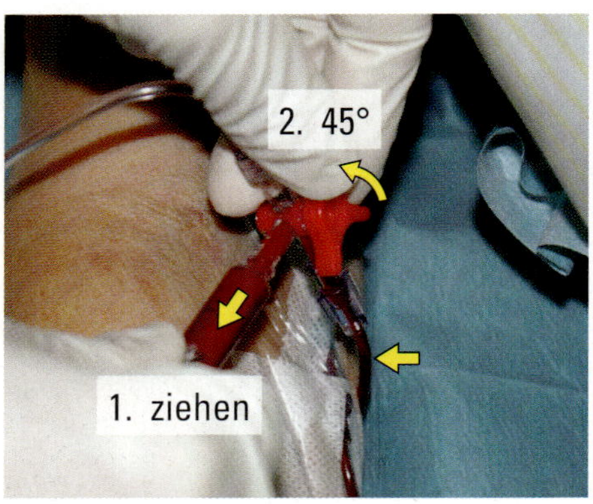


**Abb. 54.4** NaCl-Lösung heraus

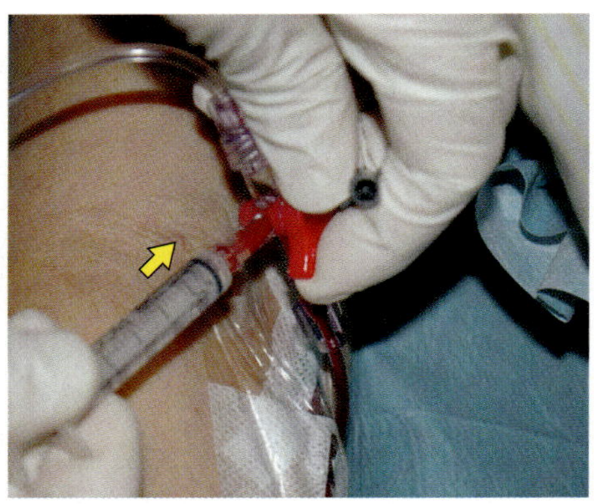

**Abb. 54.5** 2. Spritze aufsetzen

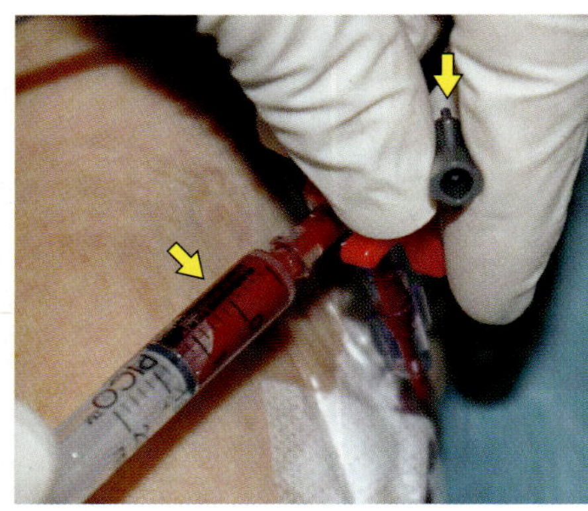

**Abb. 54.6** Blutaspiration

Nun ziehen Sie aus dem Schlauch vom Dreiwegehahn bis zur A. radialis die darin enthaltene Kochsalzlösung heraus ( ), bis deutlich Blut ohne Untermischung ( ) nachgeströmt ist und verschließen kurz den Dreiwegehahn wieder in 45°-Position (**Abb. 54.4**). Die erste Spritze wird verworfen und die zweite, heparinisierte Spritze aufgesetzt ( in **Abb. 54.5**). Anschließend aspirieren Sie die Blutprobe ( ) für die BGA (**Abb. 54.6**), schließen den Dreiwegehahn und entfernen durch Beklopfen ( ) etwaige Luftblasen, damit die $sO_2$ nicht verfälscht wird (**Abb. 54.7**). Erst danach setzen Sie die graue Verschlusskappe ( in **Abb. 54.6**) oder einen Verschlussstöpsel auf die Probenspritze. Stellen Sie dann den Dreiwegehahn so ein, dass eine Verbindung ( ) zwischen dem Druckwandler und dem Aspirationsschenkel entsteht (**Abb. 54.8**).

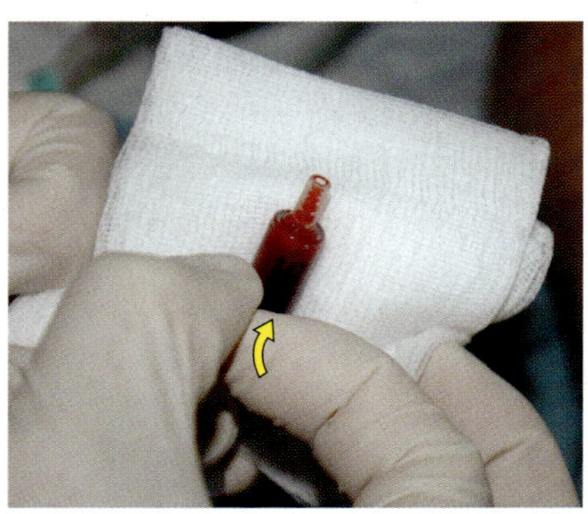

**Abb. 54.7** Luft ggfs. entfernen

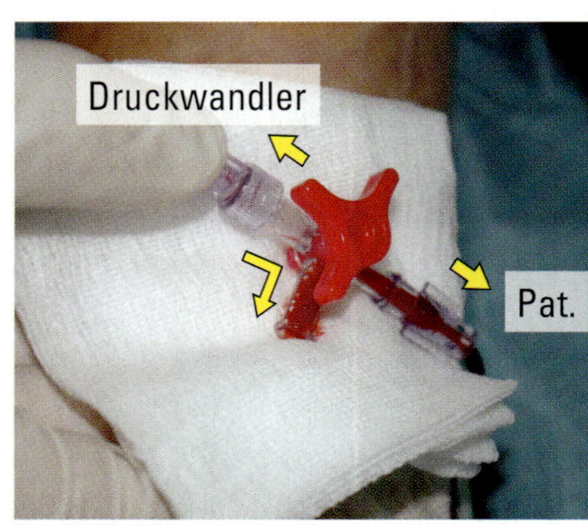


**Abb. 54.8** 3-Wegehahn einstellen

Dann betätigen Sie das Spülventil ( ) hinter dem Bett des Patienten **(Abb. 55.1)** und spülen die Blutreste aus dem Dreiwegehahn ( ) z.B. auf eine Kompresse **(Abb. 55.2)**. Anschließend drehen Sie den Dreiwegehahn wieder um 90° ( ) und spülen auf die gleiche Weise die Leitung vom Dreiwegehahn zur Verweilkanüle. Zum Abschluss desinfizieren Sie den offenen Schenkel des Dreiwegehahns **(Abb. 55.3)** und verschließen ihn im Uhrzeigersinn ( ) mit einem neuen, sterilen Stöpsel **(Abb. 55.4)**.
Die meisten Alarmunterbrechungen sind automatisch auf einen kurzen Zeitraum limitiert – falls dies bei Ihnen nicht der Fall sein sollte oder das Zeitintervall zu lange dauert, denken Sie daran, den akustischen Alarm für die arterielle Druckmessung wieder zu aktivieren **(Abb. 55.5)**.

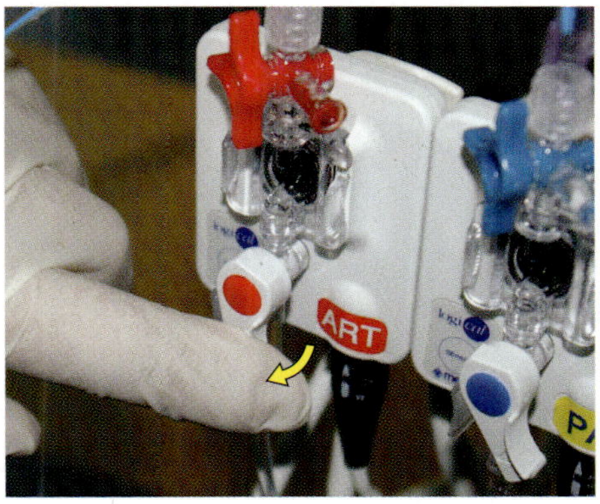


**Abb. 55.1** Spülventil betätigen

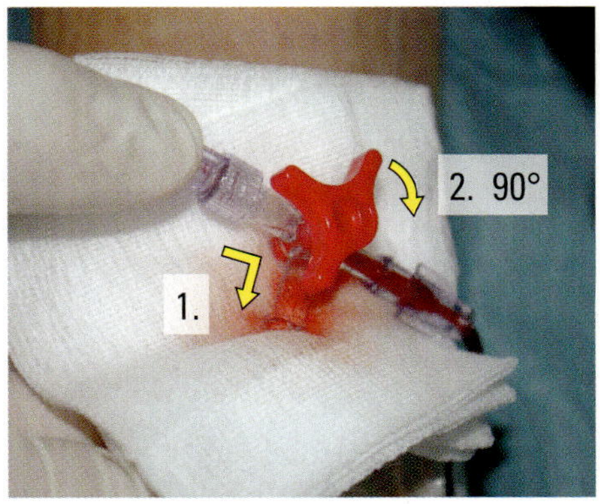


**Abb. 55.2** 3-Wegehahn spülen

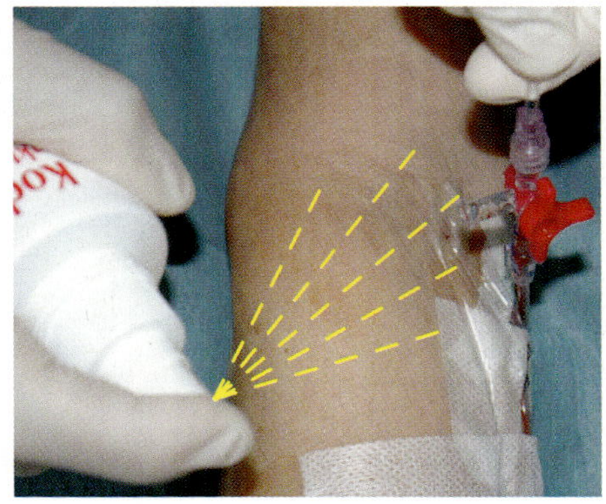

**Abb. 55.3** Desinfektion

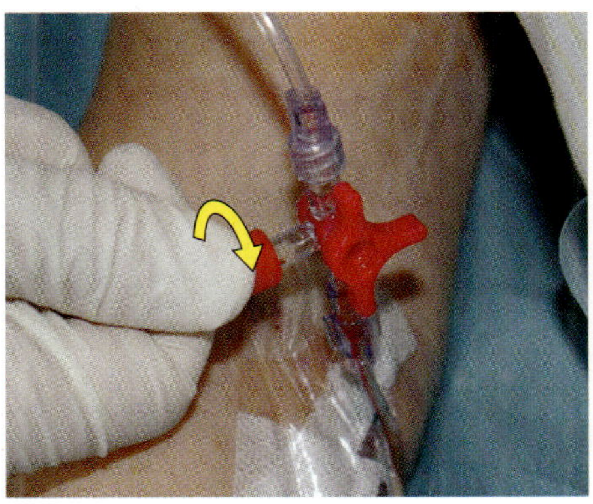

**Abb. 55.4** neuer Verschluss

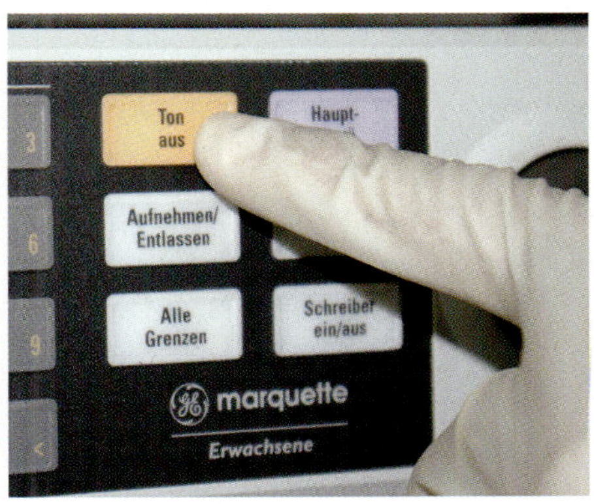


**Abb. 55.5** Alarm aktivieren

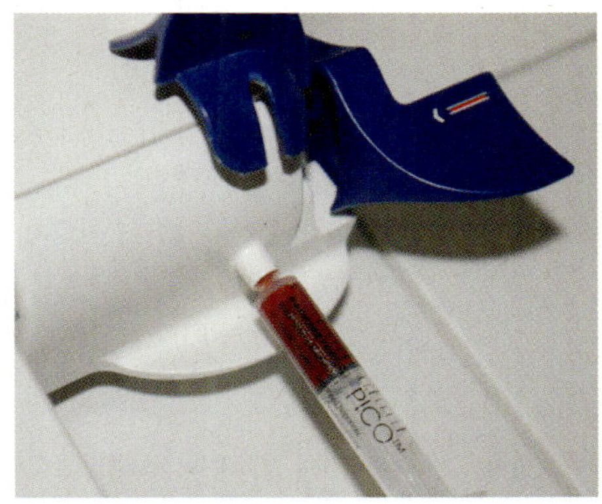


**Abb. 55.6** Spritze aufstecken

Nun gehen Sie ohne Verzögerung zum Messgerät und stecken dort die Spritze mit der Blutprobe auf **(Abb. 55.6)**. Sobald Sie auf „Start" gedrückt haben **(Abb. 55.7)**, ziehen die meisten Geräte die benötigte Blutmenge ein und Sie können die Box-Nr. oder die ID-Daten des Patienten eingeben **(Abb. 55.8)**. Dann entfernen ( ) Sie die Spritze **(Abb. 55.9)** und …

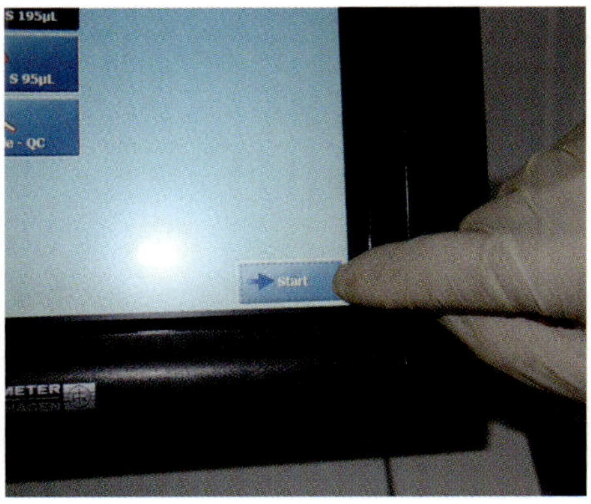


**Abb. 55.7** Gerät starten

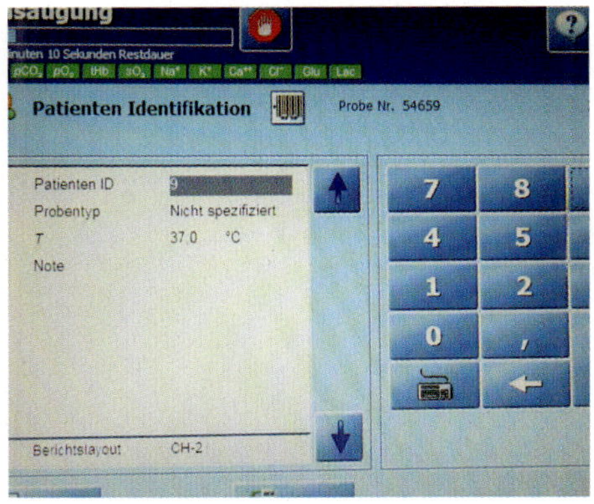


**Abb. 55.8** Eingabe ID-Daten

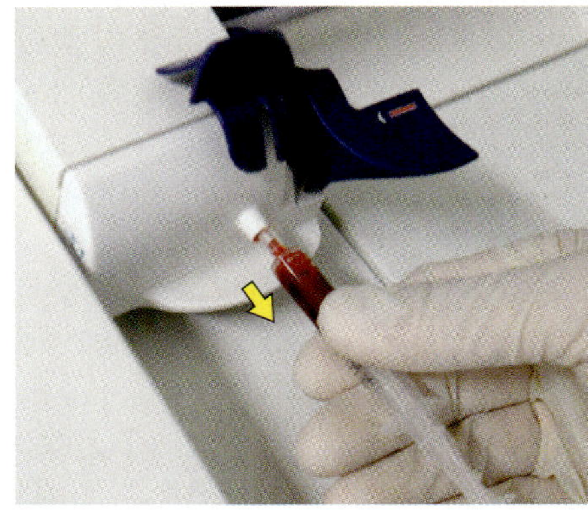

**Abb. 55.9** Spritze abziehen

… schließen (↓) den Deckel wieder (Abb. 56.1). Bereits nach kurzer Zeit wird Ihnen das Ergebnis der BGA entweder auf dem Monitor angezeigt (Abb. 56.2) und / oder auf einem Zettel ausgedruckt (Abb. 56.3), den Sie nach Ihrer Befundung am besten direkt in der Patientenkurve abheften oder aufkleben. Hinweise zur Interpretation von BGA-Messergebnissen finden Sie auf der Seite 53 und 120.

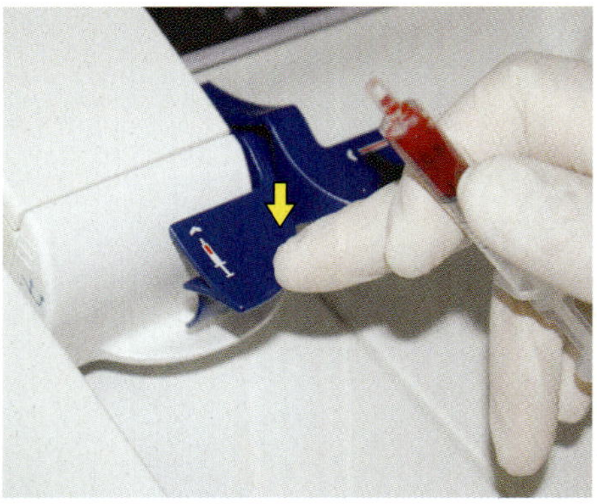

Abb. 56.1 Deckel schließen

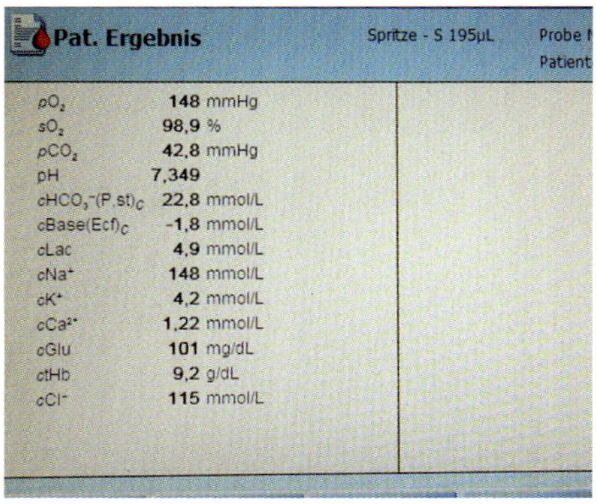


Abb. 56.2 Monitoranzeige

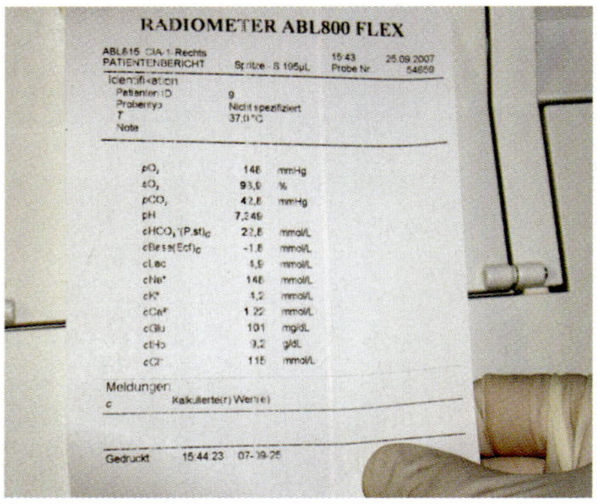


Abb. 56.3 Ergebnisausdruck

10

Wenn Ihr Patient jedoch keine arterielle Verweilkanüle hat, können Sie entweder mit Hilfe einer Glaskapillare eine gemischt-venöse BGA aus dem Ohrläppchen entnehmen oder die A. radialis der nicht-dominanten Hand punktieren (vgl. S. 57). Von einer Punktion der A. femoralis wird dagegen eher abgeraten (vgl. S. 53).

Wenn Sie eine kapilläre, gemischt-venöse BGA aus dem Ohrläppchen vornehmen möchten, ist es zweckmäßig, die Durchblutung des Ohrläppchens fünf bis zehn Minuten vorher mit einer durchblutungsfördernden Salbe zu erhöhen (Abb. 56.4). Dann stechen Sie in das Ohrläppchen ein (Abb. 56.5) und pressen den ersten Blutstropfen heraus (Abb. 56.6).

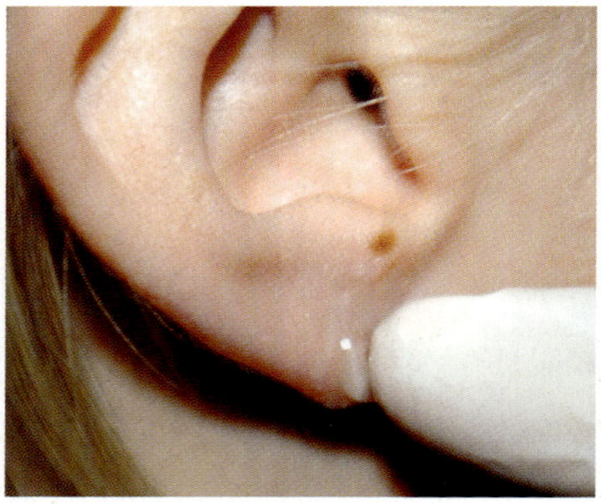

Abb. 56.4 Perfusionsförderung

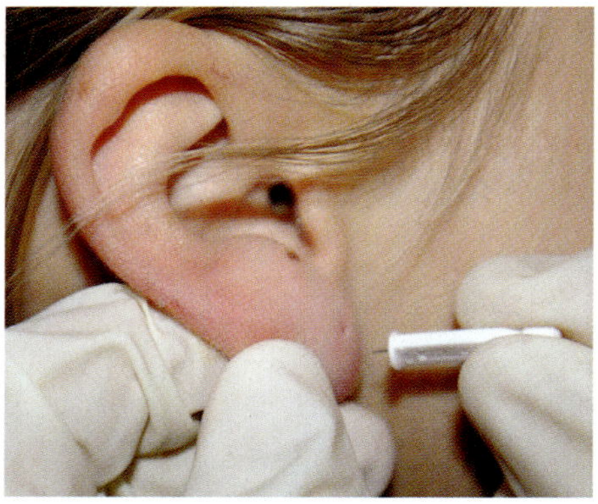

Abb. 56.5 Einstich

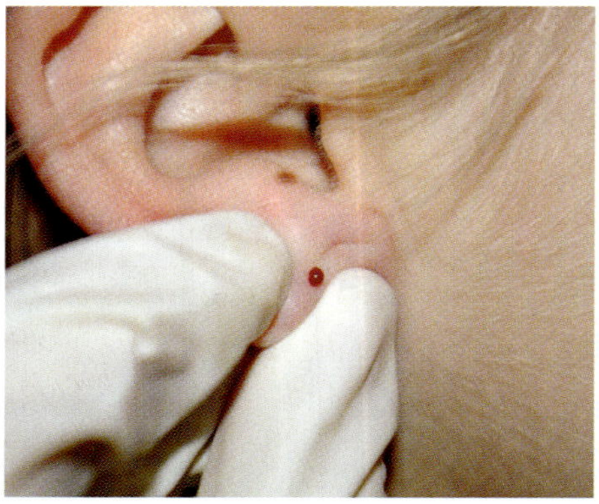

Abb. 56.6 Blut heraus pressen

Dann wischen Sie den 1. Tropfen Blut mit einem Tupfer ab (Abb. 56.7) und verwerfen ihn. Erst danach pressen Sie wieder einige Tropfen Blut aus dem Ohrläppchen heraus, die Sie in eine Glaskapillare blasenfrei aufziehen (↘) und sofort in das Analysegerät eingeben (Abb. 56.8). Hierbei gelten etwas andere Normwerte als bei der arteriellen Entnahme.

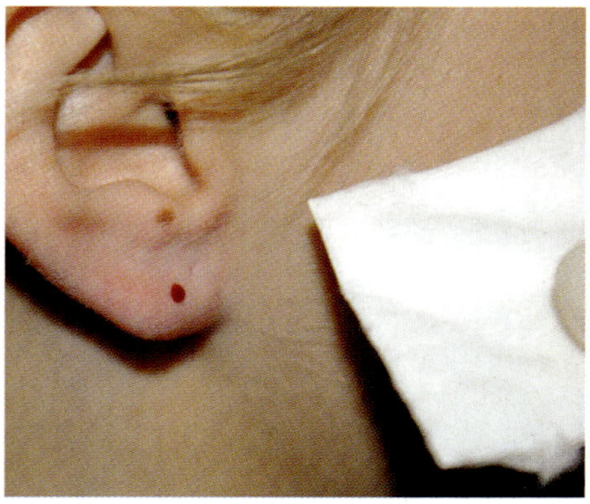

Abb. 56.7 1. Tropfen abwischen

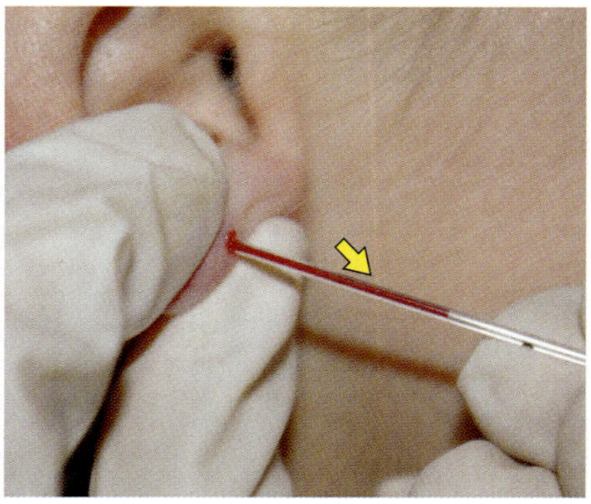

Abb. 56.8 Probe nehmen

### Punktion der A. radialis

Wenn keine arterielle Verweilkanüle angelegt wurde und im Einzelfall die Aussagekraft einer gemischt-venösen BGA aus dem Ohrläppchen (vgl. S. 56) nicht ausreicht, wird in der Regel eine A. radialis punktiert. Dafür werden folgende Dinge bereit gelegt **(Abb. 57.1)**:

**(A)** unsterile Handschuhe
**(B)** dünne Punktionsnadel
**(C)** heparinisierte Spritze
**(D)** Desinfektionsspray
**(E)** einige Tupfer
**(F)** Klebestreifen für den späteren Druckverband

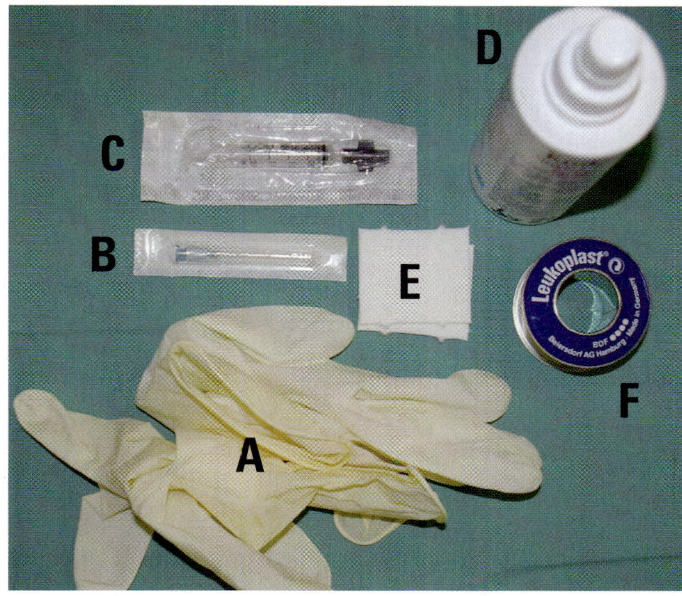


**Abb. 57.1** Materialvorbereitung



Zunächst überprüfen Sie eine mögliche Kollateralisation über die A. ulnaris mit Hilfe des Allen-Tests (vgl. S. 116). Dann ertasten Sie ca. 5 cm proximal der Handwurzel den Verlauf der A. radialis (— — —) zwischen den gespreizten Mittel- und Zeigefinger Ihrer linken Hand **(Abb. 57.2)** und desinfizieren die Punktionsstelle **(Abb. 57.3)**. Anschließend stechen Sie etwa in einem 30°-Winkel ein ( ⇙ in **Abb. 57.4**) und aspirieren ( ⇗ ) die Blutprobe **(Abb. 57.5)**. Ziehen Sie nun die Nadel heraus ( ⇨ ) und komprimieren ( ⇘ ) sofort danach die Punktionsstelle **(Abb. 57.6)**. Ein leichter Druckverband kann dann für ca. 10-15 Minuten angelegt werden (vgl. S. 64), um die Ausbildung eines Hämatoms zu verhindern **(Abb. 57.7)**. Auch diese Blutprobe muss entlüftet (vgl. **Abb. 54.7**), verschlossen und zügig zum Analysegerät gebracht werden (vgl. S. 54/55).

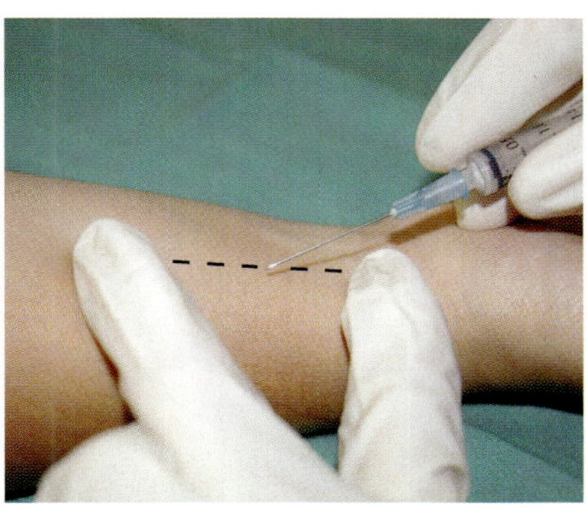

**Abb. 57.2** Palpation der Arterie

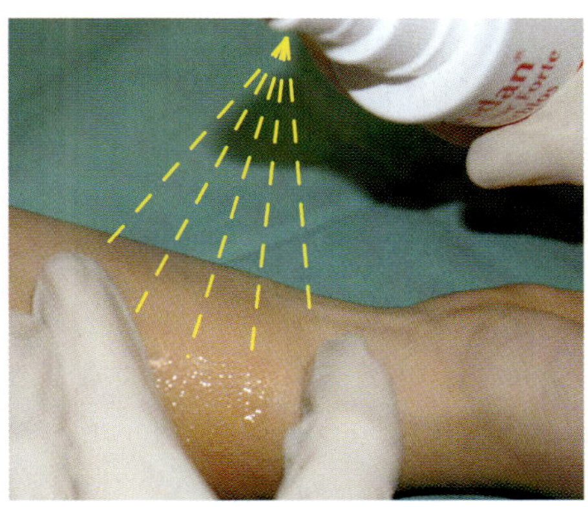

**Abb. 57.3** Hautdesinfektion

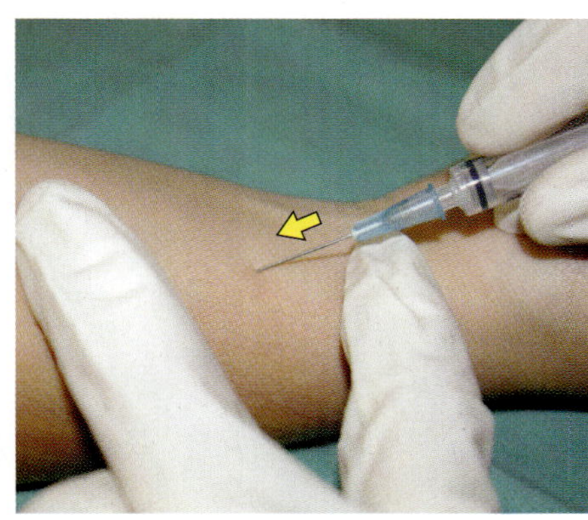

**Abb. 57.4** Einstich im 30°-Winkel

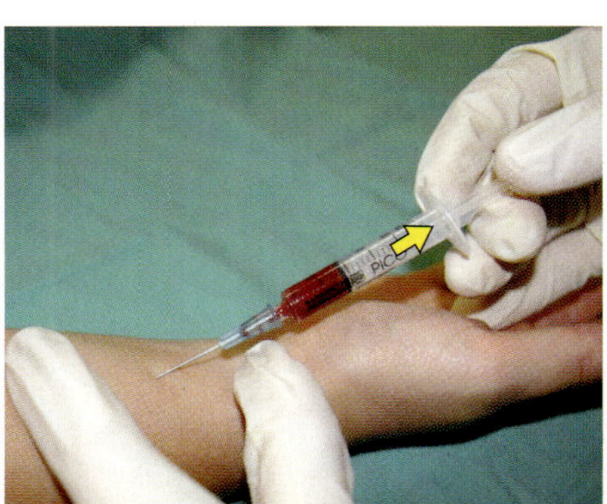

**Abb. 57.5** Blutprobe entnehmen

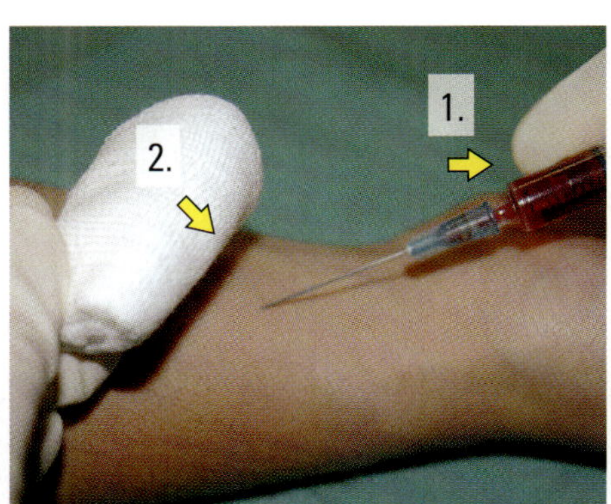


**Abb. 57.6** Spritze entfernen

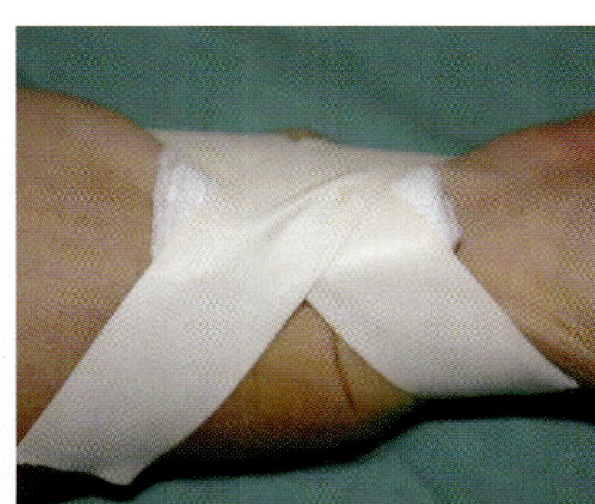

**Abb. 57.7** Druckverband anlegen

### Indikation

Der Stich einer Venenpunktion stellt streng genommen eine Körperverletzung dar, die daher das Einverständnis des erwachsenen Patienten, bei Kindern das des Erziehungsberechtigten bzw. das angenommene Einverständnis bei bewusstlosen Patienten (z.B. bei vitaler Indikation) voraussetzt. In Einzelfällen kann auch bei stationären Patienten die tatsächlich notwendige Häufigkeit von Laborwertkontrollen durchaus kontrovers diskutiert werden.

### Relative Kontraindikationen

Eine gewisse Vorsicht ist geboten bei Patienten mit Blutgerinnungsstörungen und unter Antikoagulantientherapie (Kontrolle der Gerinnungsparameter) wegen möglicher Blutungsfolgen. Besonders bei immungeschwächten Patienten besteht Infektionsgefahr bei Hautinfektionen an der beabsichtigten Punktionsstelle.

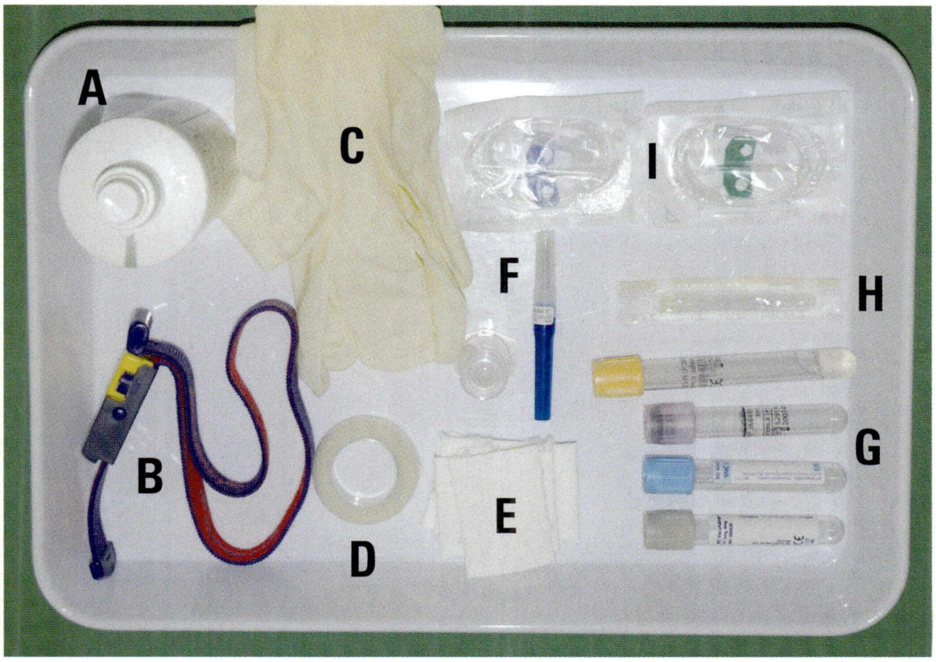


**Abb. 59.1** Materialvorbereitung

### Vorbereitung des Tabletts

Auf dem Tablett werden diese Dinge bereitgelegt **(Abb. 59.1)**:

(A) Desinfektionsspray
(B) Stauschlauch
(C) unsterile Handschuhe
(D) Klebeband für Kompression
(E) einige Tupfer
(F) Vakutainer-Adapter / -Nadel
(G) Vakuumröhrchen (bereits mit Namen-Aufklebern)
(H) Kanülen
(I) 2 Butterfly-Nadeln



Wenn absehbar ist, dass beim betroffenen Patienten nur gelegentliche Blutabnahmen erfolgen werden, kann direkt in der Ellenbeuge punktiert werden, da sich hier häufig leicht zugängliche und gut in der Subcutis verankerte Venen finden lassen. Bei stationären Patienten mit häufigen Punktionen kann es dagegen sinnvoll sein, den Punktionsort schrittweise von distal (z.B. Handrücken) nach proximal zu wählen, damit kleinere Hämatome oder passagere Thrombosen spätere Punktionsversuche nicht limitieren. Alternativ kann natürlich auch die Blutentnahme über Venenverweilkanülen (vgl. Kap. 12) und über ZVK erfolgen (vgl. Kap. 17), allerdings mit der Gefahr von Verfälschungen einzelner Bestimmungsparameter (s. dort).

### Mögliche Komplikationen

Erfolgt die Punktion einer Vene nicht nur zur Blutabnahme, sondern zur i.v.-Injektion eines Medikaments, besteht die Gefahr einer versehentlichen, intraarteriellen Injektion: Einige Medikamente können dann zu einem Vasospasmus der Arterienwand mit entsprechender Perfusionsminderung bis hin zur Nekrosegefahr führen. Oft treten dabei schlagartige Schmerzen auf, die der Patient natürlich artikuliert. Ziehen Sie in diesem Fall die Kanüle nicht aus der Arterie heraus, damit sofort Gegenmittel in das arterielle Lumen injiziert werden können.
Weniger gefährlich sind postpunktionelle Hämatome in der Subkutis, die meistens erst nach Entfernung der Nadel durch fehlerhafte oder zu kurzfristige Kompression der Punktionsstelle verursacht werden (vgl. S. 65).

# 11 Venenpunktion – Blutabnahme

Die verschiedenen Größendurchmesser der jeweiligen Punktionsnadeln sind in **Abb. 60.1** aufgeführt. Die in Westeuropa am häufigsten verwendeten Vakuumröhrchen sind für jeweils verschiedene Tests gedacht und enthalten z.B. auch gerinnungsaktive Zusatzlösungen für die Bestimmung der Gerinnungswerte der Patienten **(Abb. 60.2)**. Eventuell variieren jedoch die hier gezeigten Farben gegenüber den bei Ihnen üblichen Röhrchen oder Punktionsnadeln.

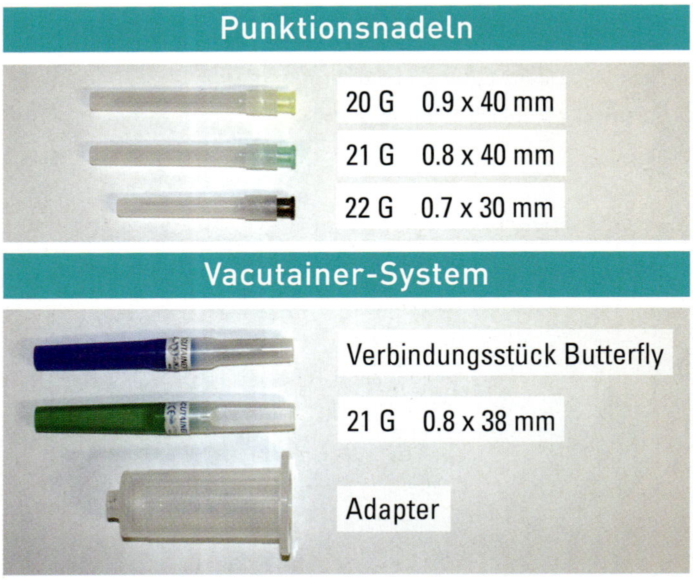


**Abb. 60.1**

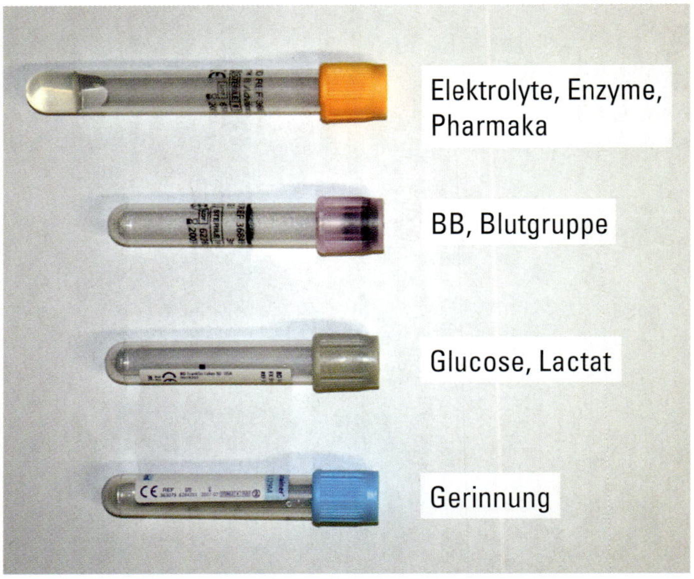


**Abb. 60.2**



**Vorbereitung der Venenpunktion**

Bevor Sie an den Patienten mit Ihrem Punktionstablett herantreten, ist es sehr sinnvoll, sich je nach Anzahl der beabsichtigten Blutabnahmen noch im Stationszimmer kurze Notizen zu machen, welche Werte beim Patienten „X" oder „Y" jeweils aus welchem Grund kontrolliert werden sollen. Dann sind Sie für berechtigte Rückfragen der Patienten vorbereitet und können dazu adäquat Auskunft geben.

Im Regelfall werden Ihnen bereits die jeweils zu füllenden Röhrchen gruppiert für die einzelnen Patienten vorbereitet worden sein **(Abb. 60.3)**. Überprüfen Sie unbedingt, dass die Röhrchen mit den korrekten Namensaufklebern versehen worden sind, um spätere Verwechslungen oder eventuell folgenreiche Fehlbestimmungen zu vermeiden. Häufig bietet es sich an, in der Ellenbeuge zu punktieren, da hier oft großlumige Venen in der Subkutis liegen und die Dichte sensibler Nervenfasern geringer ist als z.B. an der Hand. Wenn Sie also in der Ellenbeuge punktieren möchten, ertasten Sie bei jedem Patienten vorher den Verlauf und die Tiefe der A. brachialis **(Abb. 60.4)**: Die oberflächliche Verlaufsvariante dieser Arterie ist nicht so selten und kann bei versehentlicher Punktion später umfangreiche Hämatome verursachen **(Abb. 60.5)**.

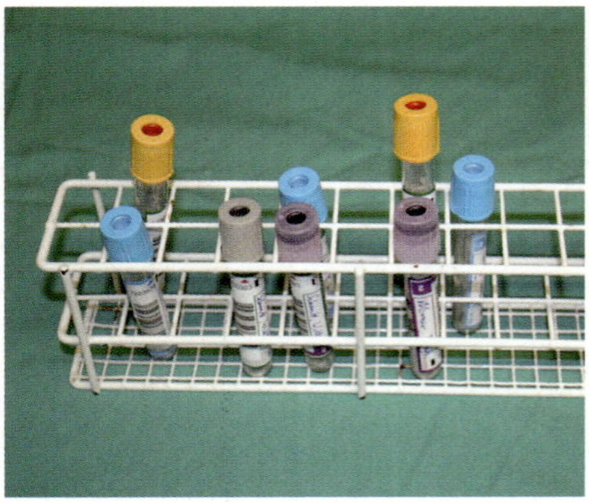

**Abb. 60.3**

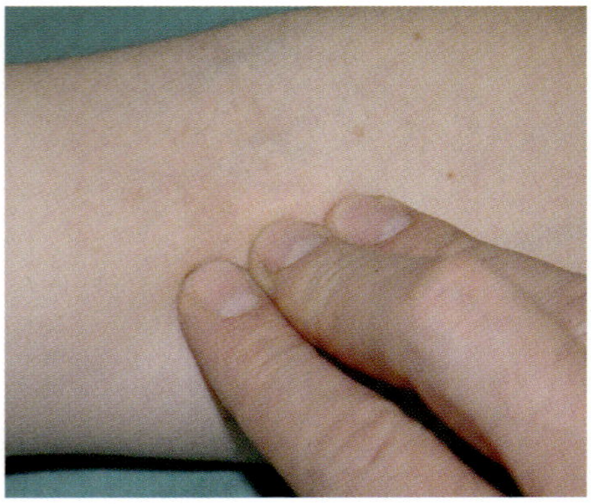

**Abb. 60.4**

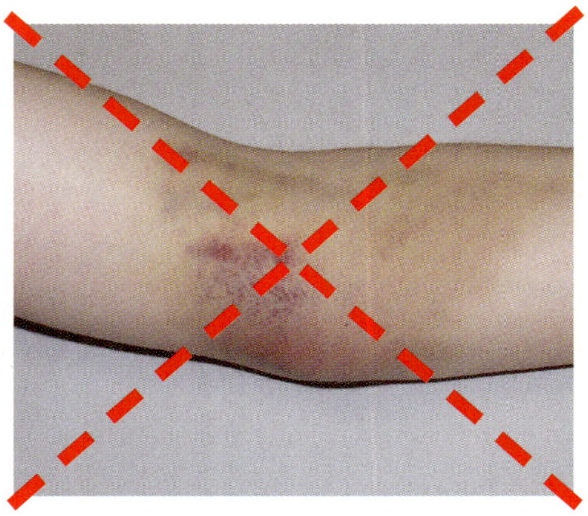

**Abb. 60.5**

**Übungskurs für Unerfahrene I**

Für diejenigen, die noch nicht über ausreichende Übung in der Punktion von Venen verfügen, bietet es sich an, diese Fertigkeit erst einmal an Bananen, Äpfeln oder Apfelsinen zu simulieren und den Ablauf der Einzelschritte so lange zu üben, bis sie sich darin sicher fühlen:

So existieren z.B. mehrere Möglichkeiten, eine Spritze (oder ein Vacutainersystem) mit der Hand zu fixieren: Die **Abb. 61.1** zeigt für Rechtshänder das Halten der Spritze von oben zwischen dem Zeige- und Mittelfinger auf der Nadelseite ( ) und dem Daumen am Stempel ( ) der Spritze. Alternativ kann dies auch von der rechten Seite geschehen **(Abb. 61.2)**. Hierbei sollte sich jedoch maximal ein Finger ( ) zwischen Spritze und Haut befinden, damit eine spitzwinklige bzw. flache Punktion der Haut noch möglich ist. Geraten dagegen zwei oder mehr Finger zwischen Spritze und Haut ( ), wird der Punktionswinkel ( ) zu groß bzw. zu stumpf **(Abb. 61.3)**.

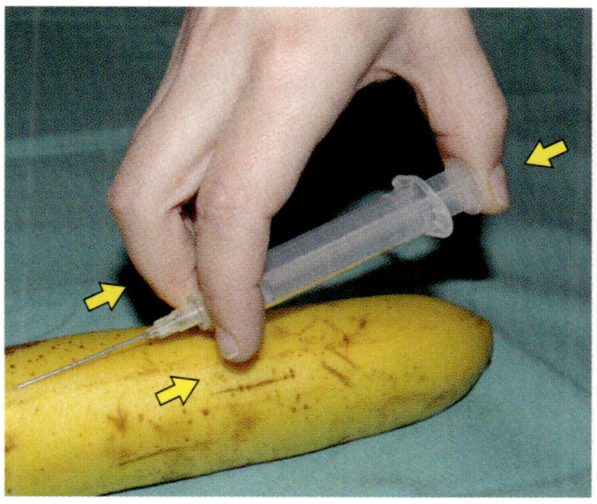

**Abb. 61.1**

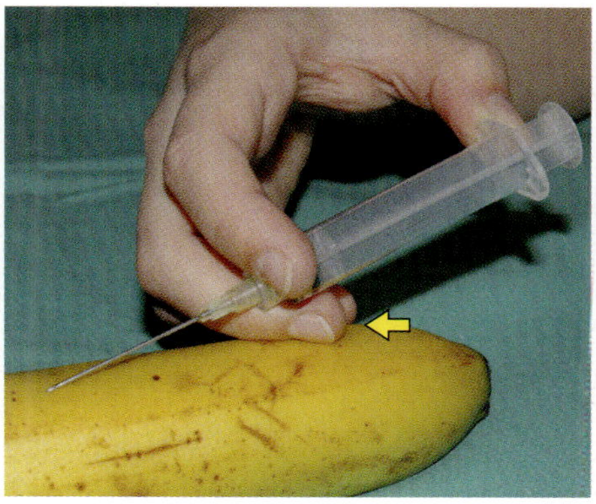

**Abb. 61.2**

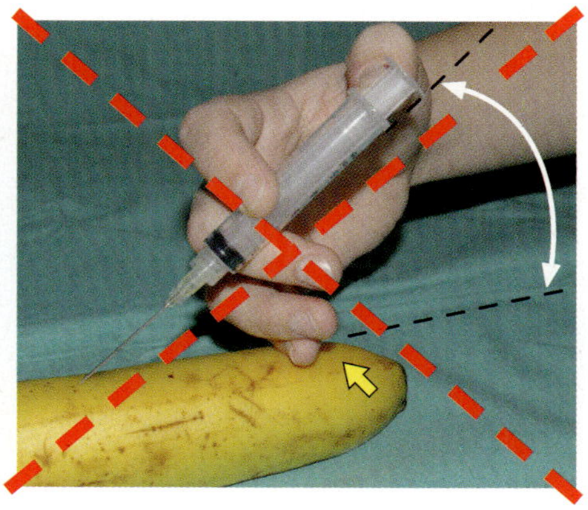

**Abb. 61.3**

Wer ganz flachwinklig punktieren möchte, fixiert das Spritzensystem am Nadelende so ( ), dass sich gar kein Finger mehr zwischen Haut und Spritze befindet **(Abb. 61.4)**. Andere Handhaltungen sind oft zu „wackelig“ und erlauben keine sichere Nadelführung **(Abb. 61.5)**. Es ist daher vor allem für Anfänger sinnvoll, sich mit dem Mittel- oder Ringfinger auf der Haut des Patienten leicht abzustützen ( in **Abb. 61.2**), um den kurzen Stechimpuls gezielter (und in seiner Länge dosierter) setzen zu können: Dieser Stechimpuls ( ) sollte als kurze (2-5 mm), aber nicht zu langsame Bewegung durchgeführt werden **(Abb. 61.6)**, damit die Phase der Hautpenetration ( ) später möglichst kurz gerät (geringere sensible Schmerzempfindung). Arbeiten Sie jedoch zu ruckartig, werden Sie merken, dass Sie häufiger zu tief einstechen.

Üben Sie es daher einige Male, bis es Ihnen sicher ohne Achsenabweichung gelingt. Dabei „spannen“ Sie die Schale der Banane zu Übungszwecken mit Ihrem linken Daumen leicht in Gegenrichtung an (später beim Patienten nach distal, damit die Haut mit ihrer Eigenelastizität später nicht nachgibt, sondern schnell von der Nadel penetriert werden kann).

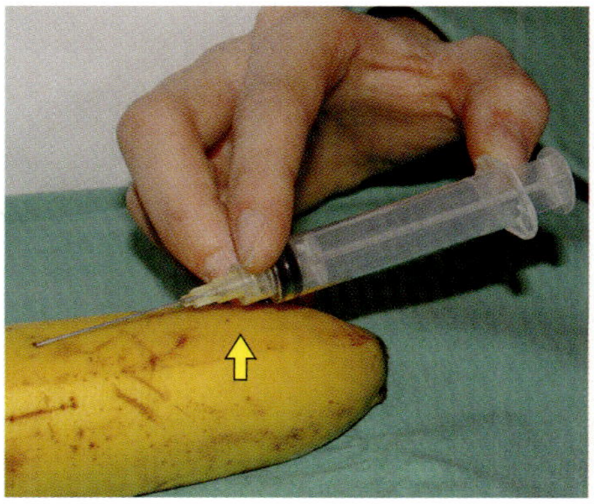

**Abb. 61.4**

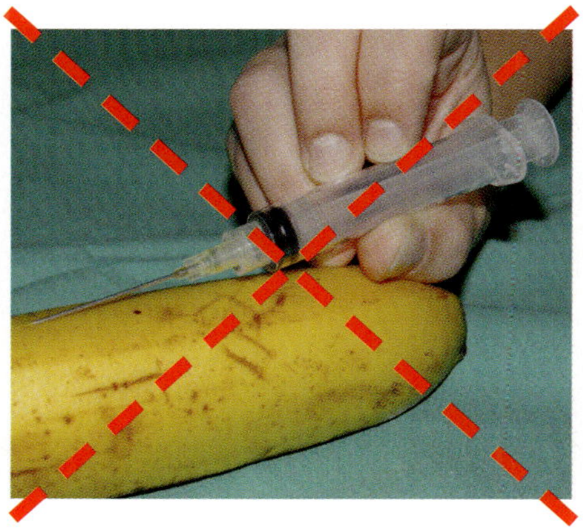

**Abb. 61.5**

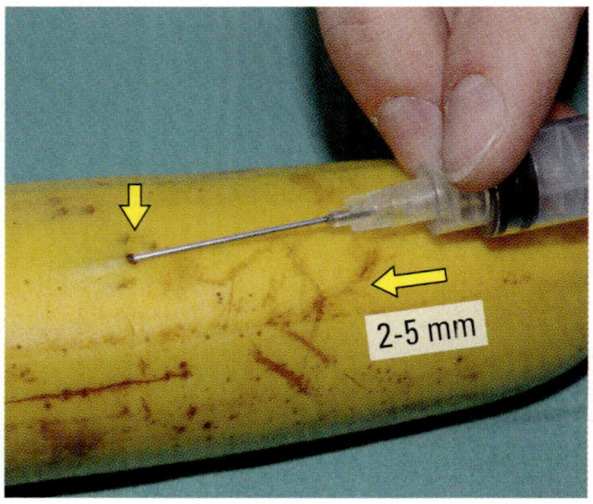


**Abb. 61.6**

**Übungskurs für Unerfahrene II**

Auch das Anlegen der Staubinde will gelernt sein: Bei Punktionen in der Ellenbeuge wird der Stauschlauch üblicher Weise in der Mitte des Oberarms angelegt – bei Punktionen z.B. am Handrücken am mittleren oder distalen Drittel des Unterarms. Unerfahrene klemmen gelegentlich die Haut des Patienten (⇦) mit ein, wenn sie die Staubinde enger ziehen **(Abb. 62.1)**, indem Sie den Gurt schräg oder tangential (⇙) vom Arm wegziehen. Dies kann vermieden werden, indem Sie mit der einen Hand den Arm nach unten fixieren (⇘ ⇘) und mit der anderen Hand das freie Ende der Staubinde so vom Arm wegziehen (⇖), dass sich unter Zug ein freies Dreieck (◸) bildet **(Abb. 62.2)**.
Der Staudruck sollte sich lediglich leicht unterhalb des diastolischen Blutdrucks befinden (falls Sie als Alternative eine Blutdruckmanschette verwenden), den arteriellen Einstrom also nicht behindern. Da es einige Zeit dauert, bis sich die Armvenen aufstauen, nutzen Sie die Zeit zur flächig-deckenden Hautdesinfektion **(Abb. 62.3)**. Dafür reichen 30 Sekunden aus, in denen Sie ihr Punktionsbesteck zusammenstecken und (unsterile) Schutzhandschuhe anziehen können (s.u.).



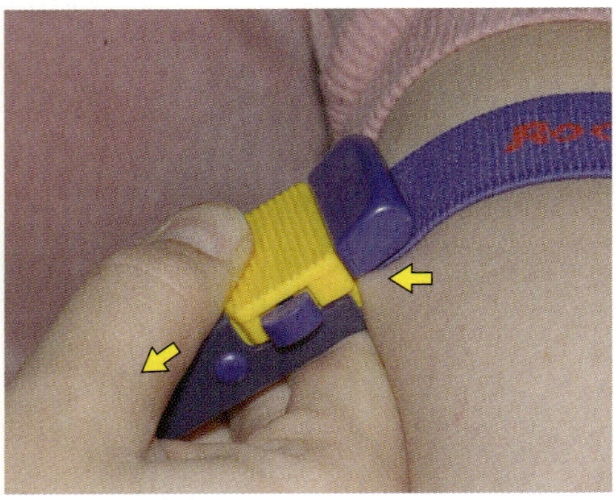

**Abb. 62.1**

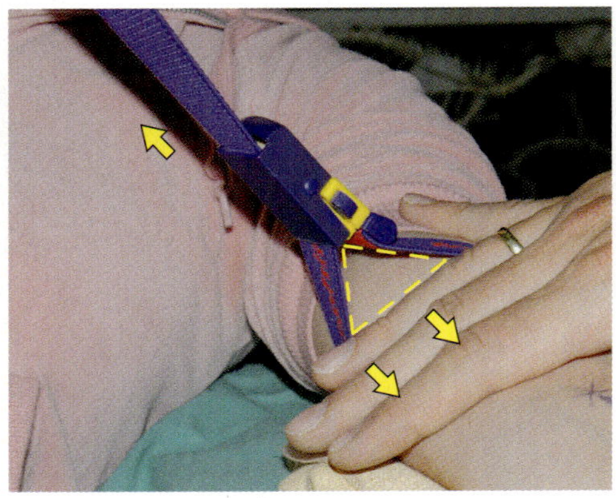

**Abb. 62.2**

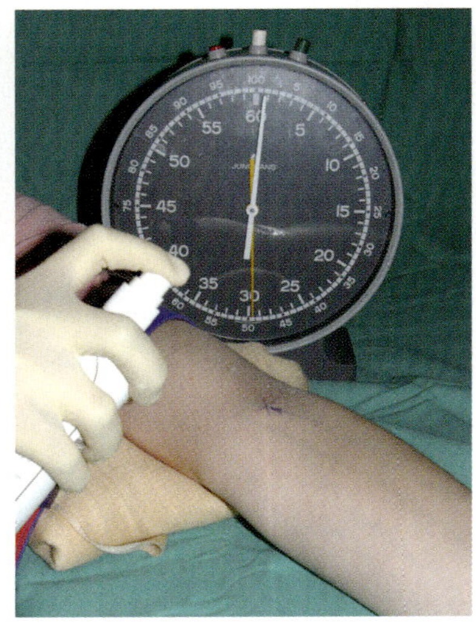

**Abb. 62.3**

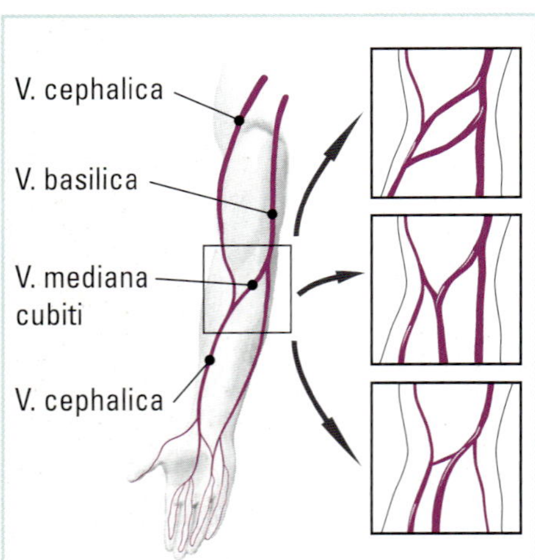


**Abb. 62.4**

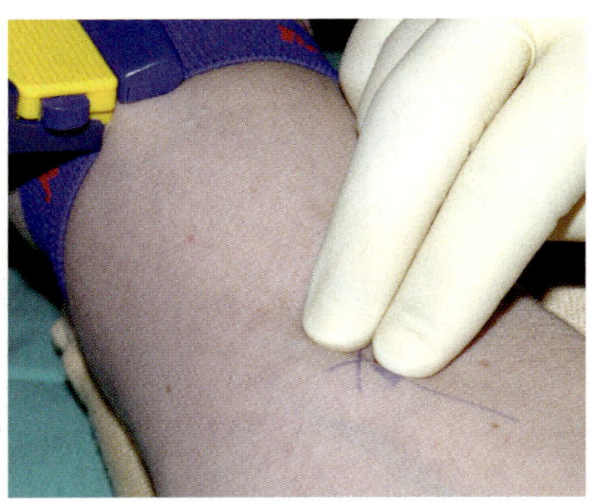

**Abb. 62.5**

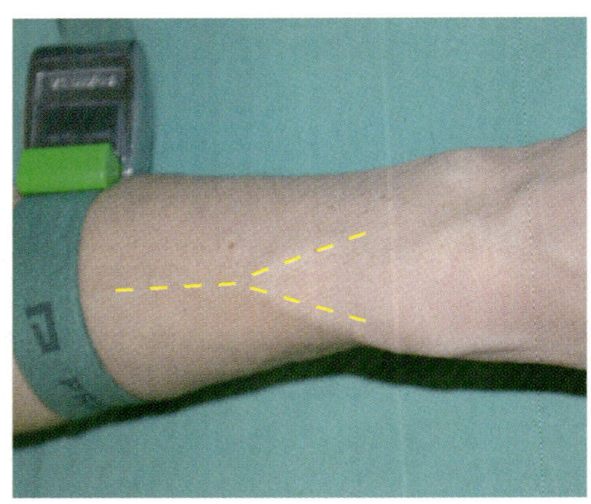

**Abb. 62.6**

**Wahl der Punktionsstelle**

Am häufigsten ist die Punktion in der Ellenbeuge in die V. mediana cubiti oder V. basilica praktikabel. Hier existieren einige Verlaufsvarianten der subkutanen Venen, die Sie entweder schon visuell erfassen oder palpatorisch identifizieren können **(Abb. 62.4)**. Tasten Sie den typischen federnd-weichen Widerstand eines offenen Venenlumens im Gegensatz zum harten Strang der Beugersehne des M. biceps brachii **(Abb. 62.5)**. Am Unterarm oder der Hand empfehlen sich Zusammenflüsse zweier Venen, die „Y“-artig geformt sind **(Abb. 62.6)**. Wischen Sie dann mit Hilfe eines Tupfers einmal den nassen Film des Desinfektionsmittels von der beabsichtigten Punktionsstelle ab. Danach sollte die Haut an dieser Stelle nicht mehr berührt werden.

### Zusammenstecken des Punktionssystems

Bei Vacutainer-Systemen drehen Sie zunächst die milchig-weiße Kappe des Verbindungsstücks ab, stecken dieses Ende in die Halterung ( ⇦ in **Abb. 63.1**) und drehen es im Uhrzeigersinn ( ↻ ) fest **(Abb. 63.2)**. Denken Sie daran, dass sich unter dem dunkelgrauen Dichtungsgummi ( ⇩ in **Abb. 63.1**) ebenfalls eine Nadel befindet, die wenig später die Gummiverschlüsse der Einzelröhrchen durchbohren soll (und nicht Ihren Finger). Anschließend stecken Sie das Anschlussstück der Butterflykanüle auf ( ⇨ ⇦ in **Abb. 63.3**).

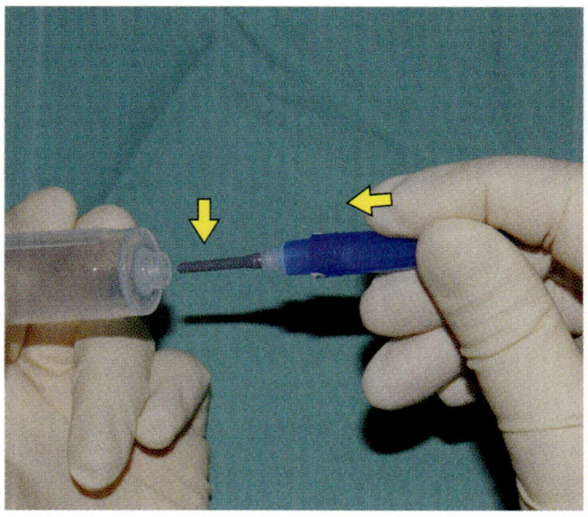

**Abb. 63.1**

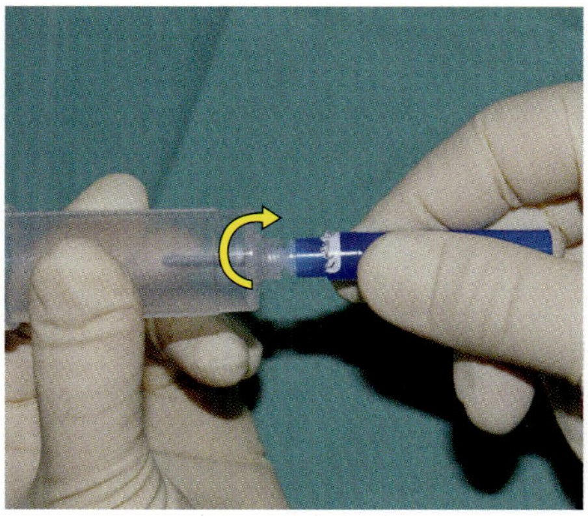

**Abb. 63.2**

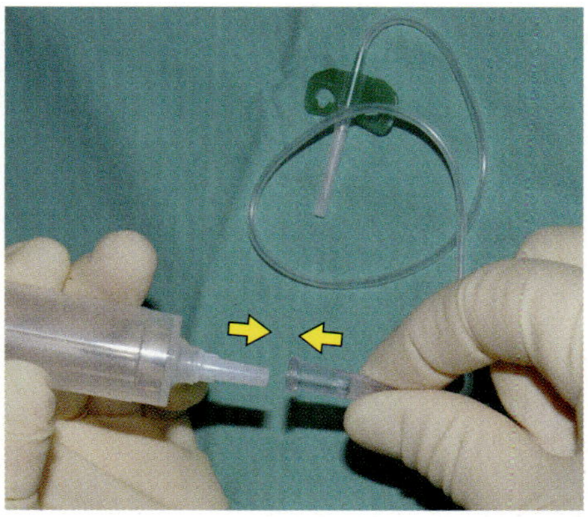

**Abb. 63.3**



Die Butterflykanülen sind zwar etwas teurer, erleichtern jedoch insbesondere dem Anfänger den Röhrchenwechsel im Vergleich zu den Sarstedt-Monovetten **(Abb. 63.4)**, die direkt an der Punktionsnadel ab- und aufgedreht werden müssen. Dadurch kann es beim Ungeübten etwas leichter zu einer unbeabsichtigten Verlagerung der Kanülenspitze und zum versehentlichen Durchstechen der Vene kommen.
Reißen Sie vor Beginn der Punktion einen Pflasterstreifen von der Rolle, den Sie evtl. zur späteren Fixierung des Butterflys oder der Tupfer benötigen werden (s. S. 66).

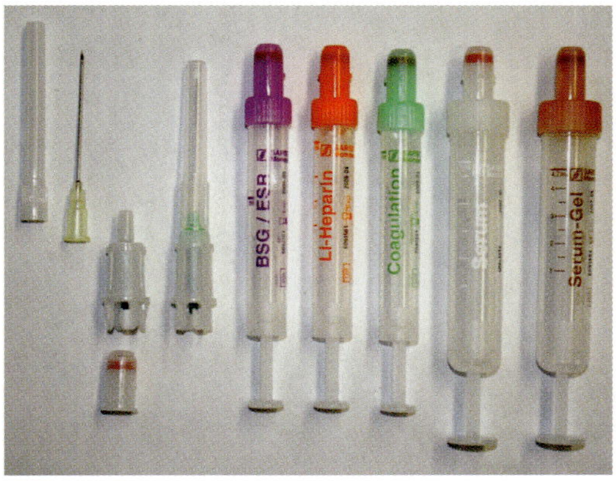


**Abb. 63.4**

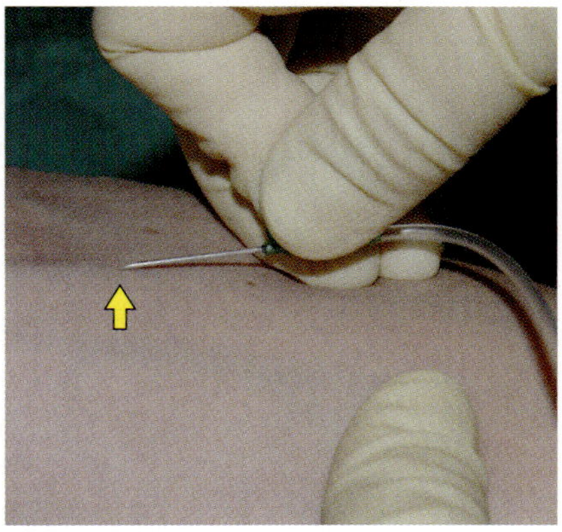

**Abb. 63.5**

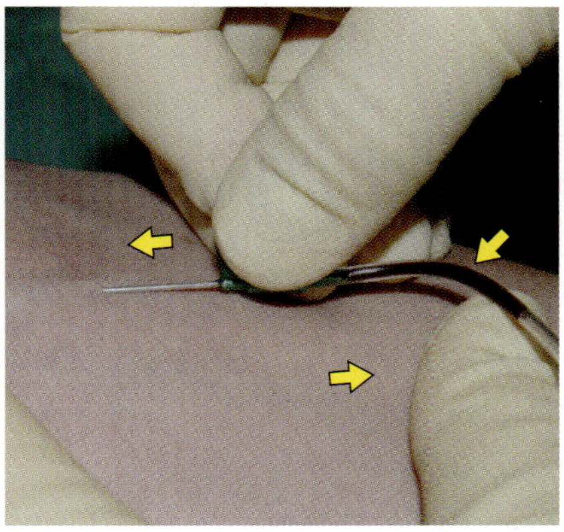

**Abb. 63.6**

### Die eigentliche Punktion

Am besten nehmen Sie eine sitzende Position ein und der Patient legt den Arm gestreckt auf eine Unterlage (Tisch oder Bett). Einmalunterlagen oder Zellstoff verhindern Blutflecken auf Kleidung oder Bettwäsche. Die Handhaltung konventioneller Nadeln wurde bereits auf Seite 61 beschrieben. Butterflykanülen hält man an ihren flexiblen „Flügelchen“, die nach oben zusammengeklappt werden. Dadurch werden sehr flache Punktionswinkel **(Abb. 63.5)** ermöglicht. Unabhängig vom verwendeten Nadeltyp zeigt der offene Schliff der Nadel dabei nach oben ( ⇧ ) von der Haut weg. Bei der Punktion spannt der Daumen der linken Hand die Haut nach distal ( ⇨ ), damit die Nadelspitze leichter die Haut penetrieren kann – anschließend sticht man in das Lumen der Vene vor ( ⇦ ), bis Blut im Schlauch ( ⇙ ) erkennbar wird **(Abb. 63.6)**. Für Linkshänder wird die Handhaltung vertauscht.

### Mögliche Fehlerquellen

Stechen Sie nicht zu vorsichtig (z.B. nur 1 mm) in die Haut ein, da dann die Kanüle nicht vollständig in das venöse Lumen eindringen und eventuell Blut aus dem Anschliff der Nadel nach außen ( ) dringen kann **(Abb. 64.1)**. Übernehmen Sie auch nicht die gelegentliche Angewohnheit, die Punktionsnadel mit Hilfe ihrer Schutzkappe abzuknicken ( in **Abb. 64.2**), um einen flacheren Punktionswinkel zu ermöglichen **(Abb. 64.3)**. Abgesehen von der unnötigen Verletzungsgefahr, bewirkt der Blutfluss durch die verengte Knickstelle unter Umständen eine vermehrte Hämolyse mit z.B. verfälschten Gerinnungs- oder Elektrolytwerten. Aus demselben Grund sollte bei konventionellen Abnahmesystemen nicht zu stark aspiriert werden, damit keine Hämolyse entsteht.

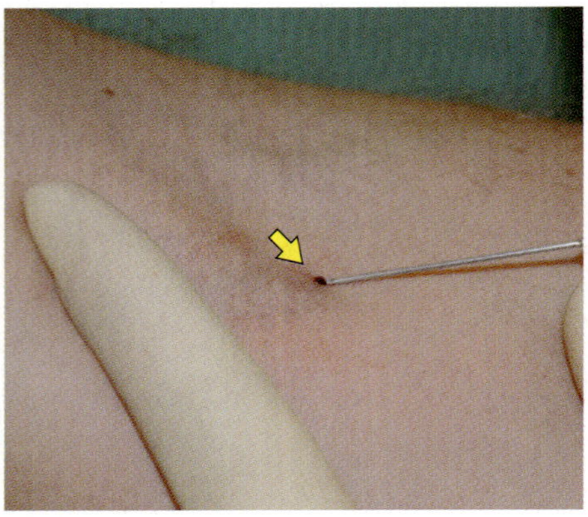

**Abb. 64.1**

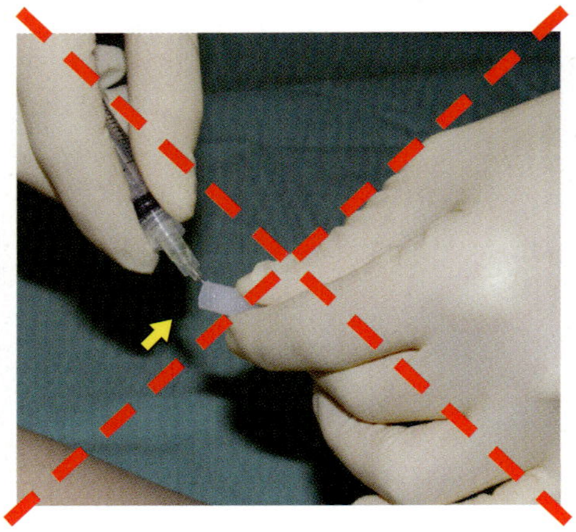

**Abb. 64.2**

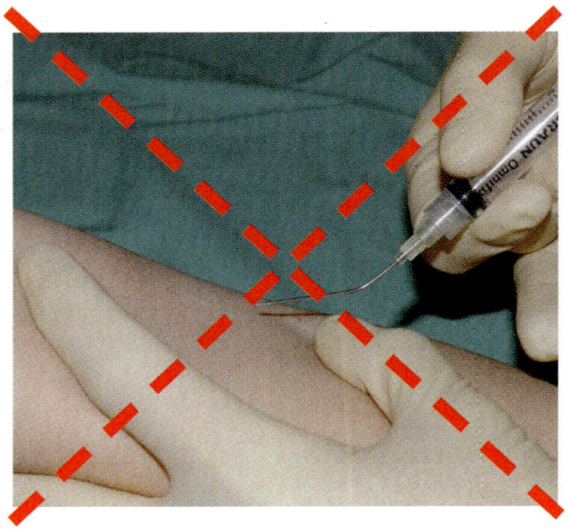

**Abb. 64.3**



### Röhrchenwechsel

Anschließend werden die Vakuumröhrchen nacheinander auf die Halterung gesteckt, wobei zwei Finger ein Widerlager ( ) gegen den Druck des Daumens ( ) bilden **(Abb. 64.4)**. Achten Sie darauf, dass das Röhrchen für die Bestimmung der BSG oder Gerinnungswerte **a)** vollständig gefüllt und **b)** durch Hin- und Herkippen ( ) mit den enthaltenen Zusätzen durchmischt wird **(Abb. 64.5)**. Zum Wechseln der Röhrchen können Sie entweder das Butterfly mit einem kleinen Klebestreifen auf der Haut fixieren oder Sie erlernen das einhändige Herausziehen ( ) der Röhrchen zwischen zwei Fingern ( ) und das Wechseln, das zugegebener Weise etwas Übung erfordert **(Abb. 64.6)**. Haben Sie alle Röhrchen gefüllt, lösen Sie die Staubinde sofort, bei älteren Menschen mit brüchigeren Venenwänden oder bei Schmerzangaben des Patienten eventuell auch schon vorher. Erst danach können Sie in aller Ruhe die Nadel entfernen, sicher deponieren und ggfs. eine Kompression der Punktionsstelle durchführen.

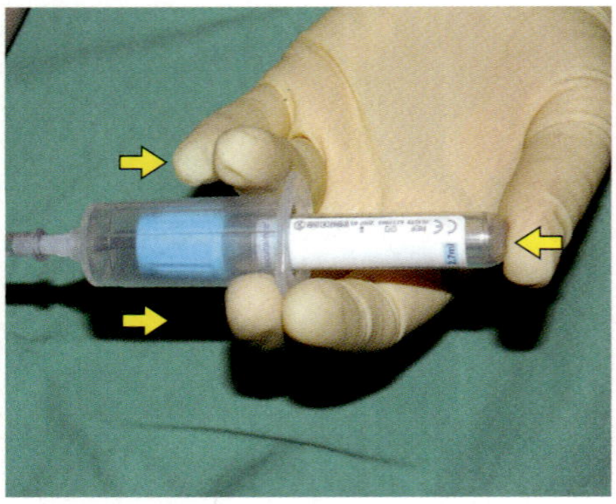

**Abb. 64.4**

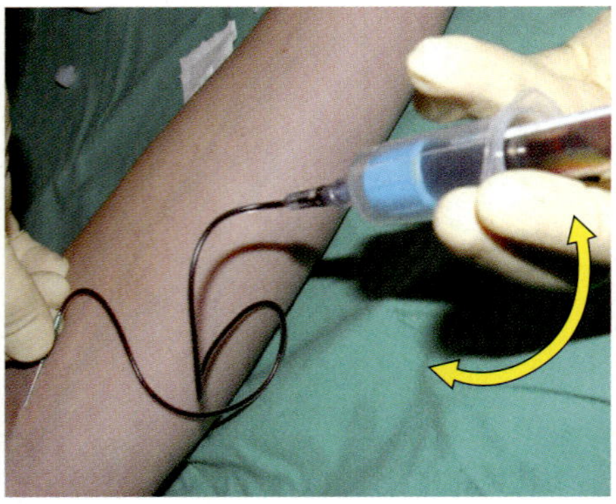

**Abb. 64.5**

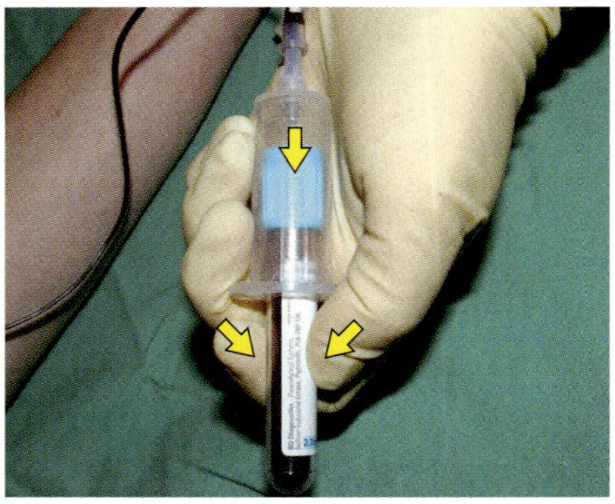

**Abb. 64.6**

**Nadelentfernung**

Halten Sie einige Tupfer bereit und ziehen Sie zunächst die Nadel achsengerecht ohne Winkeländerung ( ⇦ ) zurück (Abb. 65.1), bevor Sie die Punktionsstelle mit den Tupfern komprimieren ( ⇩ in Abb. 65.2). Vermeiden Sie ein anschließendes Abknicken im Ellenbogengelenk (Abb. 65.3), da dieses eher zu einem späteren Austreten von Blut von intraluminal in das perivaskuläre Bindegewebe führt („blauer Fleck"), wenn der Arm wieder gestreckt wird (s.u.).

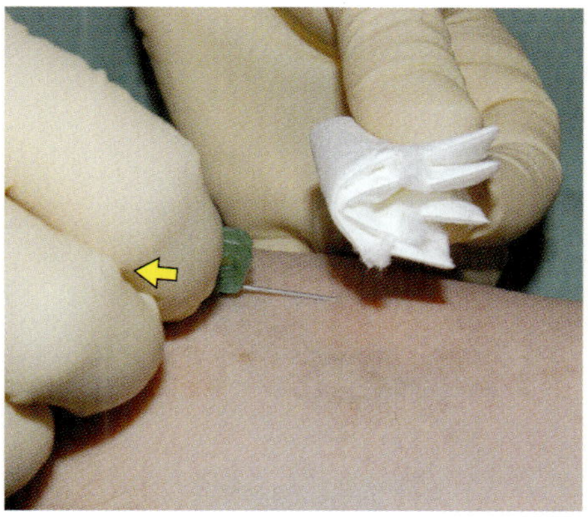

Abb. 65.1

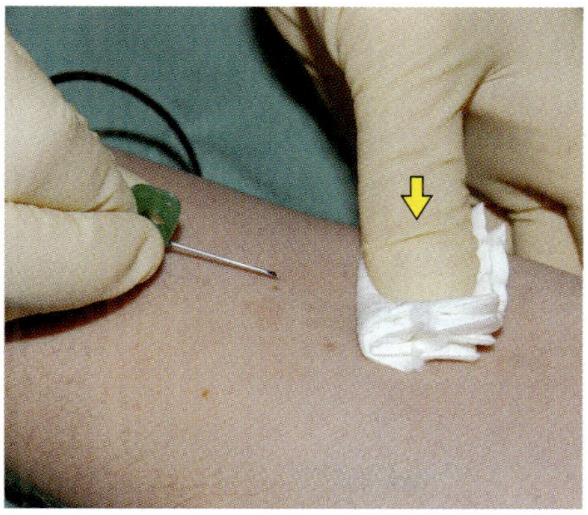

Abb. 65.2

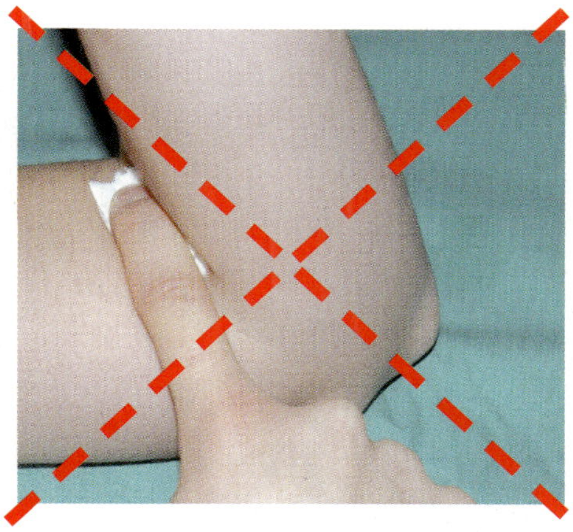

Abb. 65.3

11

Der ursprünglich ausreichende Abdichtungsthrombus ( ⇙ in Abb. 65.4 a) wird bei späterer Armstreckung ( ) gedehnt ( ⇔ ), dann oft undicht (Abb. 65.4 b) und es resultiert mit höherer Wahrscheinlichkeit ein subkutanes Hämatom, das nicht nur Ihren „Ruf" als Blutabnehmer unter den Patienten beeinträchtigt, sondern auch bei nachfolgenden Punktionsversuchen hinderlich wäre.

**Vermeiden** Sie ebenfalls **unbedingt** das Zurückstecken der Kanüle in ihre Schutzkappe („recapping", Abb. 65.5), da hierbei häufig Nadelstichverletzungen mit dementsprechendem Infektionsrisiko auftreten. Werfen Sie lieber die Injektionsnadel oder Butterflykanüle in eine ausreichend leere (!) Schutzbox ab (Abb. 65.6 a) und meiden Sie das „Stopfen" in eine bereits überfüllte Abwurfbox (Abb. 65.6 b) – hier bestünde akute Verletzungsgefahr!

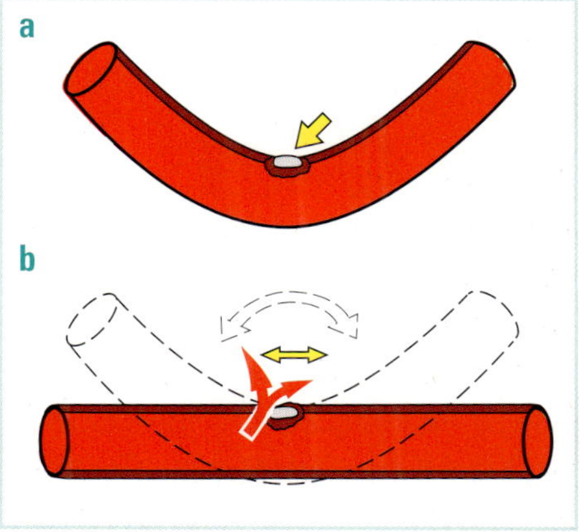


Abb. 65.4

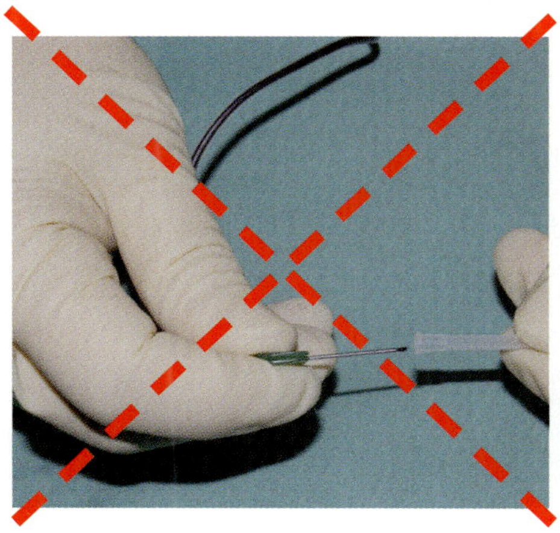

Abb. 65.5

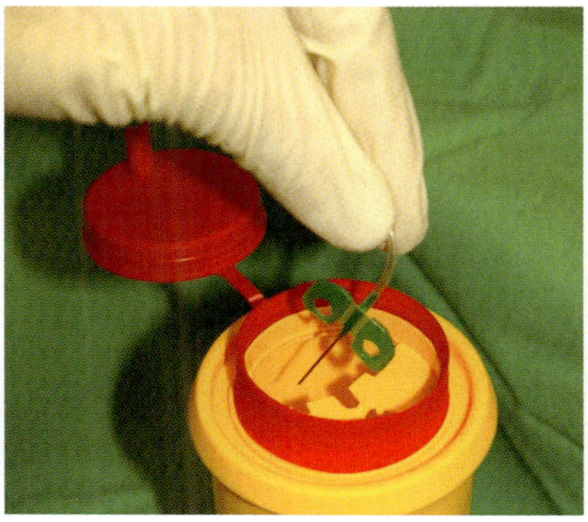

Abb. 65.6 a

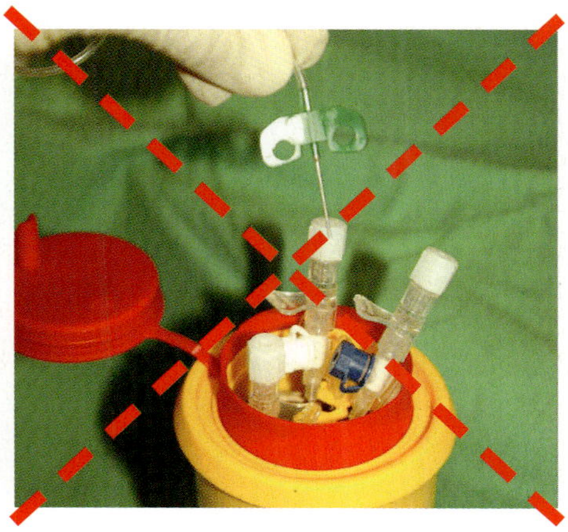

Abb. 65.6 b

### Druckverband

Auf der Intensivstation oder bei verwirrten Patienten ist häufig zu erwarten, dass der Patient nicht ausreichend lange und fest genug die Punktionsstelle komprimiert. In diesen Fällen kann es sinnvoll sein, bei normalem Gerinnungsstatus für 5 bis maximal 10 Minuten einen kleinen Kompressionsverband anzulegen (längere Verweildauern führen manchmal zu Hautreizungen):

Dafür bereiten Sie zwei Pflasterstreifen (z.B. „Leukosilk") vor, die nicht zu kurz ( ↑ ) sein dürfen, aber auch nicht zu einer Kompression des Arms in seiner ganzen Zirkumferenz führen können **(Abb. 66.1)**, also ca. 14-18 cm lang sind. Dann drücken Sie mit einer Hand einen kleinen gefalteten Tupferstapel auf die Punktionsstelle ( ↓ in **Abb. 66.2**) und pressen die Mitte eines Pflasterstreifens fest auf die Tupfer **(Abb. 66.3)**.

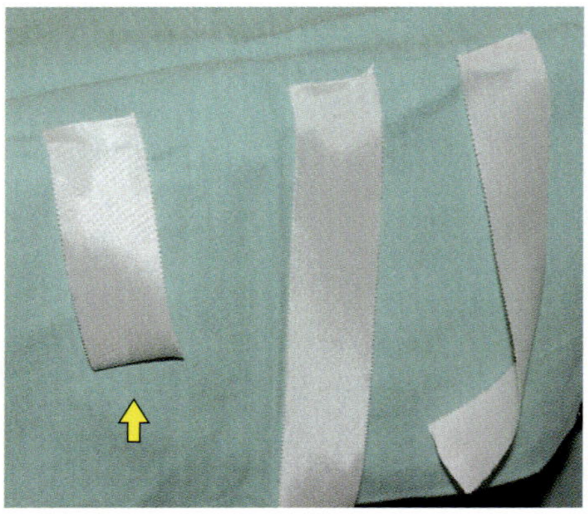

**Abb. 66.1**

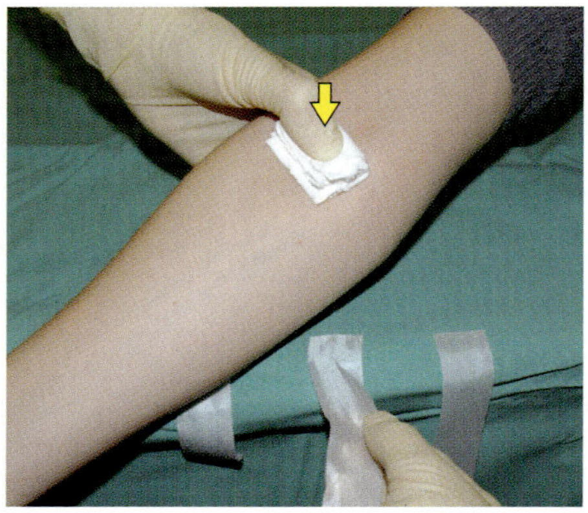

**Abb. 66.2**

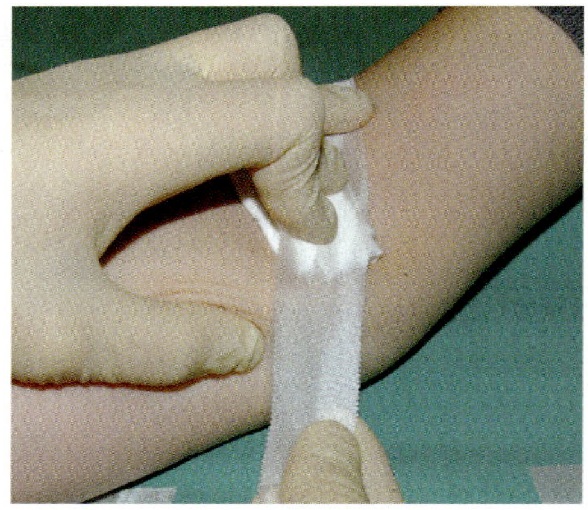

**Abb. 66.3**



Jetzt ziehen Sie mit dem Zeigefinger der linken Hand die benachbarte Haut auf die Punktionsstelle zu ( ↙ ) und ziehen mit Daumen und Zeigefinger der rechten Hand den Pflasterstreifen gegenläufig von der Punktionsstelle weg ( ↗ ) und fixieren ihn unter Spannung auf der Haut **(Abb. 66.4)**. Auch die anderen Enden werden jeweils zunächst mittig auf der Punktionsstelle fixiert ( ☆ ) und dann von ihr weg nach außen ( ↖ ) gezogen **(Abb. 66.5)**. Wichtig ist die Vorspannung der Haut in gegenläufiger Richtung auf die Punktionsstelle hin ( ↘ ) – ansonsten würde ohne die elastische Rückstelltendenz der Haut weder ein Zug auf die Pflaster, noch Druck auf die Punktionsstelle entstehen.

Mit geringem Aufwand gelingt so das schnelle Anlegen eines kleinen Druckverbandes, der jedoch nur in Streckstellung wirksam ist **(Abb. 66.6)** und bei Armbeugung seine Druckwirkung verliert **(Abb. 66.7)**. Denken Sie daran, keine stabilen, braunen Pflaster zu verwenden (stärkere Hautreizung) und den Verband nach ca. 10 Minuten wieder abzunehmen (dann sollte sich ein Thrombus gebildet haben, der das Loch in der Venenwand ausreichend verschließt).

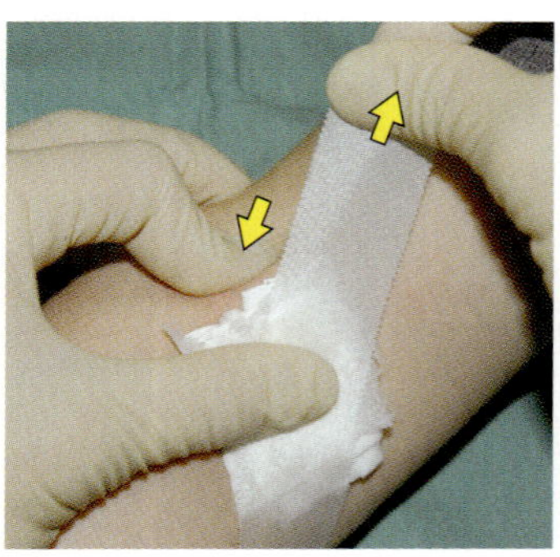

**Abb. 66.4**

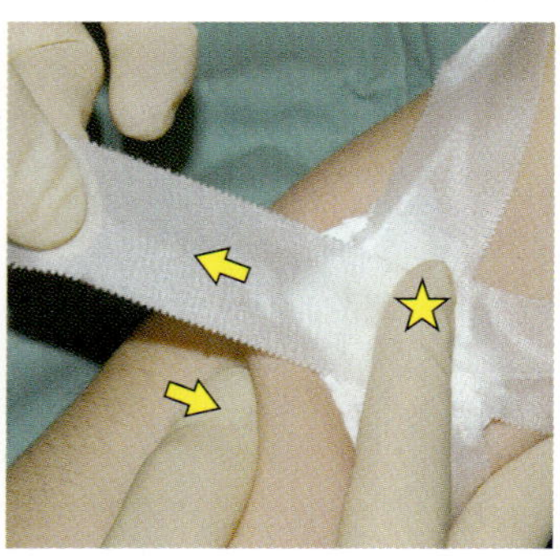

**Abb. 66.5**

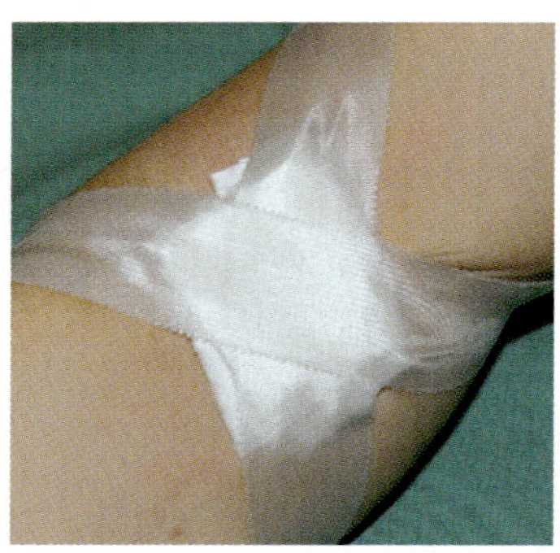

**Abb. 66.6**

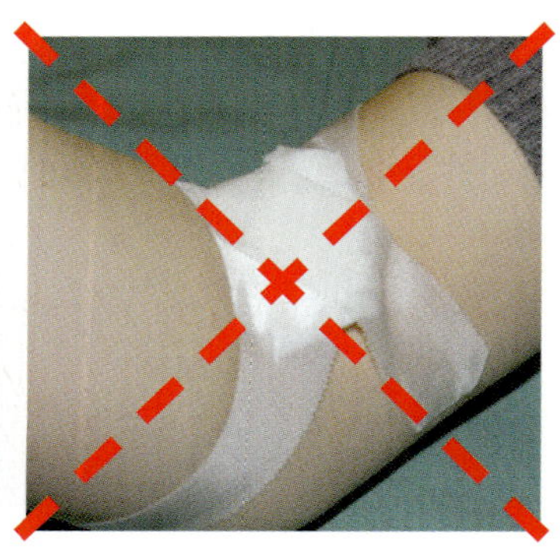

**Abb. 66.7**

**Indikationen**

Wenn bei Patienten Flüssigkeit, Elektrolytlösungen oder Medikamente wiederholt parenteral (intravenös) gegeben werden müssen, erspart man gerne den Betroffenen wiederholte Punktionen und legt eine Verweilkanüle (im Klinikjargon oft „Viggo / Braunüle" genannt) in eine der zugänglichen Venen, die meistens über mehrere Tage belassen werden kann.

**Vorbereitung des Tabletts**

Folgende Dinge werden bereitgelegt (Abb. 67.1):

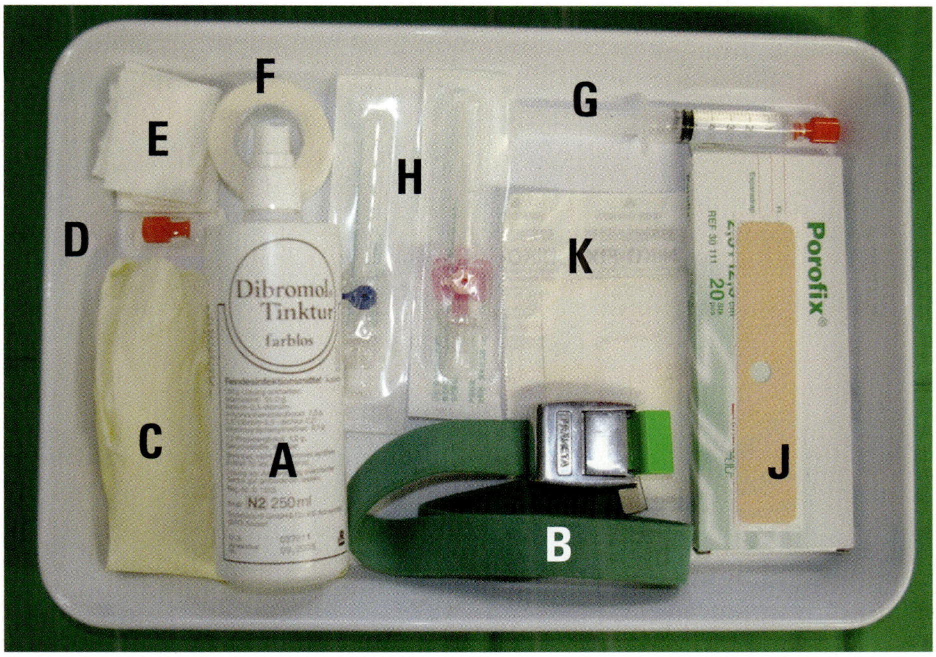


Abb. 67.1 Materialvorbereitung

(A) Desinfektionsspray
(B) Stauschlauch
(C) unsterile Handschuhe (in der passenden Größe!)
(D) Verschluss-Stöpsel
(E) einige Tupfer
(F) etwas Klebestreifen
(G) Spritze mit isotoner NaCl-Lösung
(H) sterile Verweilkanülen
(J) Fixierungsmaterial
(K) Verbandmaterial

Meistens werden zusätzlich schon die beabsichtigten Infusionen vorbereitet, so dass diese später direkt angeschlossen werden können.



**Bestandteile der Verweilkanülen**

Den Aufbau einer gängigen Verweilkanüle **(1)** zeigt Ihnen die Abb. 67.2 mit der vorderen Schutzkappe **(2)**, der Verweilkanüle aus Kunststoff **(3)** mit Befestigungsflügelchen ( ↘ ), Injektionsöffnung / Kappe ( ⇨ ) und dem Anschlussstück ( ⇩ ) für den Infusionsschlauch. Innen liegt die angeschliffene Stahlkanüle **(4)** mit der hinteren Schutzkappe **(5)**. Die spitze Stahlkanüle ( ⇧ ) befindet sich also in dem Lumen der später in der Vene verbleibenden Kunstoffkanüle und ragt nach distal über deren stumpfes Ende ( ⇦ ) hinaus (Abb. 67.3). Es existieren inzwischen auch „Safety"-Systeme, bei denen sich beim Herausziehen des Stahlmandrins eine expansible Metallfeder ( ↙ ) um die Nadelspitze legt (Abb. 67.4), um einer Nadelstichverletzung (Gefahr der Hepatitis- / HIV-Infektion) vorzubeugen. Die verschiedenen Größendurchmesser der Verweilkanülen werden in der Einheit Gauge („G") angegeben. Hier gilt ein Paradox: Je höher der **Wert G** ist, desto dünner ist der in Abb. 67.5 aufgeführte Außendurchmesser. Die maximal empfohlenen Förderraten (ml / min) steigen natürlich mit dem Durchmesser an und können unter Druck auch höher liegen als hier angegeben.

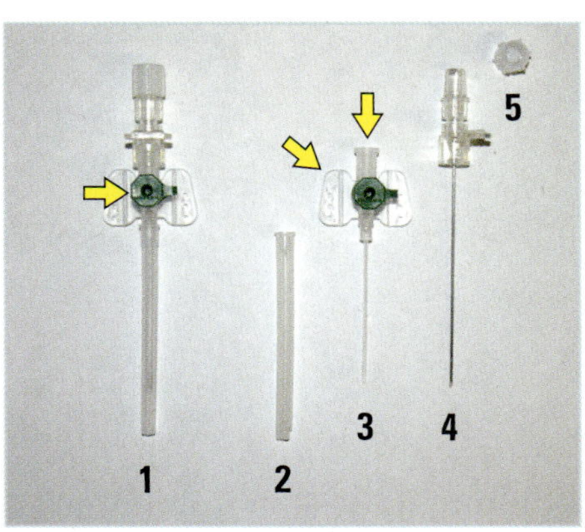


Abb. 67.2 Bestandteile

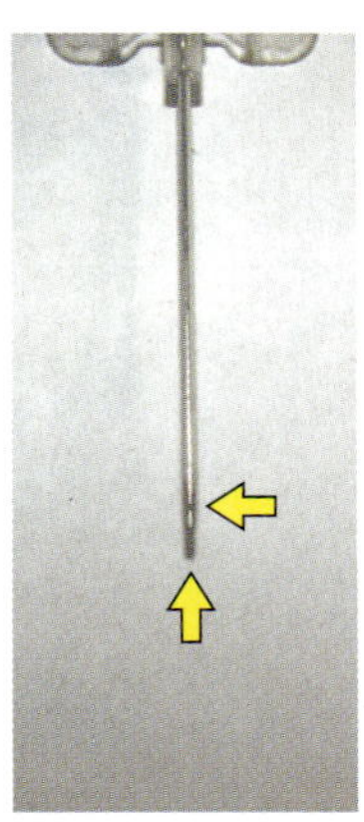

Abb. 67.3

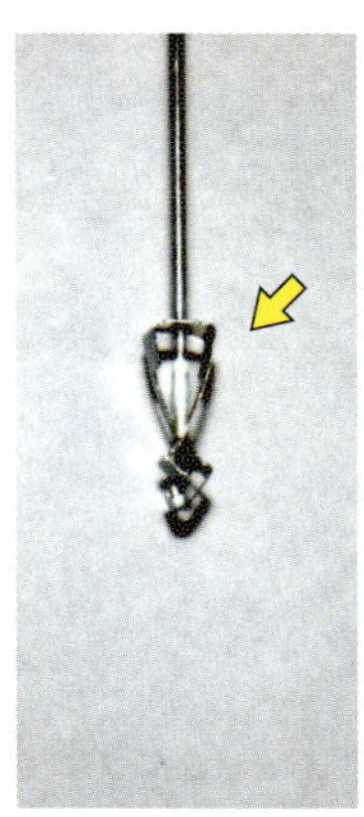

Abb. 67.4

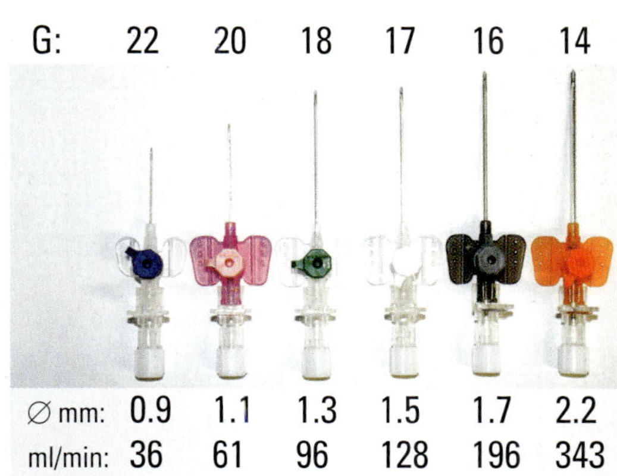


Abb. 67.5 Größen und Flussraten

### Mögliche Komplikationen

Lokale Infektionen an der Punktionsstelle zwingen zum Entfernen bzw. zum Austausch der Verweilkanüle. Eine paravasale Lage ist in der Regel schnell durch subkutane Flüssigkeitspolster erkennbar (vgl. **Abb. 70.6**).

### Vorbereitung der Venenpunktion

Achten Sie darauf, dass die Spritze mit Kochsalzlösung so aufgezogen wurde, dass sie keine Luftblase ( ↖ ) enthält (**Abb. 68.1 a**), sondern komplett entlüftet ist (**Abb. 68.1 b**). Außerdem hat es sich bewährt, kurz zu testen, ob die Stahlkanüle innerhalb der Verweilkanüle frei beweglich ( ⟺ ) ist (**Abb. 68.2**) und nicht verhakt. Ziehen Sie dabei jedoch die Stahlkanüle nicht zu weit heraus, damit sie sich beim Zurückschieben nicht von innen in die Wand der Verweilkanüle bohrt bzw. damit sich nicht bei Safety-Systemen die Schutzfeder (vgl. vorherige Seite) entfaltet (dann wäre die Viggo nicht mehr verwendbar).

Die Punktion erfolgt oft am besten an der Streckseite der Unterarme oder dem Handrücken an einem Y-artigen Zusammenfluss zweier Venen (**Abb. 68.3**) und weniger in der Ellenbeuge, damit der Schlauch der Verweilkanüle später nicht bei jeder Armbeugung des Patienten die Intima der punktierten Vene reizt. Fragen Sie ruhig den Patienten, ob es eine besonders gut punktierbare Vene bei ihm gibt, manche wissen das aus Erfahrung. Prinzipiell gilt der Leitsatz „von distal nach proximal", damit z.B. nach einer lokalen Infektion der Punktionsstelle oder einer paravasalen Fehllage der Kanüle noch möglichst viele Alternativstellen zur Verfügung stehen.



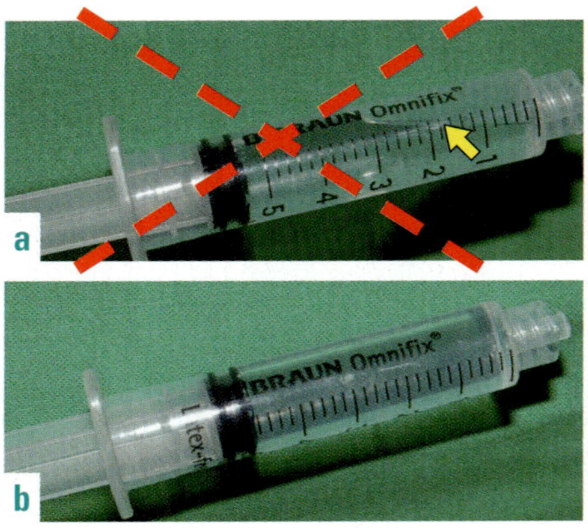


**Abb. 68.1** NaCl blasenfrei

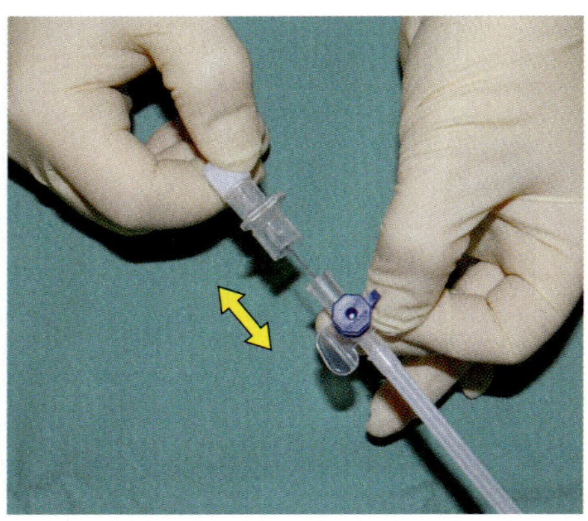

**Abb. 68.2** Beweglichkeit testen

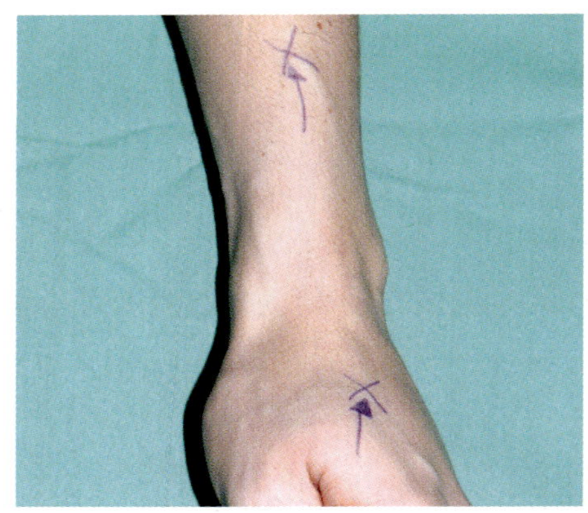

**Abb. 68.3** Prädilektionsstellen

Nach korrekter Anlage der Staubinde (**Abb. 68.4**, denken Sie an „das Dreieck", vgl. S. 62), erfolgt die Sprühdesinfektion (**Abb. 68.5**) und nach mindestens 30 Sekunden Einwirkzeit das einmalige Abwischen ( ⇩ ) mit einem Tupfer, um möglichst keimfrei zu arbeiten (**Abb. 68.6**). Generell ist es wichtiger, dass Sie die Vene mit ihrer typischen, federnden Elastizität gut tasten können – als sie auch zu sehen. Vermeiden Sie nach Möglichkeit, „Rollvenen" zu punktieren, die zwar gut sichtbar sind, in ihrem perivasalen Bindegewebe jedoch ihrer Palpation (und später der Nadel) leicht ausweichen.

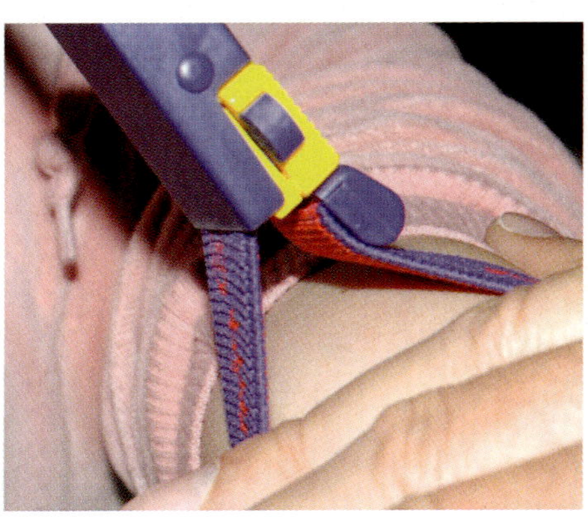

**Abb. 68.4** Armvenenstauen

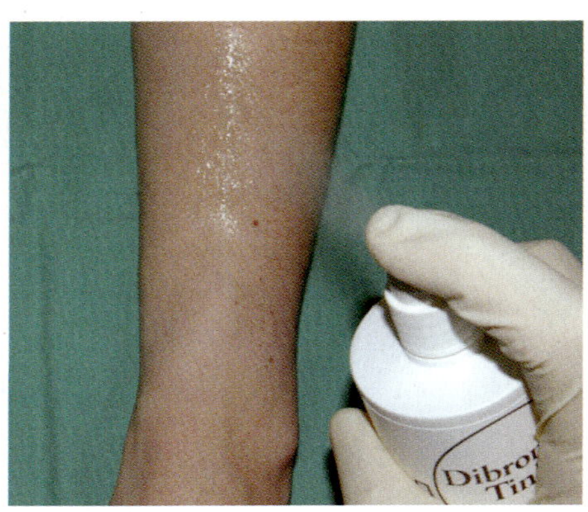

**Abb. 68.5** Hautdesinfektion

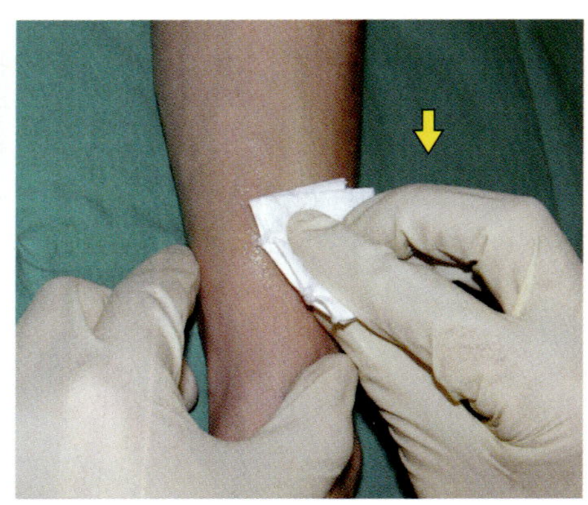

**Abb. 68.6** nur 1 x abwischen

Bei unzureichender Venenfüllung kann der Patient durch wiederholtes Schließen und Öffnen **(Abb. 69.1)** seiner Hand die Füllung seiner Venen verstärken. Zusätzlich können Sie durch leichtes Beklopfen eine Vasodilatation bewirken (Histaminausschüttung der Gefäßwand). Die **Handhaltung für Rechtshänder** spannt am besten die Braunüle zwischen dem Daumen und Zeigefinger der rechten Hand ein (⇩⇧) und der Daumen der linken Hand sorgt 4-5 cm distal der Punktionsstelle für eine Anspannung der Haut Richtung distal ( ⇩ in **Abb. 69.2** bzw. ⇘ in **Abb. 69.4**). In der Aufsicht von oben **(Abb. 69.3)** ist es wichtig, dass keine Achsenabweichung zur Längsrichtung der Vene ( – – – ) vorliegt.

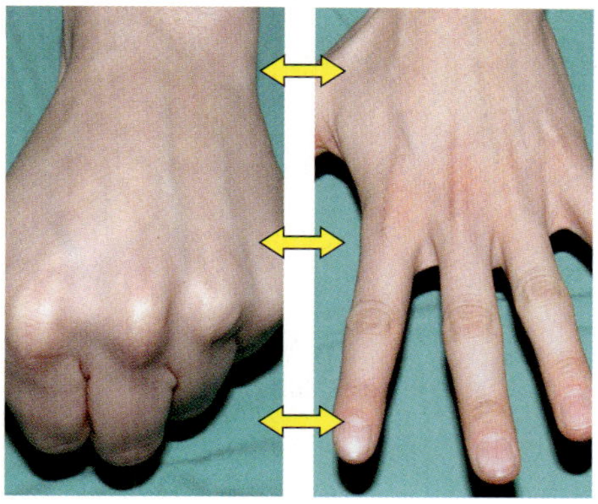

**Abb. 69.1** „Pumpen"

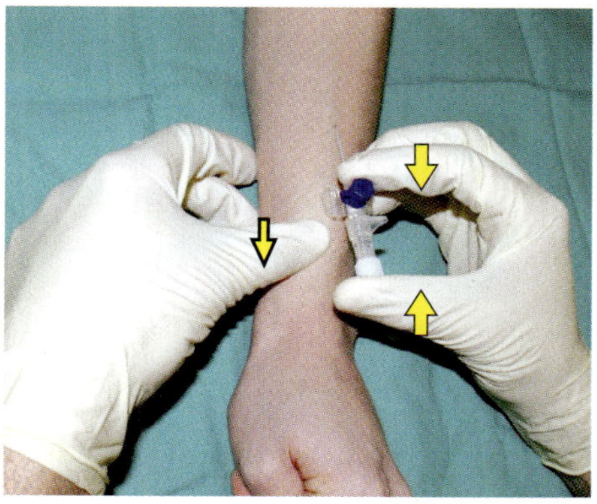

**Abb. 69.2** Handhaltung

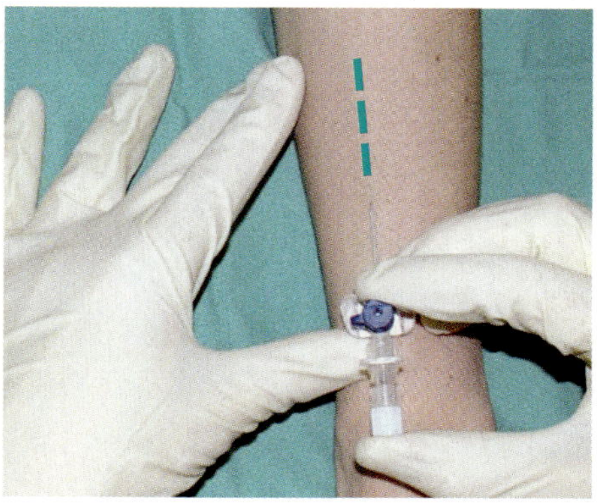

**Abb. 69.3** achsengerecht



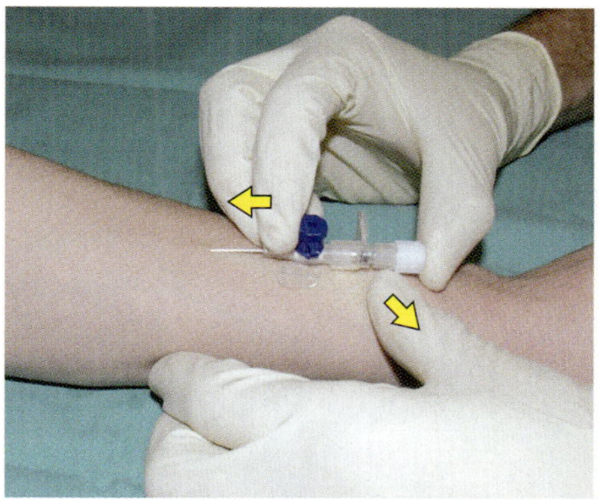

**Abb. 69.4** flacher Einstich

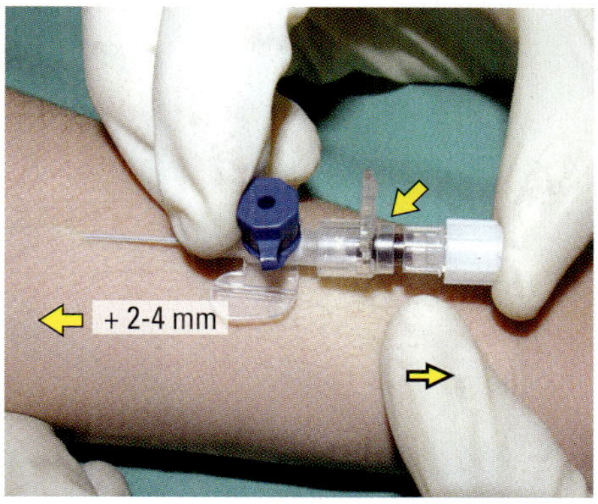


**Abb. 69.5** Blut zurück?

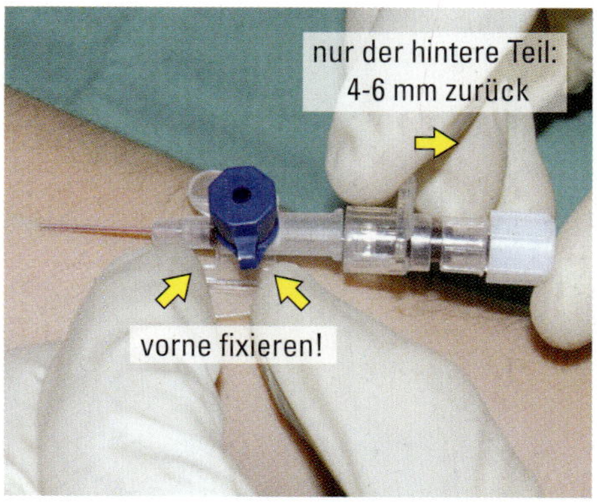


**Abb. 69.6** Rückzug

**Die Punktion**

Aus seitlicher Perspektive wird ein flacher Punktionswinkel gewählt **(Abb. 69.4)**. Erfahrene wählen alternativ zum Durchstechen der Haut einen Winkel um 30 - 40° und flachen dann zur Punktion der Vene den Winkel ab. Wenn das Lumen der Vene getroffen ist, entsteht oft ein Widerstandsverlust und i.d.R. wird Blut (⇙) in der Braunüle sichtbar – jetzt schieben Sie die Kanüle noch ca. 2 - 4 mm weiter vor (⇦ in **Abb. 69.5**), damit nicht nur die Spitze der inneren Metallkanüle, sondern auch der äußere Schlauch der Verweilkanüle im Lumen der Vene liegt. Halten Sie dabei die Gegenspannung der Haut (⇨) nach distal aufrecht! Erst danach fixieren Sie die äußere Verweilkanüle mit der linken Hand an einem der Flügelchen (⇗⇖) und ziehen die innere Metallkanüle ca. 4 -6 mm zurück (⇨ in **Abb. 69.6**).

Dabei sollte Blut nachfließen. Wenn Sie jetzt die Kanüle ganz hineinschieben (⟸), ist nicht mehr die Metallspitze führend, sondern das stumpfe Ende der Kunststoffhülse **(Abb. 69.7)**. Dadurch durchstechen Sie nicht unbeabsichtigt die Venenwand von innen. Der Vorschub sollte leicht, schmerzfrei und i.d.R. ohne Widerstand gelingen, ansonsten liegt die Kanüle wahrscheinlich paravasal oder zwischen den venösen Wandschichten.

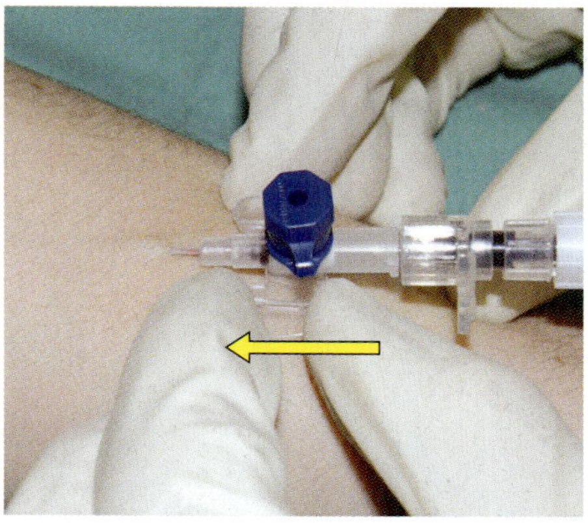

**Abb. 69.7** Vorschub

Nun öffnen Sie den Stauschlauch ( ↙ ) langsam – nicht schnappen lassen **(Abb. 70.1)** und legen einen Tupfer zwischen Haut und Kanülenöffnung. Wenn Sie die innere Stahlkanüle hinausziehen ( ⇨ ), fixieren Sie dabei die Verweilkanüle wieder ( ↗ ↖ in **Abb. 70.2**) und drücken das tastbare Ende des Schlauches in der Vene ab ( ⇩ ), damit kein Blut zurückläuft **(Abb. 70.3)**. Werfen Sie die Stahlkanüle sicher in einer bereitstehenden Abwurfbox ab!

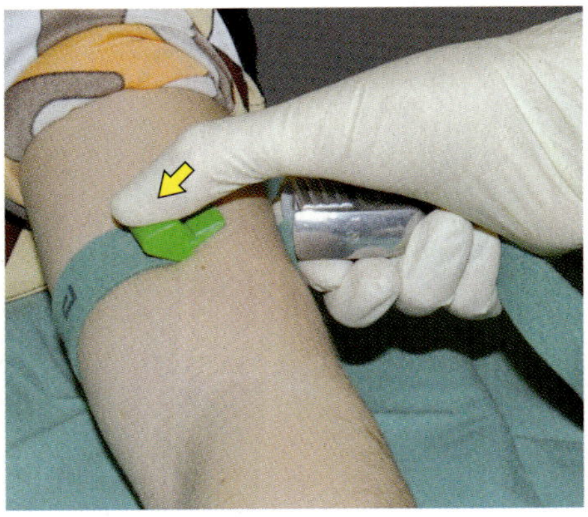

**Abb. 70.1** Staubinde lösen

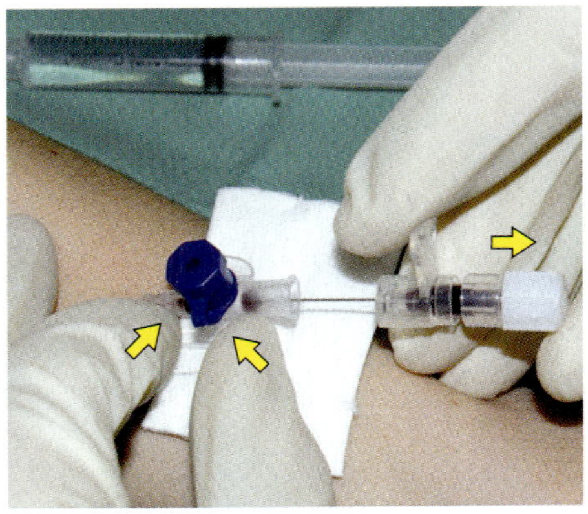

**Abb. 70.2** Mandrin herausziehen

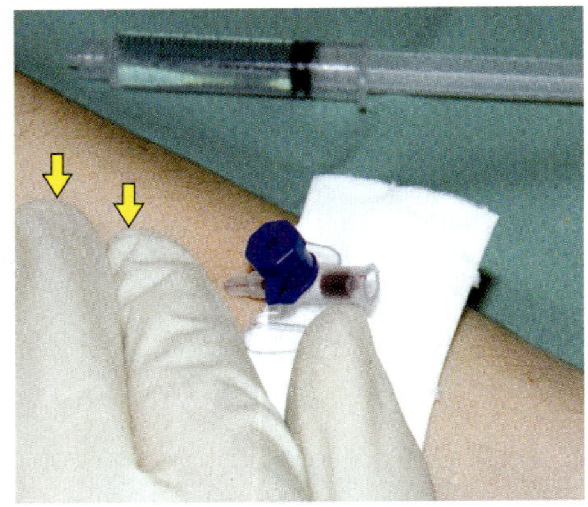

**Abb. 70.3** Vene abdrücken



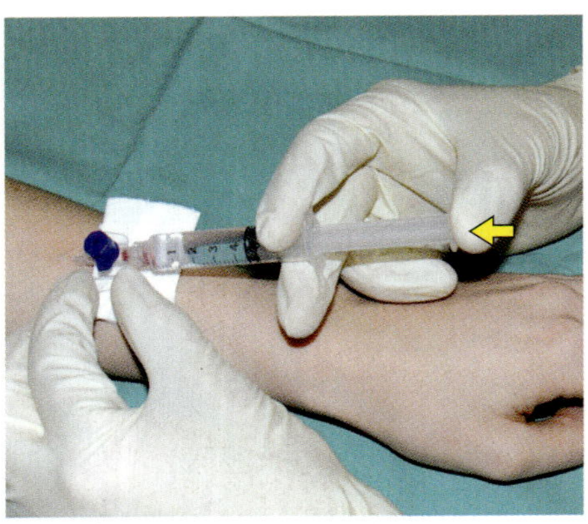

**Abb. 70.4** Probeinjektion

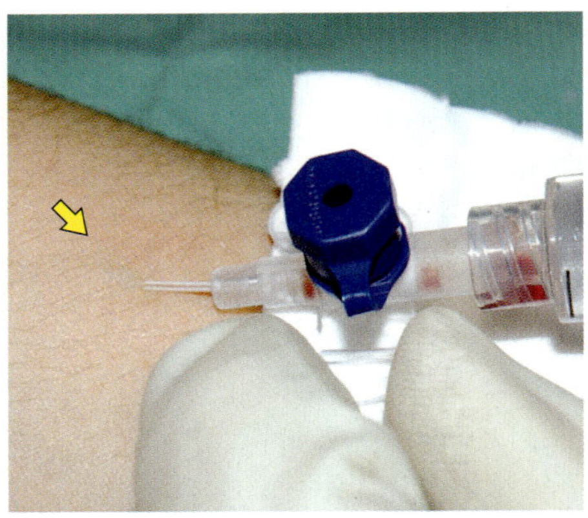

**Abb. 70.5** freier Abfluss?

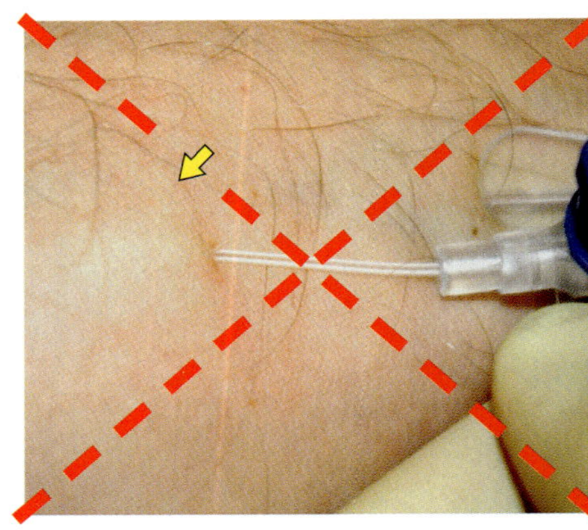

**Abb. 70.6** oder Paravasat?

Dann drehen Sie die bereit liegende Spritze mit isotoner NaCl-Lösung im Uhrzeigersinn auf und führen eine schnelle Testinjektion ( ⇦ ) von 2-5 ml durch **(Abb. 70.4)**: Achten Sie darauf, dass die Flüssigkeit sofort frei abfließen kann und sich in der Nachbarschaft der Punktionsstelle ( ↘ ) kein Paravasat bildet **(Abb. 70.5)**. Die **Abb. 70.6** zeigt eine solche „Beulenbildung" ( ↙ ) bei Kanülenfehllage.

Dann erfolgt die Fixierung der Verweilkanüle an der Haut mit Pflasterstreifen beliebiger Art **(Abb. 70.7)** und einem sterilen Verband, der im Idealfall transparent ist **(Abb. 70.8)**, um spätere Rötungen an der Einstichstelle auch ohne Verbandswechsel schneller erkennen zu können **(Abb. 70.9 a)** als bei nicht-transparenten Verbandsets **(Abb. 70.9 b)**.

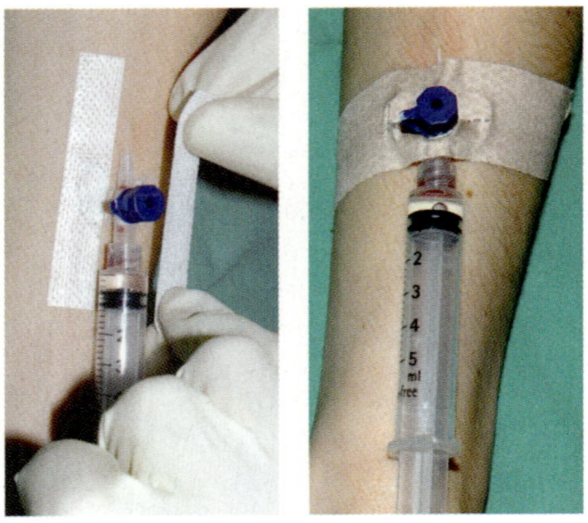

**Abb. 70.7** Pflasterfixierung

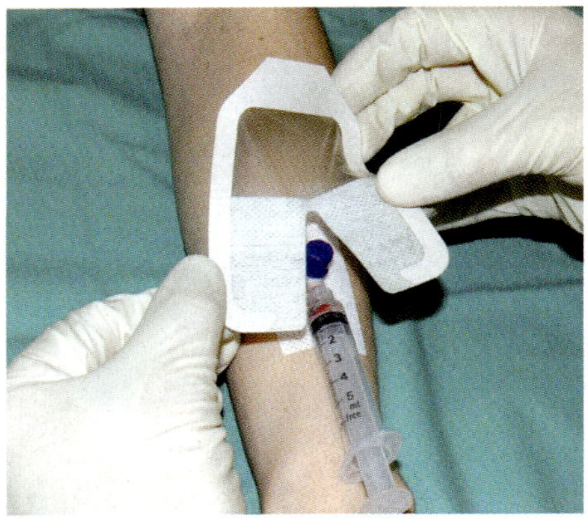

**Abb. 70.8** transparentes Pflaster

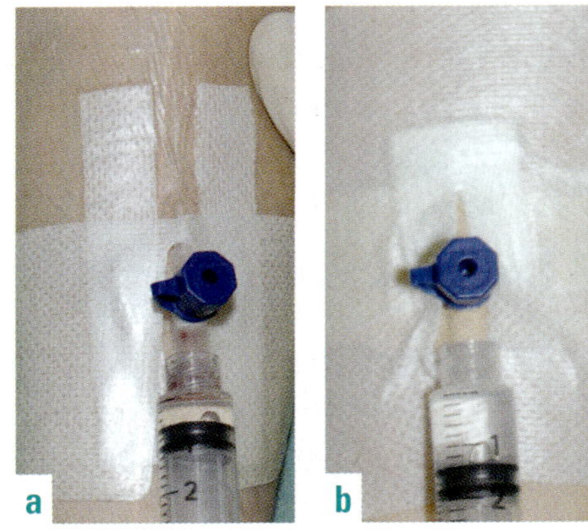


**Abb. 70.9** Schutzverband

Entnehmen Sie dann einen Verschluss-Stopfen so aus seiner Verpackung, dass sein dickes Ende ( ) steril bleibt (Abb. 71.1), komprimieren das subkutan gelegene Ende der Verweilkanüle ( ) und drehen Sie die Testspritze gegen den Uhrzeigersinn ( ) ab (Abb. 71.2). Jetzt verschließen Sie damit die frisch gelegte Verweilkanüle (Abb. 71.3), polstern den roten Verschluss-Stopfen mit einem neuen Tupfer zur Haut ab und sichern ihn mit einem Stück Pflaster (Abb.71.4), damit die Verweilkanüle nicht beim Anziehen eines Kleidungsstücks versehentlich herausgezogen wird. Alternativ können Sie natürlich auch direkt eine vorbereitete Infusion anschließen.

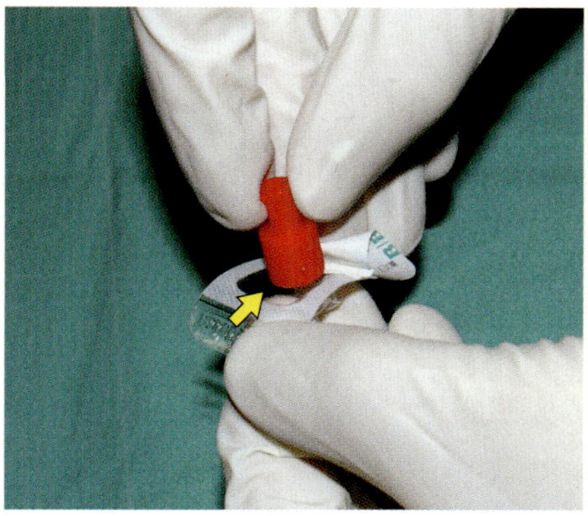

Abb. 71.1 Stöpsel entnehmen

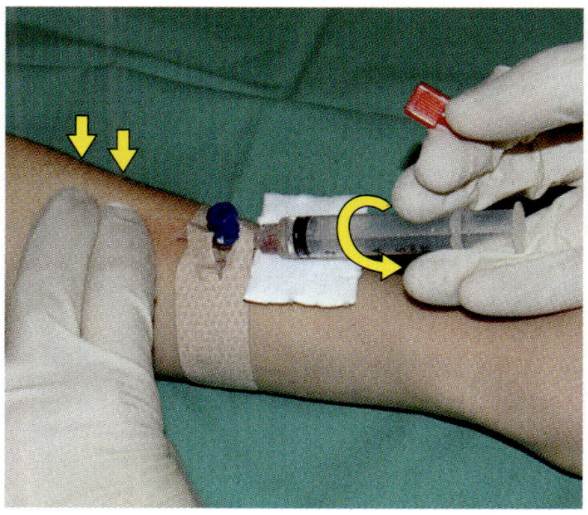

Abb. 71.2 Spritze abdrehen

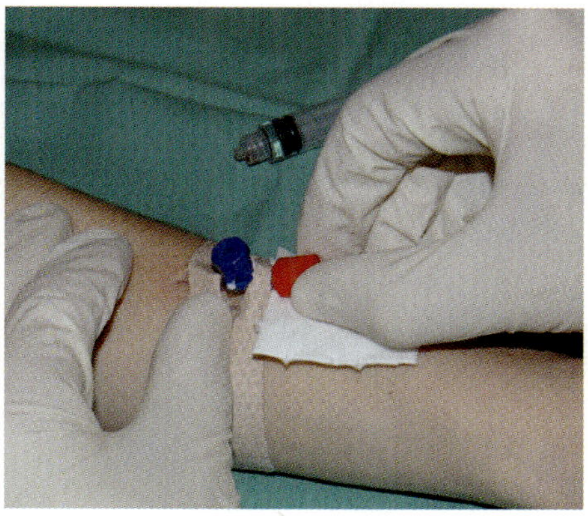

Abb. 71.3 Stöpsel Verschluss



Wenn Sie später die Verweilkanüle entfernen wollen, lösen Sie zuerst die fixierenden Pflaster von der Haut (ggfs. mit der Wuchsrichtung der Hautbehaarung, nicht in Gegenrichtung!), halten einen kleinen Stapel Tupfer bereit und ziehen den Schlauch der Kanüle zuerst heraus ( ), bevor Sie die Punktionsstelle komprimieren ( ) (Abb. 71.5). Die Anlage eines leichten Kompressionsverbandes (Abb. 71.6) ist auf der Seite 66 beschrieben.

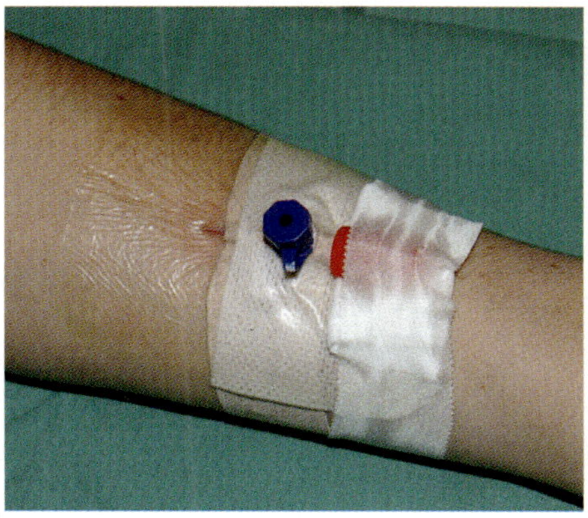

Abb. 71.4 Schutzstreifen

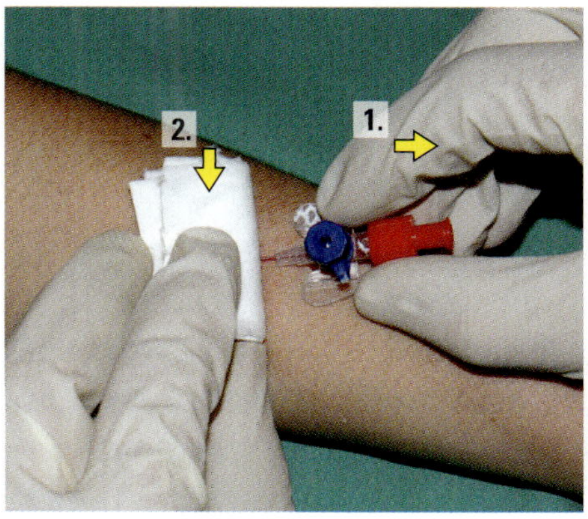


Abb. 71.5 ziehen und drücken

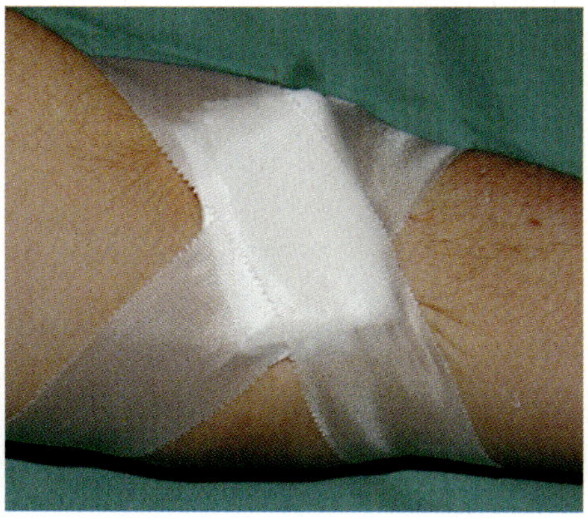

Abb. 71.6 Kompressionsverband

Falls Sie noch unerfahren sind, probieren Sie die Anlagetechnik zunächst an Obststücken mit verschieden dicken Schalen aus, bis Ihnen der Ablauf wiederholt sicher gelingt (vgl. S. 61).

Als Anfänger und besonders bei Hepatitis- oder HIV-Patienten kann die Verwendung von „Safety"-Systemen (Abb. 67.4 und 71.7) sinnvoll sein.

Nach zwei erfolglosen Versuchen am selben Patienten ist es i.d.R. besser, einem anderen Kollegen den Vortritt zu lassen. Aber mit zunehmender Übung wird Ihnen dies immer seltener passieren. Wir wünschen Ihnen viel Erfolg! Falls Sie einmal gar keine Vene finden können, versuchen Sie es einmal mit einem Armbad in warmem Wasser, das eine Vasodilatation der subkutanen Venen bewirkt.

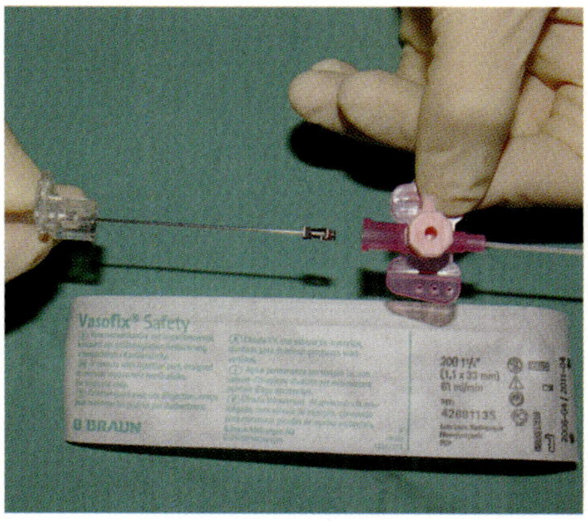


Abb. 71.7 Safety-Systeme

# Venenverweilkanülen (Kopf)

Während bei Jugendlichen und Erwachsenen die Verweilkanülen eher an den Armen angelegt werden, ist dies bei Säuglingen, Neu- und Frühgeborenen auch am Kopf möglich. Indikationen und mögliche Komplikationen sind hierbei prinzipiell ähnlich wie bei Erwachsenen (vgl. S. 67/68). Hier werden jedoch bei der Vorbereitung natürlich kleinere Kanülen verwendet, z.B. 24 G mit 0.7 mm Durchmesser (Abb. 72.2) oder auch noch kleiner. Vor der Punktion werden folgende Dinge bereit gelegt (Abb. 72.1):

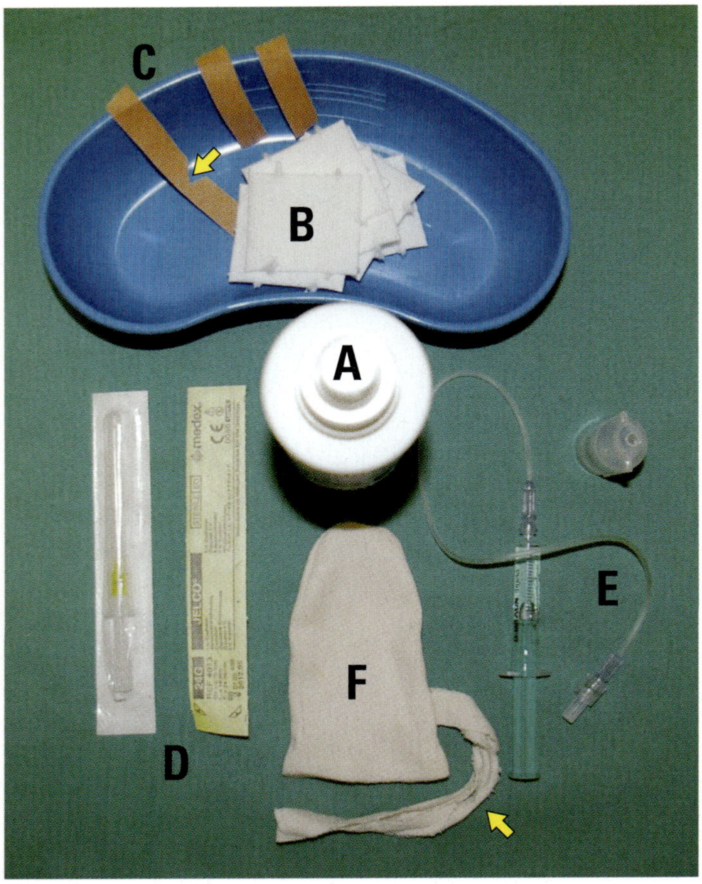


Abb. 72.1 Materialvorbereitung

- (A) Desinfektionsspray
- (B) einige Tupfer
- (C) drei Klebestreifen, davon einer eingekerbt (↙)
- (D) Verweilkanülen ≤ 24 G
- (E) Spritze mit isotoner NaCl-Lösung und Verbindungsschlauch
- (F) kleiner Schutzhandschuh mit Stoffstreifen (↖)

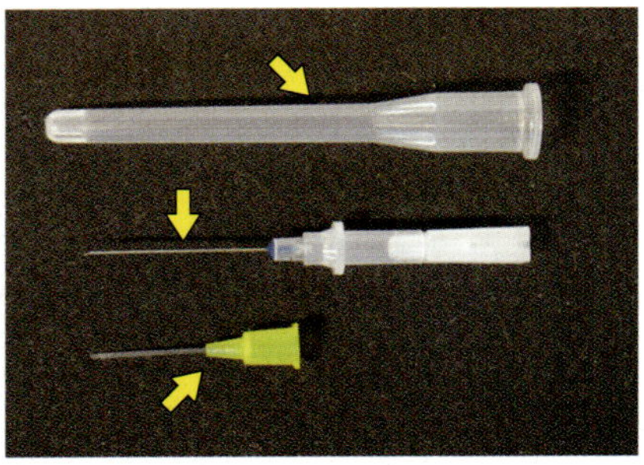

Abb. 72.2 Verweilkanüle 24 G

Auch diese kleinen Verweilkanülen bestehen aus einer Kunststoffkanüle, hier mit gelbem (↗) Anschlussstück, einer innen liegenden, besonders leicht gleitenden Metallhohlnadel (⇩) und einer Schutzkappe (↘ in Abb. 72.1). Wenn Sie die Haut des kleinen Frühgeborenen zwischen den Fingern einer Hand vorsichtig etwas spannen (⇦⇨), zeigen sich die subkutanen Venen (- - -) der Kopfhaut oft erst bei genauerem Hinsehen (Abb. 72.3). Das Desinfektionsmittel wird nicht im Inkubator einfach auf die Kopfhaut, sondern außerhalb des Inkubators auf einen Tupfer gesprüht (Abb. 72.4). Dies soll verhindern, dass der Säugling bzw. das Frühgeborene zu große Mengen vernebelten Desinfektionsmittels einatmet. Erst mit dem durchfeuchteten Tupfer wird dann die Kopfhaut per Hand desinfiziert (Abb. 72.5). Vermeiden Sie möglichst eine Auskühlung des Frühgeborenen und öffnen Sie die Klappen des Inkubators nur dann, wenn Sie es wirklich benötigen. Die meisten Arbeitsschritte von Ihnen und einer Hilfsperson können durch die seitlichen Arbeitsöffnungen gut ausgeführt werden.

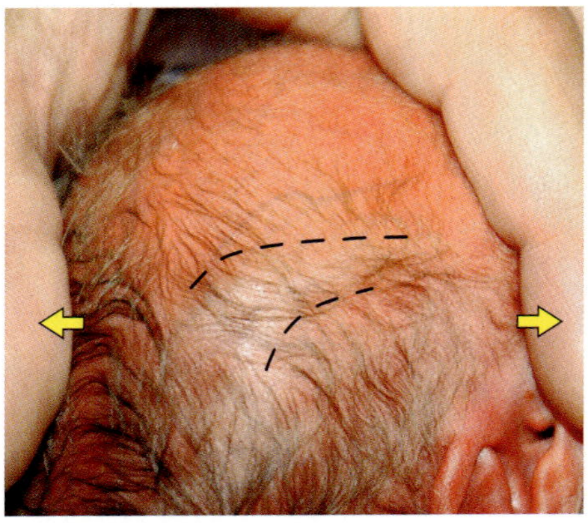

Abb. 72.3 Venen aufsuchen

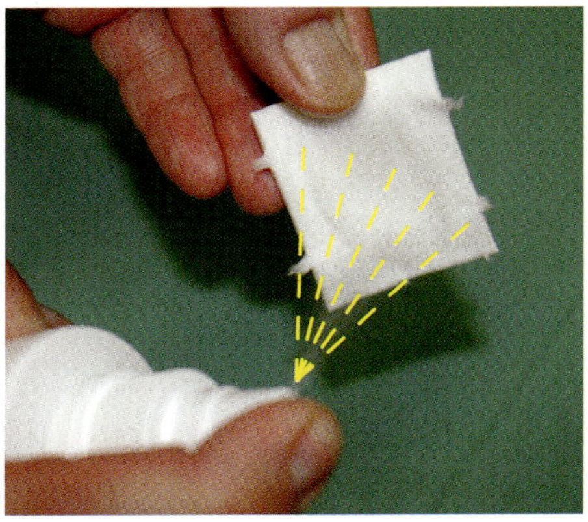

Abb. 72.4 Desinf.-Spray außerhalb!

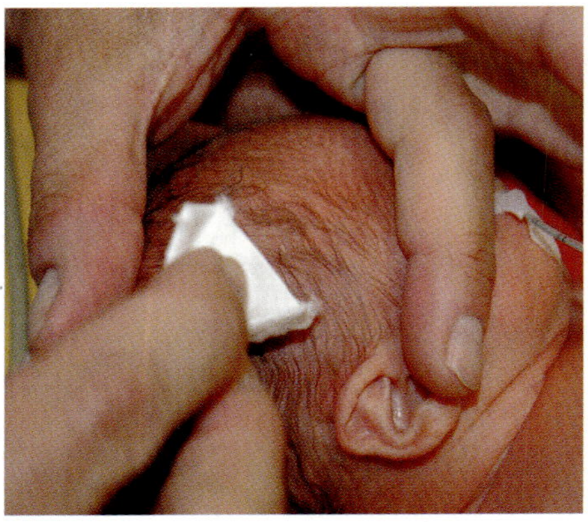

Abb. 72.5 Hautdesinfektion

Die Hilfsperson kann durch die Arbeitsöffnungen hindurch die Arme des kleinen Frühgeborenen halten, damit während der Punktion ruhige Bedingungen bestehen **(Abb. 73.1)**. Für die eigentliche Punktion spannen Sie die Kopfhaut wieder leicht an (⇦⇨) und visieren den Verlauf (- - -) der subkutanen Vene an – dabei kann eine leichte Venenkompression am Ohr diese stauen und besser sichtbar machen **(Abb.73.2)**. Dann stechen Sie die Metallkanüle in einem flachen Winkel ein (↘), mit dem Anschliff von der Haut weg zeigend **(Abb.73.3)**.

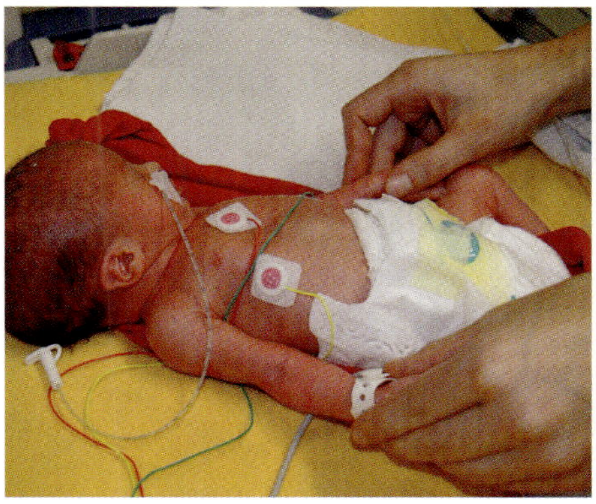

**Abb. 73.1** Arme leicht fixieren

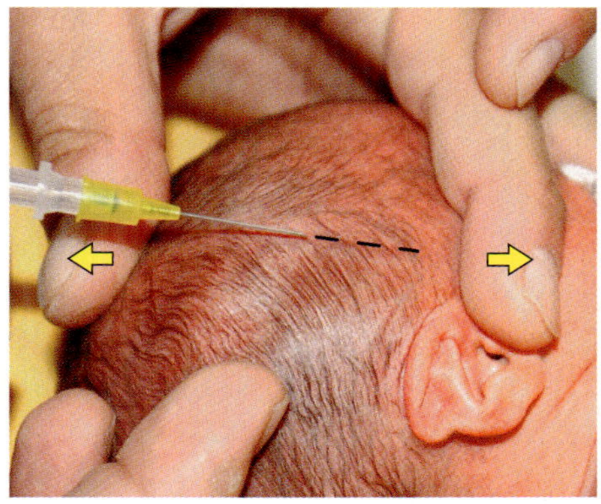

**Abb. 73.2** Kopfhaut anspannen

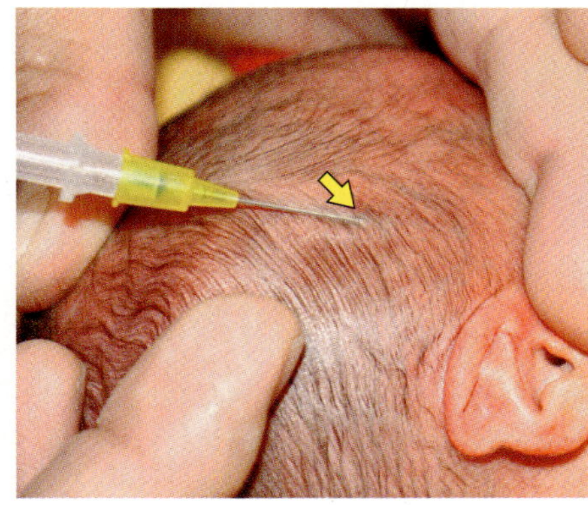

**Abb. 73.3** Punktion



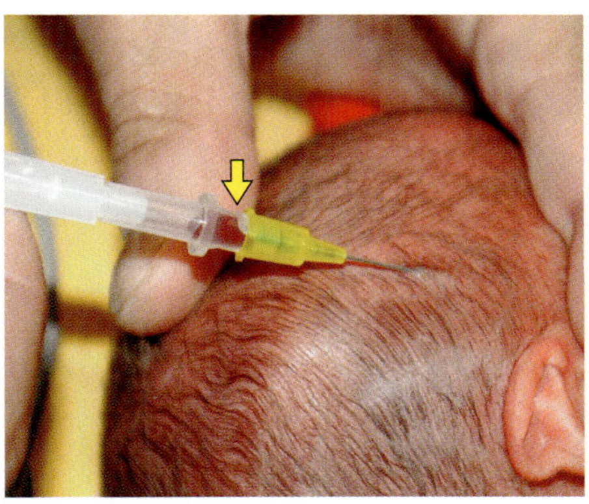

**Abb. 73.4** Blut rückläufig?

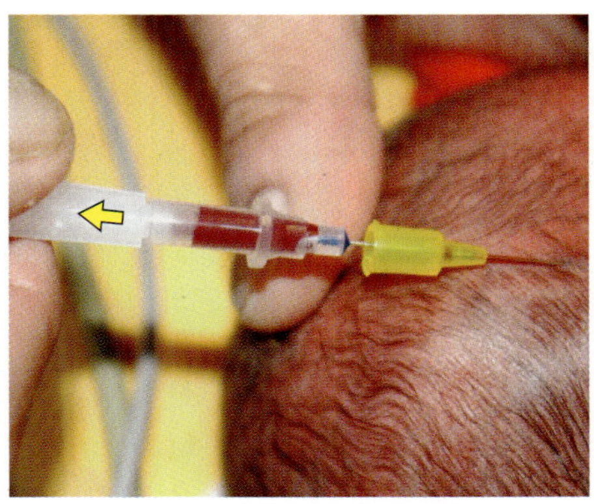

**Abb. 73.5** Nadel etwas zurück ...

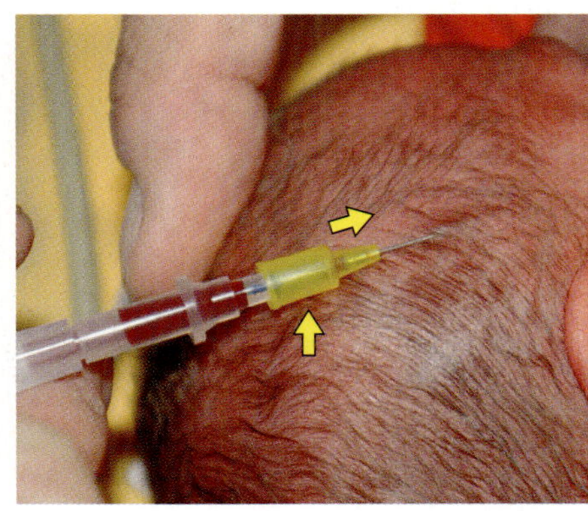

**Abb. 73.6** ... und vorschieben

Wenn Blut (⇩) rückläufig ist **(Abb.73.4)**, ziehen Sie die Metallnadel zunächst einige mm heraus (⇦ in **Abb. 73.5**) und schieben dann die Kunststoffkanüle im venösen Lumen vor (↗), soweit dies ohne Widerstand möglich ist **(Abb. 73.6)**. Beim Vorschieben fassen Sie die Verweilkanüle am (gelben) Anschlussstück (⇧) an, damit die Metallnadel nicht wieder hereinrutscht. Jetzt fassen Sie den Verbindungsschlauch der Kochsalzspülung zwischen Daumen und Zeigefinger Ihrer rechten Hand, fixieren die Kanüle mit der linken Hand (↘↖) und ziehen (↙) mit Ihrem Mittel und Ringfinger die Metallnadel ganz heraus **(Abb. 73.7)**. Dann drehen Sie die Schlauchverbindung mit Daumen und Zeigefinger im Uhrzeigersinn fest (↻ in **Abb. 73.8**) und legen die Nadel sicher ab bzw. entsorgen sie sicher. So funktioniert dieses Procedere auch ohne 2. Helfer.

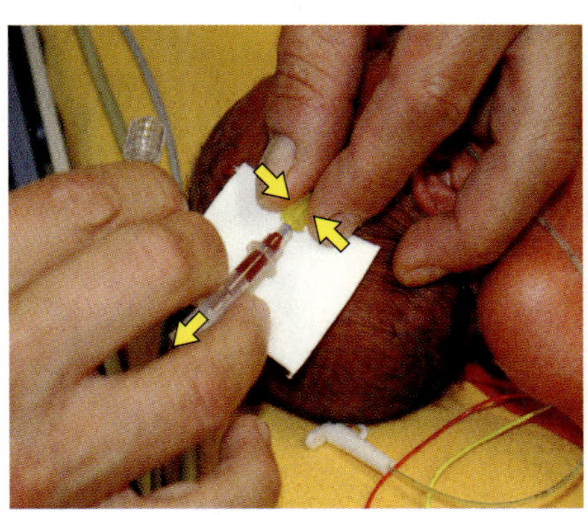

**Abb. 73.7** Nadel ganz heraus

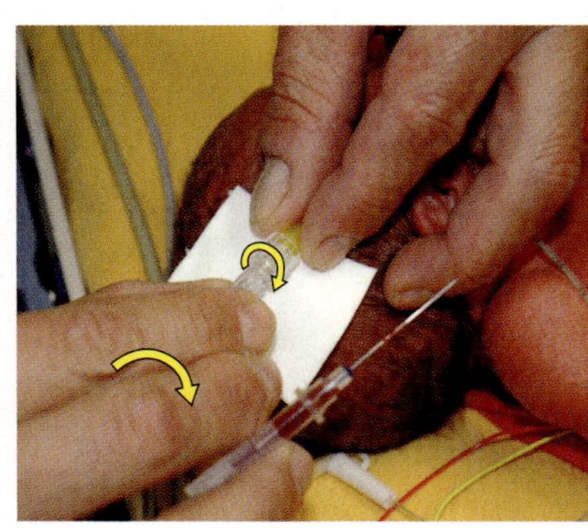

**Abb. 73.8** Schlauch aufsetzen

### Probeinjektion

Anschießend spülen ( ) Sie vorsichtig den i.v. Zugang mit der vorbereiteten, sterilen Koch-salzlösung (Abb. 74.1), um zu testen, ob sich bei paravasaler Lage ein subkutanes Polster ( ) bildet (Abb. 74.2) oder bei korrekter, intravasaler Lage ein reier Abfluss vorliegt (Abb. 74.3).

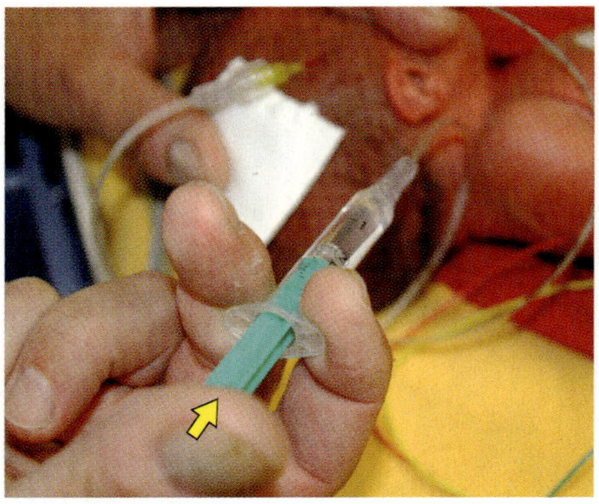

Abb. 74.1 Testinjektion NaCl

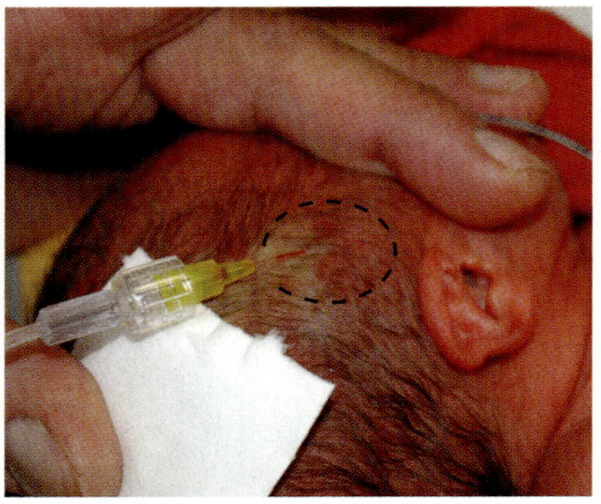

Abb. 74.2 Polster = paravasal!

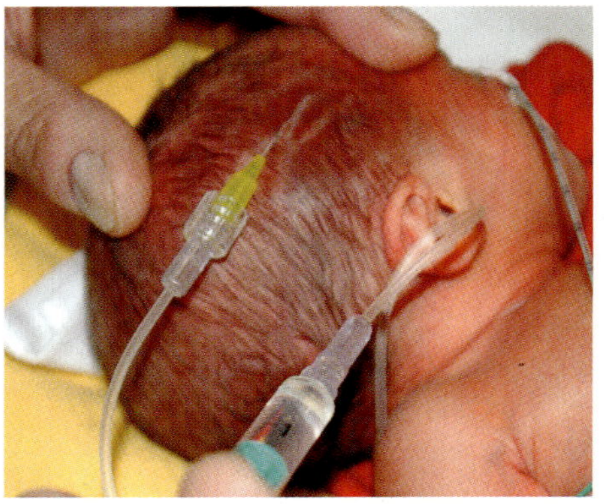

Abb. 74.3 freier Abfluss? Ok.

### Fixation mit Pflaster



Zuerst wird die Verweilkanüle mit einem quer verlaufenden Pflaster gesichert (Abb. 74.4). Dann führen Sie das etwas länger zugeschnittene, eingekerbte Pflaster mit der Klebeseite nach oben unter den Verbindungsschlauch hindurch und ziehen es bis zum Anschlag ( ) an die Kanüle heran (Abb. 74.5). Nun überkreuzen Sie nacheinander beide Enden ( in Abb. 74.6) in Richtung auf die Kanüle (Abb. 74.7) und drücken sie ( ) auf der Kopfhaut fest (Abb. 74.8).

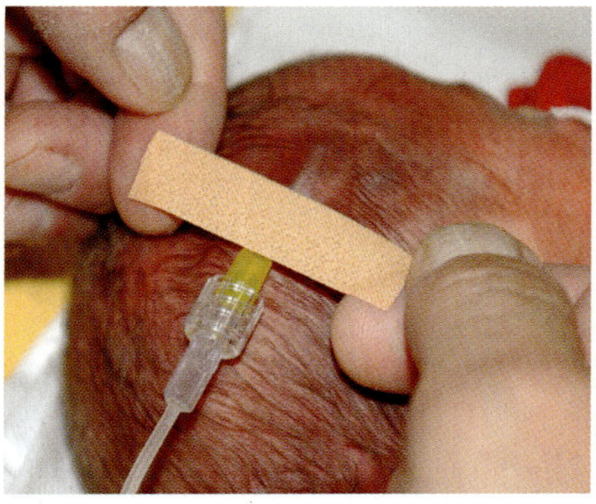

Abb. 74.4 Querpflaster

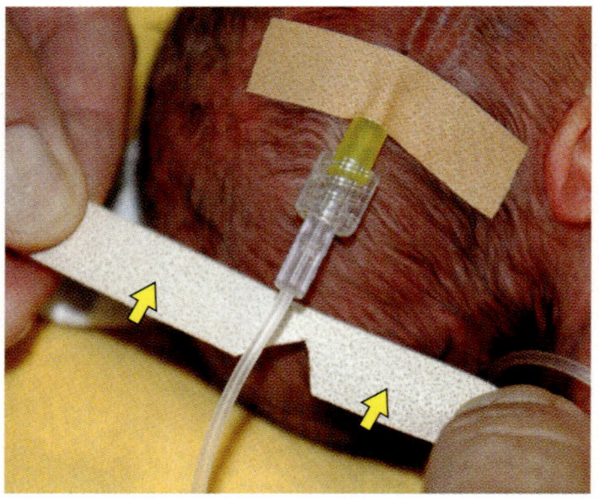

Abb. 74.5 langes Pflaster

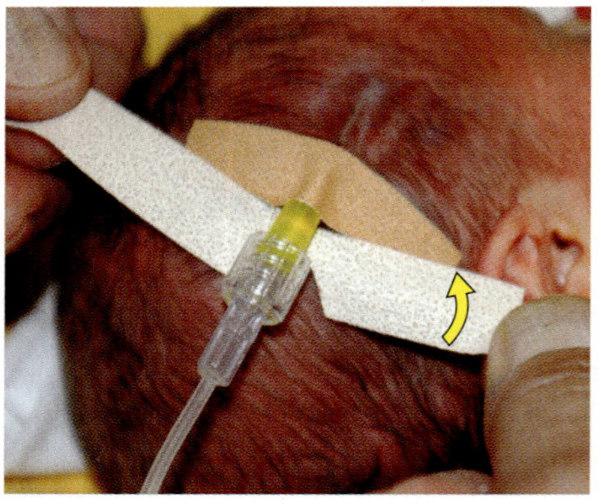

Abb. 74.6 überkreuzen

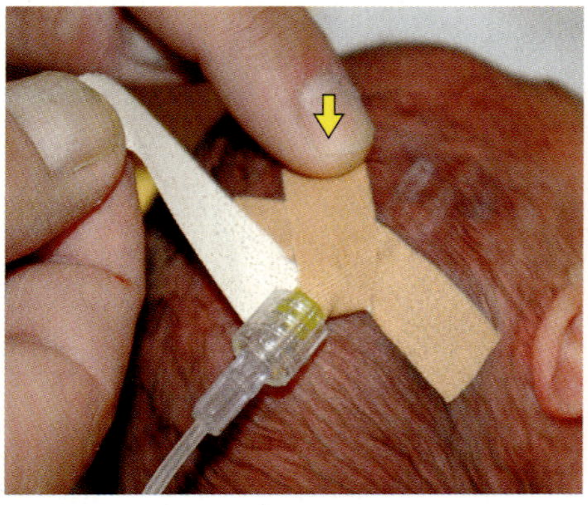

Abb. 74.7 1. Ende festdrücken

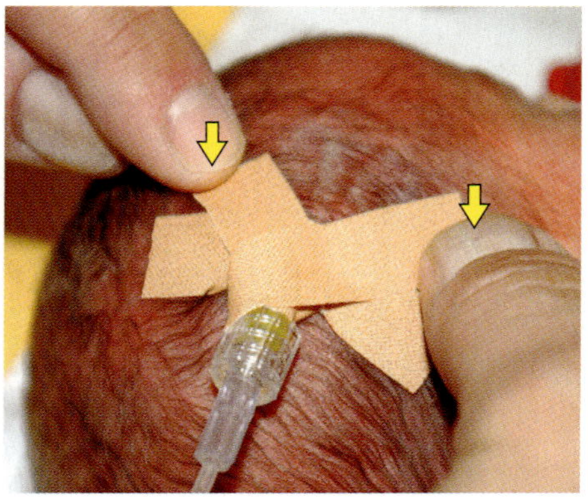

Abb. 74.8 2. Ende andrücken

Bei starker Kopfbehaarung muss ggf. noch ein längeres, queres Sicherungspflaster zusätzlich geklebt werden.

Auch kleinere Frühgeborene verfügen mitunter über unerwartete Kräfte und einen ausgeprägten Greifreflex. Bekommen Sie mit ihren kleinen Händchen per Zufall einen Schlauch zu fassen, lassen sie oft nicht mehr los und ziehen kräftig daran. Legen Sie daher den Verbindungsschlauch in einer kleinen Schlaufe auf den Kopf (Abb. 75.1) und fixieren Sie diese Schlaufe nochmals mit einem quer verlaufenden Pflaster (Abb. 75.2). So soll sichergestellt werden, dass ein Zug am Verbindungsschlauch nicht unmittelbar an der Verweilkanüle wirksam wird.

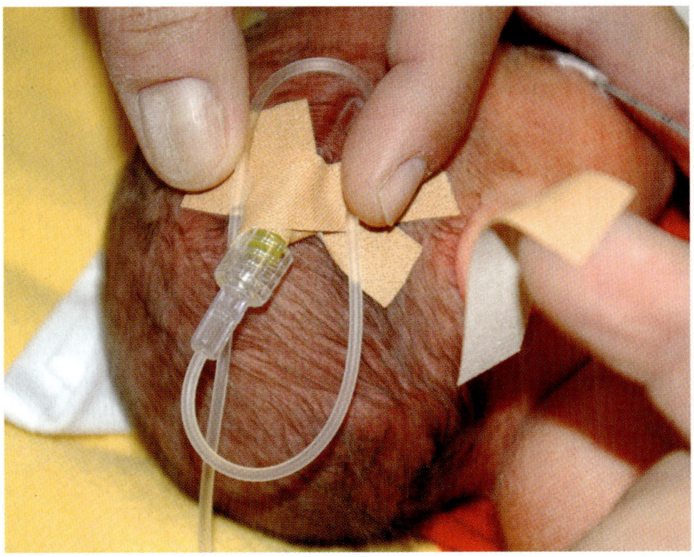

**Abb. 75.1** Schlauch in eine Schlaufe legen ...

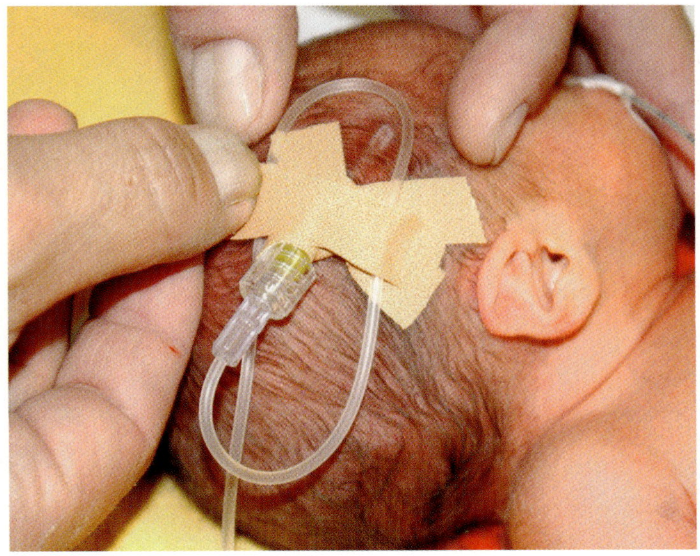

**Abb. 75.2** ... und nochmals fixieren



Eine zusätzliche Sicherheit ist gegeben, wenn Sie wenigstens die ipsilaterale Hand oder beide Hände in kleine Handschuhe stecken ( ↗ ), damit das Früh- oder Neugeborene nichts greifen und herausziehen kann (Abb. 75.3). Dieser Handschuh wird locker mit seinem Stoffstreifen ( ⇩ ) zugebunden, damit die Hand nicht sofort wieder herausrutscht (Abb. 75.4). Nun sind Sie mit der Anlage der Verweilkanüle fertig.
Denken Sie daran, dass Infusionen und andere Medikamentengaben von erfahrenen Neonatologen verordnet werden müssen, weil die Fehlertoleranz der kleinen Patienten deutlich niedriger liegt als bei Erwachsenen.

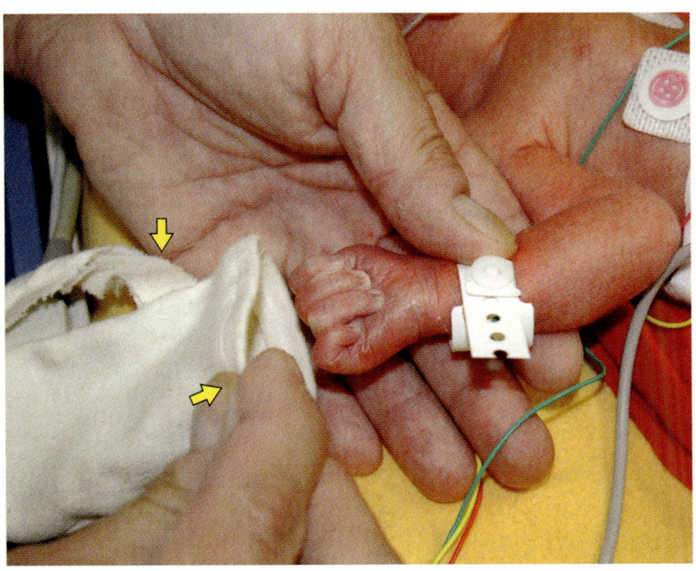

**Abb. 75.3** Aufziehen des Handschuhs

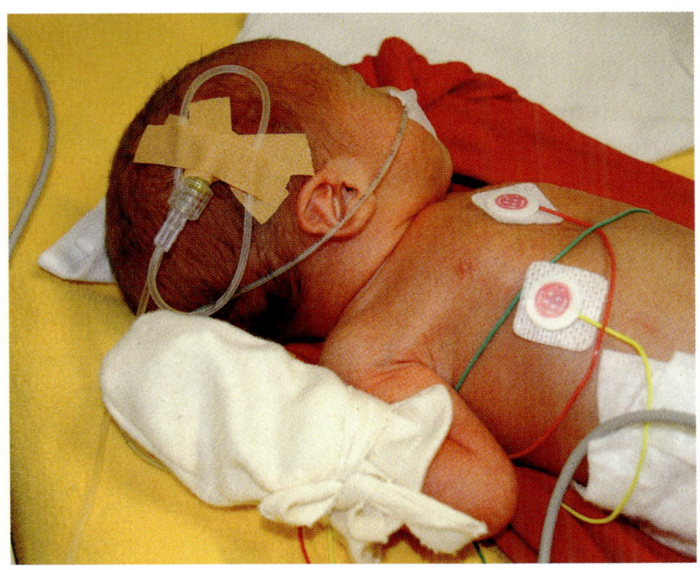

**Abb. 75.4** ... und nicht zu fest zubinden, fertig.

# Subcutane (s.c.) Injektion 13

**Indikation**

Injektionen in das subcutane Fettgewebe (s. Schema, **Abb. 77.2**) dienen einer langsameren Resorption der injizierten Medikamente, z.B. Heparin oder Insulin, um einen längerfristigen Wirkstoffspiegel aufzubauen bzw. aufrecht zu erhalten. Häufig geschieht dies mehrere Male am Tag zu bestimmten Zeitpunkten, z.B. alle acht oder zwölf Stunden. Die Resorption erfolgt in der Subcutis etwas langsamer im Vergleich zur intramuskulären Injektion (vgl. S. 79).

**Komplikationen**

Ölige Substanzen dürfen nicht subcutan, sondern nur intramuskulär verabreicht werden. Bei insulinpflichtigen Diabetikern müssen Sie unbedingt darauf achten, dass unterschiedliche Insulinkonzentrationen mit 40 bzw. 100 internationalen Einheiten pro ml existieren, damit keine Dosierungsfehler resultieren. Immer dann, wenn Ihre 1-ml-Insulin- oder Heparinspritze vermeintlich nicht ausreicht, um die gewünschte Menge zu injizieren, handelt es sich wahrscheinlich um einen Rechenfehler in der Dosiskalkulation (oft um den Faktor 10).
Vermeiden Sie Injektionsstellen mit lokaler Hautinfektion, Verbrennungen oder Verletzungen und stellen Sie durch Probeaspiration sicher (vgl. **Abb. 78.6**), dass Sie nicht versehentlich intravaskulär injizieren. Bei Patienten, die häufigere Injektionen benötigen, achten Sie bitte darauf, jeweils wechselnde Hautareale zu wählen, um narbigen Verhärtungen an den Injektionsstellen vorzubeugen.

**Allgemeine Vorbereitung**

Vor Beginn jeder s.c.-Injektion wird zunächst kontrolliert, ob die Angaben auf der Ampulle mit dem gewünschten Medikament übereinstimmen, ob es sich um den richtigen Patienten handelt und das Verfallsdatum nicht überschritten ist. Handelt es sich um eine Stechampulle für die mehrfache Entnahme, sollte das erste Anstechen weniger als 24 Stunden zurückliegen. Wenn Sie eine neue Ampulle anstechen, kennzeichnen Sie sie bitte mit Datum und Uhrzeit. Folgende Dinge werden vor der Punktion vorbereitet **(Abb. 77.1)**:

13

- **(A)** unsterile Handschuhe
- **(B)** Aufzugskanüle
- **(C)** Medikamenten-Ampulle
- **(D)** sterile Spritze
- **(E)** 2. Kanüle zur Injektion
- **(F)** Desinfektionsspray
- **(G)** Tupfer
- **(H)** evtl. Pflaster
  (hier nicht abgebildet)

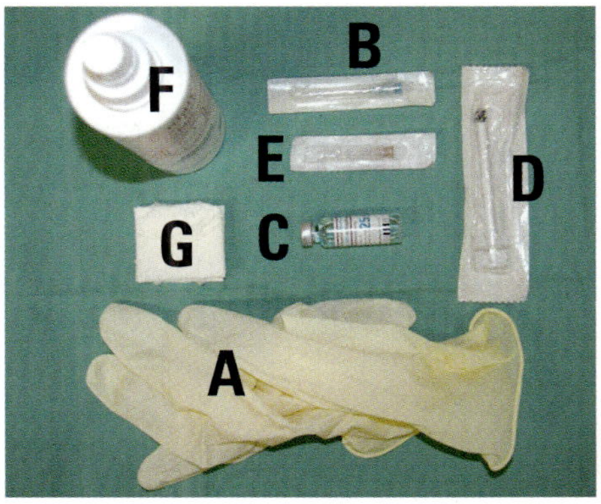


**Abb. 77.1** Materialvorbereitung

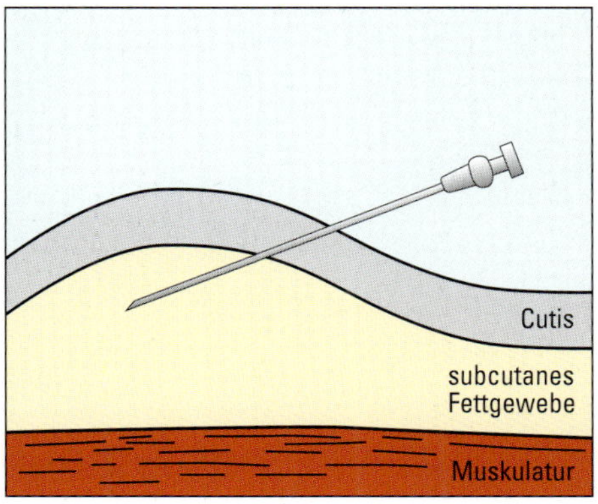


**Abb. 77.2** Schema s.c.-Injektion

Falls die Stechampulle mit dem Medikament bereits angebrochen war, desinfizieren Sie die Punktionsstelle noch einmal, stechen (⇦) dann mit der größeren Aufzugskanüle in die Ampulle hinein **(Abb. 77.3)** und halten dann beides senkrecht, während Sie das Medikament aufziehen (⇩ in **Abb. 77.4**). So gelingt es meistens einfacher, das Medikament blasenfrei aufzuziehen.

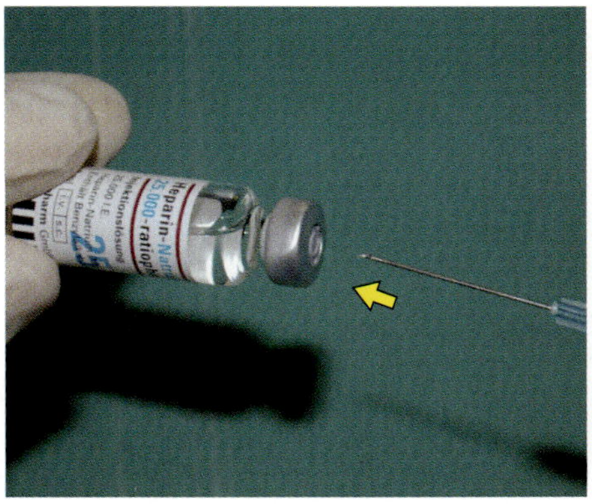

**Abb. 77.3** Einstich in Ampulle

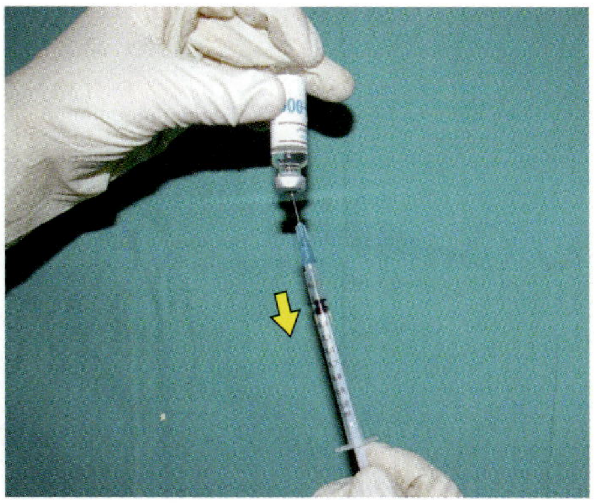

**Abb. 77.4** Medikament aufziehen

# 13 Subcutane (s.c.) Injektion



Falls sich noch Luft ( ) in der Spritze befindet, beklopfen ( ) Sie die Spritze und entfernen die Luft wieder **(Abb. 78.1)**. Dann erfolgt die Desinfektion der beabsichtigten Punktionsstelle **(Abb. 78.2)**. Am besten eignen sich die subcutane Fettschicht der Bauchdecke oder der lateralen Oberschenkel. Nach entsprechender Einwirkzeit (mindestens 30 Sekunden) wischen Sie Haut nur einmal ( ) mit einem Tupfer ab **(Abb. 78.3)**.

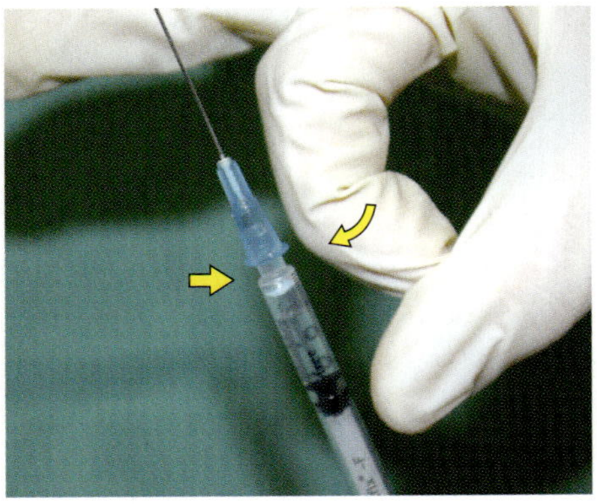

**Abb. 78.1** Spritze entlüften

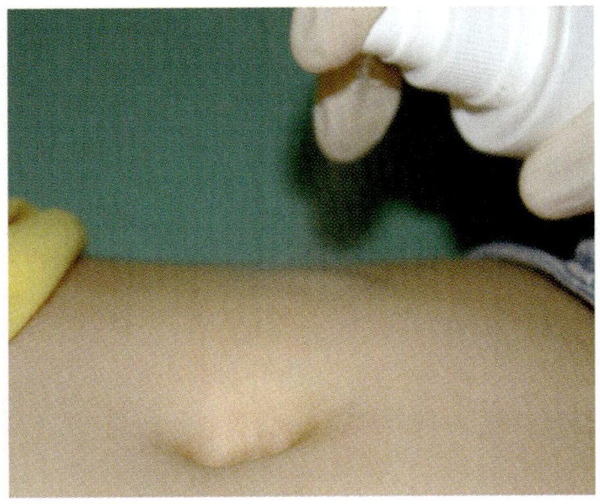

**Abb. 78.2** Hautdesinfektion

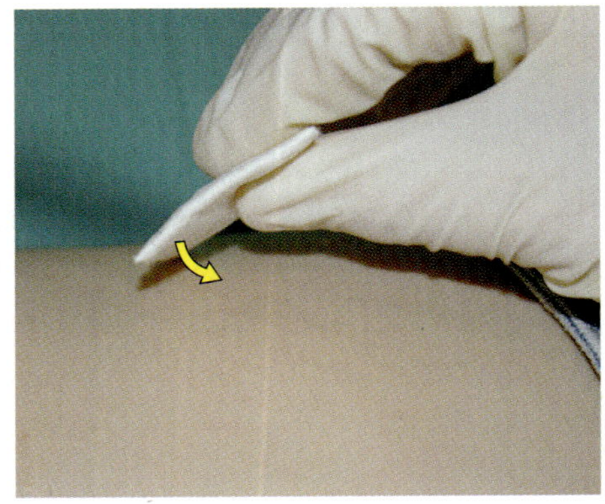

**Abb. 78.3** Haut abwischen

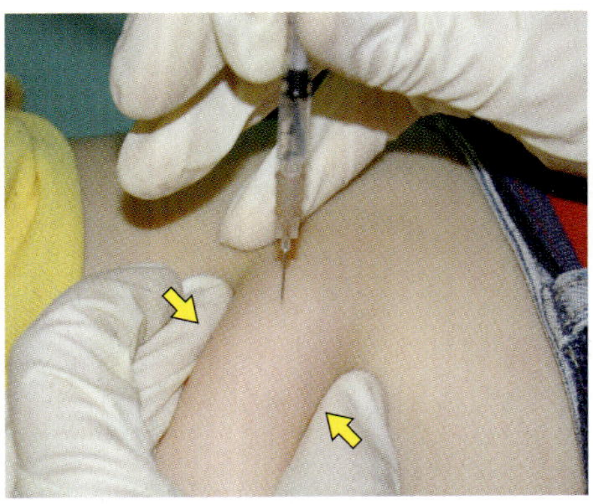

**Abb. 78.4** Hautfalte bilden

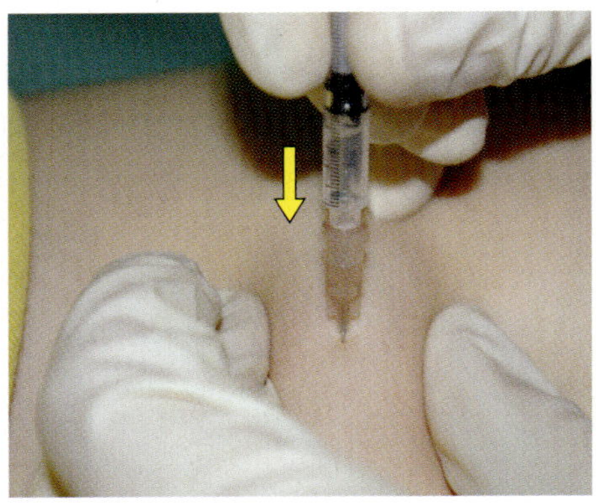

**Abb. 78.5** Einstich

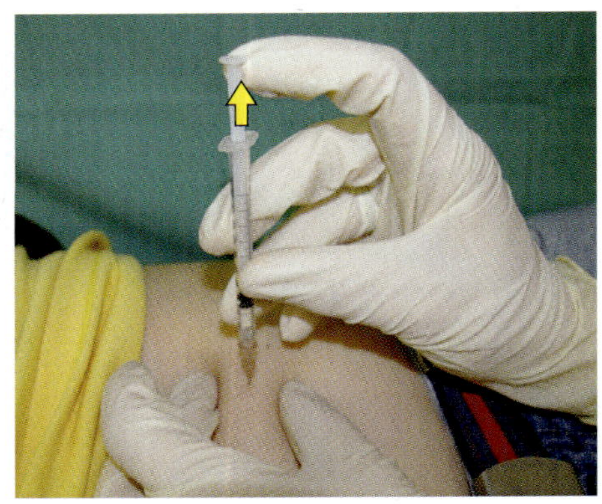

**Abb. 78.6** Aspiration

Dann wechseln Sie die Aufzugsnadel gegen die kleinere Injektionsnadel aus und heben mit den Fingern Ihrer linken Hand eine Hautfalte ab ( in **Abb. 78.4**). Stechen Sie zügig senkrecht ca. 1.5 - 2 cm in diese Hautfalte ein ( in **Abb. 78.5**) und aspirieren Sie bei fixierter Spritze den Stempel mit dem Zeige- oder Mittelfinger nach oben ( ), um eine versehentliche Injektion in ein Blutgefäß zu vermeiden **(Abb. 78.6)**. Erst danach injizieren Sie langsam ( ) den Wirkstoff **(Abb. 78.7)**, ziehen die Spritze heraus ( in **Abb. 78.8**) und verteilen den Wirkstoff mit kreisenden Bewegungen ( ) unter leichtem Druck im subkutanen Fettgewebe **(Abb. 78.9)**.

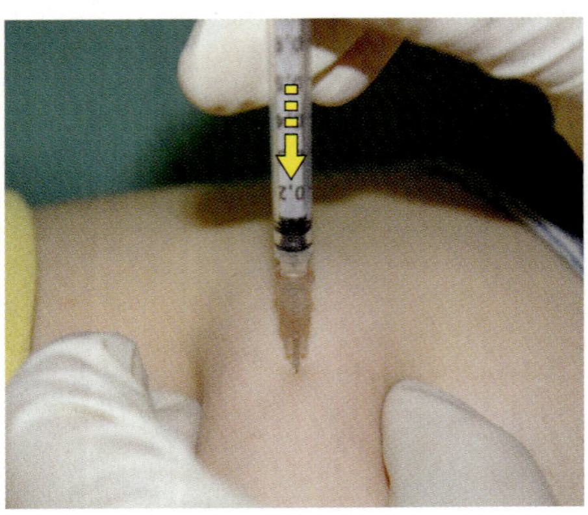

**Abb. 78.7** langsam injizieren

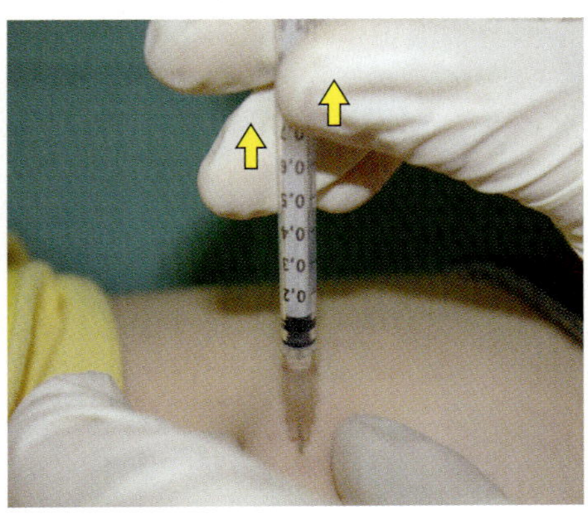

**Abb. 78.8** Spritze herausziehen

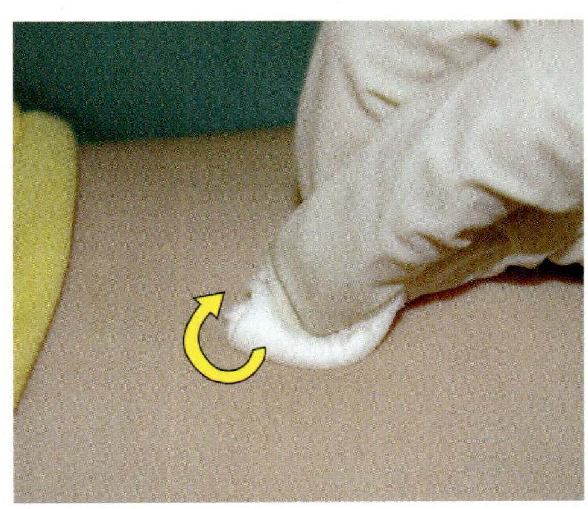

**Abb. 78.9** Wirkstoff verteilen

# Intramuskuläre Injektion 13

**Indikation**

Viele Impfstoffe, z.B. gegen Tetanus, Hepatitis B, FSME u.a., werden intramuskulär (i.m.) injiziert. Außerdem werden oft Depotpräparate, die über einen längeren Zeitraum resorbiert werden sollen, i.m. verabreicht. Die Resorption erfolgt im Skelettmuskel in der Regel schneller als bei subcutaner Injektion (vgl. S. 77), jedoch mit verzögertem Wirkungseintritt im Vergleich zur intravenösen Gabe (vgl. Kap. 11).

Als Injektionsorte kommen die ventrolaterale Glutealregion (s.S. 81), der M. deltoideus an der Schulter (s.S. 83) und der M. vastus lateralis am Oberschenkel (s.S. 84) in Frage. Am Oberarm werden wegen der geringeren Muskelmasse jedoch keine öligen Lösungen und nur kleinere Volumina bis zu 2 ml injiziert.

**Allgemeine Vorbereitung**

Vor Beginn jeder i.m.-Injektion wird zunächst kontrolliert, ob die Angaben auf der Ampulle mit dem gewünschten Medikament bzw. Impfstoff übereinstimmen und das Verfallsdatum nicht überschritten ist. Außerdem wird überprüft, ob das Medikament in Farbe und Konsistenz unverändert ist und ggfs. im Kühlschrank gelagert wurde (z.B. bei einigen Impfstoffen erforderlich). Handelt es sich um eine Stechampulle für die mehrfache Entnahme, sollte das erste Anstechen weniger als 24 Stunden zurückliegen.

**Kontraindikationen**

Dann müssen mögliche Kontraindikationen ausgeschlossen werden: Dazu gehört der Verdacht auf einen akuten Herzinfarkt, da hier eine i.m.-Injektion nicht nur die Enzymdiagnostik verfälschen, sondern auch eine Lysetherapie eines koronaren Thrombus wegen der Gefahr größerer Muskelhämatome verhindern würde. Aus demselben Grund sollten Patienten unter oraler Antikoagulation oder unter einer Heparintherapie keine i.m.-Injektionen erhalten.

Bei akuten Schocksituationen ist wegen der Zentralisation des Kreislaufs die periphere Perfusion oft so eingeschränkt, dass keine ausreichende muskuläre Resorption gegeben wäre. Bestehen an der geplanten Injektionsstelle Verbrennungen, Verletzungen oder Hautinfektionen, wird entweder auf andere Injektionsorte oder eine andere Applikationsform ausgewichen.



**Vorbereitung des Materials:**

- **(A)** unsterile Handschuhe
- **(B)** Aufzugskanüle
- **(C)** Medikamenten-Ampulle
- **(D)** sterile Spritze
- **(E)** 2. Kanüle zur Injektion
- **(F)** Desinfektionsspray
- **(G)** Tupfer
- **(H)** Pflaster

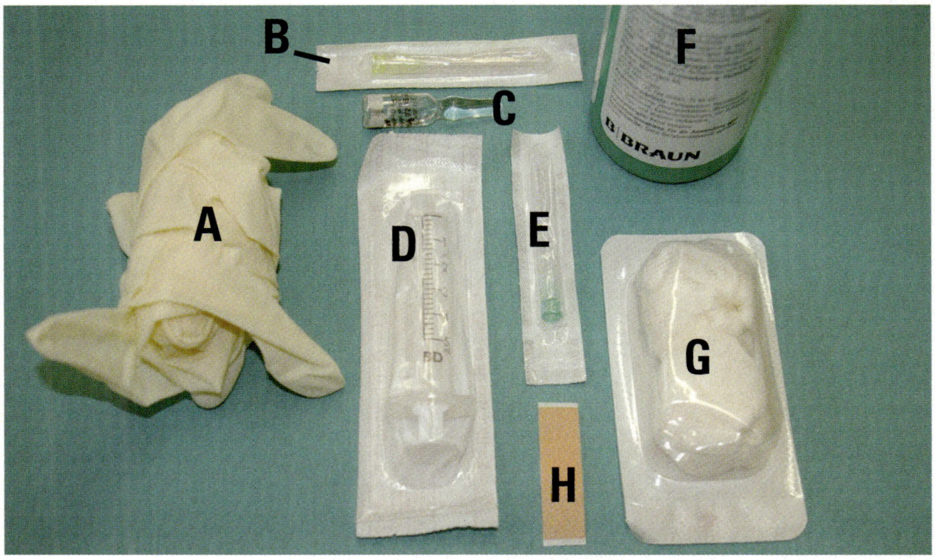


**Abb. 79.1** Materialvorbereitung

Achten Sie beim Aufzug des Impfstoffes oder des Medikamentes unbedingt darauf, dass Sie es mit einer Injektionsnadel **(B)** aufziehen (dabei wird die Nadel oft unsteril) und danach die zweite Nadel **(E)** aufsetzen, mit der später injiziert werden soll. Für das sichere Aufbrechen der Ampulle **(C)** benötigen Sie zum Schutz Ihres Fingers noch einen Tupfer **(G)**.

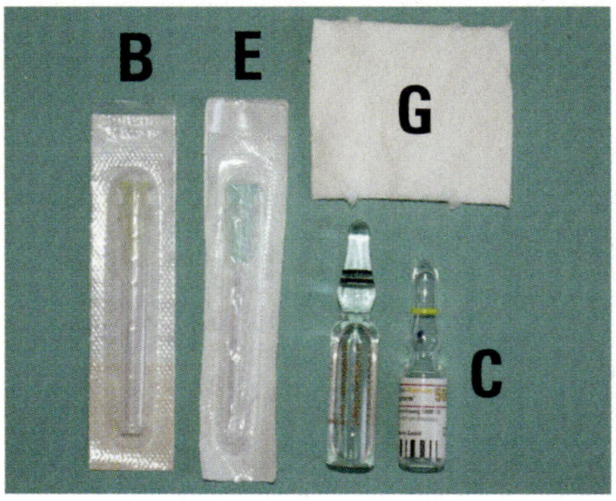


**Abb. 79.2** zwei Kanülen bereit?

Brechampullen erkennen Sie an einer Strichmarkierung ( ) oder einem Punkt ( ) auf dem Ampullenkopf (**Abb. 80.1**). Ampullen ohne diese Markierungen müssen vor dem Aufbrechen mit einer kleinen Säge ( ) angesägt werden (**Abb. 80.2**), sie werden jedoch immer seltener verwendet. Falls sich die Injektionslösung im Ampullenkopf ( ) befindet, beklopfen Sie die Ampulle leicht ( ), damit die Flüssigkeit in den unteren Teil der Ampulle verlagert wird (**Abb. 80.3**). Danach brechen Sie den Ampullenkopf nicht mit ungeschützten Fingern (**Abb. 80.4**), sondern mit einem Tupfer ( ) als Prävention gegen Schnittverletzungen ab ( in **Abb. 80.5**). Werfen Sie den Ampullenkopf am besten direkt ( ) in einen Abwurfbehälter (**Abb. 80.6**).

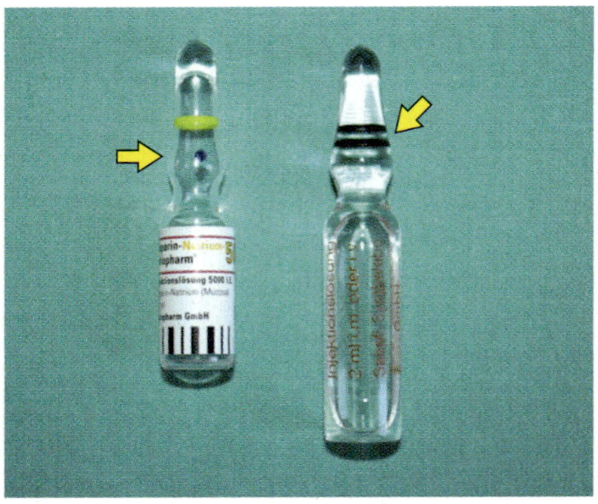

**Abb. 80.1** Brechampullen

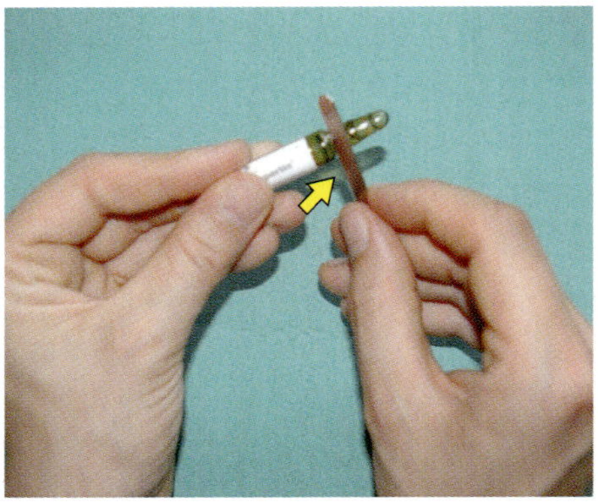

**Abb. 80.2** Ampulle zum Aufsägen

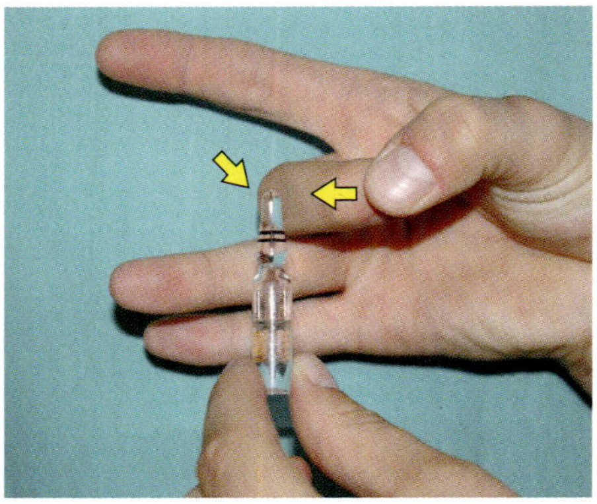

**Abb. 80.3** Beklopfen



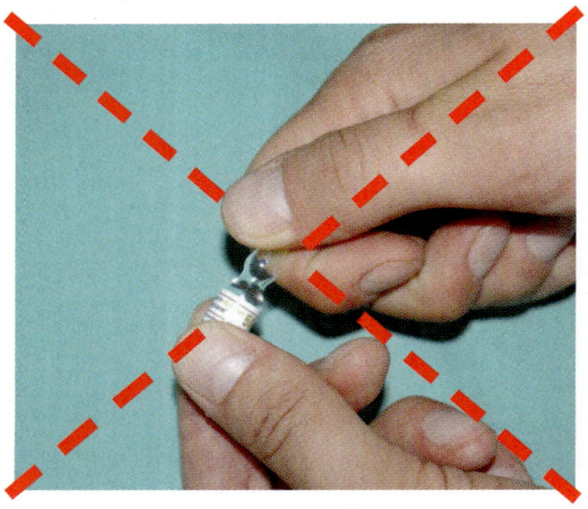

**Abb. 80.4** nicht ungeschützt

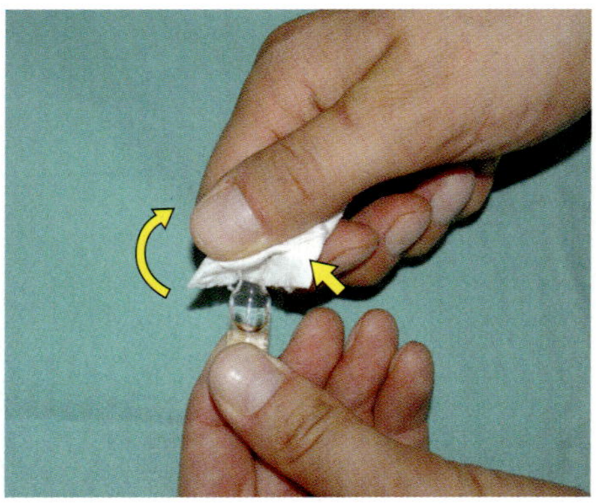

**Abb. 80.5** Kopf abbrechen

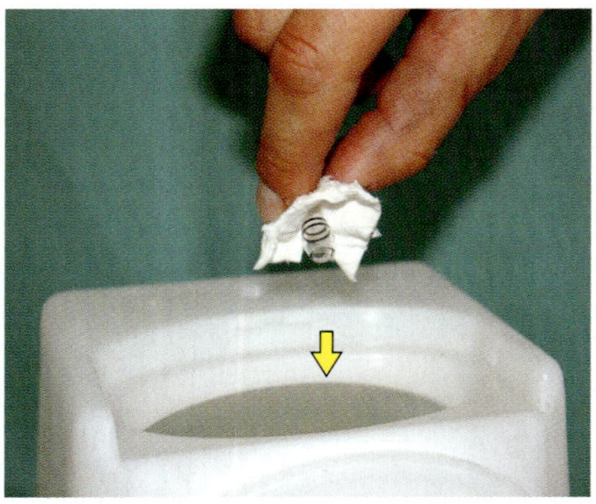

**Abb. 80.6** sicherer Abwurf

Ziehen Sie das Medikament eher senkrecht mit Ihrer dominanten Hand mit leichter Kippstellung der Ampulle auf (**Abb. 80.7**): Der Zeigefinger kann dabei einen Gegendruck ( ) gegen den Zug von Daumen ( ) und Mittelfinger bilden. Der Versuch in waagerechter Position dauert oft unnötig länger (**Abb. 80.8**), weil viel Luft eingezogen wird. Dann wird die hierfür verwendete Nadel entfernt ( in **Abb. 80.9**).

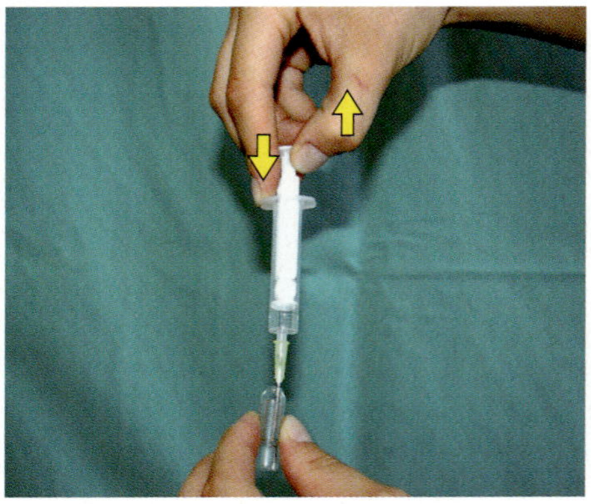

**Abb. 80.7** senkrecht aufziehen

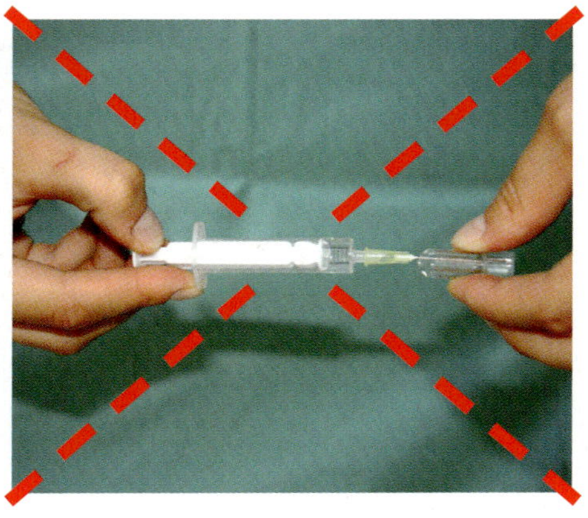

**Abb. 80.8** nicht waagerecht

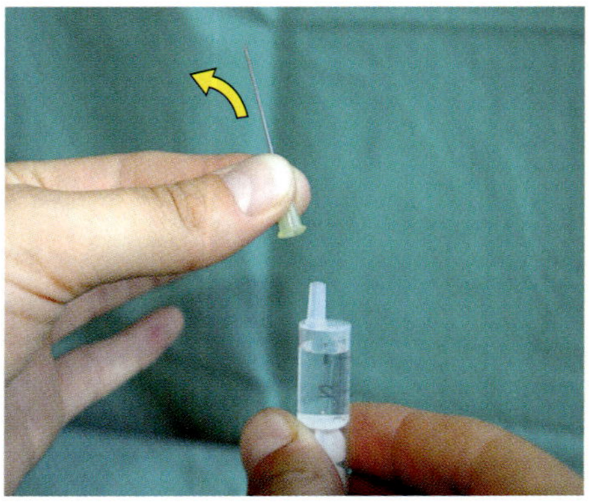

**Abb. 80.9** Nadel entfernen

Nach Entsorgung der Nadel ( ) (Abb. 81.1) öffnen Sie bitte steril ( ) eine neue Nadel (Abb. 81.2) und setzen diese auf. Fassen Sie dabei den Metallteil der Kanüle nicht direkt an ( ), da sie dann unsteril wird (Abb. 81.3). Diese 2. Kanüle soll jetzt nicht entlüftet werden ( in Abb. 81.4), damit während der Punktion keine Teile des Medikaments in den sub-/cutanen Stichkanal gelangen – dadurch könnten dort Schmerzen oder sogar Nekrosen verursacht werden.

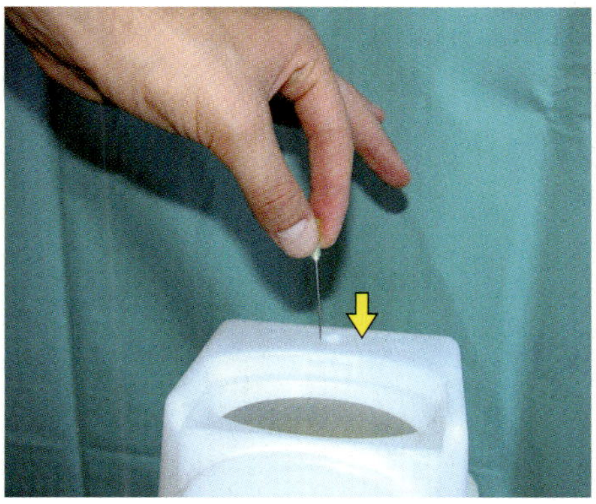

**Abb. 81.1** Nadel entsorgen

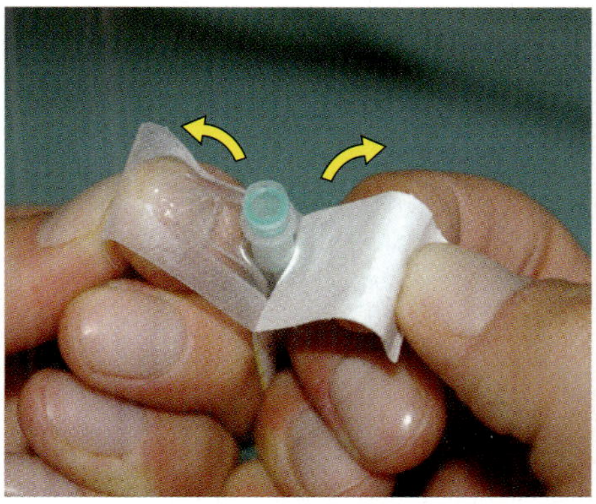

**Abb. 81.2** neue Nadel

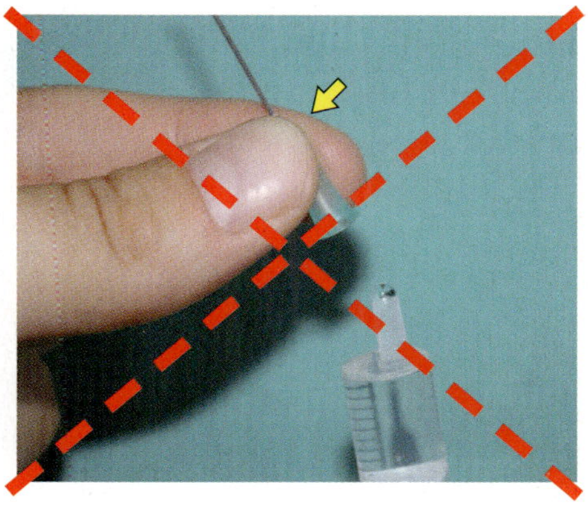

**Abb. 81.3** auf Sterilität achten!

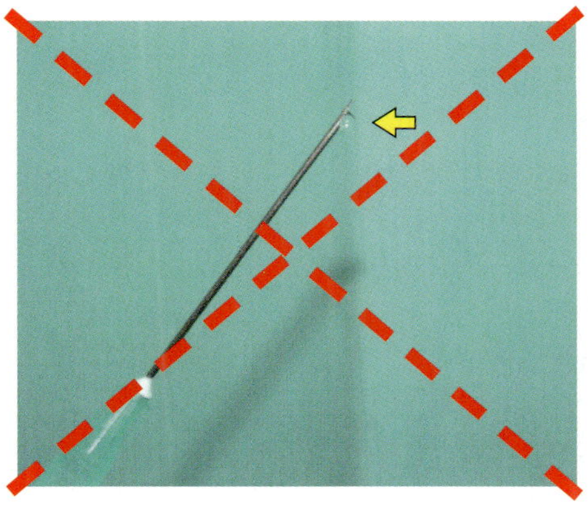

**Abb. 81.4** nicht entlüften!

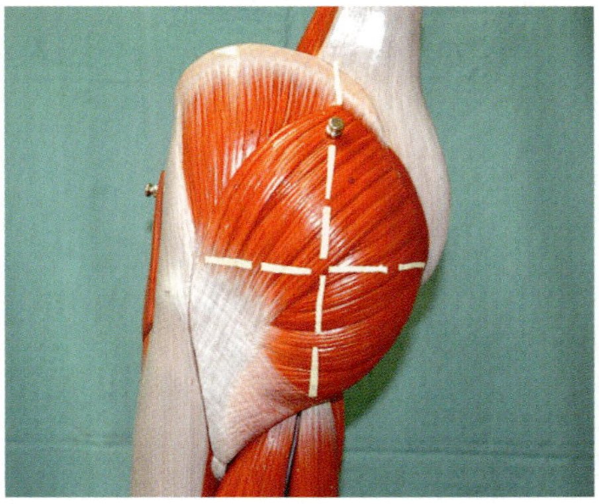

**Abb. 81.5** Regio glutea

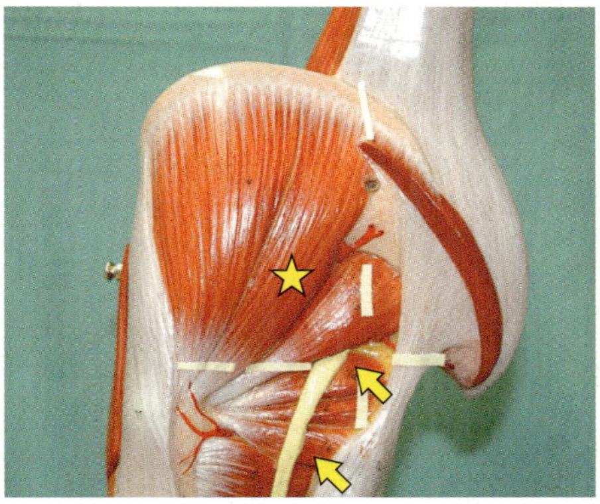

**Abb. 81.6** cave: N. ischiadicus!



Bei der Wahl der Punktionsstelle ist eine Einteilung der Regio glutea in vier Quadranten nicht ausreichend (Abb. 81.5), da der N. ischiadicus ( ) und der N. gluteus superior ( ) auch dann getroffen werden kann, wenn in den oberen, äußeren Quadranten injiziert wird (Abb. 81.6). Bei der Injektionsmethode nach Hochstetter (hier am Modell demonstriert) ertastet der Zeigefinger der linken Hand die rechte Spina iliaca superior ( ) des Patienten und der maximal abgespreizte Mittelfinger ( ) die Crista iliaca (Abb. 81.7). Dann drehen Sie Ihre linke Hand etwas gegen den Uhrzeigersinn ( ), so dass die Spitze des Mittelfingers ca. 2 cm von der Crista iliaca nach caudal rutscht ( ) und der Handteller auf dem Trochanter major liegt (Abb. 81.8). Die Punktion in den rechten M. gluteus medius erfolgt in Linksseitenlage und umgekehrt: Halten Sie mit Ihrer dominanten Hand (hier für Rechtshänder gezeigt) die Spritze wie einen Kugelschreiber und markieren Sie noch mit der Schutzkappe durch Druck ( ) die untere Spitze des Dreiecks zwischen Ihrem Mittel- und Zeigefinger (Abb. 81.9).

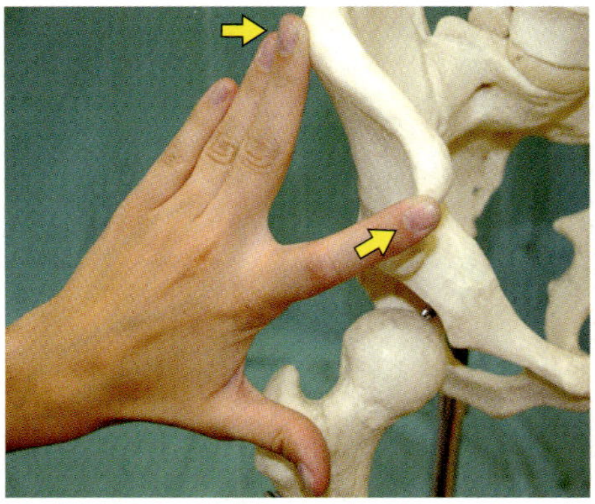

**Abb. 81.7** Handhaltung

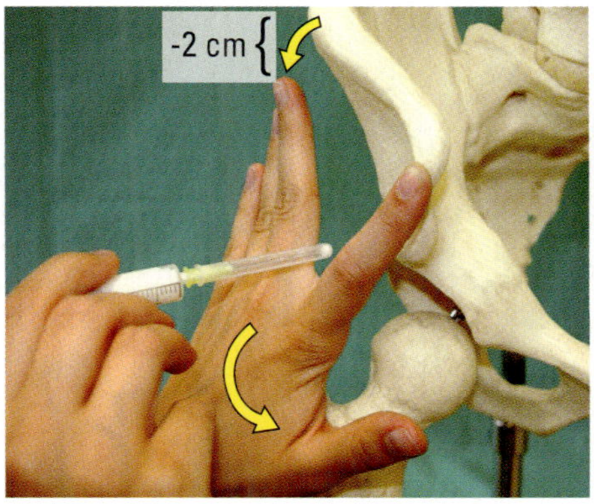


**Abb. 81.8** Drehung der Hand

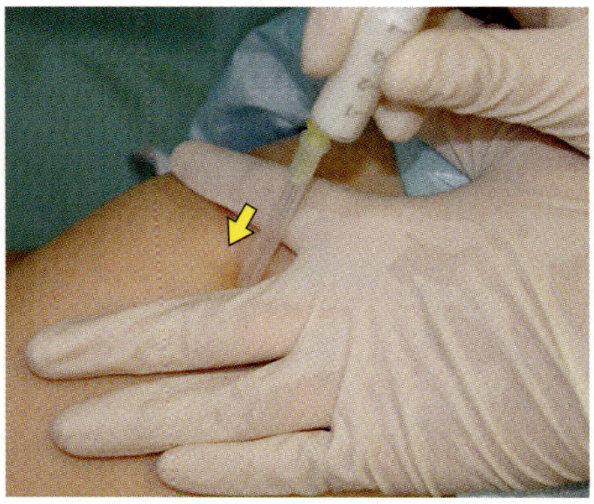

**Abb. 81.9** Hautmarkierung

Vor der Injektion erfolgt nun eine Sprühdesinfektion des Punktionsareals (Abb. 82.1). Dann stechen Sie nahezu senkrecht ein und schieben zügig die Kanüle ausreichend vor ( ⇩ ), bis nur noch 5-10 mm bis zum Kanülenkonus sichtbar sind (Abb. 82.2). Ein zu zaghaftes, stückweises Vorstechen bewirkt erfahrungsgemäß eine Abwehrspannung des Muskels und stärkere Schmerzen. Sollten Sie dabei einmal auf den Knochen treffen, ziehen Sie die Kanüle nur 1-2 cm zurück, damit sich die Kanülenspitze sicher im Muskel befindet. Stechen Sie bitte nicht zu schräg ein und halten Sie die Kanüle auch nicht am Metall fest ( ↘ ↖ ), damit sie nicht unsteril wird wie in Abb. 82.3.

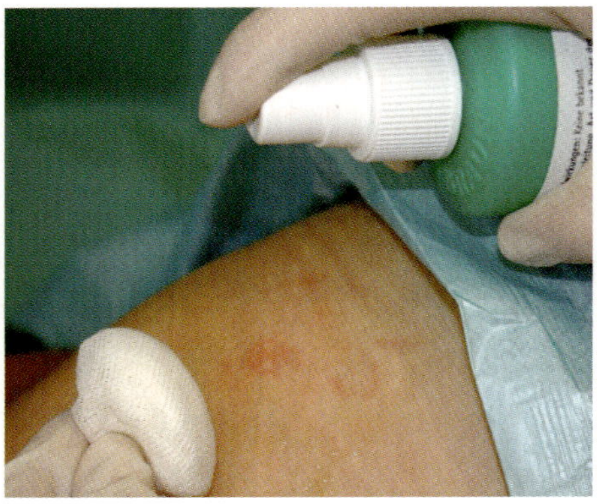

**Abb. 82.1** Sprühdesinfektion

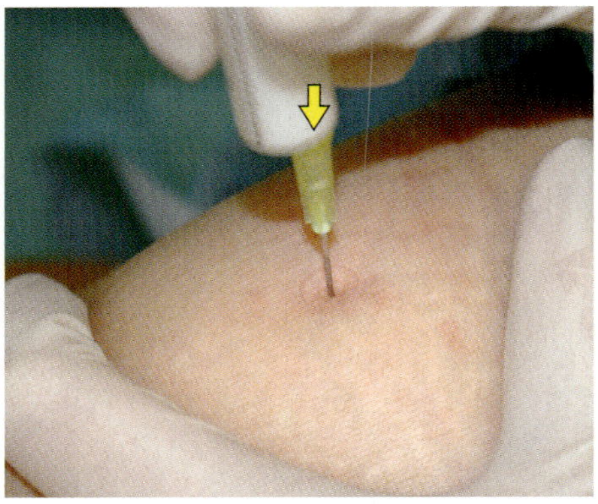

**Abb. 82.2** zügig einstechen

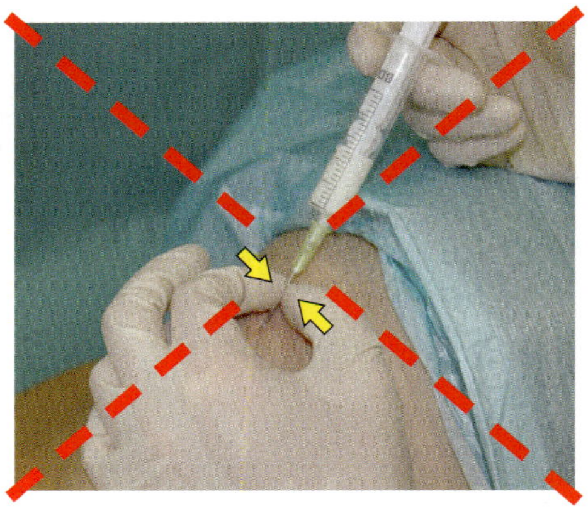

**Abb. 82.3** typischer Fehler



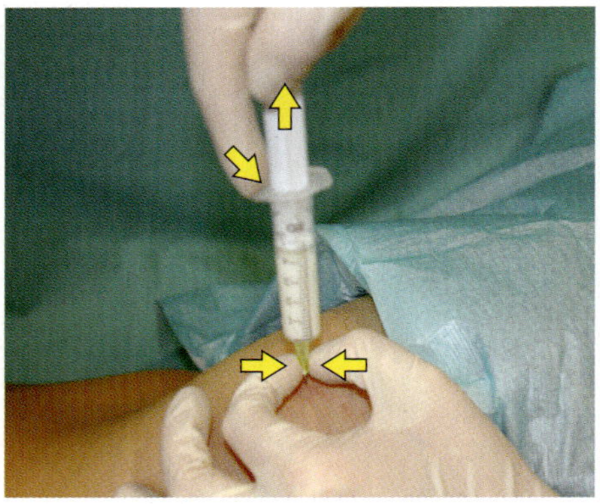

**Abb. 82.4** Probeaspiration

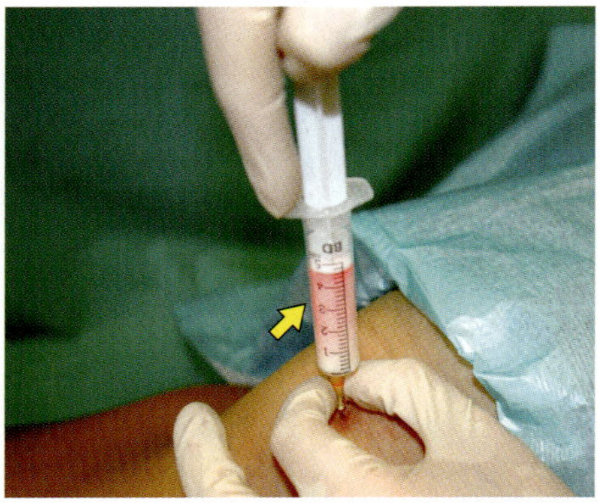

**Abb. 82.5** Blut? Intravasal!

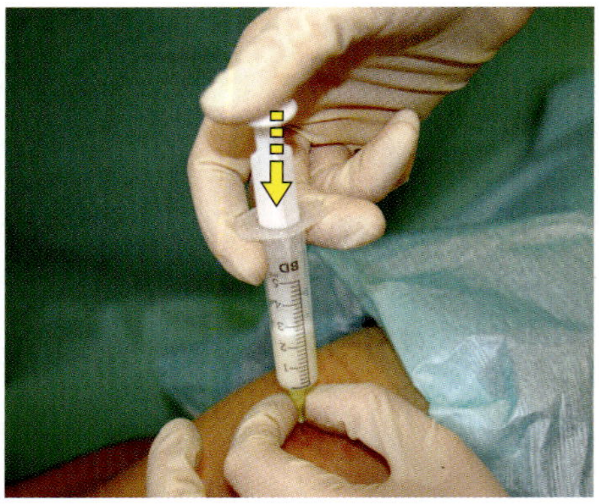

**Abb. 82.6** langsame Injektion

Vor der Injektion aspirieren ( ⇧ ) Sie zur Sicherheit gegen den Druck Ihres Zeigefingers ( ↘ ), um eine versehentlich intravasale Injektion zu vermeiden. Dabei können Sie zusätzlich die Kanüle am Kunststoffkonus stabilisieren ( ⇨ ⇦ in Abb. 82.4). Ist bei dieser Aspiration jedoch Blut ( ↗ ) erkennbar (Abb. 82.5), ziehen Sie die Spritze ein wenig zurück und aspirieren erneut. Wenn dann immer noch Blut einziehbar ist, brechen Sie die Injektion ab und komprimieren die Injektionsstelle. Ansonsten kann die Injektion jetzt langsam ( ⇣ ) erfolgen (Abb. 82.6).

### Komplikationen bei der Injektion

Treten während der Injektion starke Schmerzen auf, könnte entweder ein Nervenast direkt getroffen sein (besonders bei ausstrahlenden Schmerzen) oder es liegt bei perineuraler Injektion eine Reizwirkung auf einen benachbarten Nerven vor. In beiden Fällen brechen Sie die Injektion ab.
Seltener kann auch eine Unverträglichkeitsreaktion auf das Medikament die Ursache sein, die mit Hautrötung, Bläschenbildung, Juckreiz oder Übelkeit bis hin zu Atemnot und Kreislaufstörungen einhergehen kann. Tritt jedoch eine schmerzhafte Blässe der Gewebsperipherie auf, liegt wahrscheinlich eine versehentlich intraarterielle Injektion vor. Ziehen Sie in solchen Fällen die Nadel nicht zurück: Wenn sie noch im arteriellen Lumen liegt, können dann sofort isotone NaCl-Lösung und vasodilatierende Medikamente nachinjiziert werden, um dem arteriellen Vasospasmus entgegen zu wirken.

Nun halten Sie mit der linken Hand einen Tupfer bereit ( ↗ ) und ziehen die Spritze mit Kanüle heraus ( ↑ in **Abb. 83.1**). Anschließend drücken Sie den Tupfer fest auf die Einstichstelle und können auch das Medikament mit kreisenden Bewegungen ( ↷ ) dabei etwas verteilen **(Abb. 83.2)**. Abschließend schützen Sie die Punktionsstelle durch ein Pflaster **(Abb. 83.3)**.

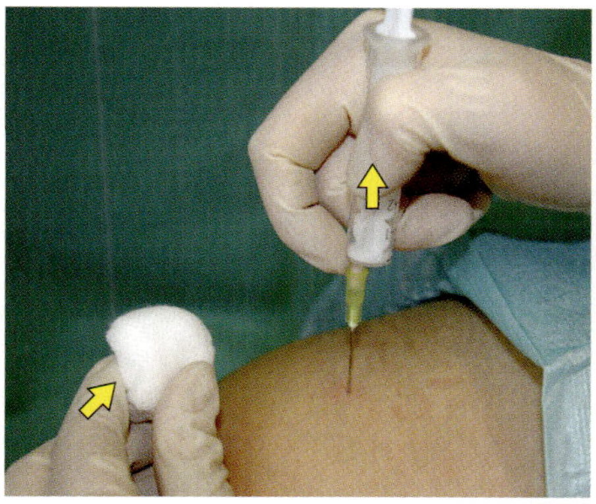

**Abb. 83.1** Spritze + Nadel entf.

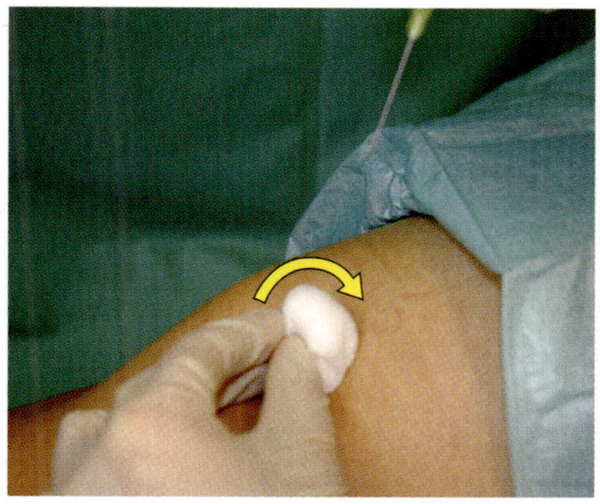

**Abb. 83.2** Kompression

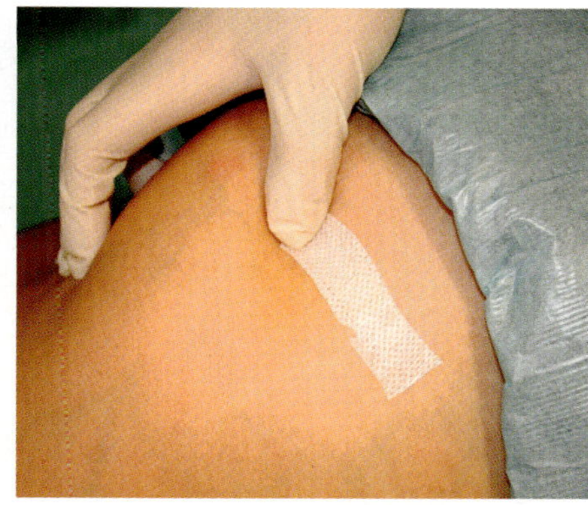

**Abb. 83.3** Pflasterschutz

**Alternative Punktionsstellen**

Besonders für Impfungen und für die Injektion kleinerer Volumina unter 2 ml eignet sich alternativ die Regio deltoidea an der Schulter bzw. am proximalen Oberarm **(Abb. 83.4)**. Achten Sie darauf, dass der Patient im Sitzen den Arm locker hängen lassen kann **(Abb. 83.5)** und ertasten Sie die dickste Ausdehnung des M. deltoideus ( ↓ ), die Sie z.B. mit dem Fingernagel markieren können **(Abb. 83.6)**. Nach einer sorgfältigen Sprühdesinfektion **(Abb. 83.7)** können Sie den Muskel mit der linken Hand etwas komprimieren ( ↗ ↙ ) und dann in den „dickeren" Muskelbauch besser einstechen ( ← in **Abb. 83.8**). Stechen Sie hier nicht zu tief ein **(Abb. 83.9)** und denken Sie an eine Aspiration ( ↘ in **Abb. 83.10**), bevor Sie das Medikament injizieren ( ↖ in **Abb. 83.11**). Dabei gelten dieselben Vorsichtsmaßnahmen wie auf S. 82.

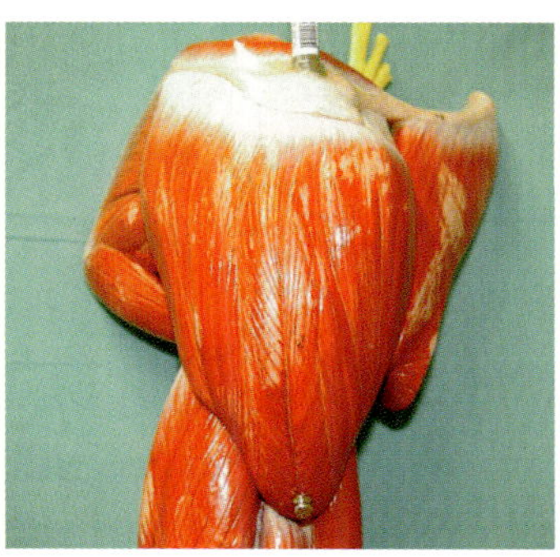

**Abb. 83.4** Regio deltoidea

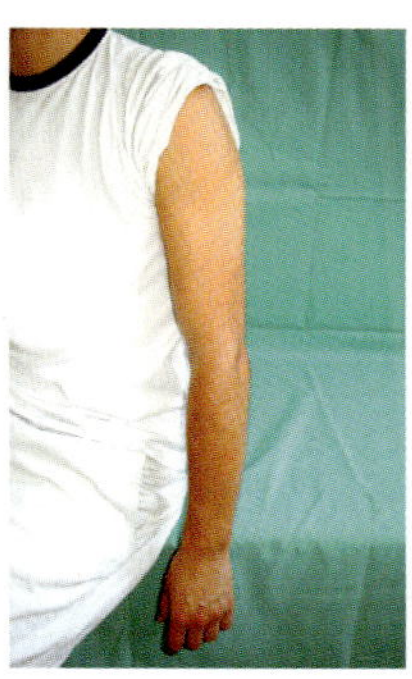

**Abb. 83.5** Armhaltung locker

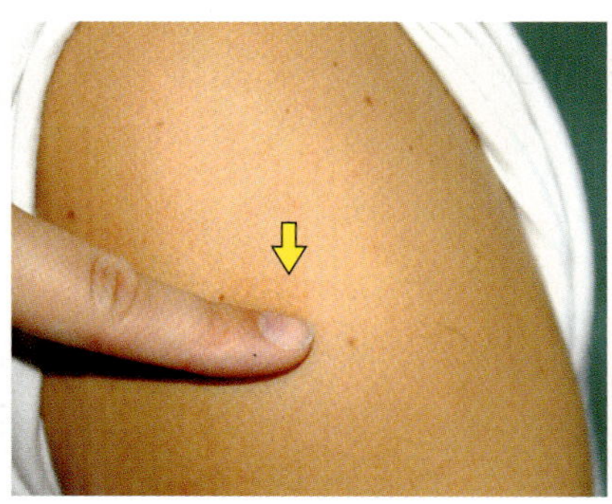

**Abb. 83.6** Markierung

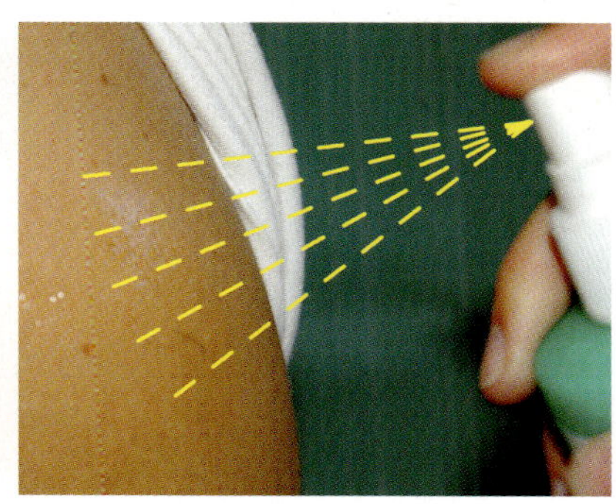

**Abb. 83.7** Desinfektion

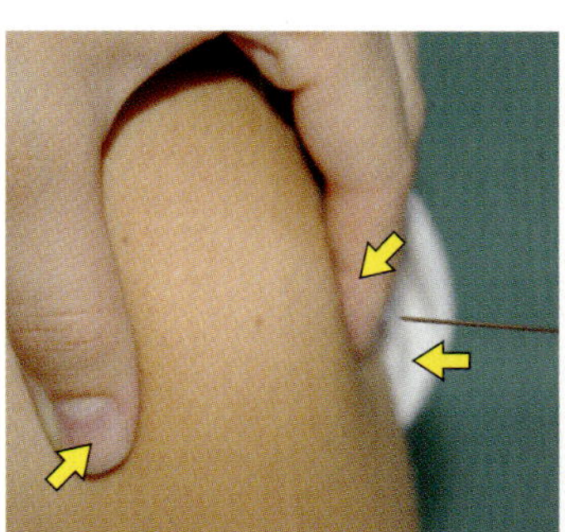

**Abb. 83.8** leichte Kompression

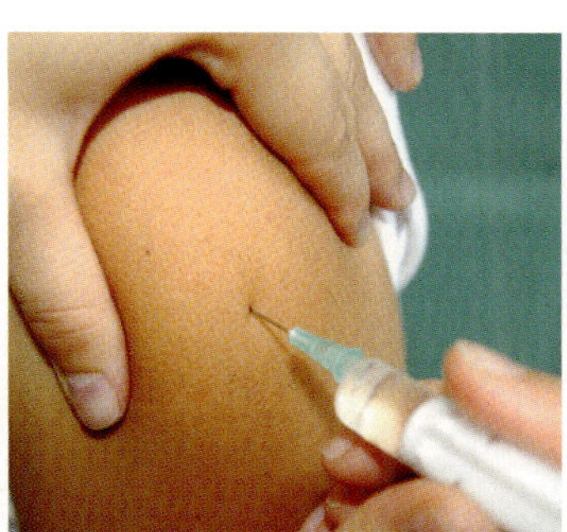

**Abb. 83.9** Einstich (nicht zu tief)

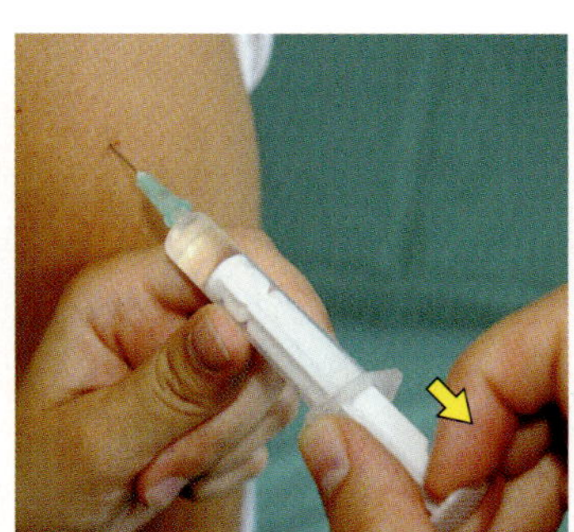

**Abb. 83.10** Aspiration

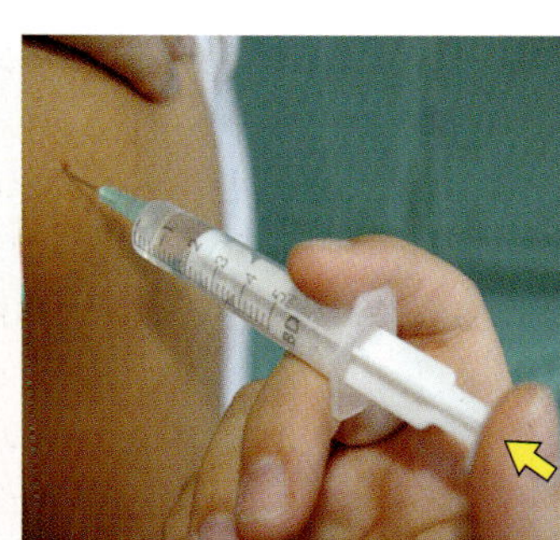

**Abb. 83.11** Injektion

13

Als dritter Punktionsort kommt der M. vastus lateralis (↗ ↖) im mittleren Drittel des Oberschenkels in Frage **(Abb. 84.1)**: Der Patient liegt entspannt in Rückenlage mit leicht innenrotiertem Bein. Der Untersucher ertastet mit dem linken Handballen den Trochanter major und legt seine rechte Hand direkt oberhalb der Kniescheibe auf, da eine Handbreit caudal des Trochanters und eine Handbreit cranial des Kniegelenks nicht punktiert werden sollte – der ideale Punktionsort (◌) liegt dazwischen am lateralen, mittleren Drittel des Oberschenkels **(Abb. 84.2)**. Aufgrund von Behaarung ist es oft ratsam, zweimal ausgiebig zu desinfizieren und dabei eine ausreichende Einwirkzeit abzuwarten **(Abb. 84.3)**.

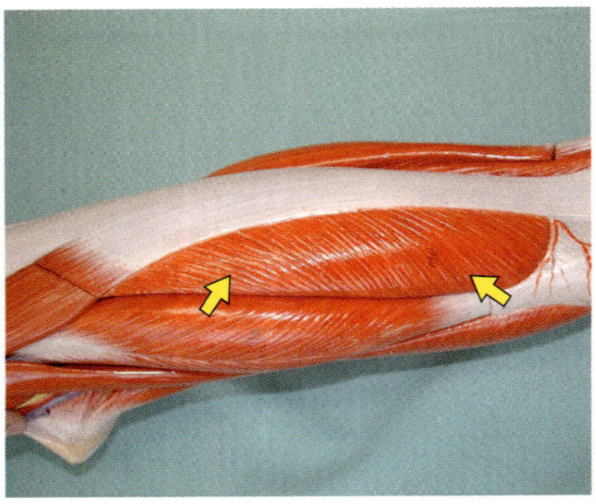

**Abb. 84.1** M. vastus lateralis

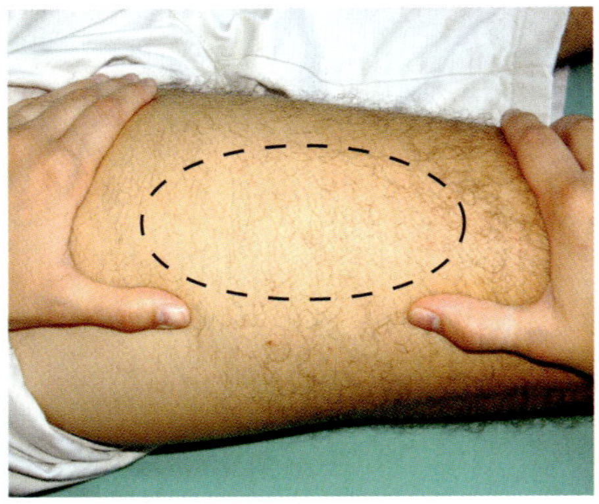

**Abb. 84.2** Punktionsareal

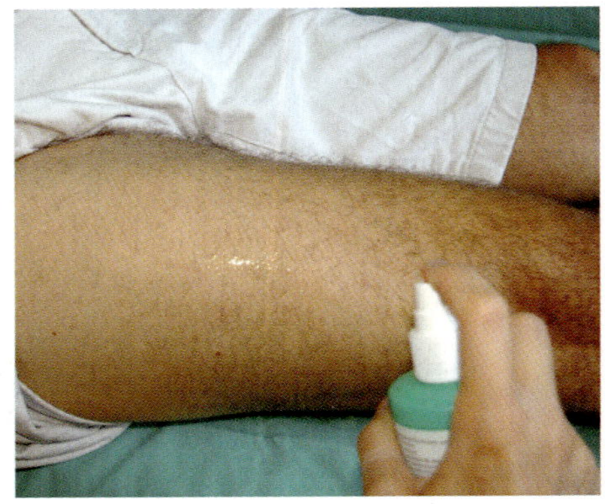

**Abb. 84.3** Hautdesinfektion



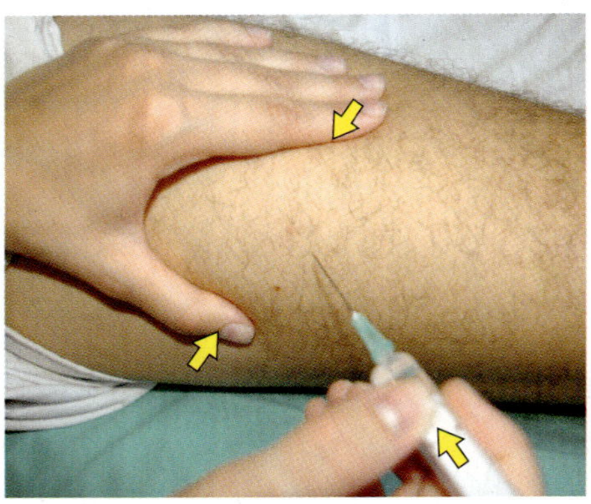

**Abb. 84.4** Handhaltung

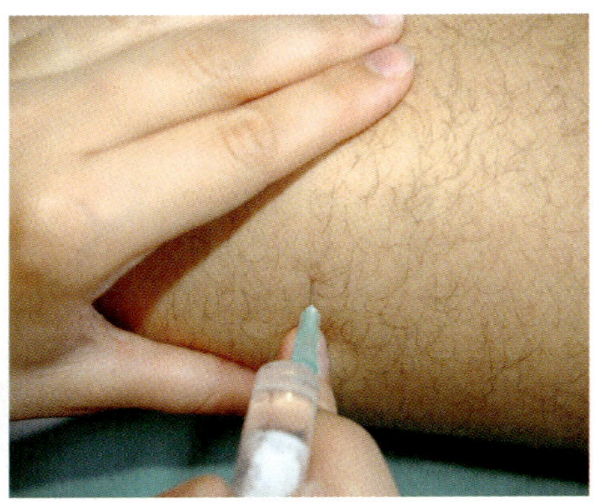

**Abb. 84.5** Punktion

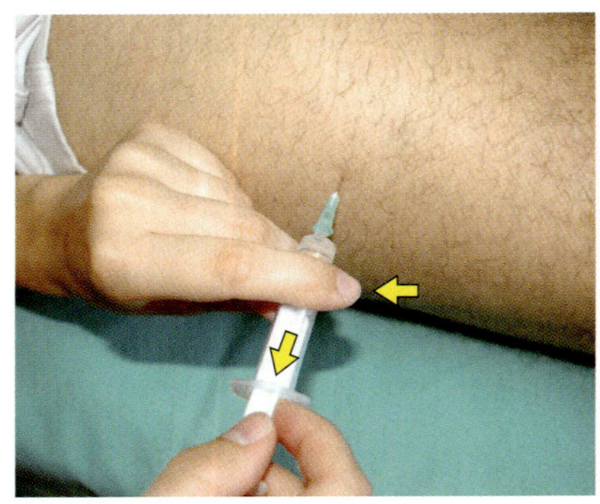

**Abb. 84.6** zwei Aspirationstests: 180°

Auch hier kann der Muskel etwas zusammengeschoben werden (↗ ↙), bevor mit der rechten Hand (für Rechtshänder) locker eingestochen (↖) wird **(Abb. 84.4)**. Die hier gezeigte Kollegin trägt jedoch keine Handschuhe – auch wenn dazu mitunter geteilte Meinungen existieren, ist allgemein das Tragen von Handschuhen immer dann zu empfehlen, wenn die Möglichkeit zum Blutkontakt besteht, abgesehen von möglichst keimarmen bzw. sterilen Punktionsbedingungen.

Denken Sie bitte nach erfolgtem Einstich **(Abb. 84.5)** wieder an einen Aspirationstest (↓ in **Abb. 84.6**). Dabei fixiert die linke Hand (⇦) wieder die Spritze. Nur wenn kein Blut aspiriert werden kann (zur absoluten Sicherheit können Sie die Spritze auch um 180° drehen und dann noch ein zweites Mal aspirieren), wird das Medikament langsam in den Muskel injiziert (↑ in **Abb. 84.7**). Die Nadel gehört danach natürlich wieder in den Abwurf **(Abb. 84.8)**.

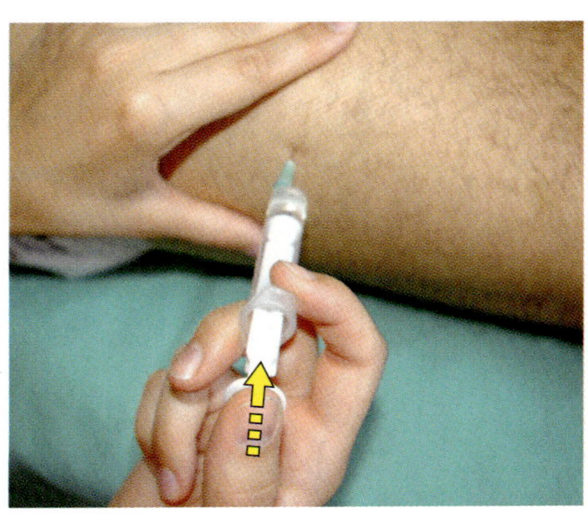

**Abb. 84.7** langsame Injektion

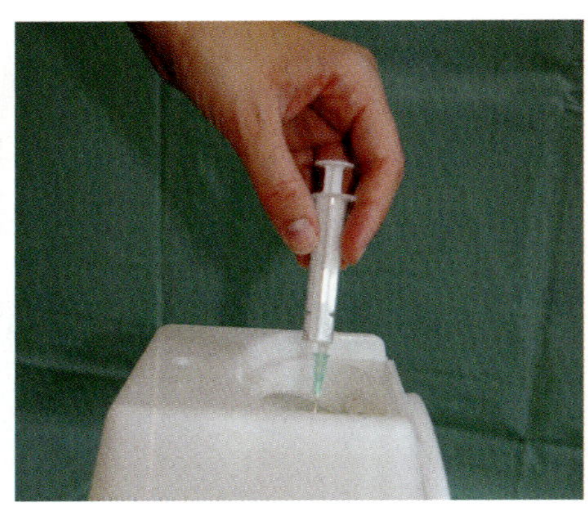

**Abb. 84.8** Abwurf

### Indikation

Diagnostische Punktionen pleuraler Ergüsse werden durchgeführt, um z.B. das Punktat auf maligne Zellen zytologisch zu untersuchen und damit eine maligne Grunderkrankung auszuschließen oder zu identifizieren.
Therapeutisch wird eine Pleurapunktion auch bei einem Pleuraempyem oder zur Entlastung der Lunge im Rahmen einer Herzinsuffizienz durchgeführt, wenn z.B. eine Diuretikagabe keinen ausreichenden Erfolg gezeigt hat. Die Punktion erfolgt üblicher Weise unter Sonographiekontrolle am Oberrand einer Rippe, um die intercostalen Leitungsbahnen nicht zu gefährden (Abb. 85.1).

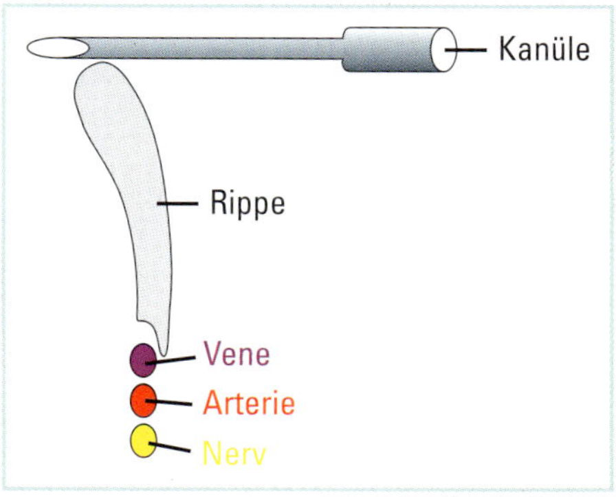


**Abb. 85.1** Punktionsort

Klären Sie im Vorfeld ab, ob Sie eine starre Punktionsnadel verwenden wollen, die in vielen handelsüblichen Punktionssets enthalten ist oder eine Venenverweilkanüle: Starre Nadeln bergen eine größere Gefahr, die Pleura viszeralis der Lunge zu verletzen, wenn sich diese beim fortschreitenden Ablassen des Ergusses wieder der Thoraxwand annähert. Dafür muss bei starren Nadeln kein Mandrin herausgezogen werden. Bei Verweilkanülen ist die o.g. Verletzungsgefahr der Lunge in der Endphase der Punktion zwar geringer - dafür kann beim Herausziehen des Stahlmandrins Luft in die Pleurahöhle gelangen (vgl. Abb. 87.4).

### Vorbereitung

Auf dem Materialtisch werden folgende Dinge steril vorbereitet (Abb. 85.2):

(A) Spritze mit Lokalanästhetikum z.B. 5 - 10 ml 2%iges Lidocain
(B) sterile Kompressen
(C) Skalpell für die Hautinzision
(D) Braunüle / Viggo mit aufgesetzter 10 ml-Spritze zur späteren Aspiration
(E) starre Punktionsnadel (falls erwünscht)
(F) Aspirationsschlauch (Heidelberger Verlängerung und einen kürzeren)
(G) Dreiwegehahn
(H) 50 ml Perfusorspritze (oder 20 ml Luerlock)
(I) Auffangbeutel
(J) steriles Lochtuch
(K) sterile Handschuhe (hier nicht abgebildet)

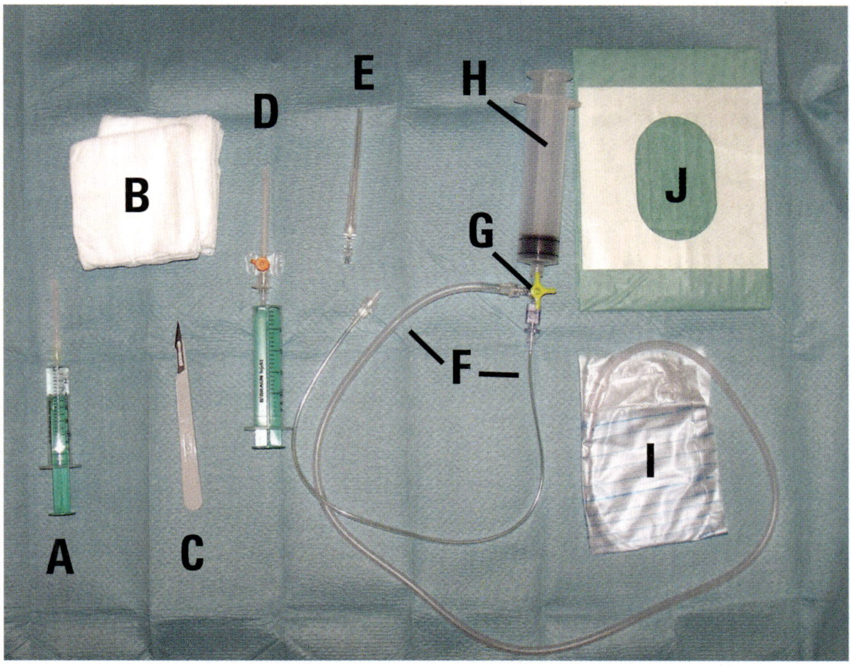


**Abb. 85.2** Materialvorbereitung

### Mögliche Punktionsorte

Zur Entlastung eines pleuralen Ergusses wird in der Regel von laterodorsal in der mittleren oder hinteren Axillarlinie direkt am Oberrand einer Rippe (s.o.) punktiert. Die Höhe des Intercostalraums (ICR) richtet sich nach der Größe des Ergusses und nach der Position des Zwerchfells, sollte jedoch möglichst weit caudal, z.B. im 7.- 9. ICR erfolgen, um den Erguss so komplett wie möglich ablassen zu können.
Legen sie am besten vor der Punktion einen Mundschutz an, damit Sie keine Keime aus dem eigenen Nasenrachenraum in die Pleurahöhle des Patienten verschleppen. Legen Sie sich auch ein Paar steriler Handschuhe in ihrer Größe bereit. Am besten erfolgt die Pleurapunktion in sitzender Position des Patienten, der sich leicht über ein Kissen nach vorne beugt (vgl. Abb. 90.5).

### Mögliche Komplikationen

Im Vordergrund steht die Verursachung oder Vergrößerung eines Pneumothorax durch direkten Lufteintritt von außen in den Interpleuralspalt oder durch Stichverletzung der Pleura viszeralis und der Lunge (Lufteintritt von innen über die Lunge in den Interpleuralspalt). Darüber hinaus besteht Infektionsgefahr (Pleuritis / Pleuraempyem) bei unsterilem Vorgehen. Würden zu große Ergussmengen auf einmal abgelassen, könnte die Lunge ein Entfaltungstrauma mit Ödemfolge („Reexpansionsödem") erleiden [14.1]

# 14 Pleurapunktion

Es hat sich bewährt, zuerst mit Hilfe eines Schallkopfes sonografisch festzustellen **(Abb. 86.1)**, wie umfangreich der echofreie (= schwarz abgebildete) Pleuraerguss ( ) aktuell tatsächlich ist und in welcher Höhe sich das Zwerchfell befindet: Hier ist dies die echoreiche (helle), dünne Linie ( ) in **(Abb. 86.2)**.

**Kalkulation der Ergussmenge im Sitzen**

Eine grobe Abschätzung ist möglich, indem Sie die maximale Ausdehnung **(L)** vom cranialen Ergussende ( ) bis zur caudalen Spitze des Recessus costodiaphragmaticus ( ) mit Hilfe des Messprogramms des Sonografiegerätes bestimmen (hier 9,5 cm). Dann ermitteln Sie die minimale Distanz **(D)** zwischen der Lunge ( ) und dem Zwerchfell ( ), hier 1,1 cm, und addieren diese beiden Werte. Wenn Sie die Summe (hier 9,5+1,1=10,6) mit dem Faktor 70 multiplizieren, erhalten Sie die ungefähre Ergussmenge in ml, hier: 10,6 x 70 = ca. 740 ml.

| Ergussmenge in ml = | (L + D) x 70 |
|---|---|

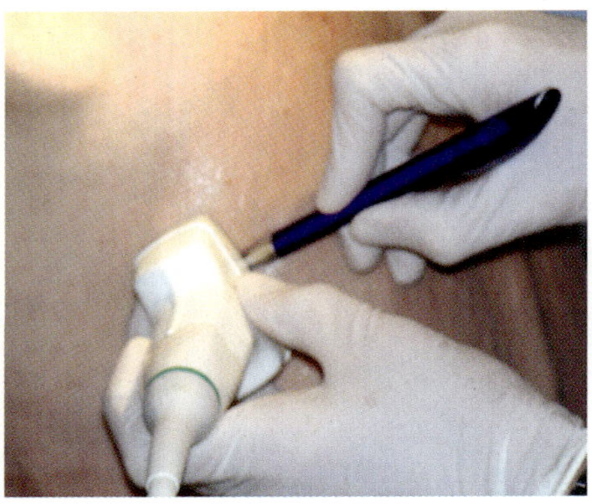

**Abb. 86.1** Ergussmenge und Ausdehnung?

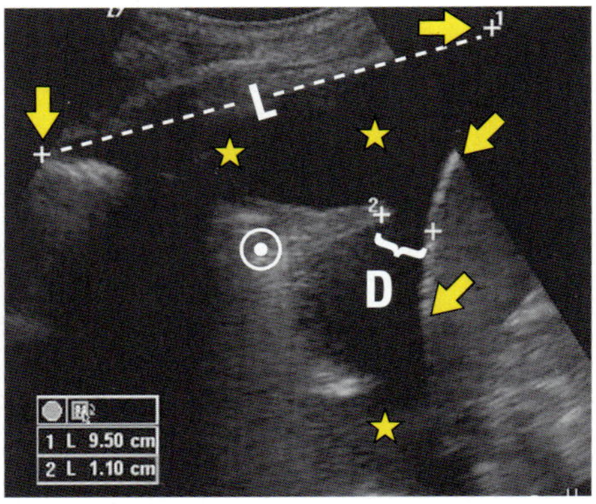


**Abb. 86.2** Sonografiekontrolle

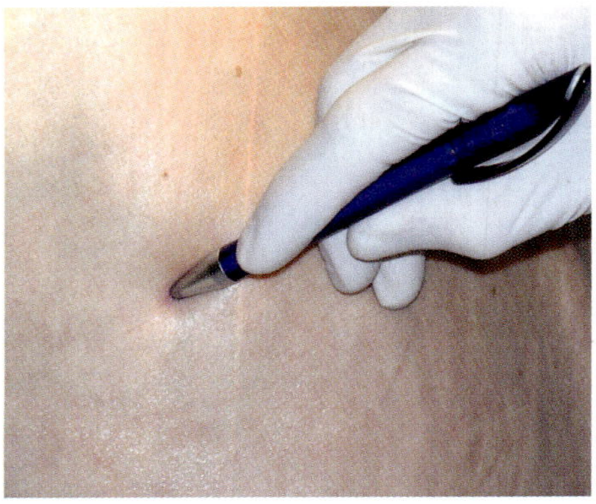

**Abb. 86.3** Markierung der Punktionsstelle



Markieren Sie dann den gewünschten Punktionsort mit der Spitze einer Kugelschreiberhülse **(Abb. 86.3)**: Der Vorteil ist, dass dieser kleine Impressionsring auch nach einer ausgiebigen Sprühdesinfektion **(Abb. 86.4)** nicht verwischt und in der Regel für einige Minuten gut erkennbar bleibt ( in **Abb. 86.5**). Die Einwirkzeit des Desinfektionsmittels können Sie dazu nutzen, sich selbst sterile Handschuhe anzuziehen und nach angemessener Trockenzeit das Punktionsareal mit einem sterilen Lochtuch abzudecken **(Abb. 86.5)**.

Danach nehmen Sie die sterile Spritze mit dem Lokalanästhetikum, setzen eine kleine Hautquaddel **(Abb. 86.6)** und infiltrieren auch den Stichkanal durch die Schichten der laterodorsalen Thoraxwand. Dabei sollten Sie sich mit dem Mittel- und Zeigefinger der linken Hand ( ) an der Thoraxwand abstützen, um das Vorschieben der Nadel ( ) mit der rechten Hand langsam und wohldosiert durchführen zu können (vgl. **Abb. 87.1**, nächste Seite).

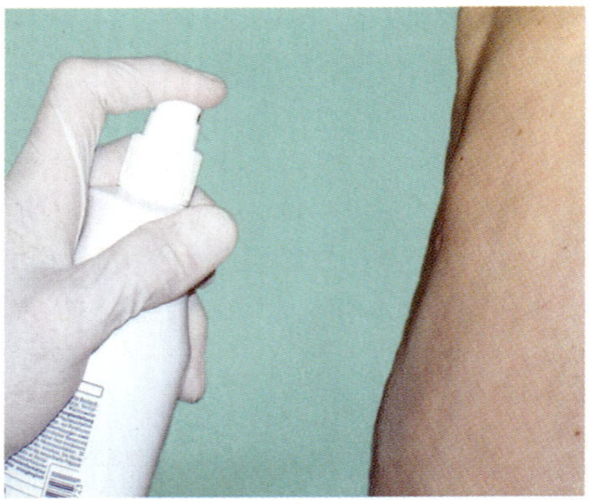

**Abb. 86.4** Sprühdesinfektion

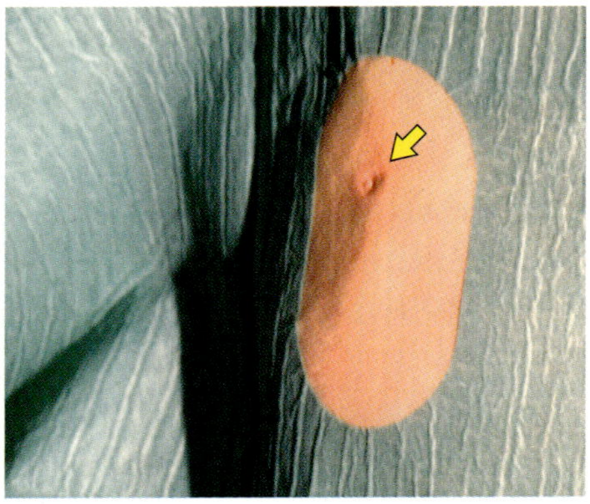

**Abb. 86.5** Lochtuch-Abdeckung

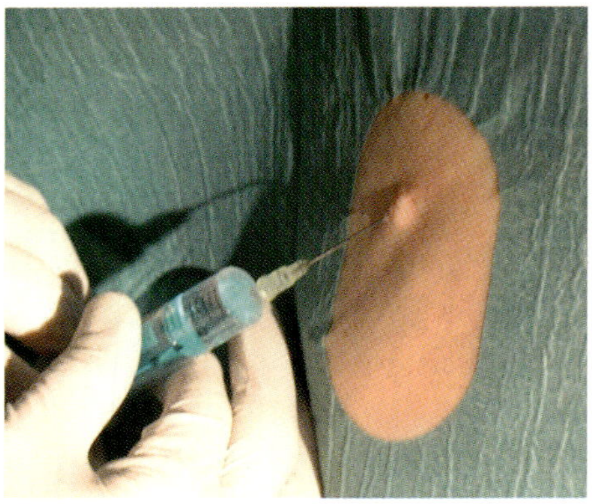

**Abb. 86.6** Hautquaddel

Prüfen Sie dabei immer wieder intermittierend, ob Flüssigkeit aus dem Pleuraraum aspiriert (⇦) werden kann: In dem Moment, in dem Sie (meistens gelbliche) Flüssigkeit (⇙) aspirieren können, wissen Sie, dass Sie den ganzen Stichkanal infiltriert haben **(Abb. 87.1)** und ziehen die Spritze wieder zurück. Anschließend erfolgt die horizontale Stichinzision (⇗) mit dem Skalpell **(Abb. 87.2)** und ein vorsichtiges Vorschieben (⇨) der Braunüle, wieder unter gleichzeitiger Aspiration (⇦), bis Erguss, Blut oder eitriges Sekret in die Spritze gerät **(Abb. 87.3)**.

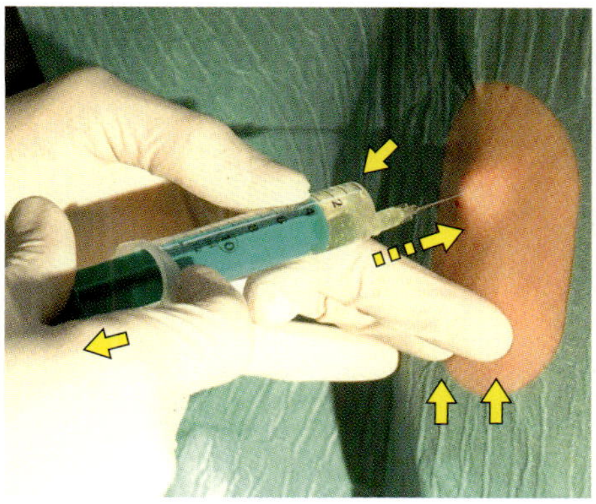

**Abb. 87.1** Infiltration Stichkanal

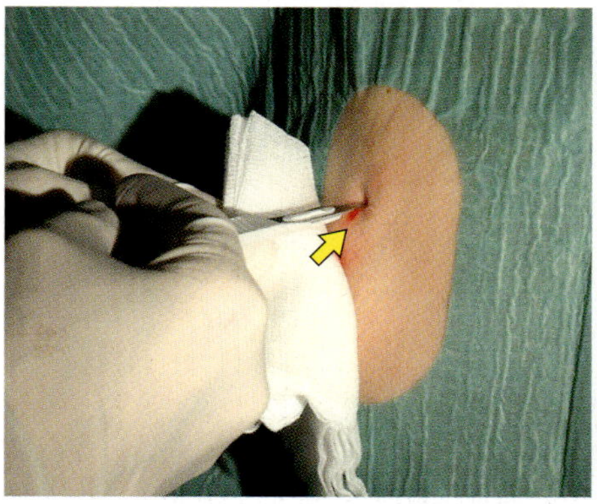

**Abb. 87.2** Stichinzision der Haut

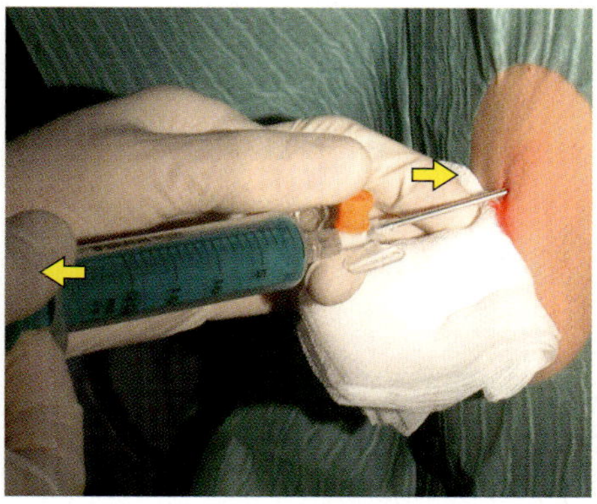

**Abb. 87.3** Braunüle vorschieben

Der nachfolgende Moment ist etwas kritisch: Jetzt drehen Sie die Spritze von der Braunüle ab, ziehen den inneren Stahlmandrin heraus und verschießen sofort mit dem Daumen die Braunülenöffnung (⇘), damit keine relevanten Luftmengen in den Pleuraraum gelangen können **(Abb. 87.4)**. Aus dem gleichen Grund drehen Sie zügig den Aspirationsschlauch auf die Braunüle. Meistens sind dabei die in den Pleuraspalt eindringenden Luftmengen jedoch so gering, dass dieser vermeintliche Nachteil gegenüber starren Nadeln (hier könnte der Schlauch schon vorher mit der Nadel verbunden werden) nahezu vernachlässigbar ist.

14

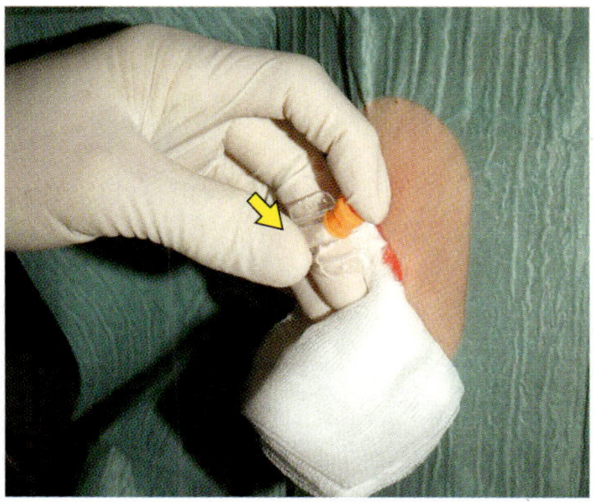

**Abb. 87.4** sofort verschließen!

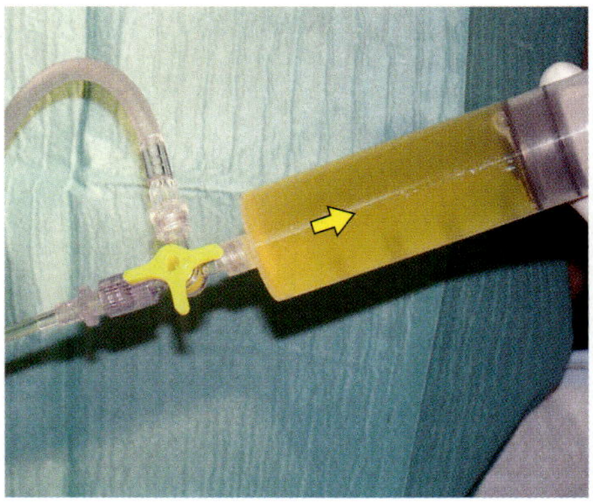

**Abb. 87.5** vorsichtig aspirieren

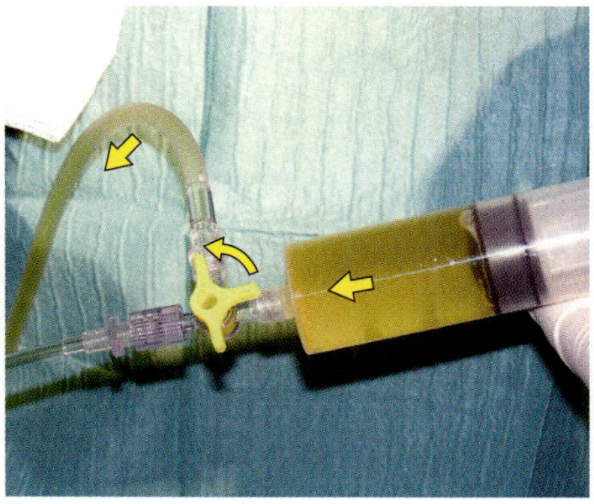

**Abb. 87.6** ablassen

Dann wird der Erguss über den Dreiwegehahn abwechselnd langsam und vorsichtig in die Perfusorspritze aspiriert (⇗ in **Abb. 87.5**) und nach Drehen des Dreiwegehahns (↖) anschließend in den Auffangbeutel gedrückt (⇙ in **Abb. 87.6**). Dieser Vorgang wiederholt sich einige Male, bis Sie keine Flüssigkeit mehr ansaugen können oder der Patient zu husten anfängt: Dies kann ein Zeichen sein, dass das Kunststoffende Ihrer Verweilkanüle die Pleura viszeralis der Lunge berührt und gereizt hat. Ziehen Sie dann die Braunüle etwas zurück und neigen Sie die Braunülenspitze weiter nach caudal (↗) wie in **Abb. 88.1**, so kann häufig doch noch eine gewisse Restmenge entfernt werden.

Manchmal saugen Sie bei einer der Aspirationen die Lunge an das Ende der Verweilkanüle an, obwohl noch ein deutlicher Resterguss vorliegt. In diesen Fällen können Sie die Lunge durch Zurückspülen einer geringen Aspiratmenge wieder von der Spitze der Verweilkanüle lösen (s. nächste Seite).

Um in diesen Fällen die unerwünscht angesaugte Lunge wieder von der Verweilkanüle lösen zu können, ist es wichtig, den Stempel beim Ausspülen in den Auffangbeutel nicht vollständig bis zum Anschlag ( ↓ ) zurückzuschieben **(Abb. 88.2)**, sondern noch eine gewisse Restmenge ( ↑ ) im Stempel der Perfusorspritze zu belassen **(Abb. 88.3)**, um jederzeit eine „Rückspülreserve" zu haben für den Fall, dass sich die Plastikspitze an der viszeralen Pleura festsaugt.

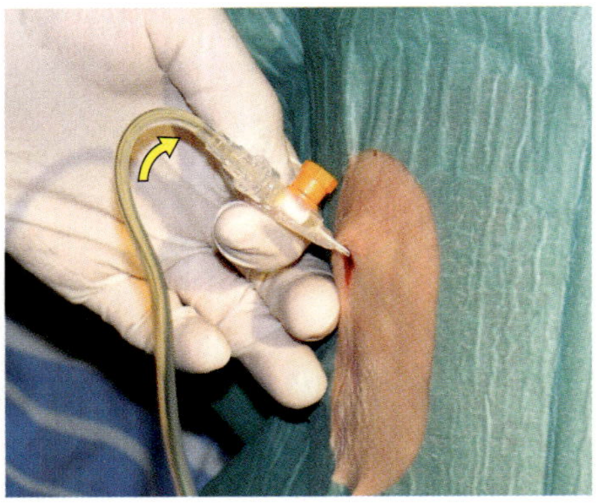

**Abb. 88.1** Rückzug + Angulation

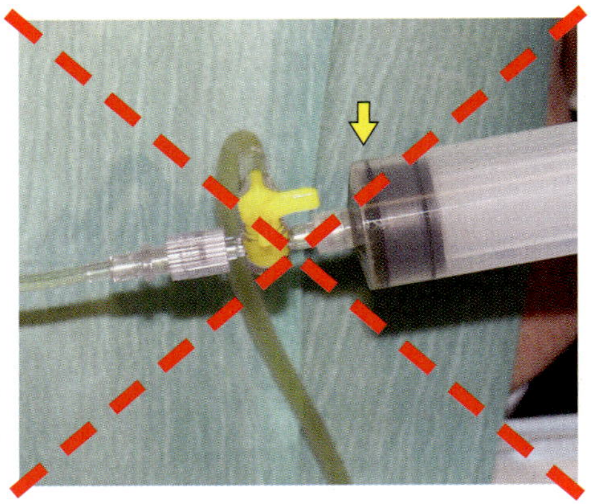

**Abb. 88.2** nicht voll entleeren

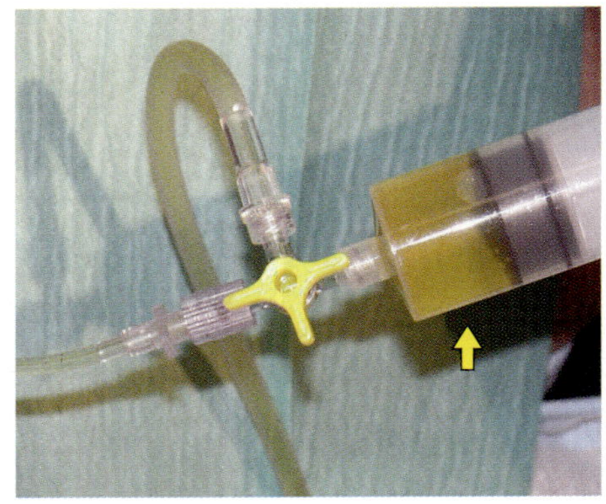

**Abb. 88.3** Rückspülreserve

Achten Sie wieder darauf, nicht mehr als 1000 ml während einer Punktion abzulassen, damit die Lunge nicht ein sogenanntes „Entfaltungstrauma" mit nachfolgendem Lungenödem erleidet und kontrollieren Sie daher die abgelassene Gesamtmenge mit Hilfe der Beutelmarkierung **(Abb. 88.4)**. Dann halten Sie sterile Kompressen bereit und ziehen die Verweilkanüle wieder heraus ( ↖ ), um sofort die Punktionsstelle mit den Kompressen zu komprimieren **(Abb. 88.5)**. Abschließend legen Sie unter leichter Spannung einen Verband an **(Abb. 88.6)** und kontrollieren sonografisch den Befund **(Abb. 88.7)**.



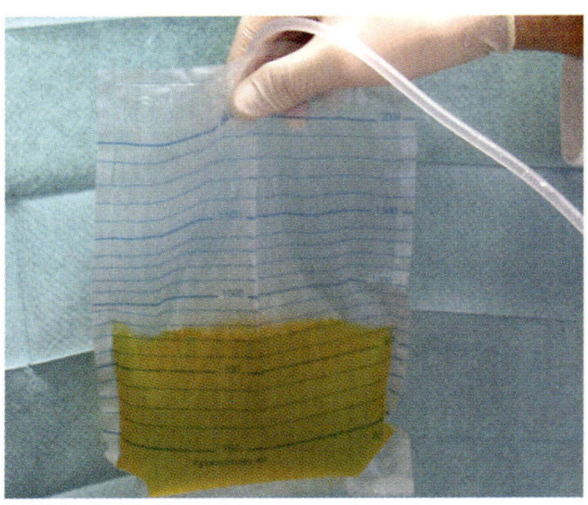

**Abb. 88.4** nicht > 1000 ml!

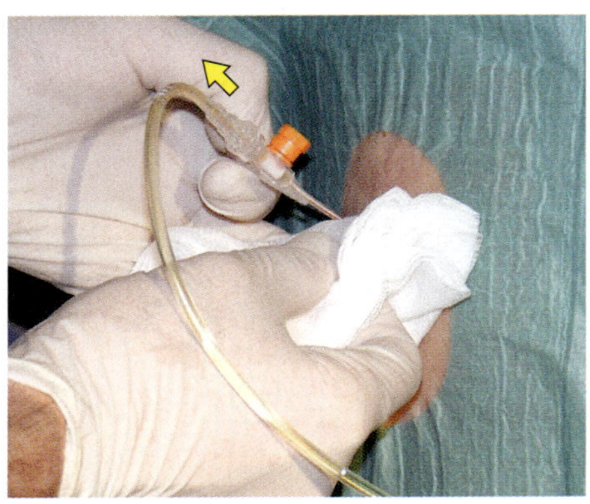

**Abb. 88.5** Rückzug + Kompression

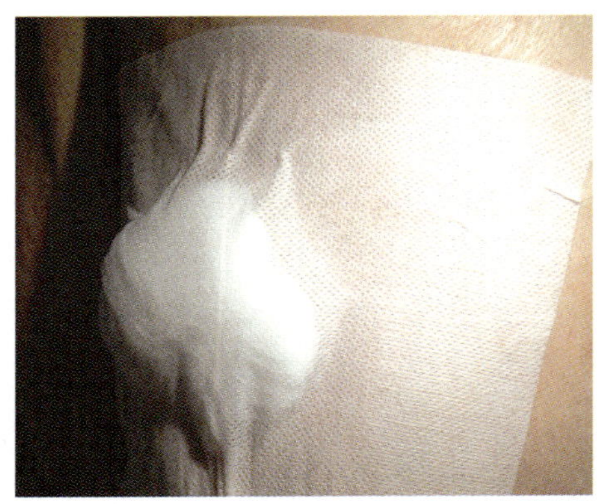

**Abb. 88.6** Druckverband

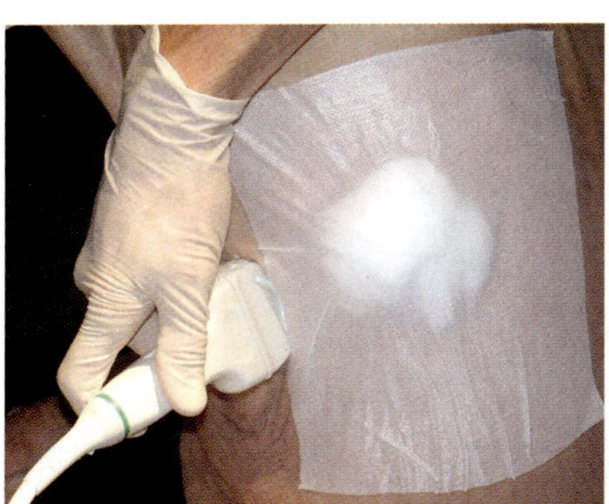

**Abb. 88.7** Sonografiekontrolle

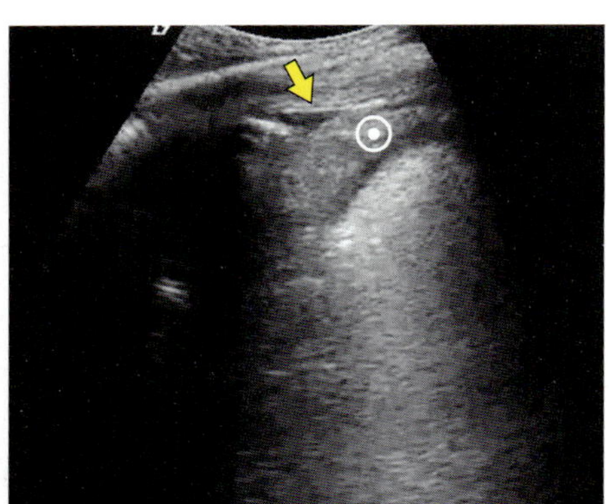

**Abb. 88.8** minimaler Resterguss

In diesem Fall ist der Rest-Erguss ( ↘ ) nur noch als minimales, echofreies Dreieck erkennbar und die Lunge ( ⊙ ) hat sich nahezu vollständig entfaltet **(Abb. 88.8)**.

# Lumbale Liquorpunktion 15

### Indikation
Bei neurologisch symptomatischen Patienten dient die diagnostische Liquorentnahme zur Klärung mehrerer Fragen: Zum einen lassen sich entzündliche Prozesse anhand der Parameter Zellzahl, Gesamteiweiß, Glucose und Lactat schnell identifizieren, zudem können aus dem Punktat mit Hilfe von Direktanfärbungen, Kulturen, Antigen- oder Antikörper-Nachweisen z.B. bei bakterieller Meningitis, Borreliose, Lues, Tuberkulose oder viralen Infektionen wie Herpes-Enzephalitis die jeweiligen Erreger identifiziert werden. Zum anderen kann abgeklärt werden, ob eine intrathekale Proteinsynthese vorliegt, indem Konzentrationsquotienten nach Reiber zwischen (Blut-)Serum und Liquor bestimmt werden. Daher erfolgt in der Regel sofort im Anschluss auch eine i.v. Blutentnahme (vgl. Kap. 11).
Eine weitere wichtige Rolle spielt die Liquoruntersuchung nach wie vor bei der Diagnostik der Subarachnoidalblutung.

### Kontraindikationen
Neben oberflächlichen Haut- bzw. tiefer gelegenen Muskelentzündungen an der Punktionsstelle (Infektionsgefahr) stehen vor allem Gerinnungsstörungen im Vordergrund: Thrombozytenzahlen unter 50000 / µl stellen eine relative und Werte unter 20000 / µl eine absolute Kontraindikation dar, so dass ggf. eine vorherige Thrombozytensubstitution erfolgen muss. Der Quick-Wert sollte über 50% liegen (INR < 1.6). Bei Patienten unter Marcumartherapie muss eine vorübergehende Umstellung auf Heparin erwogen werden. Besteht eine Heparinisierung, sollte diese frühestens zwei Stunden nach der Lumbalpunktion fortgesetzt werden [15.1].
Ein bestehender Hirndruck stellt wegen der Einklemmungsgefahr bei lumbaler Druckentlastung eine absolute Kontraindikation dar: Sind im CCT die Hirnstamm-nahen Zisternen verstrichen, liegt eine Mittellinienverlagerung oder eine Raumforderung in der hinteren Schädelgrube vor, darf nicht punktiert werden. Ein Papillenödem in der Spiegelung des Augenhintergrundes ist ebenfalls ein mögliches Hirndruckzeichen, kann jedoch auch durch einen Pseudotumor cerebri verursacht sein und stellt daher nicht immer eine Kontraindikation dar.

**3 x 50 - Regel:** Thrombozyten > 50.000/µl, Quick > 50%, PTT < 50 Sekunden

15

### Vorbereitung des Materials
Folgende Dinge bereit gelegt (Abb. 89.1):

- (A) einige sterile Tupfer / Kompressen
- (B) Kältespray oder Lokalanästhesie
- (C) mehrere Punktionsnadeln
- (D) Spray zur Hautdesinfektion (farblos)
- (E) steriles Lochtuch + Abdecktuch
- (F) steriles Pflaster (Verband)
- (G) sterile Handschuhe für den Punkteur (wählen Sie die richtige Größe)
- (H) unsterile Handschuhe für Assistent(in)
- (I) Becher mit 3 - 5 Proberöhrchen
- (J) Tablett für Blutentnahme (vgl. S. 59)

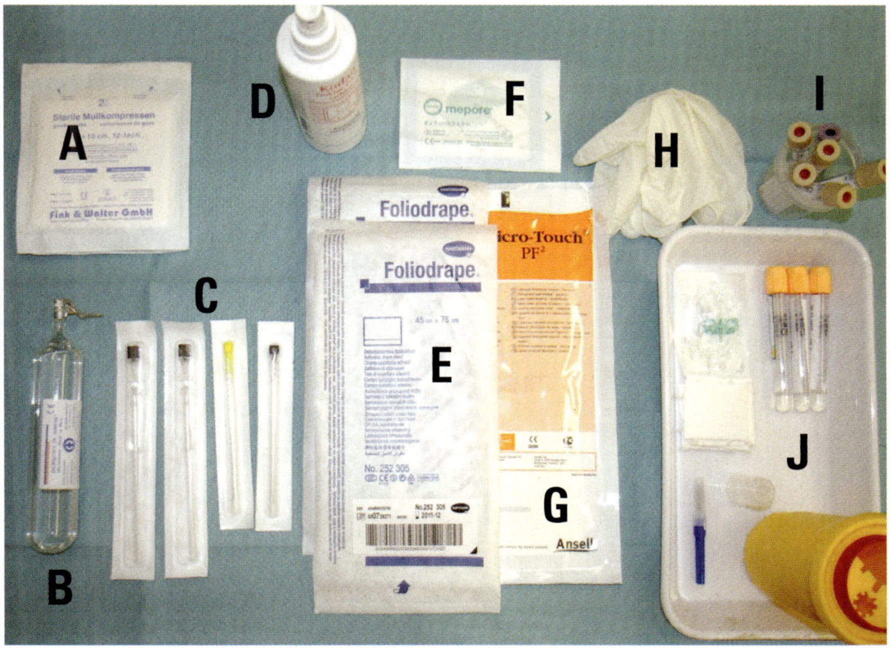


Abb. 89.1 Materialvorbereitung

### Mögliche Komplikationen
Die häufigste Komplikation stellen postpunktionelle Kopfschmerzen dar: Deren Häufigkeit und Intensität hängen u.a. von der Körperlage nach der Punktion, vom verwendeten Nadeltyp und (viel seltener) von der eventuellen Entstehung einer Liquorfistel ab (vgl. S. 94). Klinisch noch bedeutsamer sind die Blutungs- und Infektionsgefahr: Von einer suboccipitalen Punktion der Zisterna cerebellomedullaris wird inzwischen wegen der Gefahr einer Blutung bei atypischem Verlauf einer Arterie und möglicher zentral bedingter Kreislaufregulations- und Atmungsstörungen eher abgeraten [15.1].

# 15 Lumbale Liquorpunktion

Die Punktionsstrecke muss von der Rückenhaut des Patienten bis zum Spinalkanal zunächst mehrere cm durch das subcutane Fett- und Bindegewebe überbrücken **(Abb. 90.1)**. Dafür stehen stabilere Führungshülsen zur Verfügung **(Abb. 90.2)**, die der eigentlichen, dünneren Punktionsnadel einen gewissen Bruchschutz bieten. Es existieren mehrere Nadeltypen mit unterschiedlicher Dicke und Ausformung der jeweiligen Nadelspitzen **(Abb. 90.3)**.

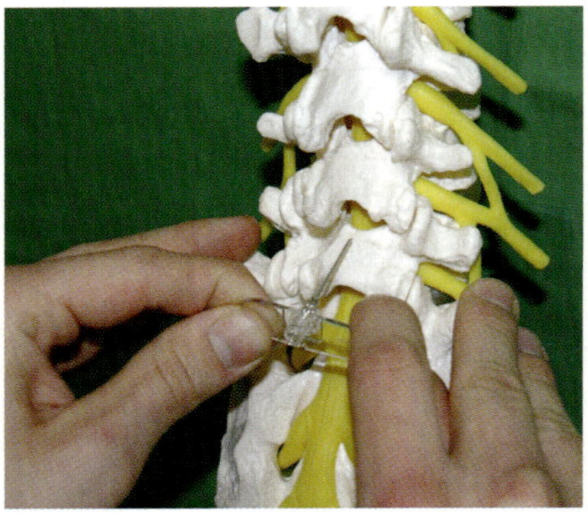

**Abb. 90.1** Punktionsweg

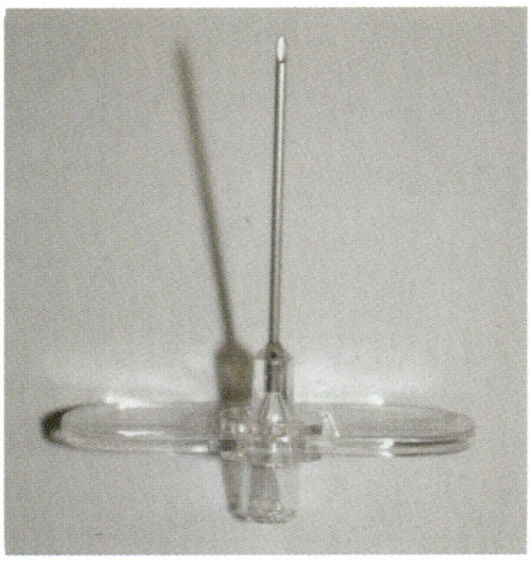

**Abb. 90.2** Führungshülse

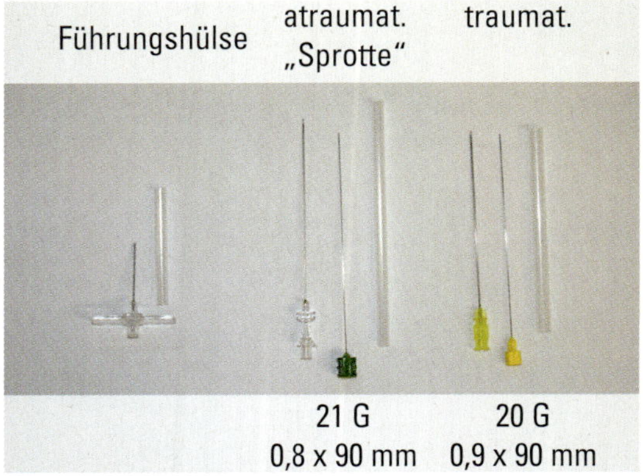


**Abb. 90.3** Nadelarten / -größen

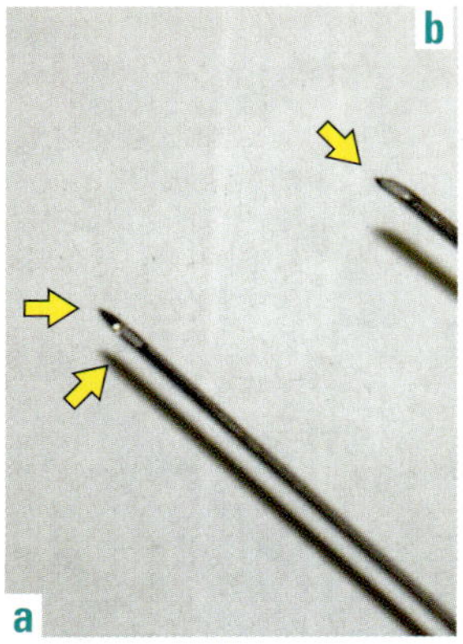


**Abb. 90.4**

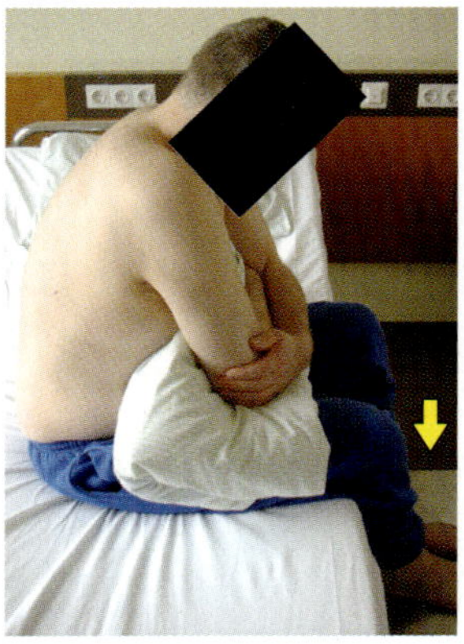

**Abb. 90.5**

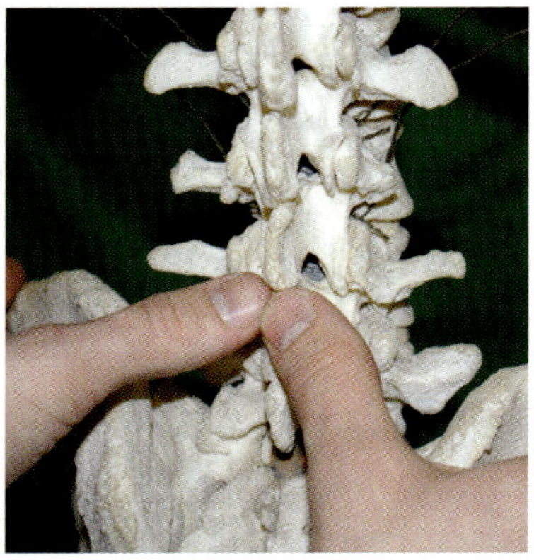

**Abb. 90.6 a** Anatomie

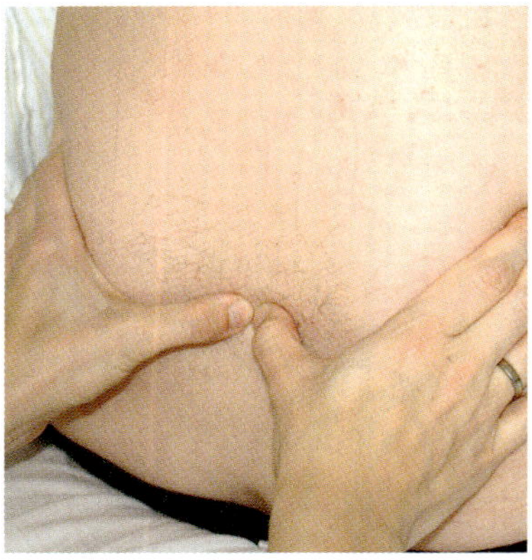

**Abb. 90.6 b** Palpation

Atraumatische „Sprotte"-Nadeln **(Abb. 90.4 a)** haben ganz vorne einen geschlossenen Dorn ( ⇨ ) und ihre durch einen inneren Mandrin verschließbare Öffnung ( ⇗ ) erst knapp dahinter. Diese Nadeln sind jedoch deutlich teurer als traumatische Nadeln mit einem normalem Spitzenschliff ( ⇘ ) wie in **Abb. 90.4 b**. Es gibt Studien, die belegen, dass atraumatische Nadeln weniger postpunktionelle Kopfschmerzen verursachen [15.1]. Denken Sie daran, den Patienten vorher zu raten, noch einmal die Toilette aufzusuchen, um nach der Punktion länger liegen bleiben zu können (senkt das Auftreten von Kopfschmerzen).

Die Sitzhaltung des Patienten soll eine möglichst deutliche LWS-Kyphose hervorrufen („Katzenbuckel"): Dabei helfen ein Schemel unter den Füßen ( ⇩ ) und entsprechendes Vorbeugen über ein Kissen vor dem Bauch **(Abb. 90.5)**. Dann legen Sie Ihre Zeige- und Mittelfinger von dorsolateral auf den Beckenkamm und ertasten mit Ihren Daumen die Lücke zwischen den proc. spinosi der LWK 3 und 4, die zumeist auf gleicher Höhe liegt **(Abb. 90.6 a)**. Sie können dort oder eine Ebene tiefer zwischen LWK 4 / 5 **(Abb. 90.6 b)** oder zwei Ebenen tiefer (zwischen LWK 5 und SWK 1) punktieren – besser jedoch nicht oberhalb des Beckenkammes, damit Sie nicht zwischen LWK 1 und 2 geraten: Bei Erwachsenen reicht in über 90% der Fälle der Conus medullaris des Rückenmarks bis dorthin. Wer sicher gehen will, wählt also eine Ebene caudal der palpierten Beckenkammgrenze. Die Schwierigkeit der Punktion nimmt dabei erfahrungsgemäß von cranial nach caudal eher etwas zu.

Auf der ermittelten Höhe drücken Sie mit Ihrem Fingernagel (Abb. 91.1) eine Impressionlinie ( ⇨ in Abb. 91.2), die Ihnen später die Orientierung gibt und eine Stiftmarkierung erübrigt. Dann erfolgt die erste, großzügige Sprühdesinfektion der Haut (Abb. 91.3). Beachten Sie die Herstellerangabe für die minimale Wartezeit, bevor Sie das Hautareal nur einmal (!) abwischen (Abb. 91.4).

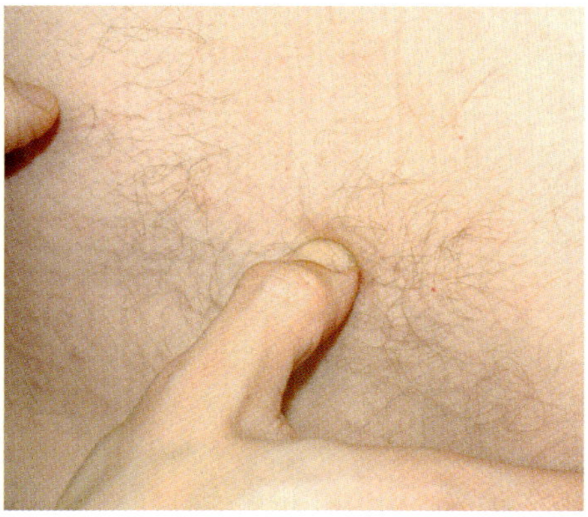

**Abb. 91.1** Fingernagel

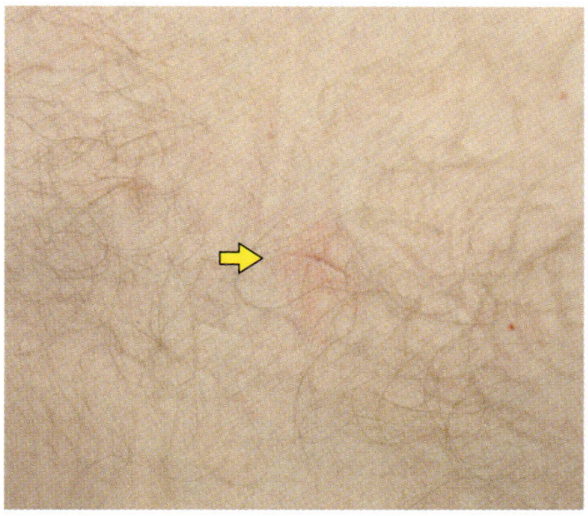

**Abb. 91.2** Markierung

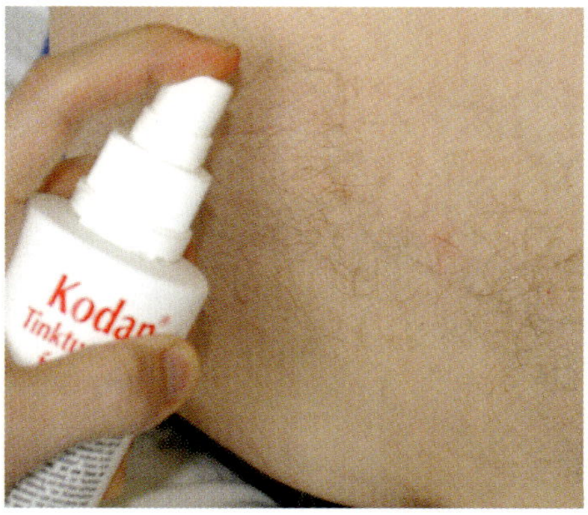


**Abb. 91.3** Hautdesinfektion

Nachdem Sie Ihrer Assistenz die angebotenen sterilen Handschuhe abgenommen haben (Abb. 91.5), nehmen Sie bitte mit den sterilen Handschuhen (steriles Anziehen s.S.8/9) sterile Kompressen für die zweite Hautdesinfektion an (Abb. 91.6). Dieses Vorgehen soll verhindern, dass Sie artifiziell von außen Keime in den Spinalkanal verschleppen. Wir empfehlen Ihnen daher nach der 2. Desinfektion (Abb. 91.7) die Abdeckung des Patientenrückens mit einem sterilen Lochtuch (Abb. 91.8). Achten Sie auf eine streng sterile Annahme der angereichten Punktionskanüle (Abb. 91.9).



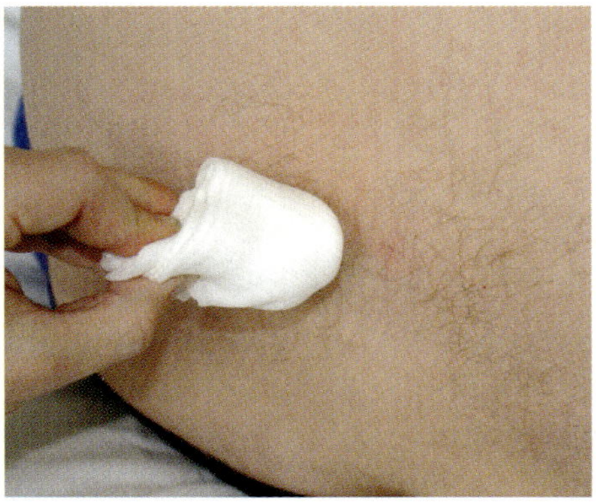

**Abb. 91.4** Tupfer

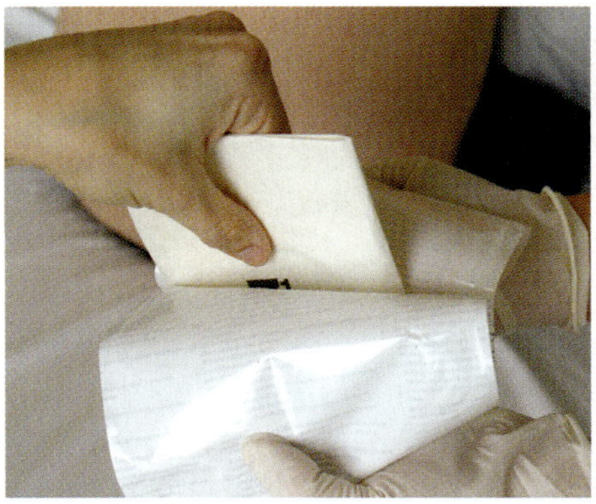

**Abb. 91.5** sterile Annahme

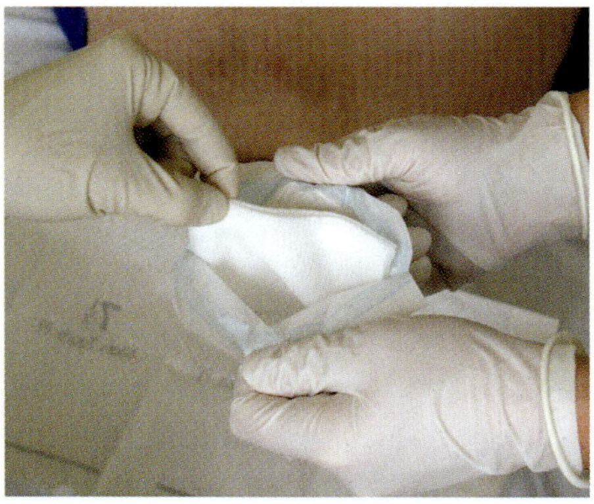

**Abb. 91.6** Sterilität!

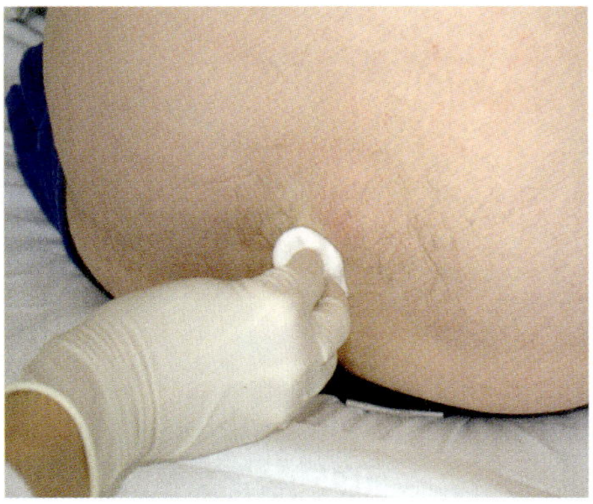

**Abb. 91.7** nur 1 x abwischen

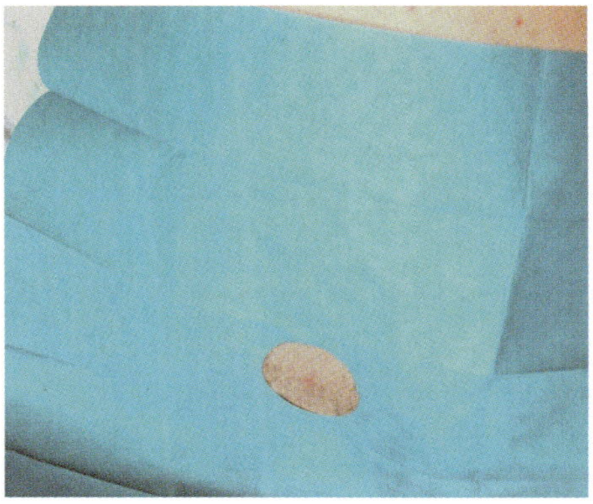

**Abb. 91.8** steriles Lochtuch

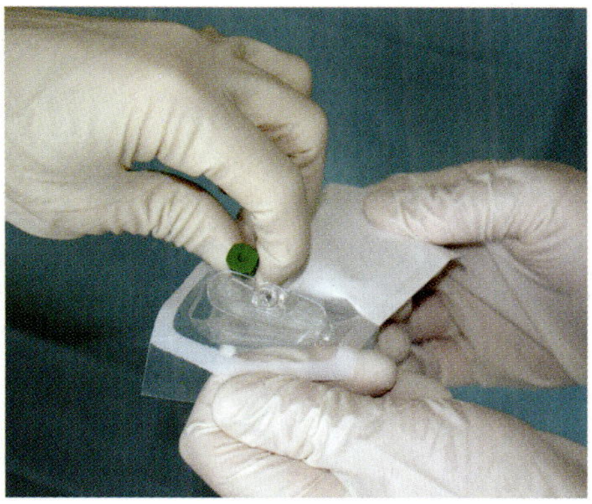

**Abb. 91.9** Punktionsnadel

Nachdem Sie das zweite sterile Tuch hinter dem Patienten als Ablage ausgebreitet haben, können Sie sich darauf die Führungsschiene ( ⇧ ), die Punktionsnadel ( ⬂ ), Kompressen und Pflaster bereit legen (Abb. 92.1). Dann erfolgt wahlweise eine Lokalanästhesie durch Injektion von ca. 2 ml einer 1- bis 2-prozentigen Lidocainlösung (hier nicht dargestellt) oder als Alternative eine Anästhesie mit Hilfe eines Kältesprays durch den Assistenten (Abb. 92.2), deren Wirkung jedoch nur kurzfristig anhält. Jetzt schieben Sie die Führungsschiene an der zuvor markierten Stelle vor (Abb. 92.3), bei erwachsenen Patienten bis zum Anschlag (Abb. 92.4), da zunächst einige Zentimeter durch die Subcutis und das Bindegewebe bis zum Ligamentum flavum zu überbrücken sind (vgl. Abb. 90.1).

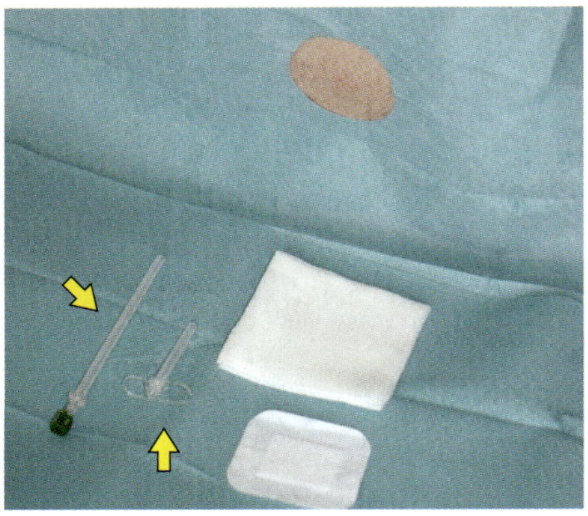

Abb. 92.1 Vorbereitung

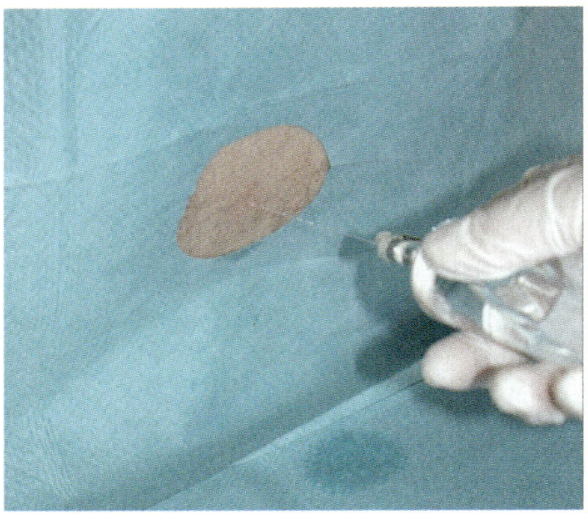

Abb. 92.2 Lokalanästhesie

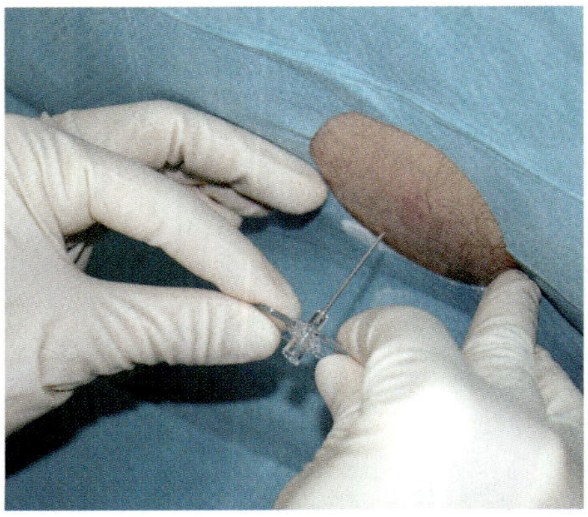

Abb. 92.3 Führungskanüle

Nun führen Sie die Punktionskanüle mit eingerastetem (!) Mandrin ein ( ⬀ in Abb. 92.5), wobei der Schliff in sagittaler (vertikaler) Richtung verlaufen soll, damit beim Einstich durch die Dura Mater dahinter liegende Nervenfasern nur zur Seite verlagert und nicht durchtrennt werden können. Außerdem reduziert sich dadurch die Inzidenz postpunktioneller Kopfschmerzen, da die entstehende Duralücke dann parallel zu den Durafasern verläuft, sich besser wieder zu verschließen scheint, und daher die spätere Leckage geringer ausfällt.

Nachdem Sie den Durawiderstand überwunden haben, schieben Sie die Nadel noch ca. 2 bis 5 mm weiter vor, um die Spitze sicher im Spinalkanal zu positionieren. Wenn Sie den inneren Mandrin nun aus der Punktionskanüle herausziehen ( ⇩ ), sollte spätestens nach wenigen Sekunden Liquor ( ⇦ ) aus dem Nadellumen tropfen (Abb. 92.6). Ansonsten muss die Position der Nadel nach vollständigem Einführen des Mandrins noch einmal korrigiert werden.

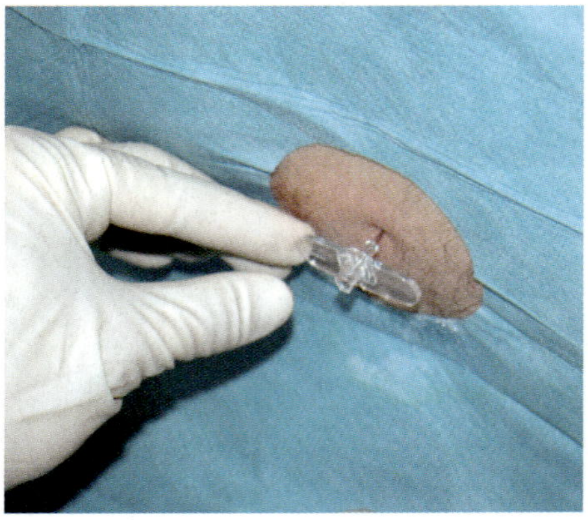

Abb. 92.4 ganz vorschieben

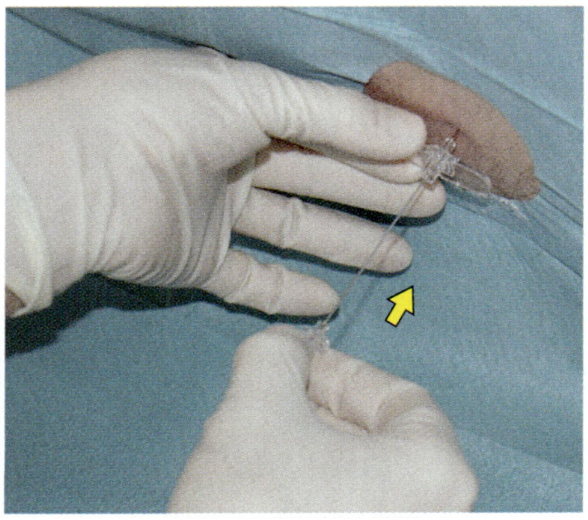

Abb. 92.5 Punktionskanüle

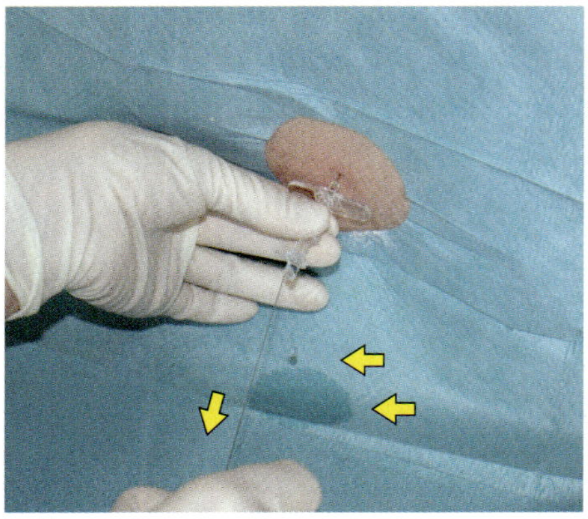

Abb. 92.6 tropft Liquor?

Achten Sie unbedingt darauf, den inneren Mandrin steril abzulegen, da er später vor dem Rückzug der Nadel wieder eingeführt werden muss, um eventuell in das Nadellumen verlagerte Arachnoidea-Anteile wieder zurück zu drängen, damit sich diese beim Rückzug ggf. nicht zwischen Durafasern einklemmen und dadurch eine Leckage begünstigen.

Nachdem Sie den Mandrin steril (!) abgelegt haben (Abb. 93.1), nehmen Sie nun am besten mit der linken Hand von Ihrem Assistenten das erste Proberöhrchen ab und lassen ca. 2 ml hineintropfen (Abb. 93.2). Ihre linke Hand ist in der Regel danach unsteril, da sie die Außenseite der Röhrchen berührt hat.
Wenn Sie nun zum Röhrchenwechsel das nächste Röhrchen mit der rechten Hand annehmen (häufiger Fehler, Abb. 93.3), ist trotz steriler Handschuhe keine Ihrer beiden Hände mehr steril. Daher empfiehlt es sich, die angegebenen Proberöhrchen immer mit derselben Hand anzunehmen.

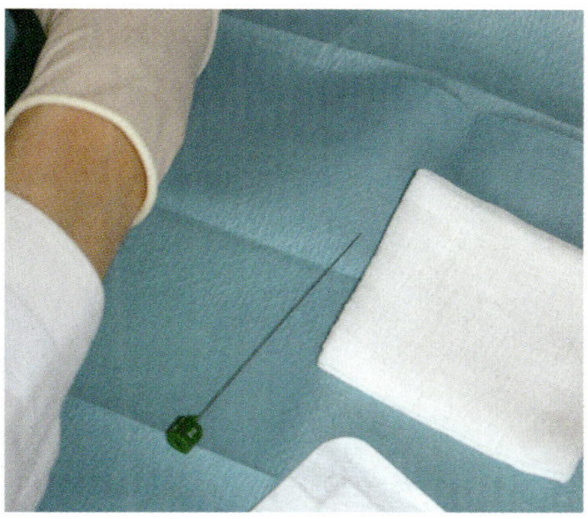

**Abb. 93.1** Mandrin steril ablegen

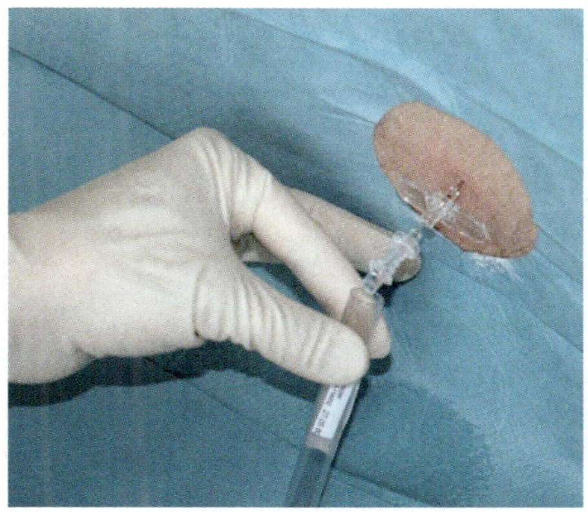

**Abb. 93.2** Probeentnahme

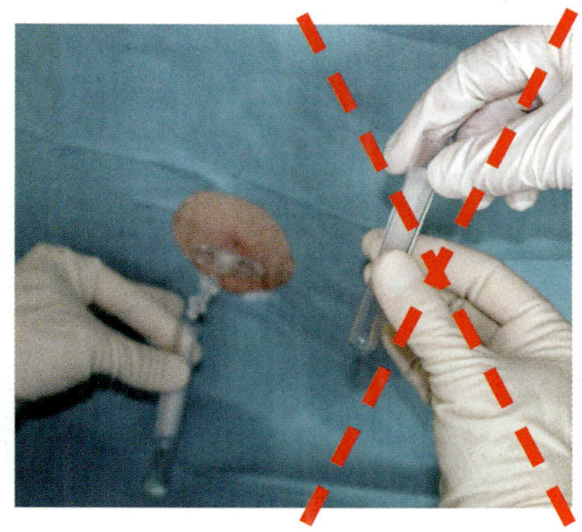

**Abb. 93.3** Röhrchenwechsel

Insgesamt wird versucht, nicht unnötig Liquor ablaufen zu lassen und zügig zur Abnahme des letzten (EDTA-) Röhrchens für die Bestimmung der Zellzahl zu kommen (Abb. 93.4) und alle Röhrchen aufrecht in einem Becher oder einer anderen Standhilfe abzustellen (Abb. 93.5), nachdem Sie durch den Assistenten verschlossen worden sind.
Die Zellzahl wird möglichst aus dem letzten Röhrchen bestimmt, damit eine tatsächliche Erhöhung von einer artifiziellen Blutbeimengung im Rahmen der Punktion sicherer differenziert werden kann. Danach wird der zuvor steril abgelegte Mandrin wieder in das Lumen der Kanüle eingeführt ( ↗ ) und dabei zur Sicherheit nur an seinem hinteren Ende angefasst (Abb. 93.6), falls der eigene Handschuh trotz aller Sorgfalt zwischenzeitlich unsteril geworden sein sollte.



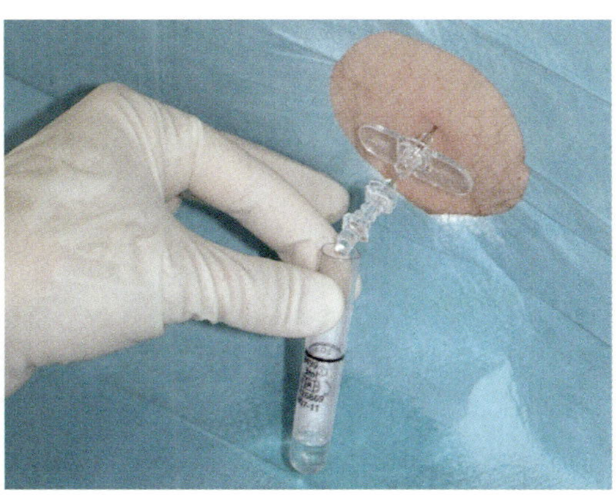

**Abb. 93.4** EDTA-Röhrchen als letztes

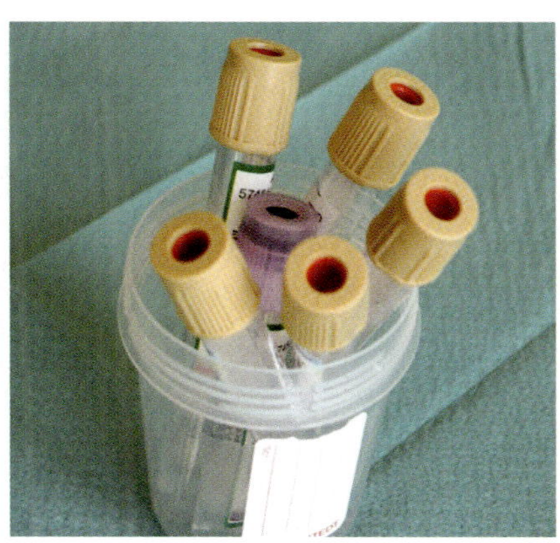

**Abb. 93.5** senkrecht abstellen

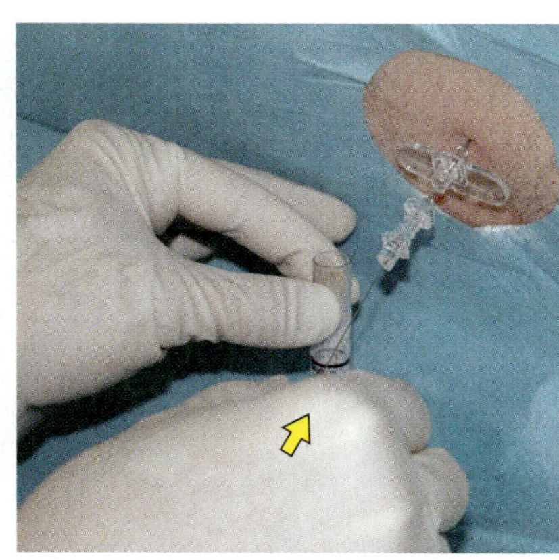

**Abb. 93.6** Mandrinvorschub

Generell wird angestrebt, dass die Gesamtmenge des abgenommenen Liquors unter 15 ml liegt, weil die Menge des Liquorverlustes zumindest in diesen Größenordnungen die Intensität und Dauer postpunktioneller Kopfschmerzen noch nicht zu beeinflussen scheint [15.1]. Daher wird den Patienten auch geraten, nach der Punktion viel zu trinken, um die Liquorproduktion anzuregen, falls keine anderen Gründe (z.B. Herz-, Nierninsuffizienz) dem entgegenstehen.

Bevor sie die Kanüle herausziehen, achten Sie darauf, dass Sie den Mandrin vollständig in das Rohr der Kanüle hinein ( ↗ ) geschoben haben, bis er eingerastet ist (Abb. 94.1). Wie bereits angesprochen, sollten dadurch eventuell in die Kanülenspitze verlagerte Arachnoidea-Anteile zurückgedrängt werden, damit sie beim Rückzug nicht zwischen Durafasern geraten – ein Liquorleck wäre die Folge. Dann werden Nadel und Mandrin zusammen einige cm in die Führungshülse zurückgezogen ( ↙ in Abb. 94.2) und anschließend mit dieser gemeinsam zügig entfernt ( ↙ ↙ ) – dabei zieht ein Finger ( ⇦ ) die Flügel der Hülse vom Patienten weg (Abb. 94.3).

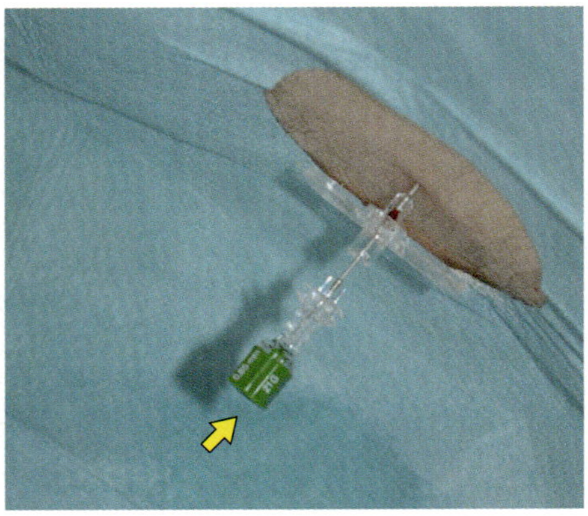

**Abb. 94.1** Mandrin einrasten lassen!

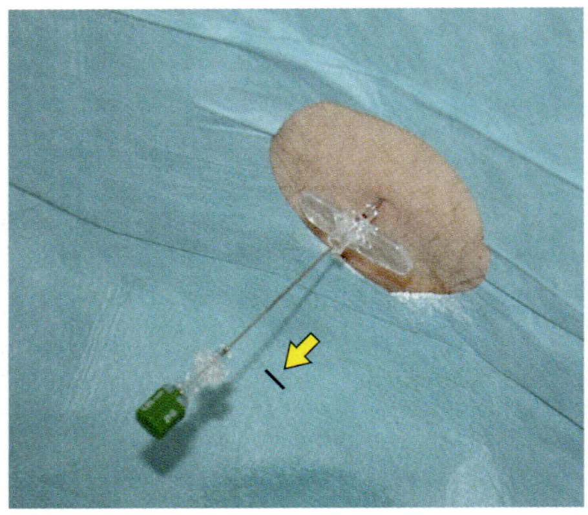

**Abb. 94.2** Kanüle ein Stück zurück

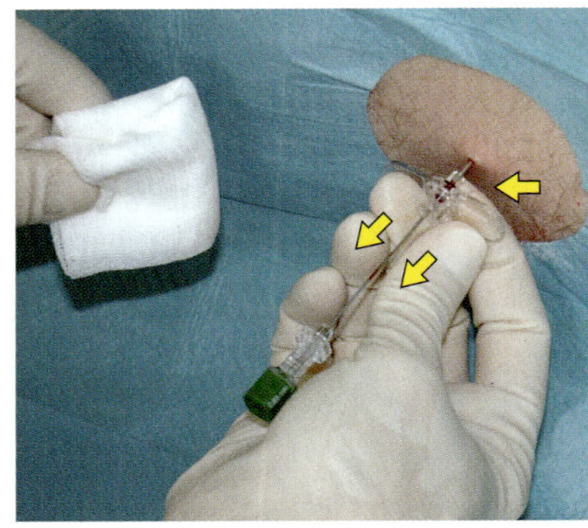

**Abb. 94.3** alles heraus ziehen!

Sofort danach drücken Sie die Punktionsstelle mit einem sterilen Tupfer für 30 bis 60 Sekunden ab (Abb. 94.4) und verwerfen die benutzten Kanülen komplett in einem sicheren Abwurf (Abb. 94.5). Die Punktionsstelle wird anschließend mit einem sterilen Pflaster abgedeckt und der Patient gebeten, sich für einige (2 bis 24, je nach Bedarf bzw. Kopfschmerzen) Stunden flach hinzulegen (Abb. 94.6). Anschließend erfolgt direkt die Blutentnahme im Liegen (Abb. 94.7, vgl. Kap. 11).



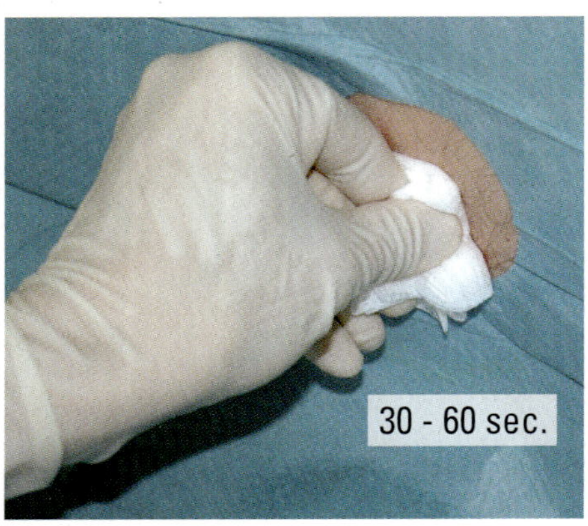


**Abb. 94.4** Abdrücken

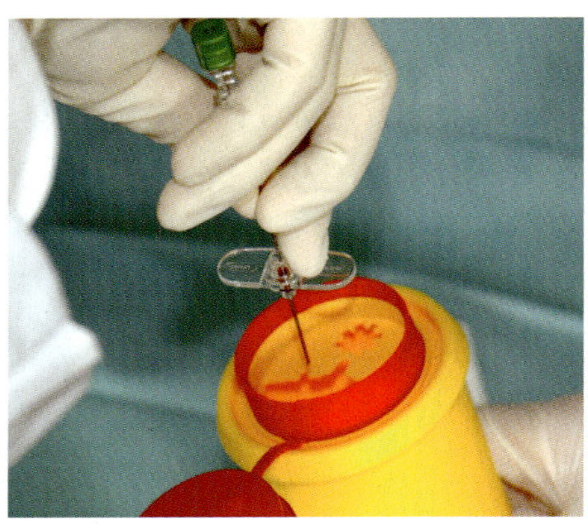

**Abb. 94.5** Abwurf

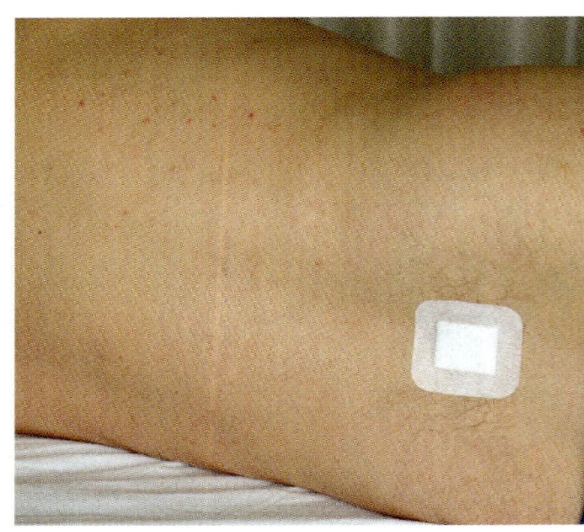

**Abb. 94.6** Pflaster + Hinlegen

### Aufbereitung der Proben

Stellen Sie sicher, dass die Röhrchen unmittelbar nach der Punktion in ein dafür qualifiziertes Labor transportiert werden. Bei Verdacht auf chronisch-entzündliche Prozesse kann mit Hilfe der Bestimmung oligoklonaler Banden eine intrathekale IgG-Synthese nachgewiesen werden. Für den Nachweise intrathekaler IgM- oder IgA-Synthese ist dagegen die Analyse des Quotienten-Diagramms nach Reiber erforderlich. Diese Röhrchen können durchaus einige Tage im Kühlschrank aufbewahrt werden, getrennt von den Proben für eventuelle PCR-Tests (daher mehrere Röhrchen). Besteht jedoch Verdacht auf eine bakterielle Meningitis, sollten 1-2 Röhrchen (2-5 ml) bei 37°C aufbewahrt werden.

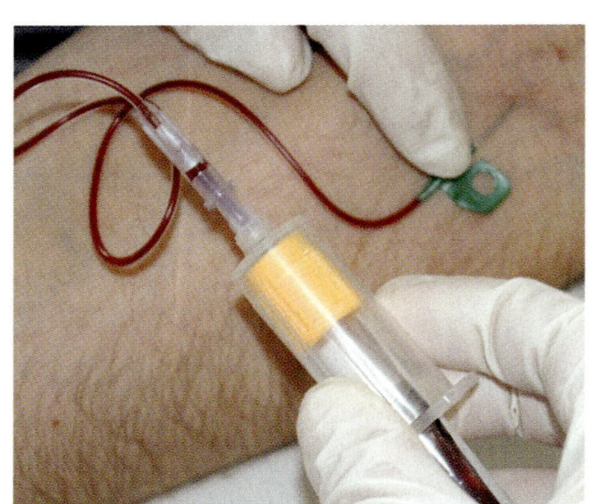

**Abb. 94.7** Blutentnahme

# LA / Nahttechniken 16

**Vorbemerkungen**
Schnitt- oder Bissverletzungen können entweder primär nach Adaptation der Wundränder oder sekundär durch Defektauffüllung, Granulation und Vernarbung verheilen. Die Schaffung möglichst aseptischer Bedingungen und falls notwendig auch der Ruhigstellung der verletzten Region dienen vor allem der Wiederherstellung der des ursprünglichen Zustandes, soweit Art und Umfang der Verletzung dies zulassen. Bei allen Verletzungen muss immer der Tetanusimpfschutz überprüft und ggfs. aktualisiert werden, bei Bissverletzungen auch der Tollwutschutz. Hier sollen exemplarisch sowohl eine Infiltrationsanästhesie als auch mehrere Nahttechniken für verschiedene Indikationen vorgestellt werden.

**Indikation**
Im Rahmen einer Wundversorgung in der Ambulanz oder im OP werden Nahttechniken ebenso benötigt wie bei der Probeentnahme oder Entfernung z.B. suspekter Hauttumoren. Allgemein wird angestrebt, Hautverletzungen nach gründlicher Reinigung möglichst bald wieder zu verschließen („primärer Wundverschluss"), um eine Keimbesiedlung so gering wie möglich zu halten. Ist eine Hautverletzung älter als ca. 6 bis 8 Stunden oder handelt es sich um eine tiefere Wunde mit Gewebsdefekten oder einen Tierbiss, muss auch ein sekundärer Wundverschluss erwogen werden. Diese Entscheidung hängt u.a. auch vom Perfusionsgrad der verletzten Hautregion ab: An der gut perfundierten Gesichts- oder Kopfhaut kann evtl. auch etwas später ein primärer Verschluss erfolgen als an den schlechter perfundierten Regionen der Extremitäten.

**Mögliche Komplikationen**
Diese leiten sich aus dem Vorgenannten ab: Neben Wundinfektionen stehen Nerven- oder Gefäßverletzungen sowie kosmetisch unbefriedigende Narbenbildungen im Vordergrund. Denken Sie unbedingt daran, den Impfschutz zu überprüfen, im Bedarfsfall eine Tetanusprophylaxe durchzuführen und den Patienten über mögliche Alternativen (z.B. Steristrips oder verschiedene Nahttechniken) aufzuklären.
Adrenalinzusätze bei Lokalanästhetika (LA) haben zwar den Vorteil, dass sie durch ihren vasokonstriktorischen Effekt eine relative Blutleere im benachbarten Gewebe hervorrufen und den Abbau des LA verzögern, sind jedoch in Endstromgebieten (z.B. Finger, Zehen, Nase oder Penis) kontraindiziert. Dasselbe gilt für Patienten mit Hyperthyreose, KHK, HRST, oder für Patienten unter Monoaminooxidasehemmer-Therapie (Medikament bei Depression oder Parkinson-Syndrom).



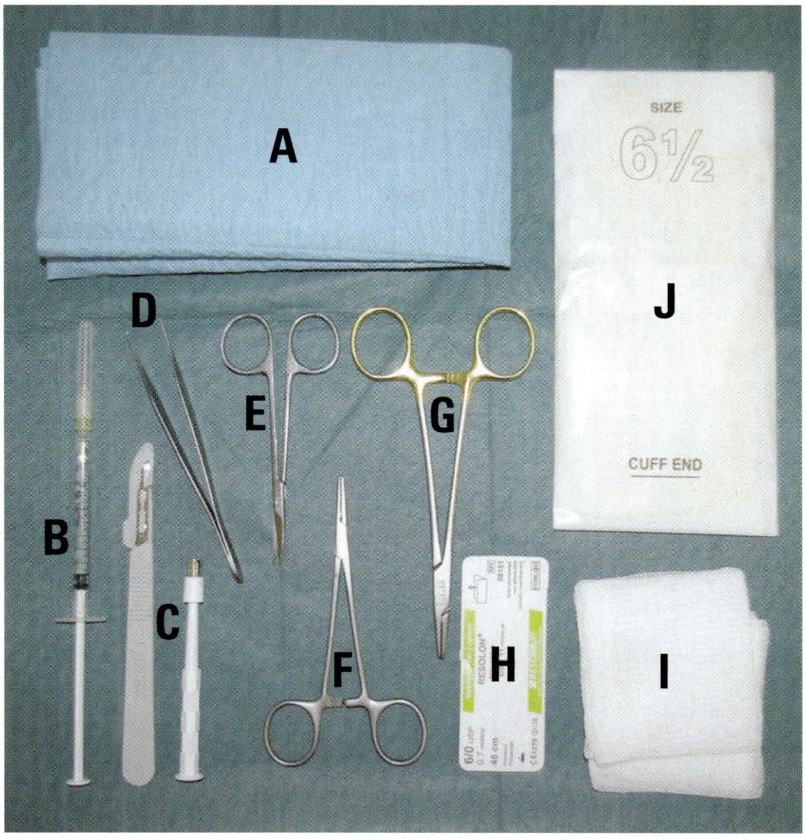


**Abb. 95.1** Materialvorbereitung

**Entfernung eines kleinen Hauttumors**
Hier soll eine Einzelknopfnaht zusammen mit einer Infiltrationsanästhesie am Beispiel der Entfernung eines kleinen, suspekten Hauttumors vorgestellt werden. Folgende Dinge werden dafür vorbereitet (Abb. 95.1):

(A) steriles Lochtuch
(B) Lokalanästhesie mit dünner Nadel (z.B. 0.45 x 25 mm = 26 G)
(C) Skalpell, ggfs. Stanze
(D) Pinzette zum Fassen der Wund-Ränder und der Nadelspitze
(E) Schere
(F) Klemme
(G) Nadelhalter
(H) Nahtmaterial
(I) sterile Kompressen
(J) sterile Handschuhe

Da in diesem Beispiel ein suspekter Hauttumor entfernt werden soll, stellen Sie ein entsprechendes Gefäß mit Formalinlösung für den später zu exzidierenden Tumor bereit **(Abb. 96.1)**. Zuerst markieren Sie die Exzisionsstelle, desinfizieren das entsprechende Hautareal **(Abb. 96.2)** und achten darauf, dass der Patient kein Desinfektionsmittel in die Augen oder auf Schleimhäute bekommt, wenn Sie z.B. in Gesichtsnähe arbeiten (vgl. S. 72). Die Wartezeit bis zur Spontantrocknung können Sie nutzen, um sich sterile Handschuhe anzuziehen. Dann kleben Sie die Exzisionsstelle mit einem sterilen Lochtuch ab **(Abb. 96.3)**.

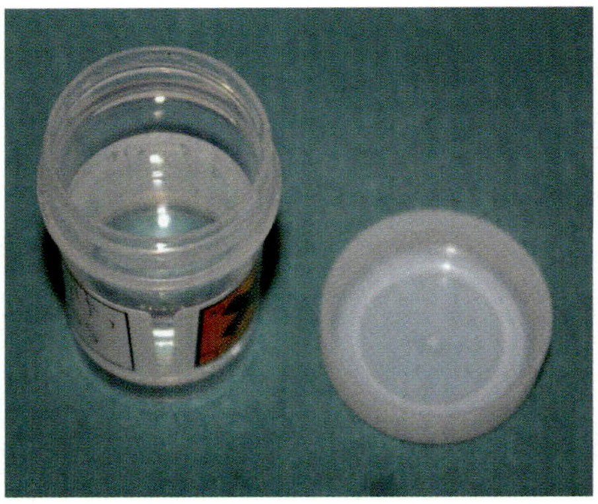

**Abb. 96.1** Gefäß mit Formalin

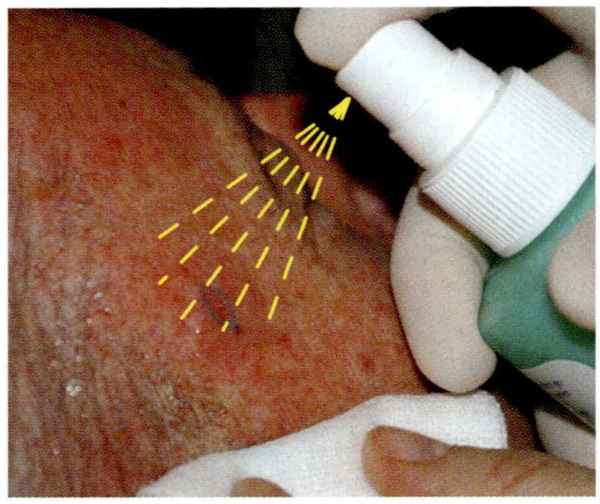

**Abb. 96.2** Hautdesinfektion

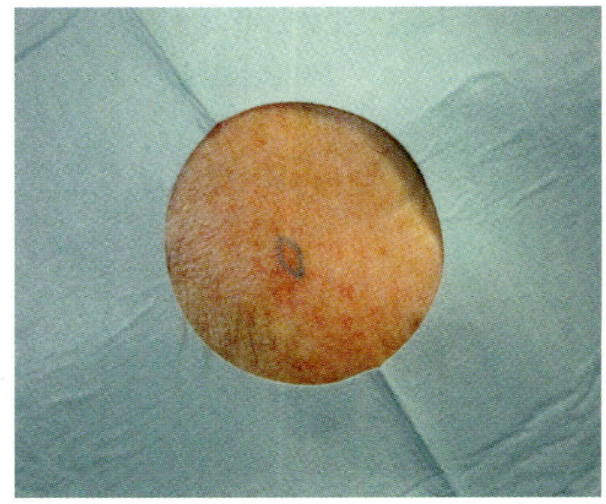

**Abb. 96.3** steriles Lochtuch



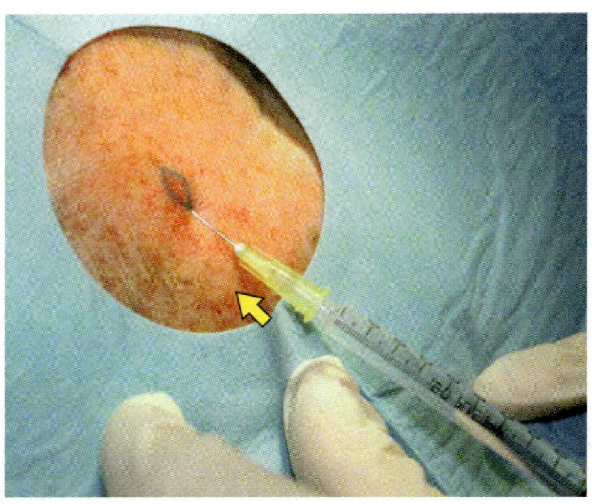

**Abb. 96.4** Einstich am Rand

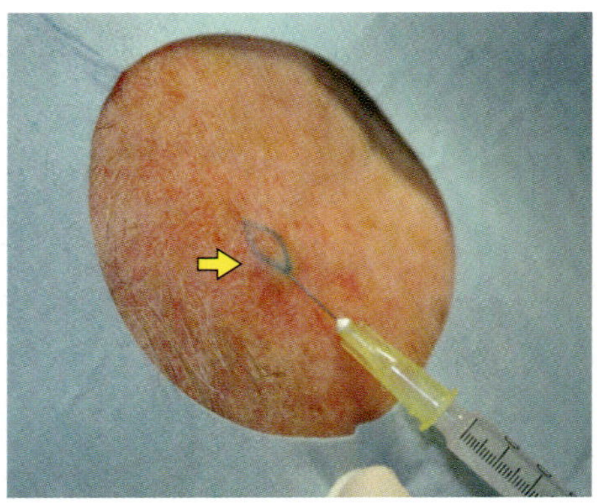

**Abb. 96.5** LA-Quaddel setzen

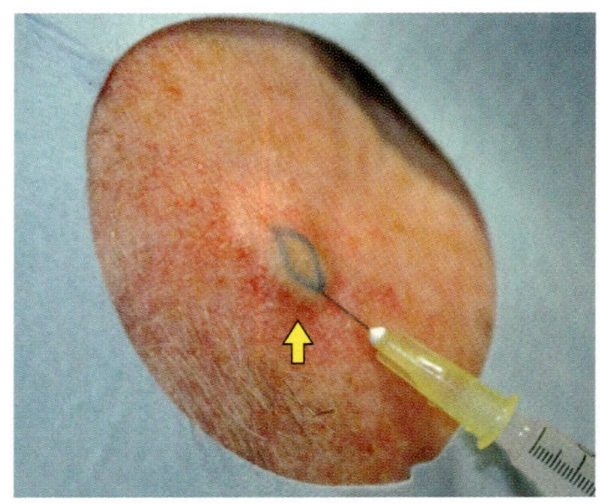

**Abb. 96.6** unterspritzen

Für die Lokalanästhesie (LA) verwenden Sie die kleinste, verfügbare Nadel (z.B. 26 G, 0.45 x 25 mm), stechen (↖) in einigen mm Abstand zum Tumorrand ein **(Abb. 96.4)** und bilden eine Quaddel (⇨ in **Abb. 96.5**). Erst danach unterspritzen Sie die Region und ihre direkte Nachbarschaft mit einem etwas umfangreicheren Depot (⇧) des Lokalanästhetikums **(Abb. 96.6)**. Nun spannen Sie die Haut mit der linken Hand etwas vor (↖↘) und schneiden den suspekten Befund mit etwas Abstand mit einer ellipsoiden Schnittführung heraus **(Abb. 96.7)**.

Fassen Sie dabei den Tumor mit einer Pinzette und heben ihn an (↗), damit Sie auch seinen Untergrund unter Sicht durchtrennen können **(Abb. 96.8)**. Dabei kann es besonders an der Kopfhaut zu Blutungen kommen, die die Sicht behindern **(Abb. 96.7)**. Theoretisch könnten die kleineren Hautgefäße auch elektrisch koaguliert werden – dies führt erfahrungsgemäß jedoch später zu tendenziell stärkeren Wundheilungsproblemen.

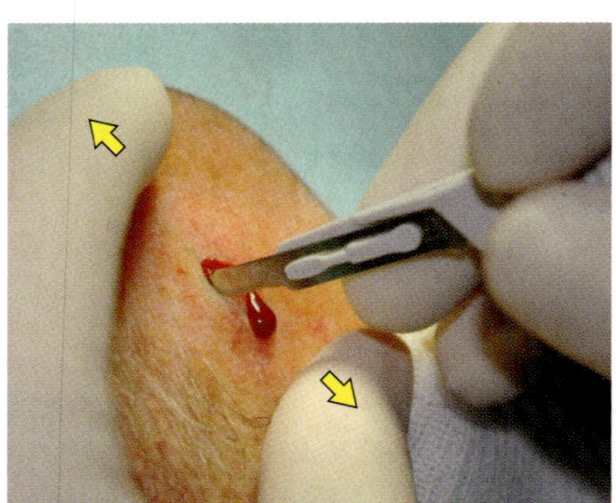

**Abb. 96.7** Exzision

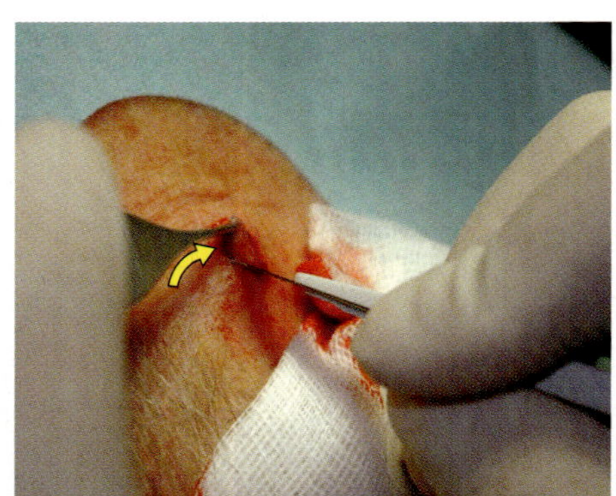

**Abb. 96.8** Tumor anheben

**Einzelknopfnaht**

Bei dieser Nahttechnik wird der Faden auf einer Seite des Wundrands eingestochen, mit einer Rundnadel durch den Wundspalt zur anderen Wundrand geführt, dort wieder ausgestochen und verknotet (Abb. 97.1). Fassen Sie dafür die Rundnadel mit dem Nadelhalter nicht in der Mitte der Rundnadel, sondern eher am hinteren Ende (⇨) an – dort, wo der Faden an der Rundnadel befestigt ist (Abb. 97.2). Dann stechen Sie die Nadel auf einer Seite in einigen mm Abstand zum Wundrand ein (↙ in Abb. 97.3) und stechen auf der anderen Seite wieder heraus (⇧ in Abb. 97.4).

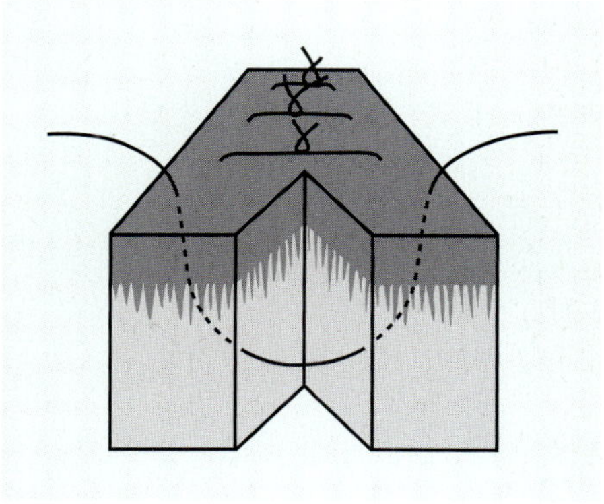

**Abb. 97.1** Einzelknopf-Naht

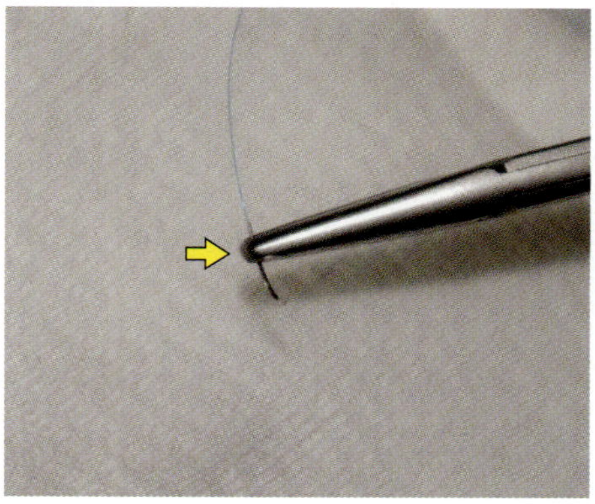

**Abb. 97.2** Nadel am Ende fassen

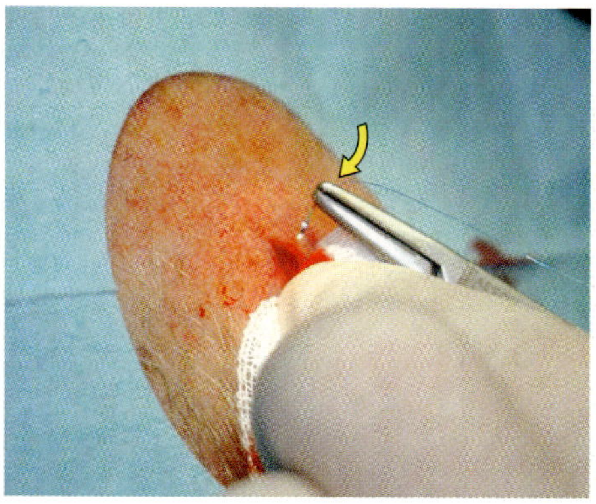

**Abb. 97.3** Einstich

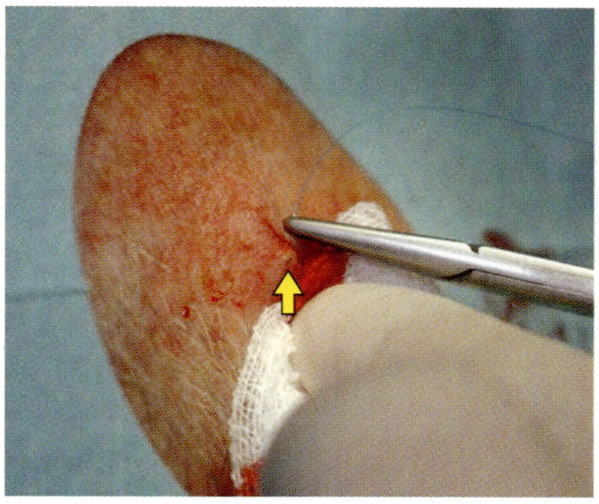

**Abb. 97.4** Ausstich andere Seite

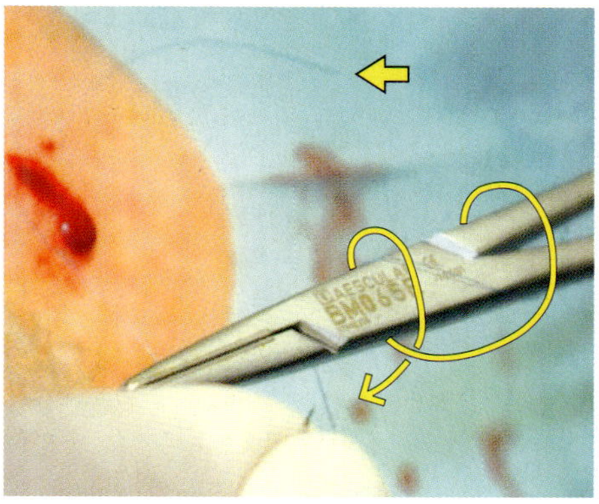

**Abb. 97.5** Faden herumwickeln

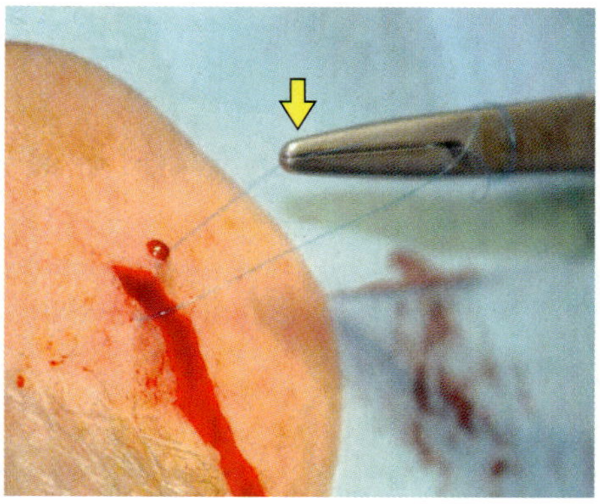

**Abb. 97.6** Fadenende fassen



Dann ziehen Sie die Nadelspitze mit dem Nadelhalter heraus und ziehen den Faden durch die Wunde hindurch, bis sein Ende (⇦) nur noch einige cm vor dem Einstich liegt (Abb. 97.5). Nun wickeln (…) Sie den längeren Fadenteil mehrmals um den Nadelhalter herum (Abb. 97.5) und fassen damit das freie, hintere Ende (⇩) des Fadens (Abb. 97.6).

Ziehen Sie jetzt beide Enden des Fadens mit dem Nadelhalter (⇗) und der freien Hand (⇙) auseinander und straffen Sie ihn dadurch (Abb. 97.7). Dann wickeln Sie den langen Fadenanteil in Gegenrichtung (…) wieder um den Nadelhalter, um einen gegenläufigen Knoten vorzubereiten (Abb. 97.8).

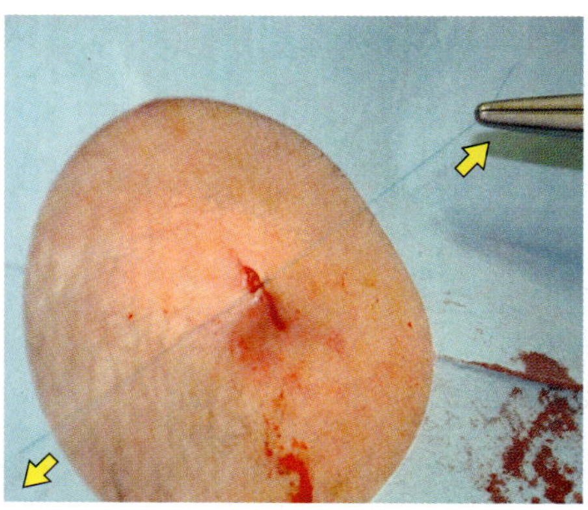

**Abb. 97.7** Faden fest ziehen

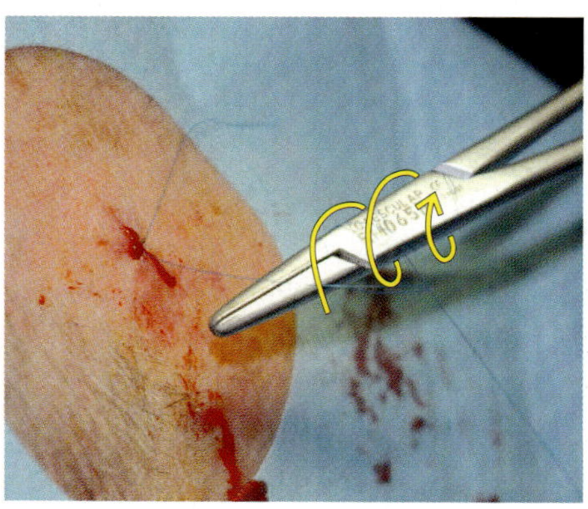

**Abb. 97.8** gegenläufig wickeln

Mit dem umwickelten Nadelhalter fassen ( ) Sie erneut das kurze Ende des Fadens und ziehen den gegenläufigen Knoten fest **(Abb. 98.1)**. Knüpfen Sie in gleicher Weise noch einen dritten Knoten, der von seiner Schlag- oder Wickelrichtung wieder dem ersten Knoten entspricht. Dann schneiden ( ) Sie beide Fäden in ca. einem cm Abstand zum Knoten ab **(Abb. 98.2)**.

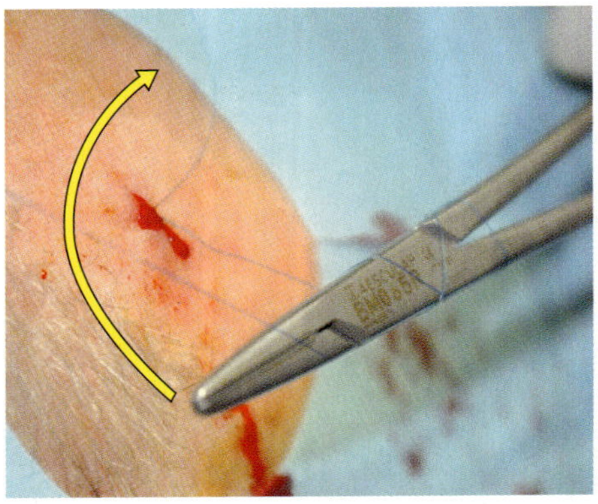

**Abb. 98.1** Knoten festziehen

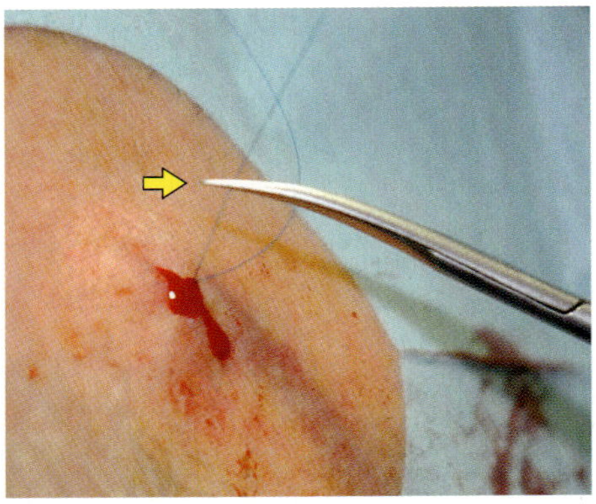

**Abb. 98.2** Faden abschneiden

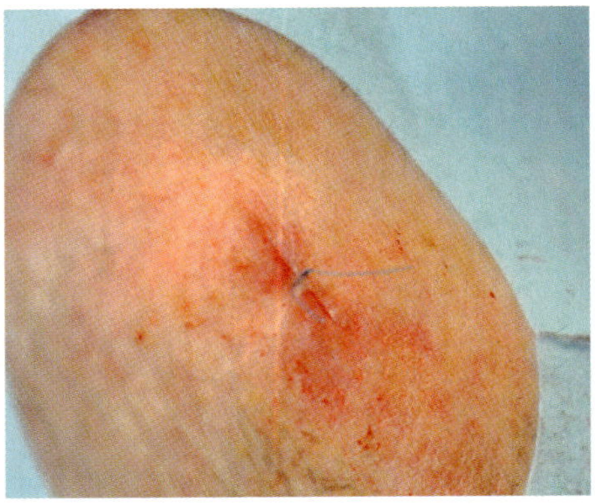

**Abb. 98.3** Blutreste entfernen

Spätestens jetzt kommen Restblutungen durch die Gewebskompression oft zum Stillstand. Entfernen Sie mit sterilen Kompressen etwaige Blutreste **(Abb. 98.3)**.
Abschließend wird die Umgebung der Exzisionsstelle noch einmal desinfiziert ( in **Abb. 98.4**) und mit einem leichten Druckverband steril verbunden **(Abb. 98.5)**.



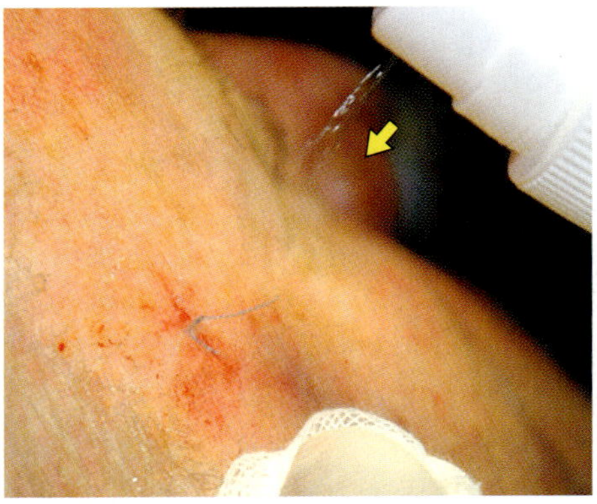

**Abb. 98.4** Hautdesinfektion

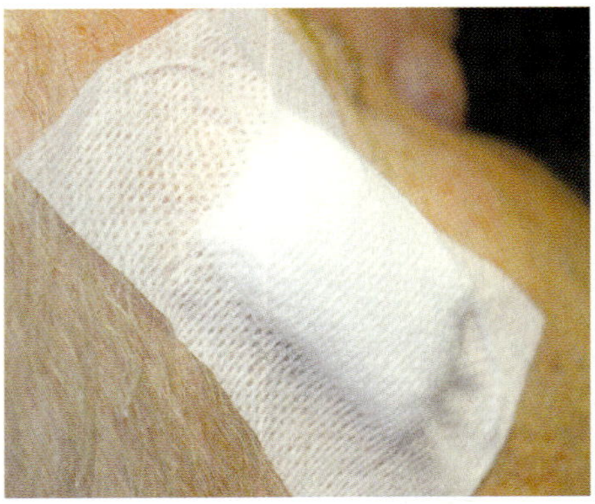

**Abb. 98.5** leichter Druckverband

**Rückstichnaht nach Donati**

Bei dieser Nahttechnik wird der Faden auf jeder Seite des Wundrandes zweimal eingestochen **(Abb. 98.6)**. Diese Technik findet vor allem Anwendung an Stellen mit dickerer Haut, breiteren Schnitten ( ) oder wenn größere Zugkräfte auf die Wundränder erwartet werden **(Abb. 98.7)**. Zu Beginn können Sie den Wundrand auf der Einstichseite etwas mit einer Pinzette anspannen ( ) und in einigen mm Abstand ( ) zum Wundrand einstechen **(Abb. 98.8)**.

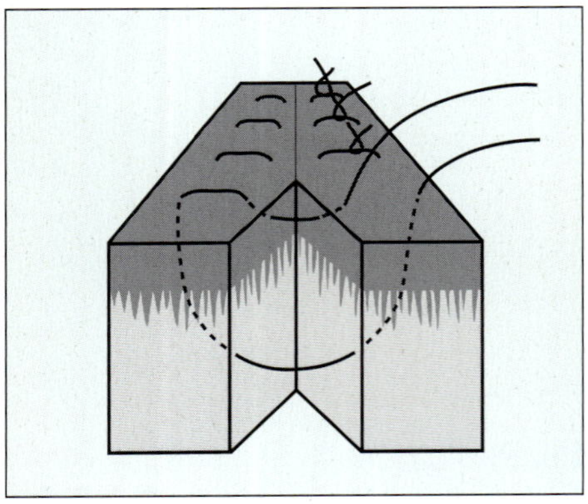

**Abb. 98.6** Rückstichnaht Donati

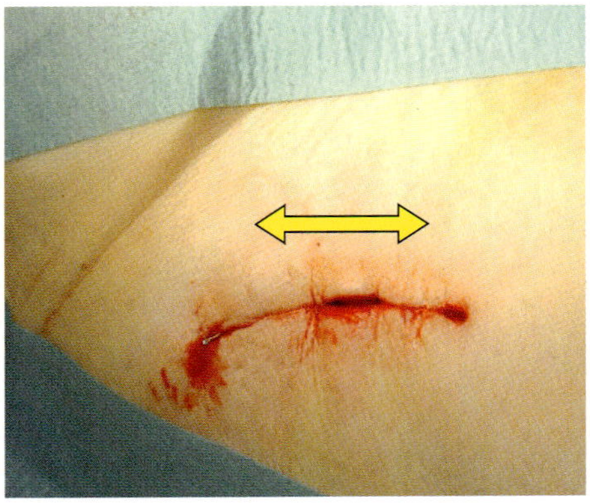

**Abb. 98.7** bei breiteren Schnitten

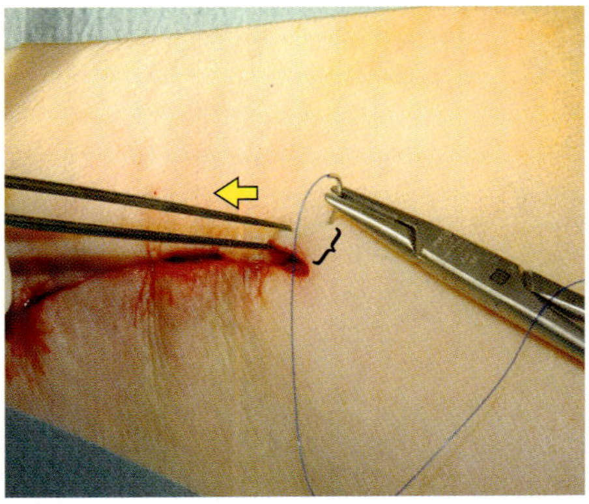

**Abb. 98.8** Einstich: ~ 5 mm Abstand

Auch der Ausstich (↗) soll in einigen mm Abstand zum gegenüberliegenden Wundrand erfolgen **(Abb. 99.1)**. Ziehen Sie die Rundnadel heraus und ziehen den Faden so lange hinterher (↙), bis nur noch wenige cm auf der Einstichseite heraus schauen **(Abb. 99.2)**. Dies ist besonders dann wichtig, wenn die Restfadenlänge noch für einige Nähte reichen soll. Nun fassen Sie die Rundnadel erneut mit dem Nadelhalter, spannen (↖) den Wundrand vor **(Abb. 99.3)** und stechen deutlich näher am Wundrand zurück als zuvor **(Abb. 99.4)**. Dann fassen Sie den gegenüber liegenden Wundrand, heben ihn hoch (↑ in **Abb. 99.5**) und stechen auch dort nahe am Wundrand zurück **(Abb. 99.6)**.

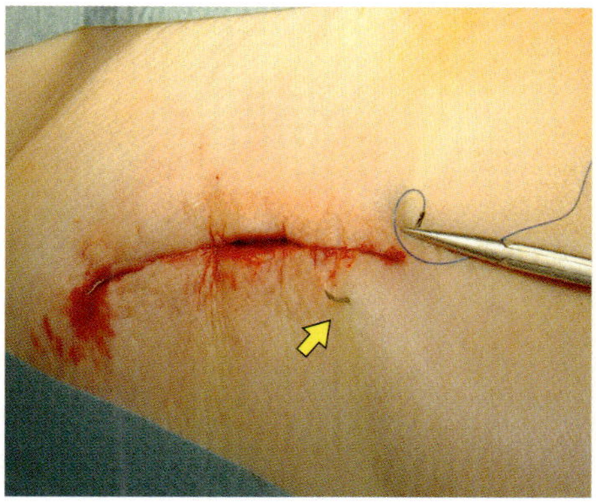

**Abb. 99.1** Ausstich-Abstand

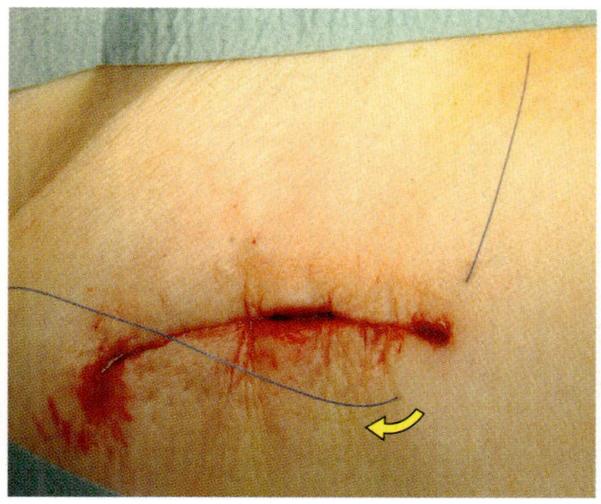

**Abb. 99.2** Faden durchziehen

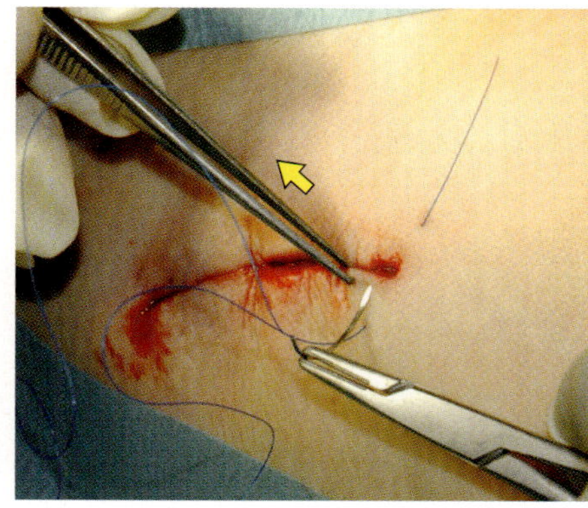

**Abb. 99.3** Wundrand spannen

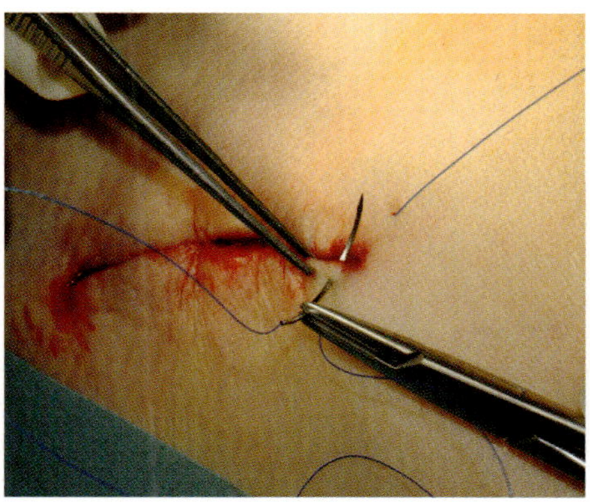

**Abb. 99.4** Rückstich näher

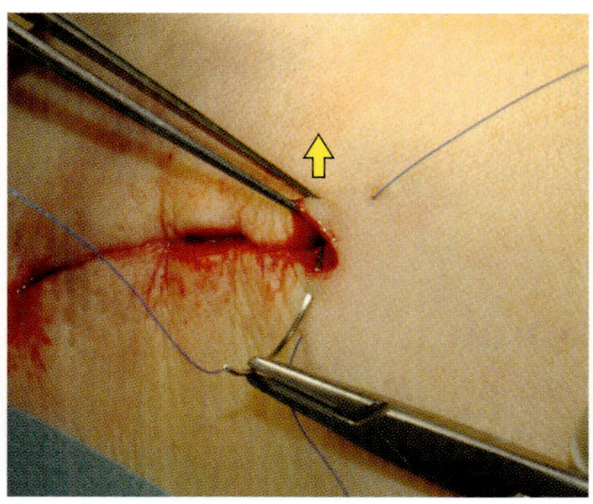

**Abb. 99.5** Wundrand anheben

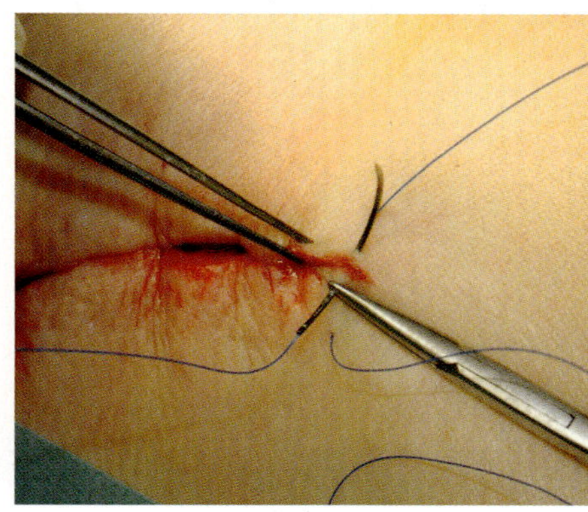

**Abb. 99.6** Rückstich gegenüber



Nun fassen Sie um und ziehen die Nadel gegenüber wieder heraus **(Abb. 99.7)**. Nehmen Sie das lange Fadenende in die freie Hand **(Abb. 99.8)** und wickeln es mehrfach um den Nadelhalter herum **(Abb. 99.9)**. Anschließend spreizen Sie die Spitze des Nadelhalters ein wenig (⟺) und fassen damit das kurze Ende (↙) des Fadens **(Abb. 99.9)**.

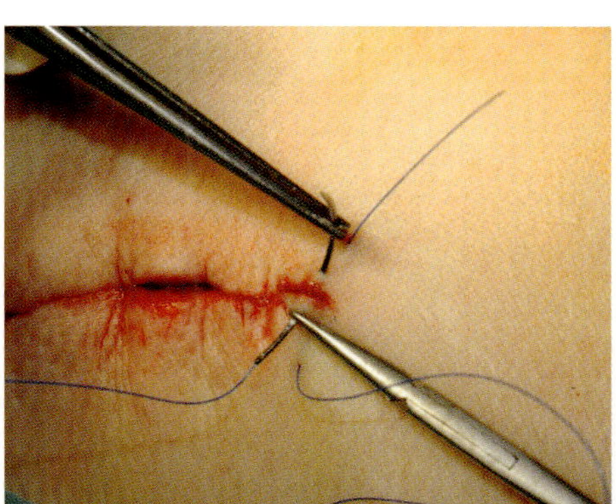

**Abb. 99.7** Umfassen + Nadel heraus

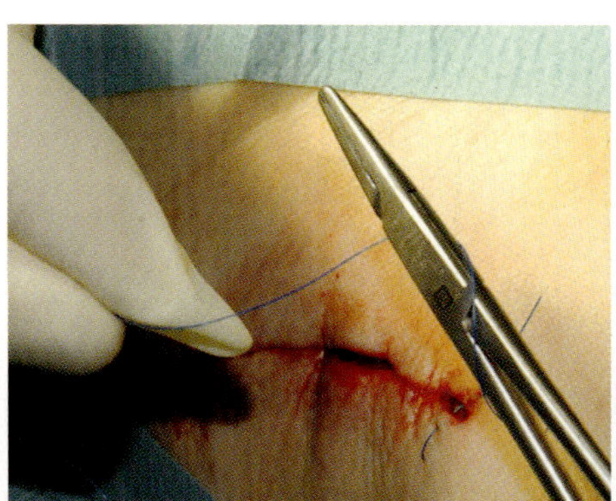

**Abb. 99.8** Faden wickeln

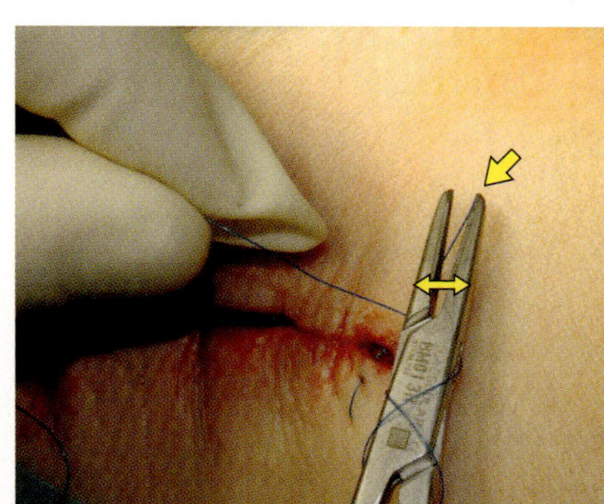

**Abb. 99.9** kurzes Ende fassen

Nun ziehen ( ) Sie die Fadenenden straff **(Abb. 100.1)** und wickeln den Faden noch einmal gegenläufig um den Nadelhalter herum **(Abb. 100.2)**. Dann fassen Sie wieder das kurze Ende ( ) und ziehen auch diesen gegenläufigen Knoten fest ( in **Abb. 100.3**), der den ersten Knoten kontern soll. In der Regel knüpfen Sie drei bis vier, manchmal auch fünf gegenläufige Knoten.

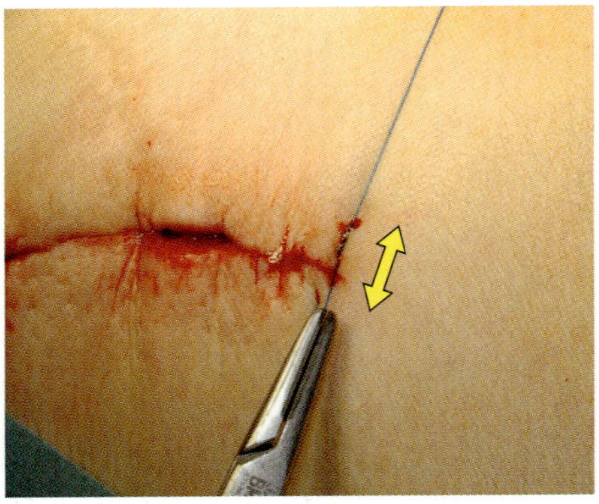

**Abb. 100.1** Faden straff ziehen

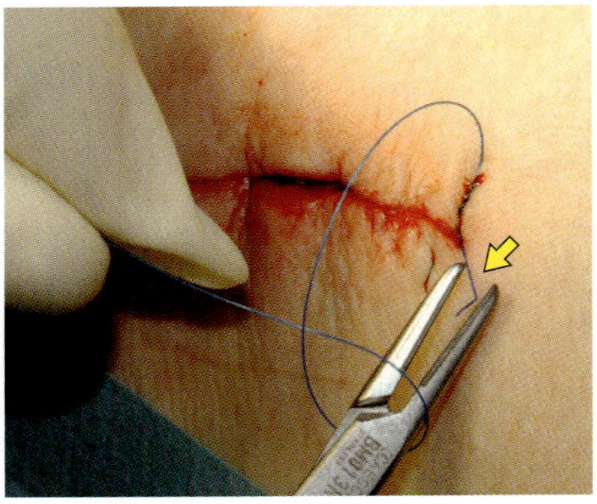

**Abb. 100.2** gegenläufig wickeln

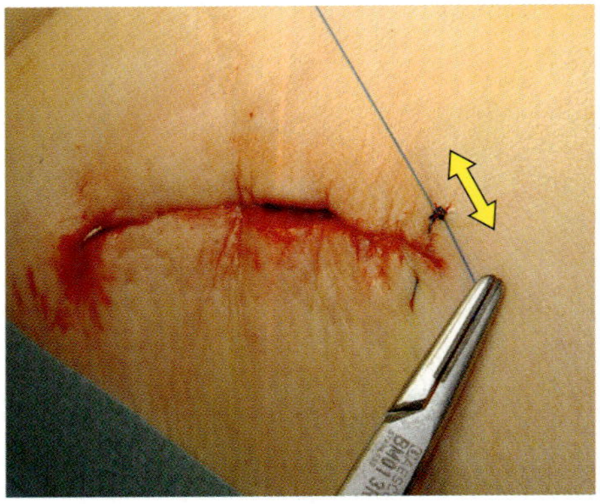

**Abb. 100.3** ... und festziehen

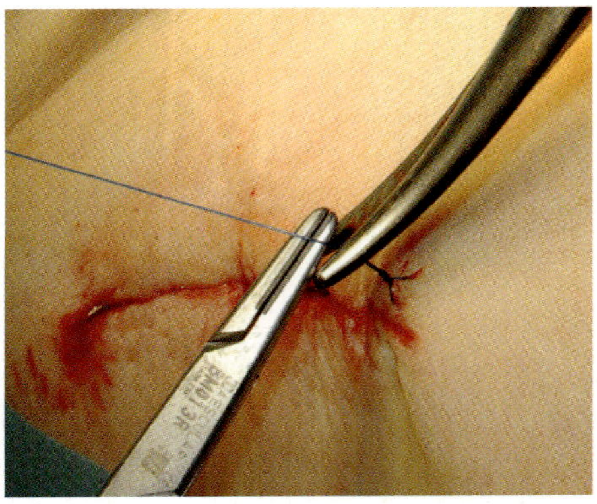

**Abb. 100.4** Faden abschneiden

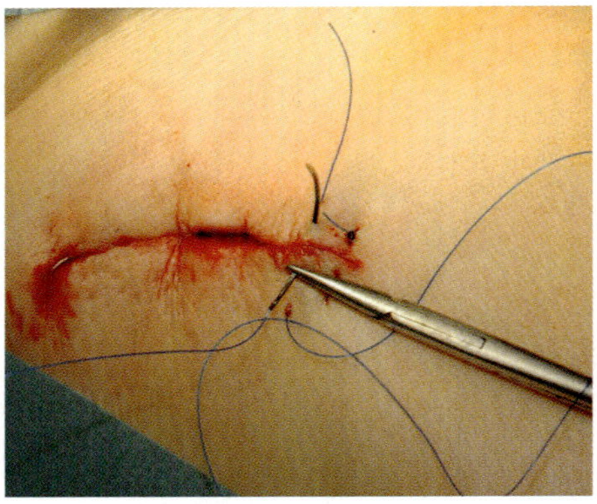

**Abb. 100.5** nächste Donati-Naht

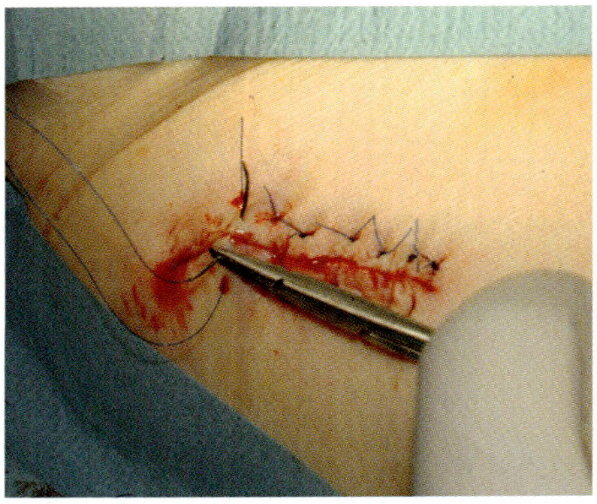

**Abb. 100.6** ... bis zum Ende



Halten Sie beide Enden straff, damit sie von einer Hilfsperson oder Ihnen selbst mit der Schere abgeschnitten werden können **(Abb. 100.4)**. Anschließend knüpfen Sie mit dem Rest des Fadens die nächste Donati-Naht in gleicher Weise in nur wenigen mm Abstand zum ersten Knoten **(Abb. 100.5)**, bis die gesamte Schnittlänge verschlossen ist **(Abb. 100.6)**. Den Abschluss bilden eine Wundsäuberung, Hautdesinfektion und ein steriler Druckverband **(Abb. 100.7)**.
Anfänglich sollte mindestens einmal täglich ein Verbandswechsel erfolgen, um eventuelle Nachblutungen oder eine Wundinfektion rechtzeitig entdecken und behandeln zu können. Je nach mechanischer Beanspruchung, Lokalisation und je nach Wundheilungsverlauf erfolgt die Fadenentfernung in der Regel nach 9-14 Tagen (vgl. S.103).

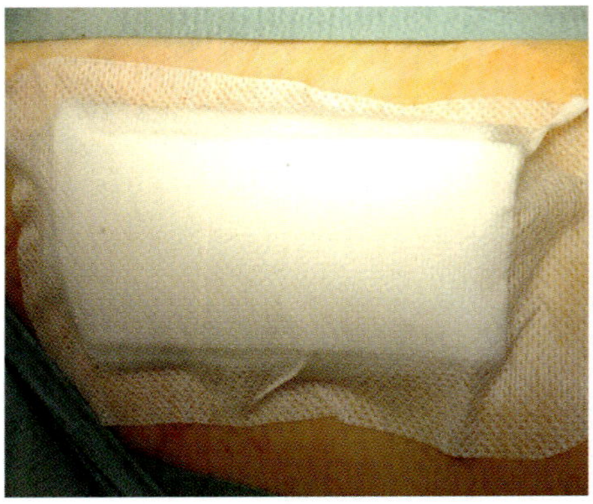

**Abb. 100.7** steriler Verband

**Besonderheiten**
Bei stärkeren Blutungen kann es notwendig sein, das eröffnete Blutgefäß zu koagulieren oder sogar zu umstechen. Falls Sie Wundnähte in Gelenknähe durchführen, sollte das Gelenk anschließend ruhig gestellt bzw. geschient werden. Bei kleineren Wunden, bei denen keine mechanische Zugbelastung zu erwarten ist, kann es auch ausreichend sein, die Wundränder mit Hilfe von Steristrips zu adaptieren, nachdem die Wunde ausreichend gespült und gesäubert worden ist (vgl. S. 103). Ist ein Wundrand eingerissen oder zerfasert, wird er „angefrischt", d.h. der Wundrand wird mit dem Skalpell begradigt, damit die spätere Wundheilung vereinfacht und ein kosmetisch ansprechendes Ergebnis erzielt wird. Dazu dient auch die nachfolgende Technik.

**Intrakutannaht**

Alternativ zur Einzelknopfnaht (vgl. S. 97) bzw. Donatinaht (vgl. S. 98) kann der Nahtverlauf auch oberflächlicher innerhalb des Hautniveaus geführt werden (**Abb. 101.1**). Wichtig ist, dass die Wundränder nicht unter zu viel Spannung liegen und ggfs. tiefer gelegene Nähte durch Faszien oder Muskulatur die Wundränder bereits weitgehend adaptiert haben. Der erste Einstich ( ↗ ) erfolgt etwas außerhalb an einem Ende des Wundspaltes (**Abb. 101.2**). Dann stechen Sie die Rundnadel im oberflächlichen Hautniveau seitlich in einen (hier den linken) Wundrand ein ( ↖ in **Abb. 101.3**) und bleiben auch bei Ausstich im Hautniveau.

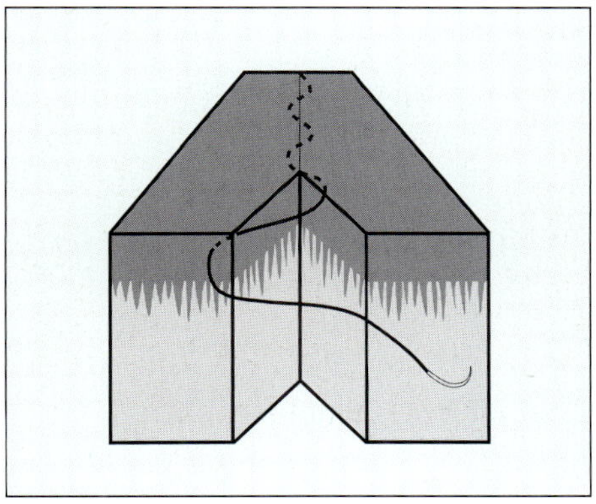

**Abb. 101.1** Intrakutannaht

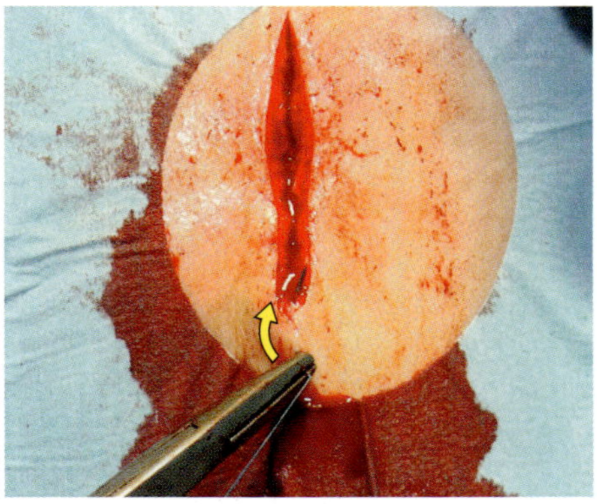

**Abb. 101.2** Einstich außerhalb

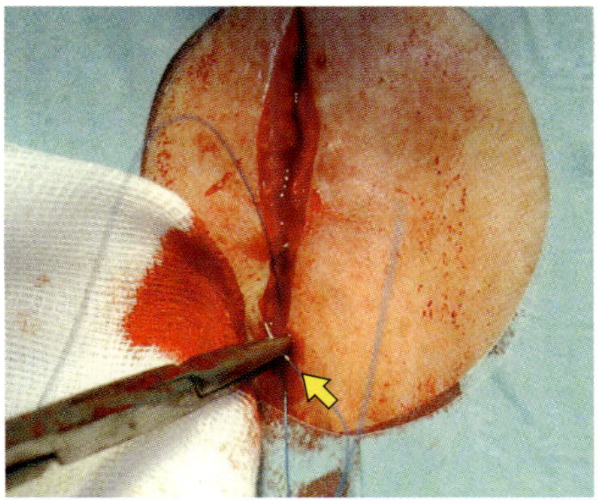

**Abb. 101.3** Einstich intrakutan

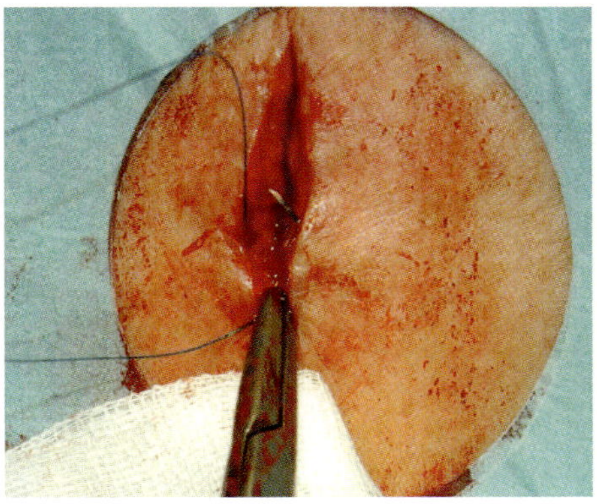

**Abb. 101.4** Einstich gegenüber

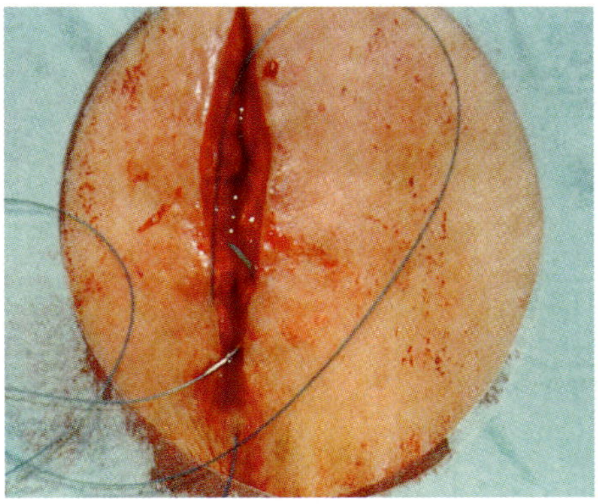

**Abb. 101.5** ... überlappend ...

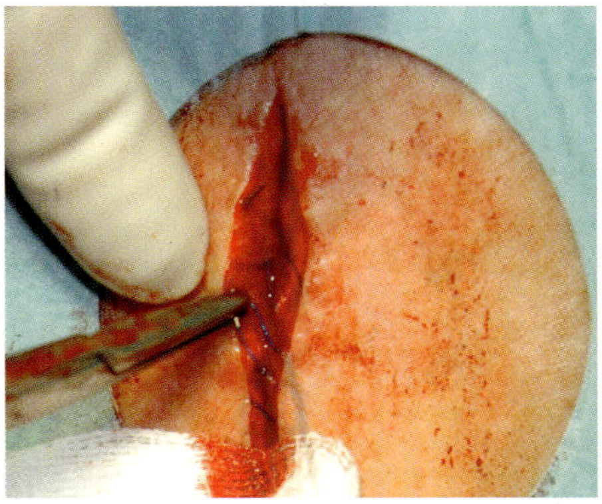

**Abb. 101.6** ... bzw. zurückversetzt



Der Einstich im gegenüberliegenden (hier rechten) Wundrand erfolgt etwas versetzt (**Abb. 101.4**), so dass sich die Ein- und Austrittsstellen des Fadens etwas überlappen (**Abb. 101.5**). Der nächste Einstich am linken Wundrand wird wieder etwas zurück versetzt in Relation zum vorherigen Ausstich rechts (**Abb. 101.6**). Fassen Sie die Rundnadel nach jedem Ausstich wieder am hinteren Drittel (**Abb. 101.7**), um sie ausreichend weit vorschieben ( ↰ ) zu können (**Abb. 101.8**). Sukzessive arbeiten Sie sich so den Wundrand voran und es entsteht eine Art „Zick-Zack-Kurs" (⇨⇦) des Fadenverlaufs entlang des Wundspalts (**Abb. 101.9**).

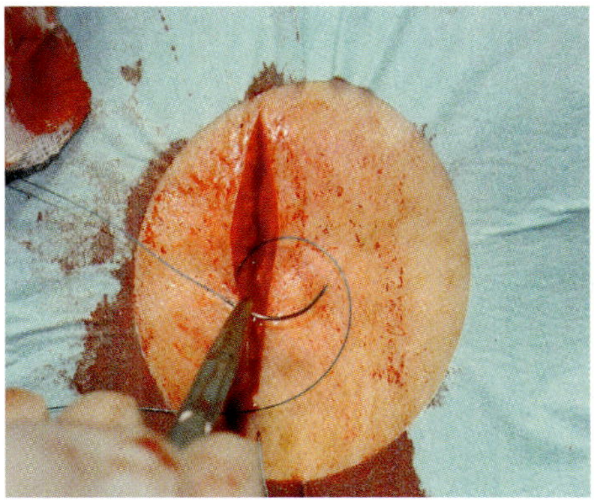

**Abb. 101.7** Nadel hinten fassen

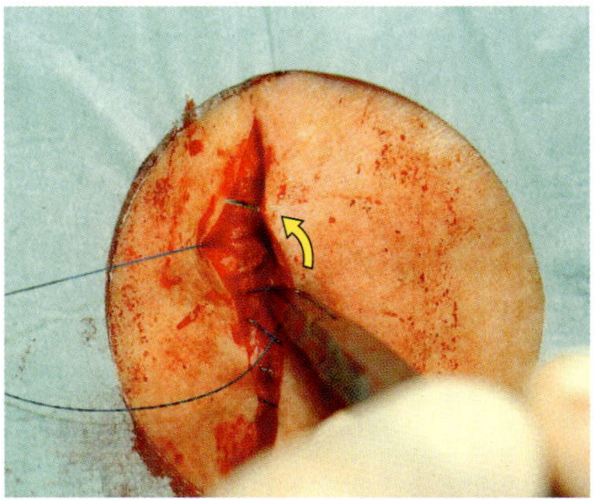

**Abb. 101.8** ... und vorschieben

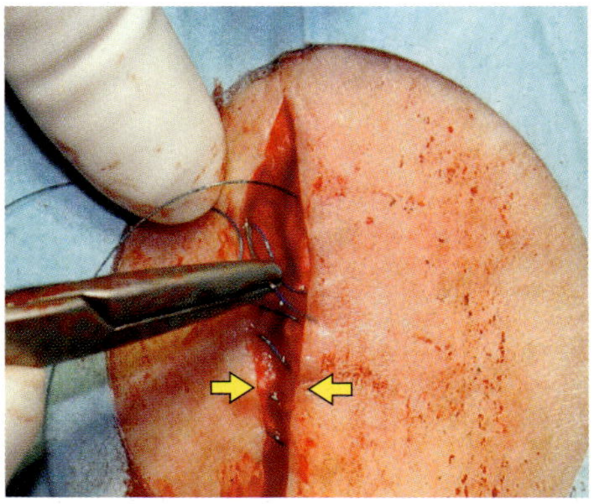

**Abb. 101.9** Zick-Zack-Kurs

Nachdem Sie jeweils die Nadel durch die Haut gestochen haben, ziehen (↖) Sie sie jeweils mit dem Nadelhalter entlang ihrer Biegungsrichtung heraus **(Abb. 102.1)**. Am anderen Ende des Wundspaltes angekommen, durchstechen (↘) Sie die Haut wieder in einigen mm Abstand zum Ende des Wundrandes **(Abb. 102.2)**. Wenn Sie dann die beiden Enden des Fadens (nicht zu fest!) mit den Händen anspannen (↑↓), legen sich die Wundränder unter Zug einander an **(Abb. 102.3)**. Achten Sie auf eine korrekte Adaptation der Wundränder.

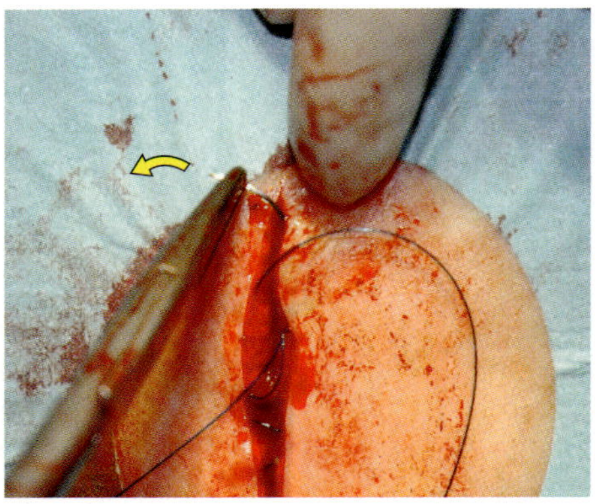

**Abb. 102.1** Nadel herausziehen

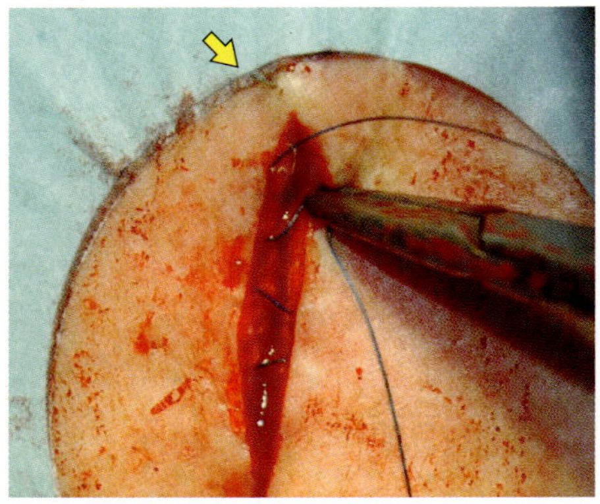

**Abb. 102.2** Durchstich außerhalb

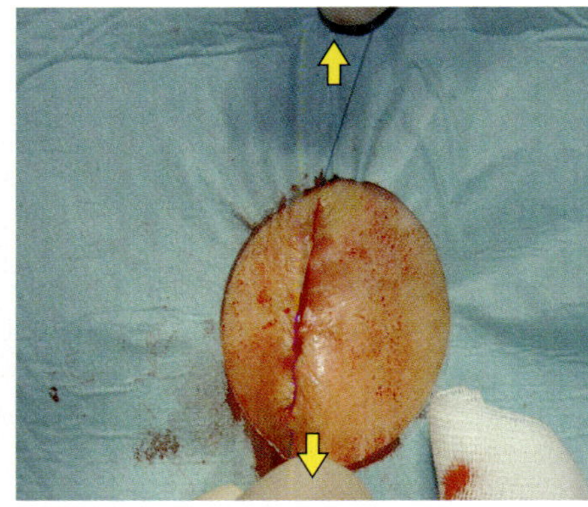

**Abb. 102.3** Faden spannen

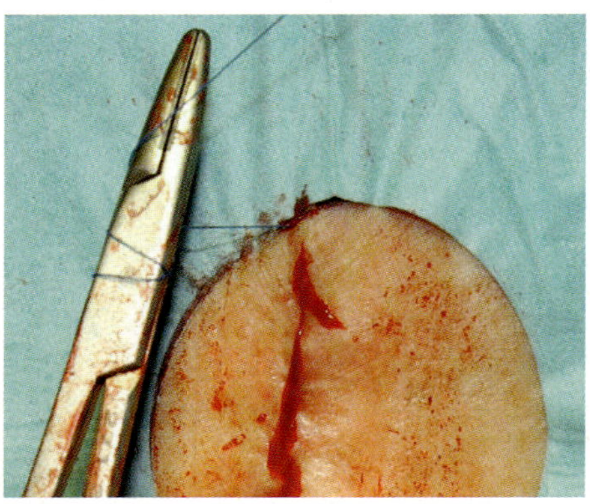

**Abb. 102.4** Faden wickeln

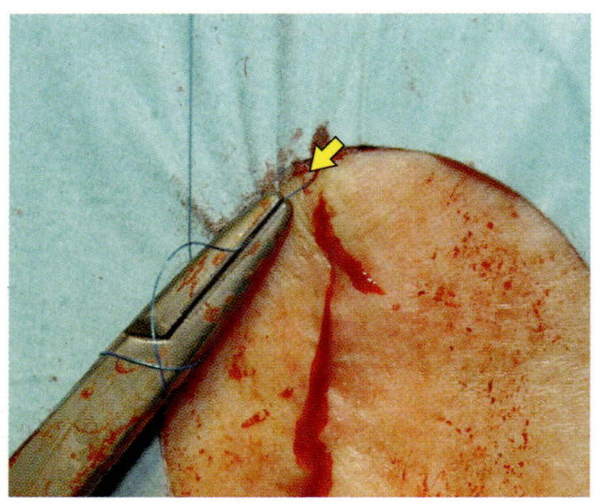

**Abb. 102.5** Austrittstelle fassen

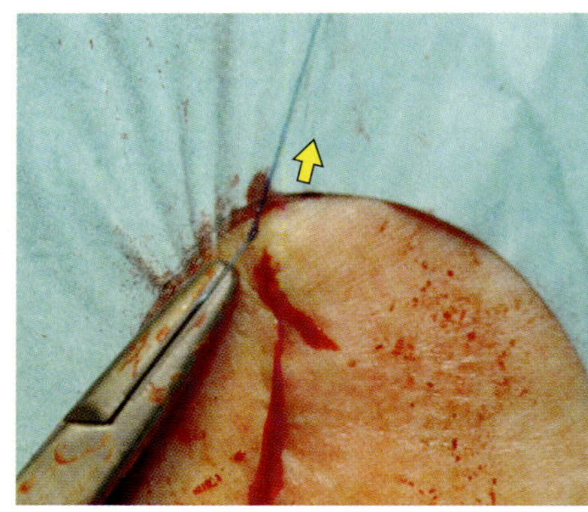

**Abb. 102.6** ... und festknoten



Dann wickeln Sie den Faden zweimal um den Nadelhalter **(Abb. 102.4)**, fassen den Faden direkt an seiner Austrittsstelle (↙ in **Abb. 102.5**) und ziehen (↗) den Knoten fest **(Abb. 102.6)**. Dabei entsteht eine kleine Schlaufe (↓), die Sie erneut fassen **(Abb. 102.7)**, dann den Faden in gegenläufiger Richtung erneut um den Fadenhalter wickeln und wieder als Knoten festziehen **(Abb. 102.8)**. Sichern Sie den zweiten Knoten mit einem dritten, erneut gegenläufigen Knoten. Genauso verfahren Sie am anderen Ende der Intrakutannaht **(Abb. 102.9)**.

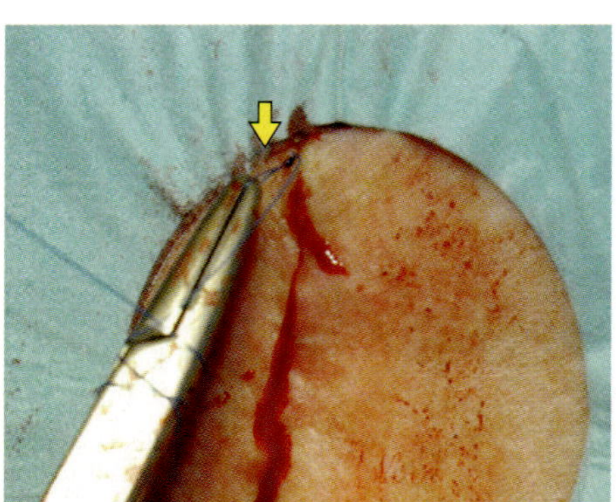

**Abb. 102.7** Schlaufe fassen

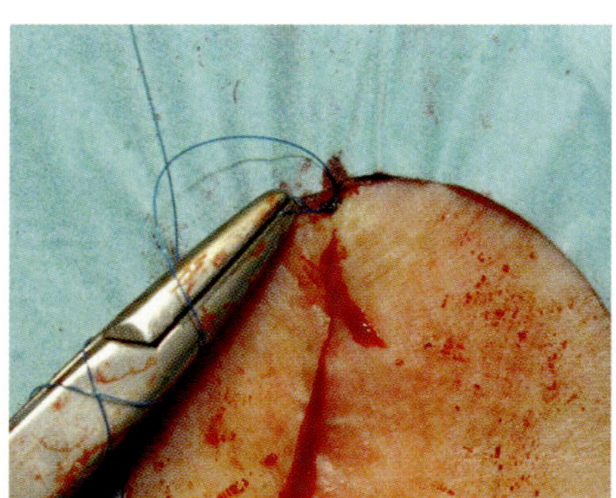

**Abb. 102.8** wickeln und knoten

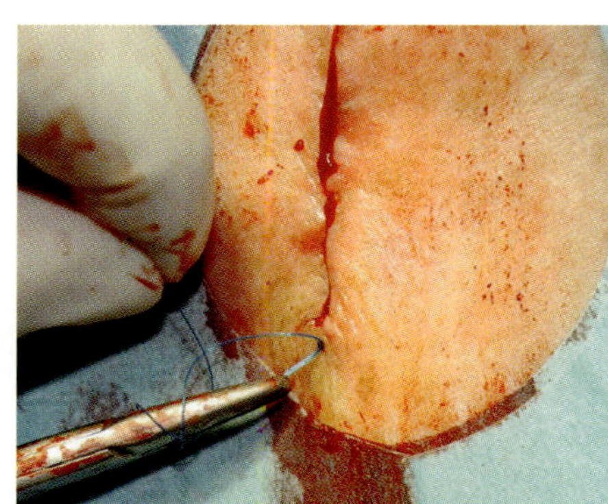

**Abb. 102.9** genauso am anderen Ende

Anschließend nehmen Sie die Schere, spannen die Fäden vor und schneiden diese in ca. 1 cm Abstand zum Knoten erst am einen Nahtende **(Abb. 103.1)** und dann auch am anderen Nahtende **(Abb. 103.2)** ab. Häufig kann es sinnvoll sein, den Wundspalt zusätzlich mit sterilen Klebestreifen („Steristrips“) zu überkleben: Wenn Sie dabei die Steristrips erst auf einer Seite festkleben und andrücken ( ⇩ ) und dann unter Zug ( ⇨ ) auf der anderen Seite, unterstützen die Steristrips auch noch die Adaptation der Wundränder **(Abb. 103.3)**. Nach entsprechender Hautreinigung bildet ein steriler Verband den Abschluss **(Abb. 103.4)**.

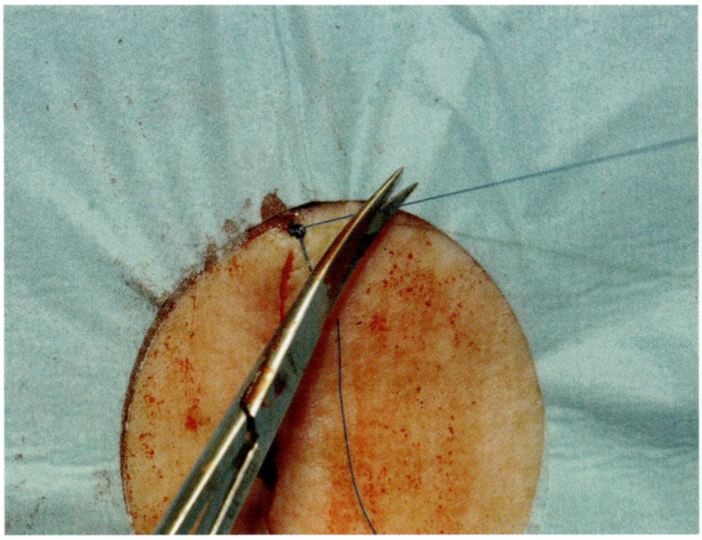

**Abb. 103.1** Faden abschneiden

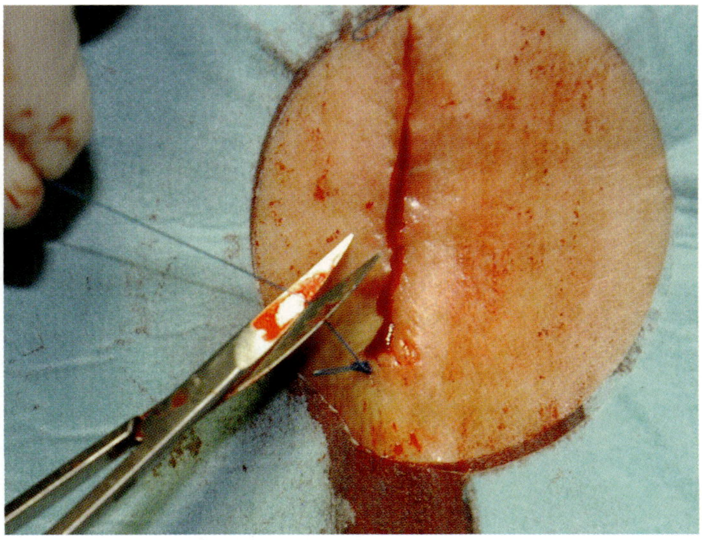

**Abb. 103.2** an beiden Enden

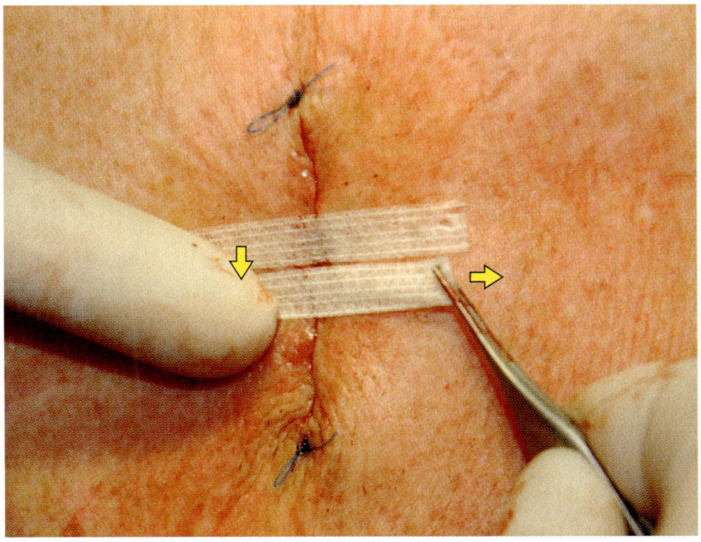

**Abb. 103.3** Steristrips unter Zug

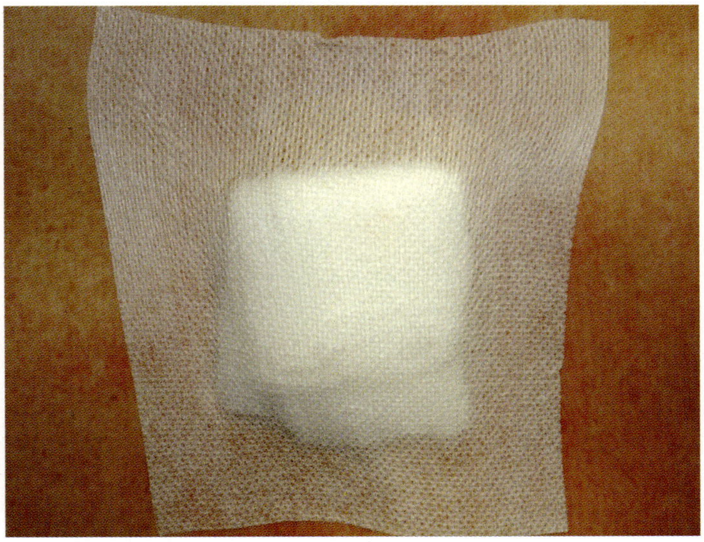

**Abb. 103.4** steriler Verband

Die verwendeten Fadenstärken richten sich nach der mechanischen Beanspruchung (dickere Fäden, z.B. Stärke 3-0) bzw. kosmetischen Aspekten (dünnere Fäden, z.B. 5-0) und stellen oft eine Kompromisslösung zwischen beiden Erfordernissen dar.

**Fadenentfernung**

In der Regel werden die Fäden am Körperstamm und den Armen nach ca. 9 bis 10 Tagen entfernt, im Gesicht und an der Kopfhaut auch früher (5-6 Tage). Dabei heben Sie das abgeschnittene Fadenende mit einer Pinzette etwas an und durchtrennen mit einem Skalpell oder einer spitzen Schere nur eines der beiden Fadenanteile, die in die Haut ziehen, damit Sie den intrakutan gelegenen Faden von der anderen Seite herausziehen können. In der Haut verbleibende Fadenreste könnten ansonsten Wundheilungsstörungen und Granulome verursachen.

# Farbkodierte Duplex-Sonographie (FKDS)

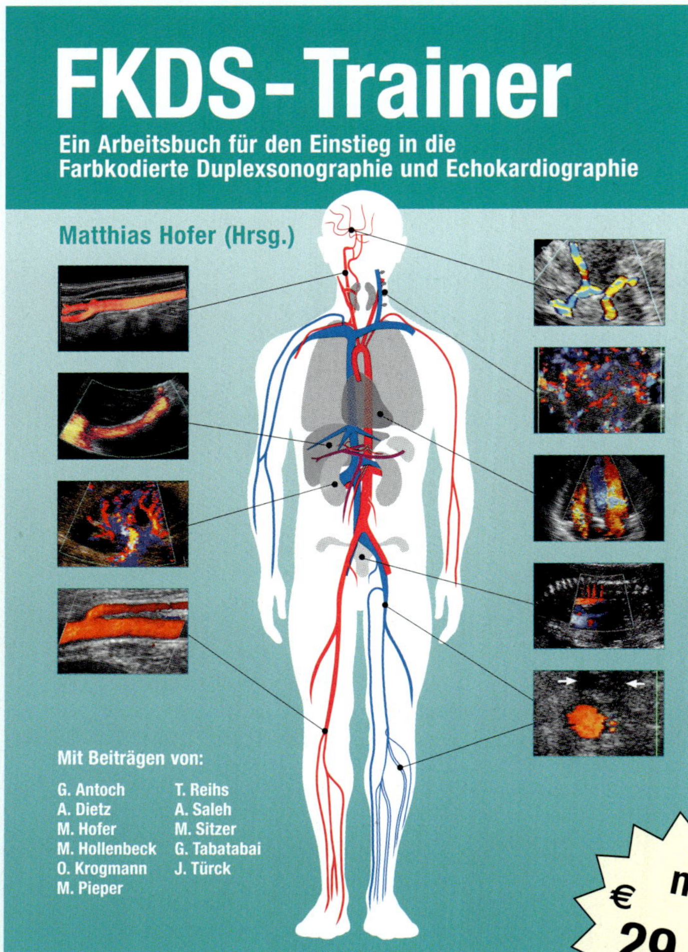


€ nur 29,90


ISBN 978-3-9805585-9-4
2. Auflage 2005
112 Seiten mit 507 Abb.+ 96 Tab.


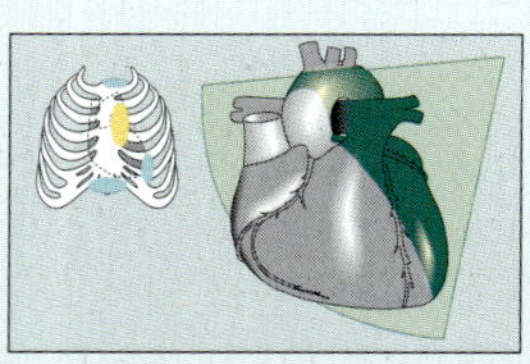

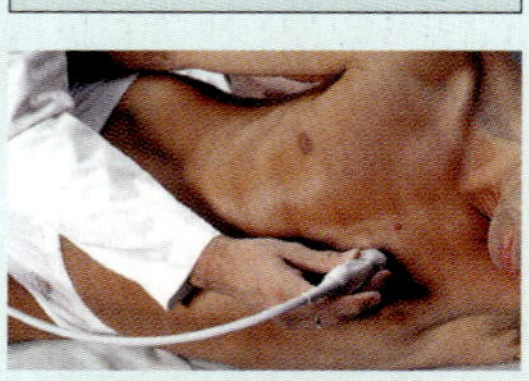

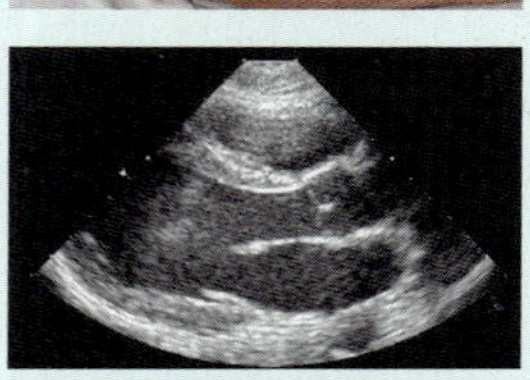

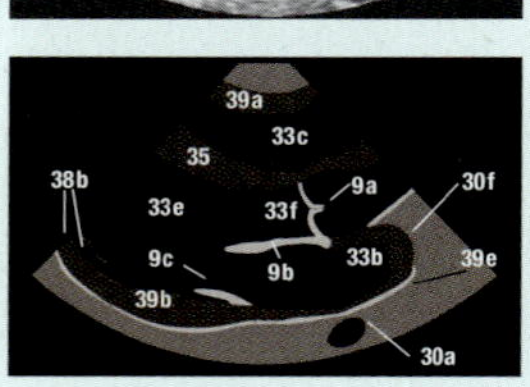


## Was bietet dieses Buch?

- Schallkopfhaltung und Bildebene werden so anschaulich wie möglich dargestellt
- Anschauliche Skizzen verdeutlichen die jeweilige Schnittbild-Anatomie
- Checklisten und Normwertetabellen in Form von stabilen, abwaschbaren Karten im Kitteltaschenformat zum Herausnehmen – perfekt für Klinik und Praxis!
- Quizaufgaben und Rätselbilder zur Selbstkontrolle
- Tipps & Tricks und typische Fallstricke
- Moderne Techniken: Kontrastverstärker, Photopic Imaging, THI, AcuNav, Tissue Doppler und vieles mehr.
- Leicht verständlich durch moderne Didaktik
- 507 Abbildungen und 96 Tabellen – ideal für visuelle Lerntypen
- Das breite Spektrum der interdisziplinären FKDS-Anwendung inkl. Echokardiographie
- Ein ungeschlagenes Preis-Leistungsverhältnis – vergleichen Sie selbst!


DIDAMED Verlag GmbH
Robert-Mayer-Weg 18 40591 Düsseldorf
Tel. 0211-750655 Fax 0211-750633
www.didamed.de

**Indikationen**

Die Anlage eines **z**entral**v**enösen **K**atheters (**ZVK**) ist nicht nur zur Messung des zentralvenösen Druckes (ZVD, vgl. Kap. 04) indiziert, sondern auch zur Gabe kreislaufwirksamer Katecholamine oder einer Volumentherapie: Bei hypovolämischem / kardiogenem Schock oder nach einer Reanimation kann dies oft nicht über periphere Verweilkanülen erfolgen, da die Passagezeit bis zum Wirkungseintritt der Katecholamine unter Umständen zu lang oder die infundierbaren Volumina zu gering wären. Die Mündungsstelle eines ZVK liegt jedoch in der V. cava superior (vgl. S. 109): Somit ist ein schnellerer Wirkungseintritt und eine sofortige Durchmischung der infundierten Lösung mit dementsprechender Konzentrationsminderung sicher gestellt.

Bei Patienten unter Chemotherapie oder parenteraler Ernährung würden die gefäßtoxischen bzw. hochkalorischen Lösungen die Intima peripherer Venen schädigen. Wenn Katecholamine oder Substanzen zugeführt werden müssen, die untereinander nicht kompatibel sind, ist die Anlage eines mehrlumigen Katheters notwendig. Besteht in Einzelfällen keine Möglichkeit für einen peripheren Zugang, ist ebenfalls eine ZVK-Anlage indiziert. Bei längerer Liegezeit und hohem Fieber unklarer Genese sollte ebenfalls ein Wechsel des eventuell infizierten ZVK erfolgen. Da ein ZVK oft eine längere Verweildauer hat, ist daher ein steriles, besonders sorgfältiges Vorgehen essentiell. Gleiches gilt natürlich für spätere Verbandswechsel.

**Kontraindikationen / Komplikationen**

Dazu zählen Infektionen an der Inzisionsstelle, Luftembolien (zur Prophylaxe daher Kopftieflage während der ZVK-Anlage), sowie eine Thrombose der punktierten Venen oder an der Katheterspitze. Werden die V. subclavia oder V. jugularis interna punktiert, kann schließlich ein Pneumothorax auftreten (daher keine doppelseitigen Punktionsversuche ohne vorherigen Ausschluss eines Pneumothorax auf der zuerst punktierten Seite). Zervicales Hämatom: Wird versehentlich die A. carotis getroffen, muss der Versuch unterbrochen und die Punktionsstelle für mindestens 5 bis 10 Minuten komprimiert werden.

Bei peripherer Punktion der V. basilica besteht zwar kein Pneumothorax-Risiko, aber dafür treten häufiger Katheterfehllagen durch ungewolltes, retrogrades Vorschieben in die V. jugularis oder andere Venen auf. Alternative Zugangswege über Beinvenen sind wegen hoher Thromboseraten verlassen worden und gelten inzwischen als obsolet. Bei Patienten mit erhöhtem Hirndruck sollte nach Möglichkeit wegen der Gefahr einer zerebralen Abflussbehinderung ein alternativer Zugangsweg einer Punktion der V. jugularis interna vorgezogen werden (vgl. Kap. 18).

**Vorbereitung des Tisches**

Man benötigt für den Punkteur einen sterilen Kittel, sterile Handschuhe (in passender Größe) und Desinfektionsspray. Auf dem Instrumententisch werden folgende Dinge zusammengestellt (Abb. 105.1):

17

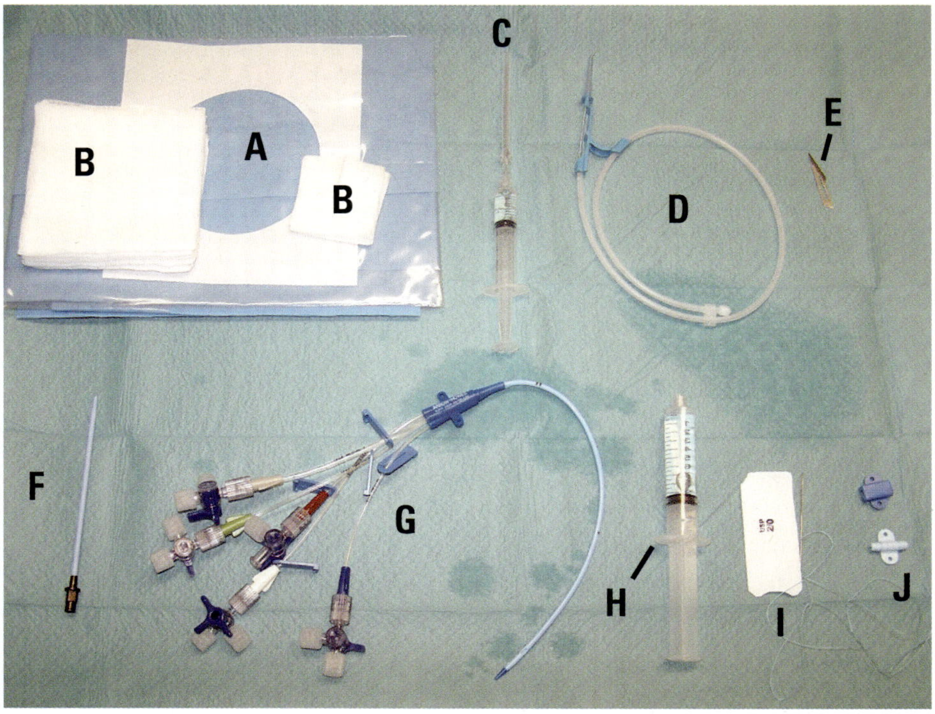


Abb. 105.1 Materialvorbereitung

- (A) zwei Rundtücher oder ein Lochtuch (zur sterilen Abdeckung)
- (B) mehrere sterile Kompressen
- (C) Punktionsspritze mit steriler Kochsalzlösung
- (D) ein flexibler, weicher Führungsdraht mit Einfädelhilfe
- (E) Skalpellklinge zur evtl. Stichinzision der Haut
- (F) Dilatator, variiert je nach ZVK-Durchmesser
- (G) mehrlumiger ZVK mit Dreiwegehähnen
- (H) 10 ml - Luerlockspritze mit steriler NaCl-Lösung (zum Aspirieren und Spülen der ZVK-Schenkel)
- (I) Nahtmaterial
- (J) Flügel und Verschlusskappe für die Hautnaht

Alle Schenkel des ZVK werden mit steriler Kochsalzlösung entlüftet - dafür müssen die Verschlusskappen der Dreiwegehähne kurz aufgedreht werden. Einer der Schenkel (hier der braun markierte) bleibt zwar mit schräg gestelltem Dreiwegehahn ( ↘ ) verschlossen (vgl. S. 113), jedoch ohne Verschlusskappe **(Abb. 106.1)**, damit hier der Führungsdraht beim späteren Vorschub austreten kann (vgl. **Abb. 108.5**). Bei Patienten ohne Narkose wird zusätzlich eine kleine Spritze zur Lokalanästhesie (vgl. S. 96) mit ca. 2-5 ml einer 1%igen Lidocainlösung und dünner Injektionsnadel bereitgelegt (hier nicht abgebildet).

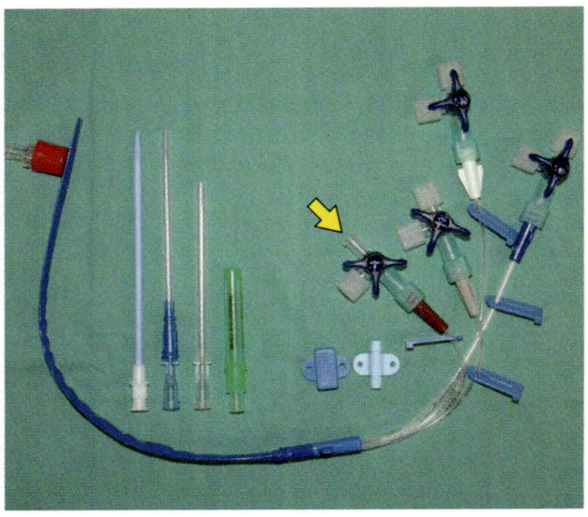

**Abb. 106.1** mehrlumiger ZVK

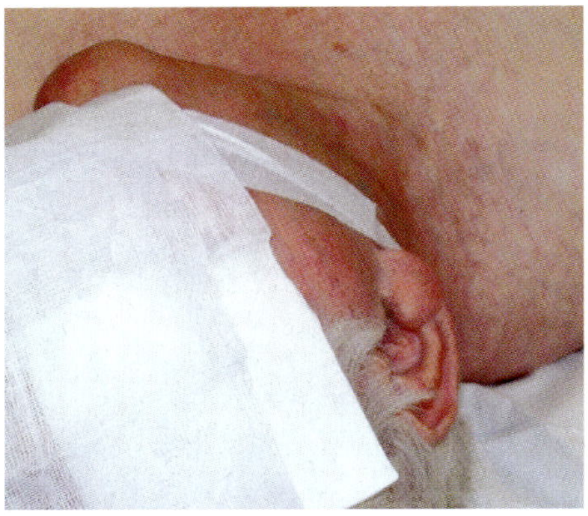

**Abb. 106.2** Lagerung

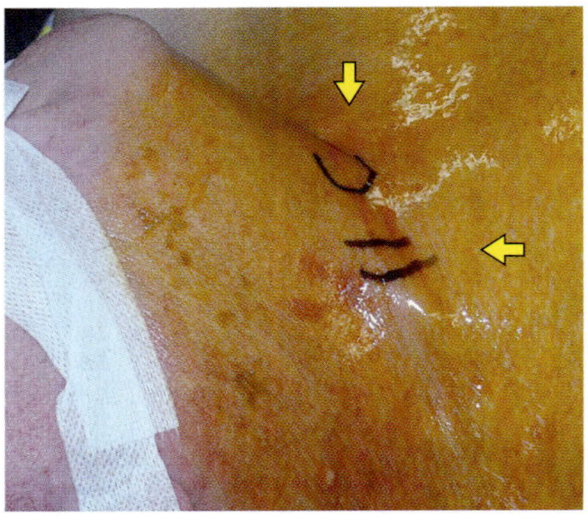

**Abb. 106.3** Hautdesinfektion

**Vorbereitung der Punktion**

Die Lagerung des Patienten (hier beatmet in Narkose) erfolgt in leichter Rotationsstellung des Halses zur Gegenseite, jedoch <u>ohne</u> schräge Abkippung des Halses **(Abb. 106.2)**. Anschließend werden der Kehlkopf ( ⇩ ) und der Verlauf der ipsilateralen A. Carotis ( ⇦ ) nach Palpation auf dem Hals markiert und eine Sprühdesinfektion des Halses, der Wange und der Sternal-, bzw. Claviculärregion durchgeführt **(Abb. 106.3)**. Nun kippt man die Unterlage des Patienten in eine leichte Kopftieflage ( ↶ ), um die Halsvenen stärker zu füllen und einer späteren Luftembolie vorzubeugen **(Abb. 106.4)**.

17

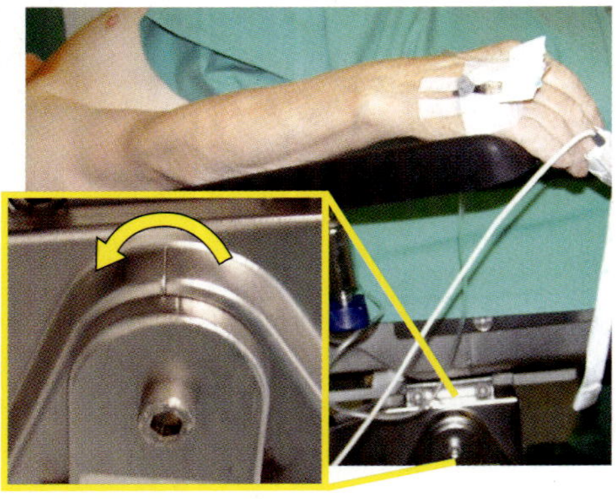

**Abb. 106.4** Kopftieflage

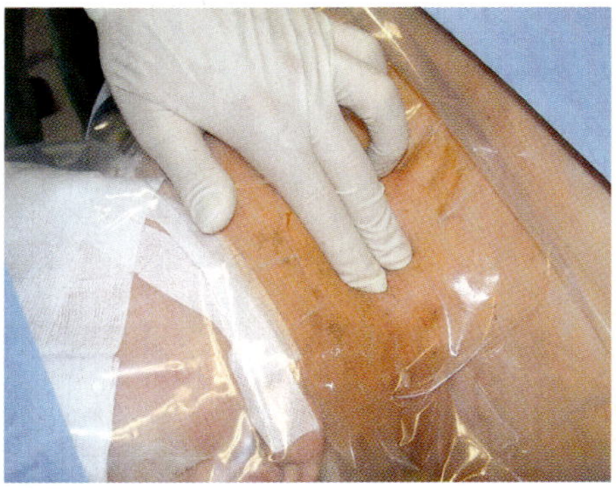

**Abb. 106.5** Palpation

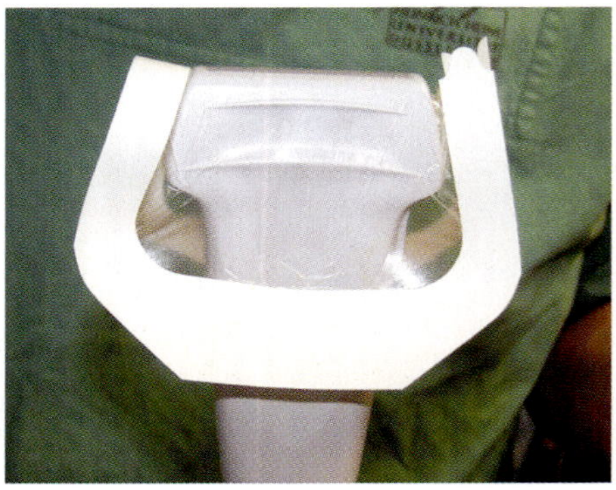

**Abb. 106.6** Linearschallkopf

Nach Abtrocknung der Hautdesinfektion wird das transparente Lochtuch aufgeklebt und nochmals der Verlauf der A. Carotis palpiert **(Abb. 106.5)**. Soweit verfügbar, kann ein steril abgeklebter Linearschallkopf zur genauen Lokalisation der V. jug. int. (VJI) eingesetzt werden **(Abb. 106.6)**. Ist der Patient jedoch nicht unter Narkose, sondern bei Bewusstsein, erfolgt jetzt eine Lokalanästhesie (vgl. S. 96) mit 2-5 ml einer 1%igen Lidocainlösung, hier bei einem anderen Patienten **(Abb. 106.7)**.

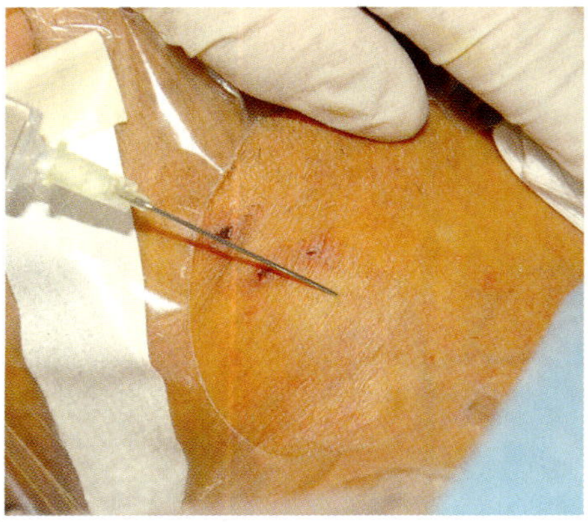

**Abb. 106.7** evtl. Lokalanästhesie

**Punktion unter Sonografiekontrolle**

Falls verfügbar, wird der Schallkopf paramedian transversal am Übergang des Halses zur oberen Thoraxapertur aufgesetzt (Abb. 107.1), um die V. jugularis interna (VJI) direkt lateroventral der A. carotis communis (ACC) zu lokalisieren (Abb. 107.2): Das Lumen der VJI erscheint echofrei (schwarz) und ist in Kopftieflage i.d.R. etwas kaliberstärker als das der dorsomedial benachbarten ACC. In Zweifelsfällen können die Gefäße mit dem Schallkopf komprimiert werden: Die VJI erscheint unter Kompression flacher (⇩⇩), während die ACC wegen ihres höheren Drucks ihre Form beibehält (Abb. 107.3).

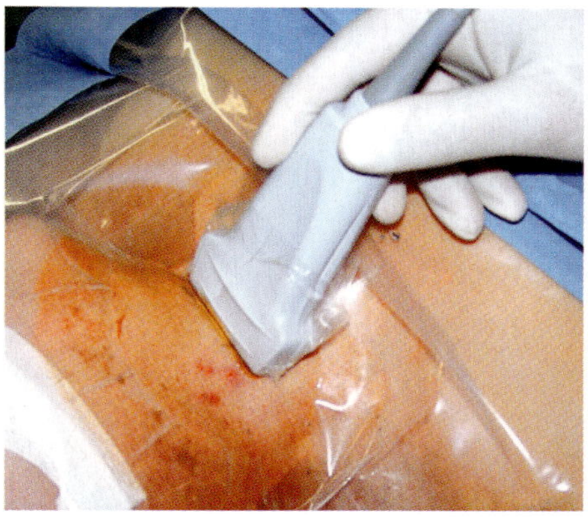

**Abb. 107.1** Schallkopf aufsetzen

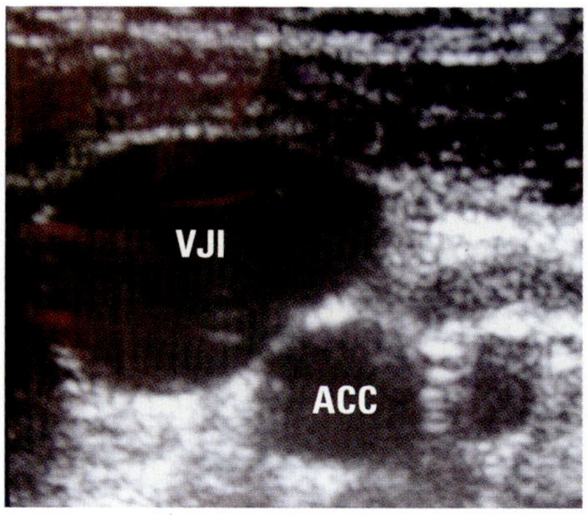


**Abb. 107.2** Gefäße im Querschnitt

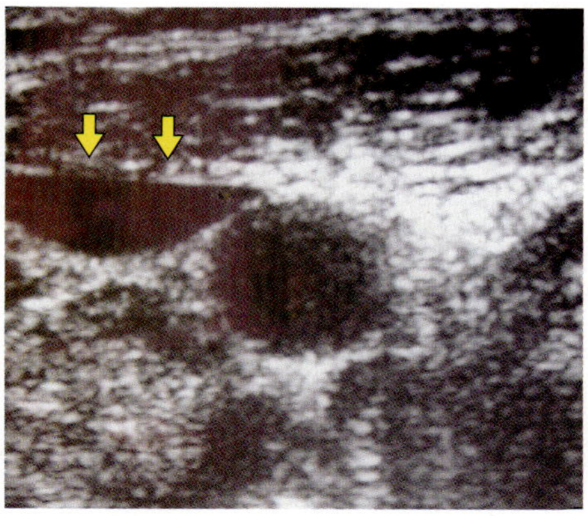

**Abb. 107.3** unter Kompression

Bei Rechtshändern erfolgt die Punktion (⇘) mit der rechten Hand unmittelbar lateral der mit der linken Hand palpierten ACC in Richtung auf die ipsilaterale Mamille (Abb. 107.4). Die Position der Nadelspitze kann im Ultraschallbild durch den typischen Schallschatten (⇧) der Metallnadel bestimmt und ggfs. korrigiert werden (hier nach lateral, Abb. 107.5).

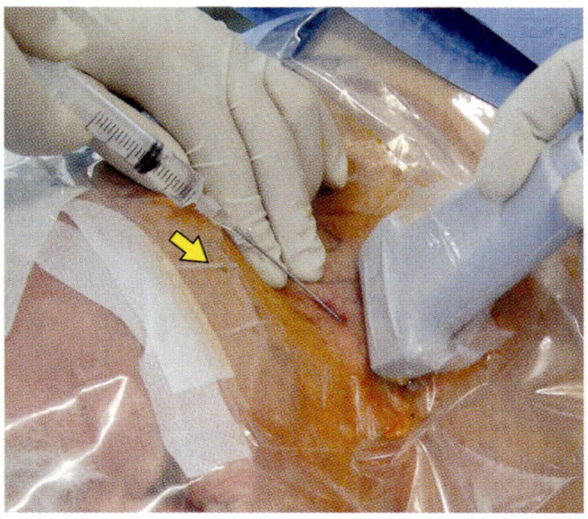

**Abb. 107.4** Punktion

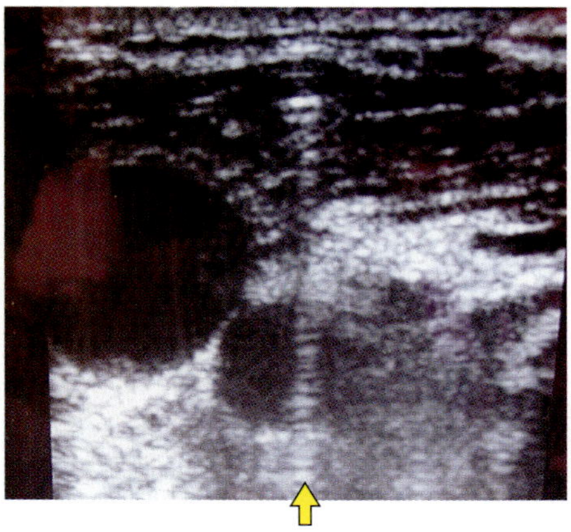

**Abb. 107.5** Nadel-Artefakt

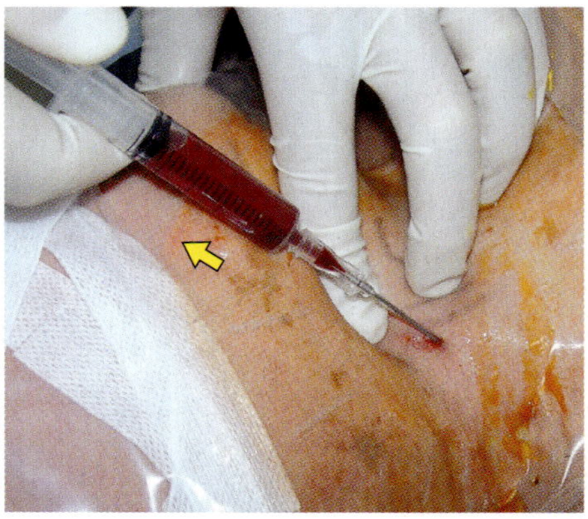

**Abb. 107.6** Aspiration von Blut

Häufig geschieht ein unbeabsichtigtes Durchstechen der Vene, so dass erst beim Zurückziehen (⇖) Blut aspiriert werden kann (Abb. 107.6). Jetzt wird schnell der flexible Führungsdraht auf die Punktionskanüle aufgesetzt (Abb. 107.7) und über ihr Lumen in die VJI vorgeschoben (↷), soweit dies **leicht und ohne Widerstand** möglich ist (Abb. 107.8).

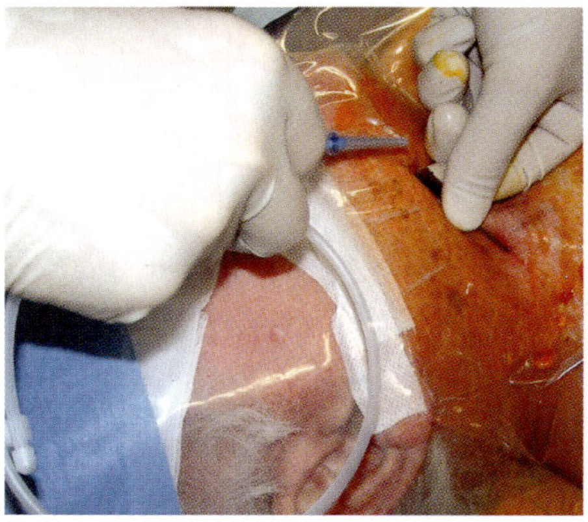

**Abb. 107.7** Führungsdraht

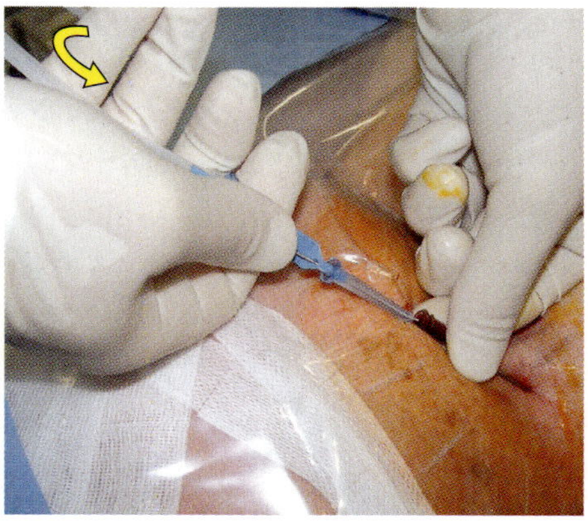

**Abb. 107.8** vorschieben

### Dilatation des Stichkanals

Dann wird die Einfädelungshilfe des Führungsdrahts zurückgezogen ( ⇖ ⇖ in Abb. 108.1) und sonografisch kontrolliert, ob sich der Draht ( ⇨ ⇦ ) korrekt im Lumen der V. jug. int. (VJI) befindet (Abb. 108.2): Sein Schallschatten ( ⇧ ) ragt dabei über seine Spitze hinaus nach dorsal – lassen Sie sich davon nicht irritieren. Anschließend wird die Punktionskanüle entfernt ( ⇖ in Abb. 108.3) und der Dilatator über den Draht vorgeschoben ( ⇨ in Abb. 108.4), um das spätere Vorschieben des (oft mehrlumigen) ZVK durch die Haut zu erleichtern. Nach Rückzug des Dilatators kann mit dem Skalpell eine Stichinzision erfolgen, wenn der ZVK mehr als drei Lumina hat oder die Haut dicker oder fester als üblich erscheint.

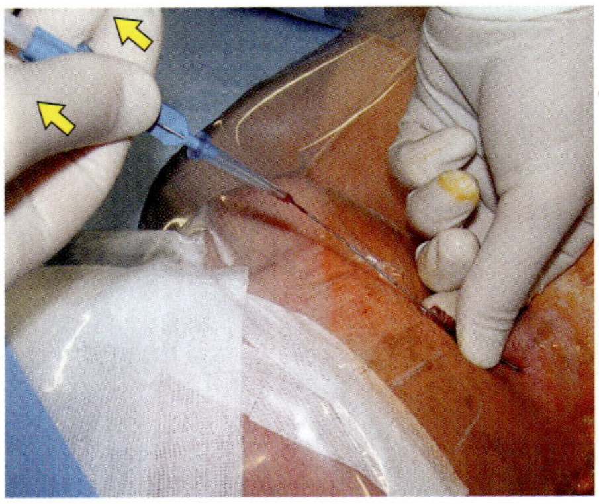

Abb. 108.1 Einfädelhilfe zurück

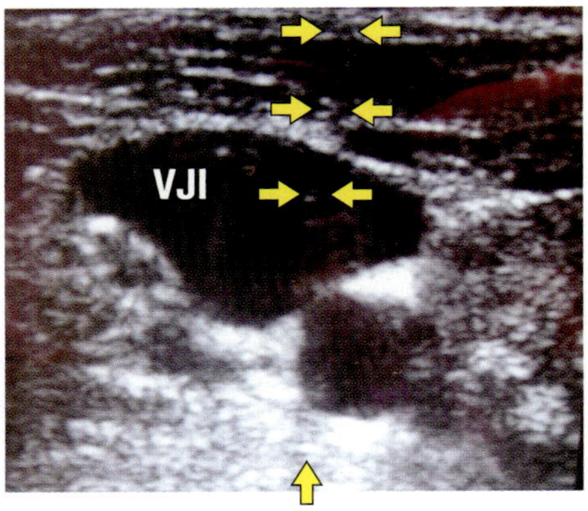


Abb. 108.2 sonograf. Lagekontrolle

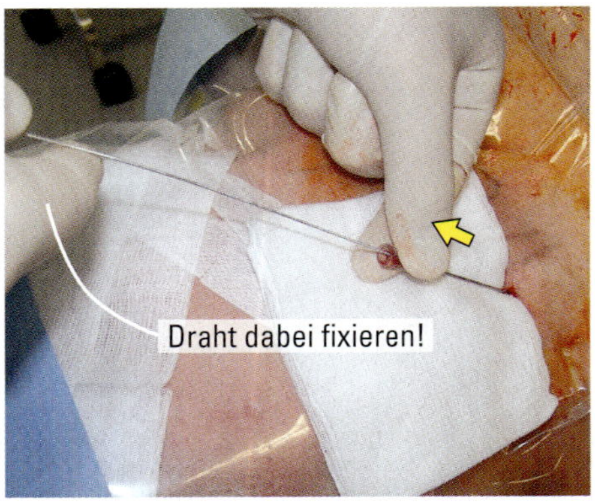


Abb. 108.3 Punktionskanüle entfernen

### Kathetervorschub

Jetzt wird der Katheter auf den Führungsdraht aufgefädelt ( ⇗ in Abb. 108.5) und bei Männern bis zur 15 cm-Markierung ( ⇩ ) vorgeschoben (Abb. 108.6).

Bei Frauen reicht in der Regel ein Vorschieben bis zur 13 cm-Markierung aus (je nach Körpergröße). Dabei sollte unbedingt darauf geachtet werden, dass der Führungsdraht ( ⇘ ) an einem der ZVK-Schenkel hinten herausschaut (Abb. 108.7), damit er anschließend gezogen werden kann.

Eine unbeabsichtigte, falsch zu tiefe Lage des Katheters kann durch eine Röntgenkontrollaufnahme des Thorax oder bei einigen ZVK-Arten durch eine EKG-Ableitung über den ZVK erkannt und ggfs. korrigiert werden (vgl. S. 109).

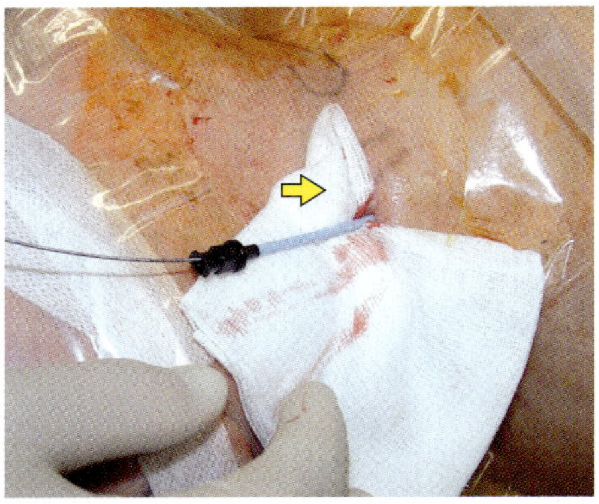

Abb. 108.4 Dilatation Stichkanal

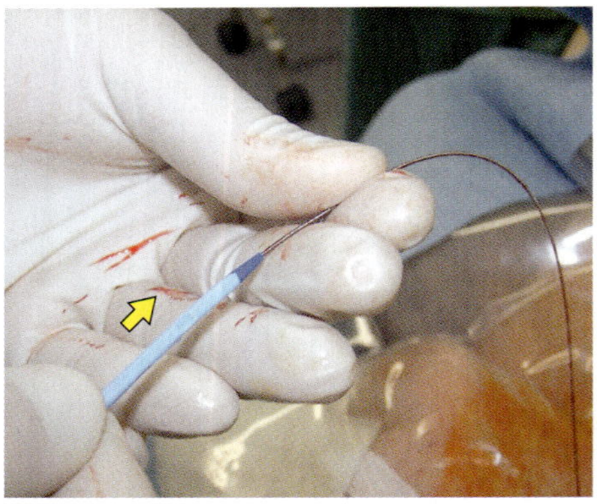

Abb. 108.5 Katheter auffädeln

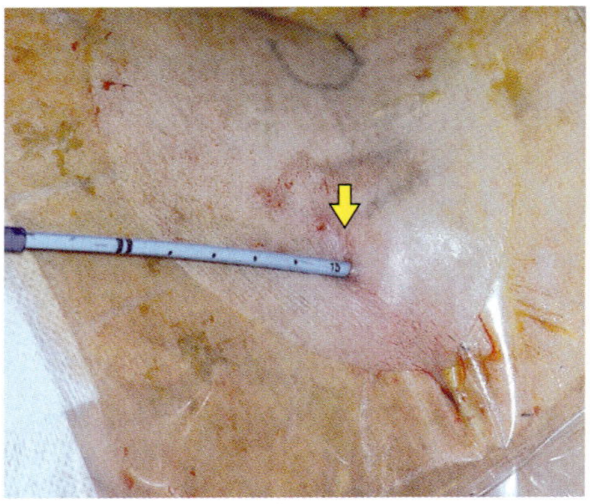

Abb. 108.6 ... und vorschieben

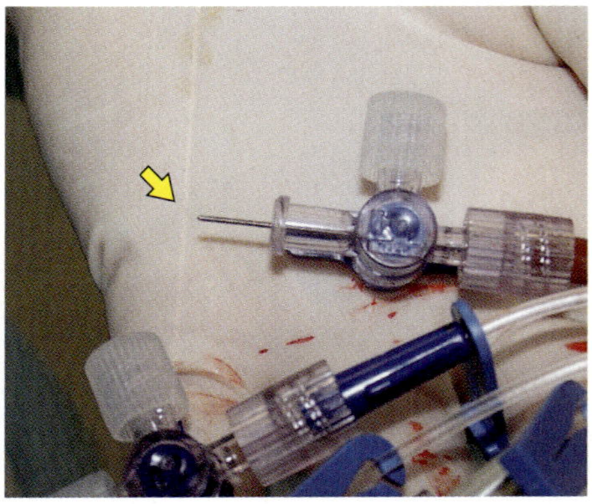

Abb. 108.7 Führungsdraht?!

Vor dem Annähen des Katheters wird nun überprüft, ob sich Blut ( ) aspirieren lässt (Abb. 109.1) und anschließend mit steriler Kochsalzlösung gespült ( in Abb. 109.2). Bei mehrlumigen Kathetern muss dieses Manöver **für jedes Lumen** einzeln durchgeführt werden! Zur Fixation wird die Hautnaht mit Hilfe eines „Luftknotens" ( ) vorbereitet (Abb. 109.3): Darunter versteht man einen Knoten, der nicht direkt am Hautniveau verknotet wird, sondern mit einigen mm Abstand, um einer späteren Hautnekrose vorzubeugen.

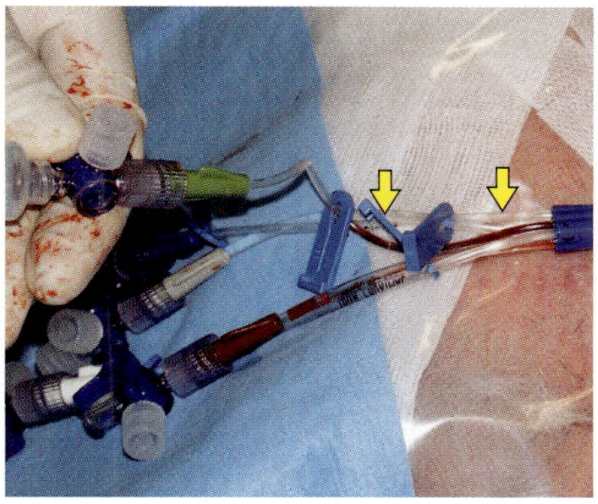

**Abb. 109.1** Blut aspirierbar?

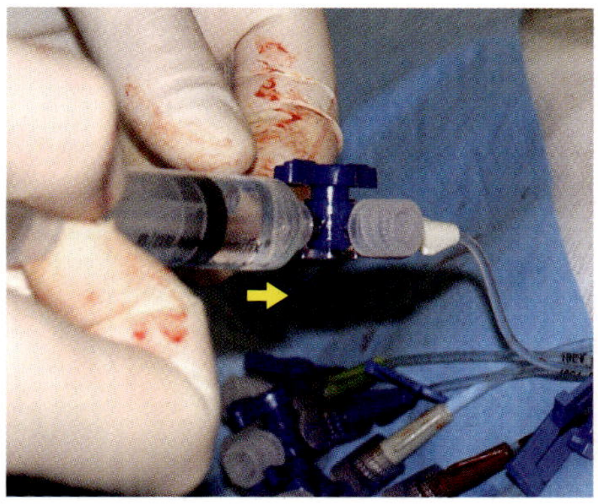

**Abb. 109.2** NaCl-Spülung

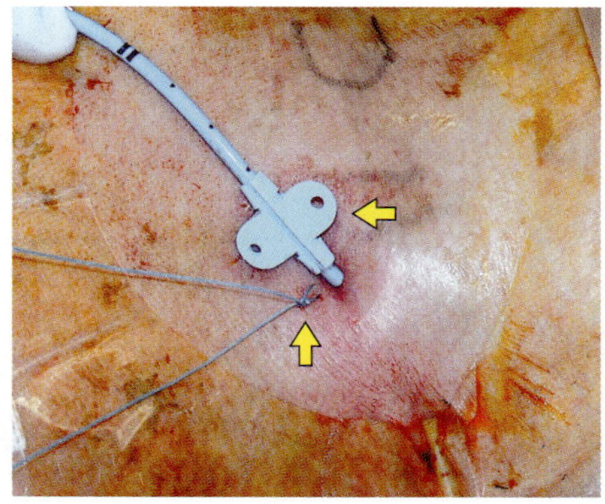

**Abb. 109.3** Annähen zur Fixation

Nach Annaht der beiden hellblauen Fixationsflügel ( in Abb. 109.3) hilft in diesem Beispiel eine dunkelblaue Verschlusskappe ( ), die Hautnaht zu sichern (Abb. 109.4). Weitere Details zur Nahtfixation aderer Kathetertypen finden Sie auf Seite 114. Als vorletzter Schritt wird die Punktionsstelle gesäubert und nochmals sprühdesinfiziert ( in Abb. 109.5 ), bevor mit Hilfe einer Schlitzkompresse der sterile Verband angelegt wird (Abb. 109.6). Bei vollheparinisierten Patienten sind wegen der erhöhten Blutungsgefahr Schlitzpflaster geeigneter, ansonsten ermöglichen transparente Pflaster (z.B. Tegaderm ®) eine bessere Sichtkontrolle der Punktionsstelle.



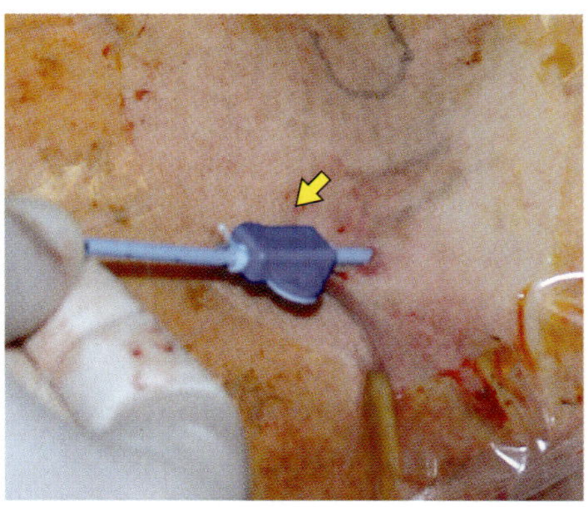

**Abb. 109.4** Verschlusskappe

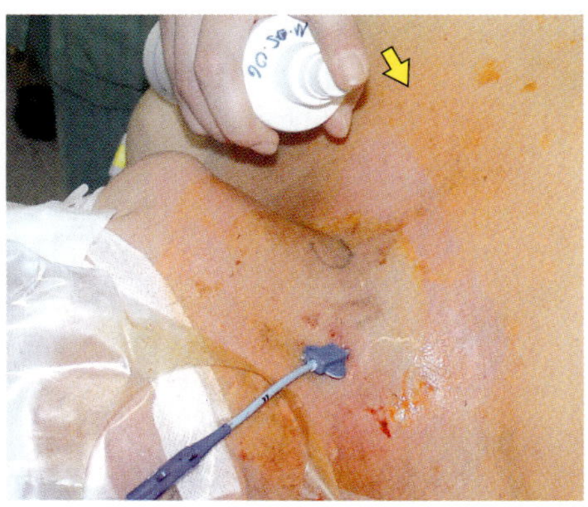

**Abb. 109.5** Hautdesinfektion

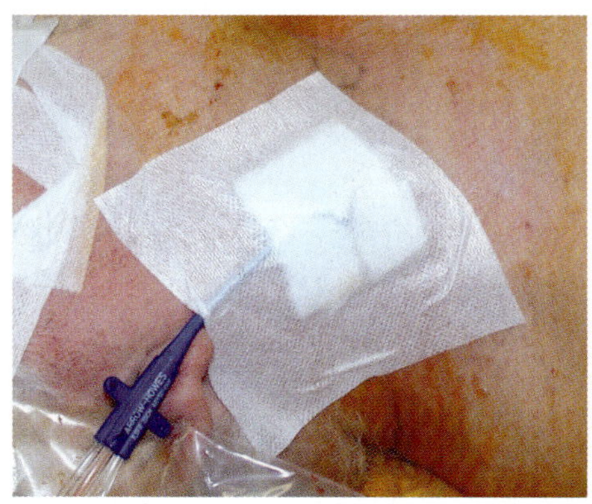

**Abb. 109.6** Schutzverband

Zum Abschluss sollte entweder eine Schwerkraftinfusion (also ohne den Druck eines Injektomaten oder Perfusors) und / oder eine Messung des zentralvenösen Drucks (ZVD, vgl. S. Kap. 4) erfolgen. Damit verifiziert man nochmals die korrekte intravenöse Lage des ZVK, bevor z.B. hochkalorische Lösungen oder kreislaufwirksame Medikamente darüber infundiert werden. Die Kriterien alternativer Kontrollmöglichkeiten durch eine Röntgen-Thoraxaufnahme oder eine EKG-Ableitung über den ZVK (nur bei speziellen ZVK-Typen möglich) sind auf der nächsten Seite beschrieben.

Alternativ kann eine EKG-kontrollierte Katheteranlage erfolgen. Dabei wird über die Katheterspitze kontinuierlich ein EKG abgeleitet (Abb. 110.1). Im venösen Gefäßsystem zeigt sich bis in die Vena cava superior ein normaler Stromkurvenverlauf **(A)**. Beim Vorhofeintritt zeigt die p-Welle ( ⇩ ) eine charakteristische Veränderung von einem monophasischen (eingipfeligen) **(B)** zu einem biphasischen **(C)** Ausschlag im EKG (Abb. 110.1). Bei der Passage des Sinusknotens nimmt die p-Welle wieder ab und wird schließlich negativ **(D)**. Diese bleibt auch bei versehentlicher Lage der Katheterspitze in der Vena cava inferior negativ **(E)** (Abb. 110.2). Bei der Anlage wird der Katheter dann soweit vorgeschoben, bis sich die p-Welle vergrößert **(C)**. Daraufhin wird der Katheter bis zur Normalisierung der p-Welle zurückgezogen **(B)**.

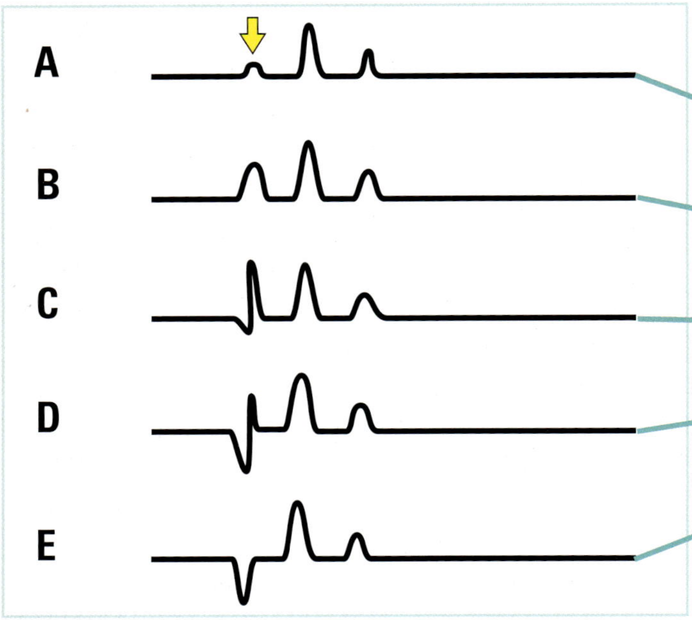


**Abb. 110.1** typische EKG-Kurven ...

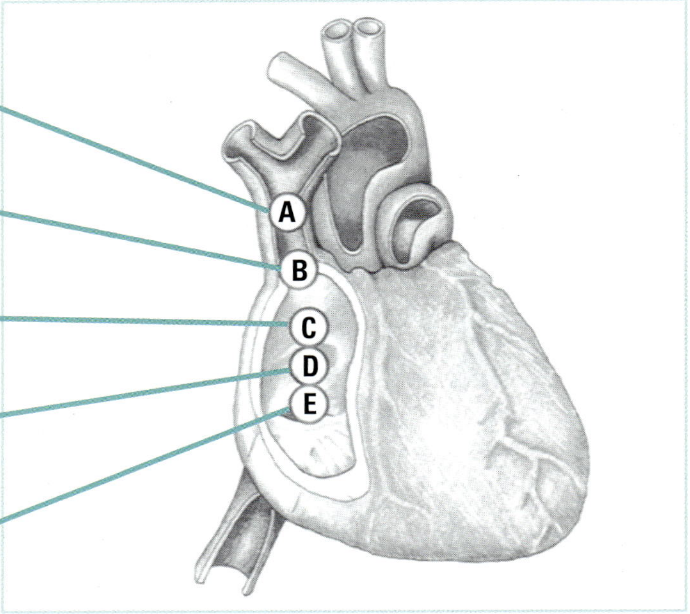


**Abb. 110.2** ... je nach Ableitungsort



Von dieser Stelle erfolgt nochmals ein Rückzug um mindestens weitere 2 cm. Dadurch liegt der Katheter dann sicher in der Vena cava superior (Abb. 110.3). Die Abb. 110.4 zeigt eine Röntgenaufnahme einer korrekt platzierten ZVK-Spitze ( ⇨ ) in der Vena cava superior **(1)**. Neben der Lagekontrolle bietet die Röntgenaufnahme zusätzlich die Aussage über anlagebedingte Komplikationen, wie z.B. einen Pneumothorax oder (seltener) einen Hämatothorax.

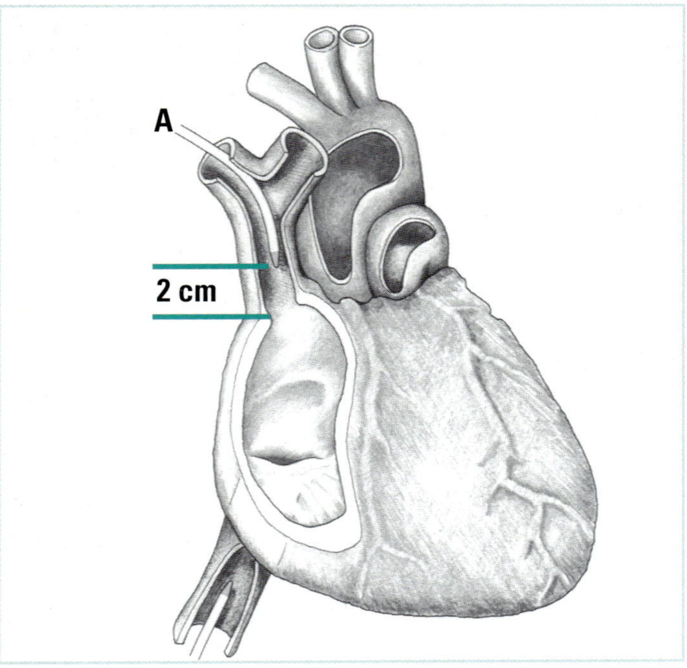


**Abb. 110.3** Position der Katheterspitze

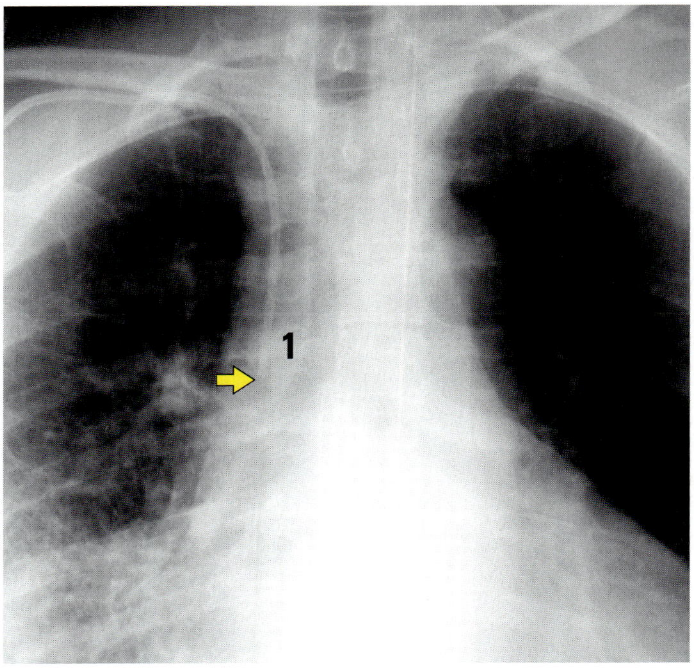


**Abb. 110.4** ...in Höhe der V. azygos (1)

**Zugangsweg über V. subclavia**

Für die (Kontra-) Indikationen und möglichen Komplikationen gelten dieselben Angaben wie für den alternativen Zugangsweg über die V. jugularis interna (vgl. S. 105). Auch die Vorbereitung des Materials ist natürlich ähnlich:

**Vorbereitung**

Für den Punktierenden werden ein steriler (!) Kittel und sterile Handschuhe (in passender Größe) benötigt. Auf dem Instrumententisch werden folgende Dinge zusammengestellt (Abb. 111.1):

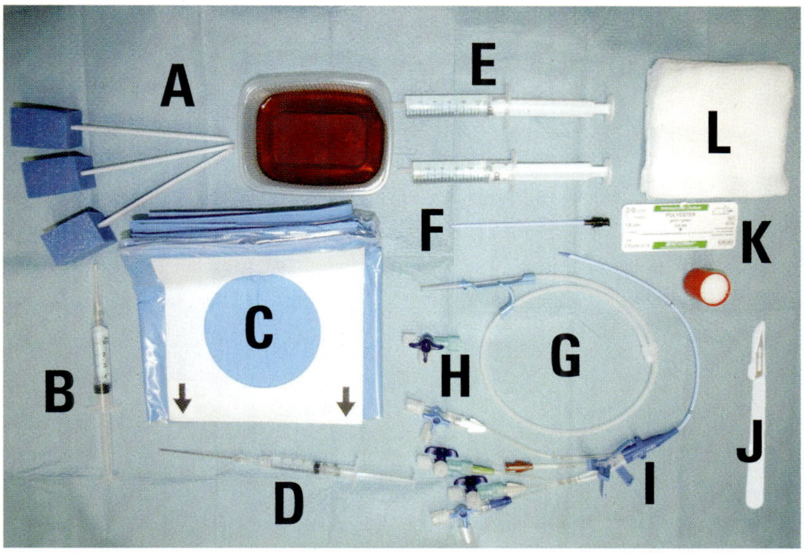


Abb. 111.1 Materialvorbereitung

(A) Desinfektionsmittel mit Applikationshilfen
(B) 5-10 ml Spritze mit Lokalanästhesie, z.B. 2%ige Lidocainlösung
(C) steriles Lochtuch
(D) Spritze mit aufgesetzter Punktionskanüle
(E) Mehrere Spritzen mit steriler Kochsalzlösung (zum Aspirieren und Spülen der ZVK-Schenkel)
(F) Dilatator zur Vordehnung des Punktionskanals
(G) Führungsdraht mit Einfädelhilfe
(H) Dreiwegehahn für offenen distalen Schenkel
(I) den (hier mehrlumigen) ZVK mit aufgesetzten Dreiwegehähnen (außer am distalen Schenkel)
(J) Skalpellklinge zur evtl. Stichinzision der Haut
(K) Nahtmaterial
(L) sterile Kompressen und Pflaster

Je nach Bewusstseinslage des Patienten können Sie vor Beginn noch einen Bolus eines Sedativums in individueller Dosierung geben (Abb. 111.2). Alle Schenkel des ZVK werden mit steriler Kochsalzlösung entlüftet – dafür müssen die Verschlusskappen der Dreiwegehähne kurz aufgedreht werden. Nur der distale Schenkel ( ⇩ ) bleibt wieder offen (Abb. 111.3), damit der Führungsdraht hier später beim Vorschub austreten kann. Falls Sie bereits einen Dreiwegehahn aufgeschraubt haben, lassen Sie diesen jedoch für den Durchtritt des Führungsdrahts geöffnet (vgl. Abb. 108.7).



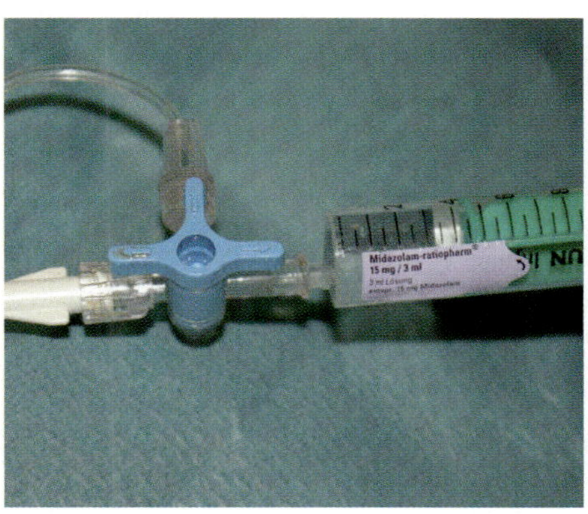

Abb. 111.2 evtl. Sedativum

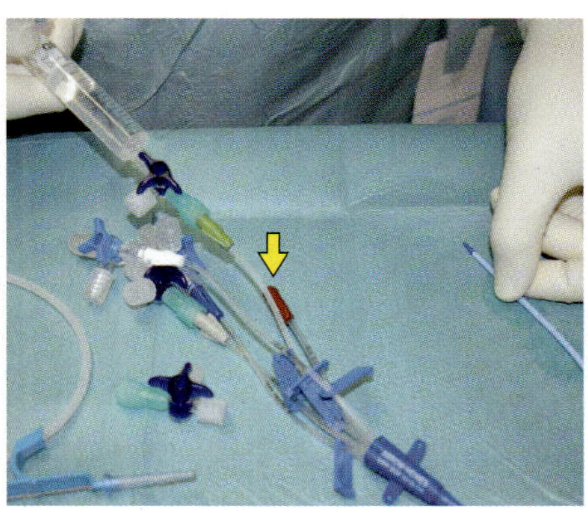

Abb. 111.3 Entlüftung

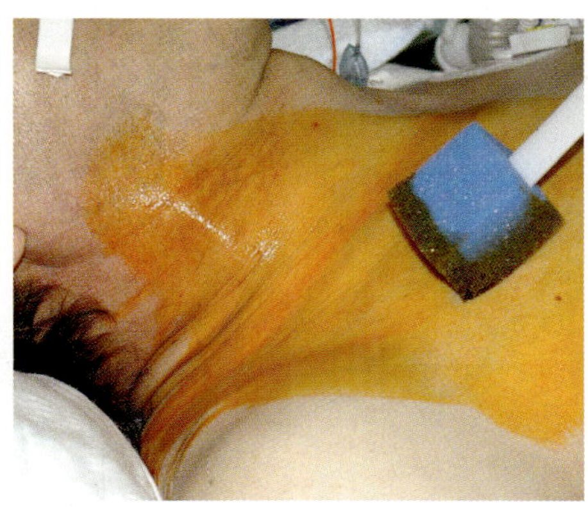

Abb. 111.4 Hautdesinfektion

Die Lagerung des Patienten erfolgt wieder auf dem Rücken in leichter Kopftieflage zur Vorbeugung einer Luftembolie. Das Areal um die Punktionsstelle (ca. 1-2 cm unterhalb der Clavicula in der MCL) herum wird mit einer Desinfektionslösung mit spiralförmigen Bewegungen von innen nach außen großflächig desinfiziert (Abb. 111.4).

Nach mehrfacher Desinfektion und adäquater Einwirkzeit können Sie feuchte Stellen noch steril abtrocknen, um der Klebefolie des Lochtuchs einen besseren Halt zu bieten.

# 18 ZVK – Vena subclavia

Nach Abdeckung der entsprechenden Thoraxseite mit einem sterilen Lochtuch wird mit dem Lokalanästhetikum die Subcutis und der Stichkanal ( ⇨ ) bis zur Clavicula infiltriert (Abb. 112.1). Denken Sie bitte daran, während der Infiltration immer wieder durch Aspirationen sicherzustellen, dass die Kanülenspitze nicht versehentlich intravasal liegt (Blutrückfluss testen).

**Die eigentliche Punktion**
erfolgt dann in zwei Schritten: Zunächst stechen Sie in einem flachen Winkel auf die Clavicula zu ( ⇖ ) und führen die Punktionskanüle knapp unter den Knochen (Abb. 112.2). Im zweiten Schritt wird der Punktionswinkel der Kanüle so verändert ( ↶ ), dass die Spitze auf das Jugulum zeigt (Abb. 112.3): Der Mittelfinger verdeutlicht hier die Zielrichtung der Punktion.

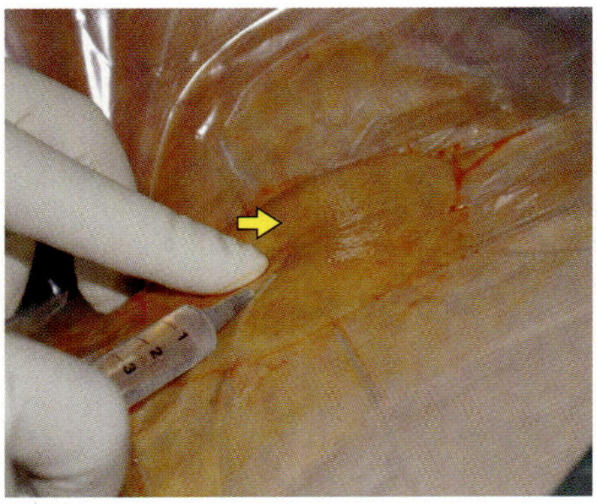

**Abb. 112.1** Lokalanästhesie

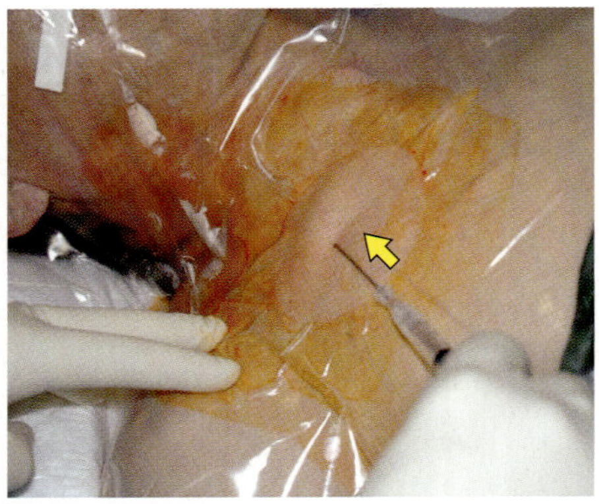

**Abb. 112.2** flacher Einstich

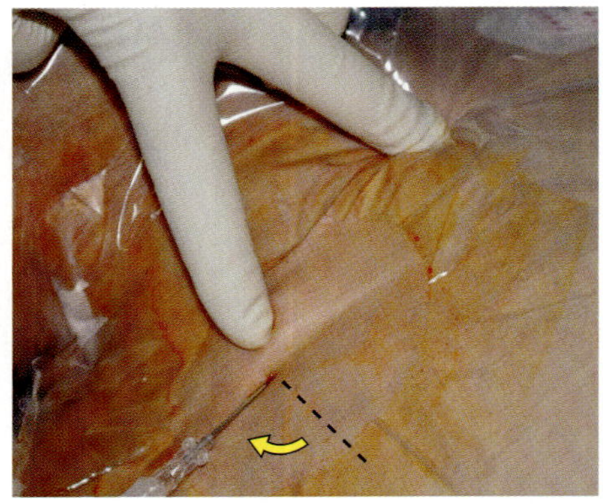

**Abb. 112.3** Winkeländerung



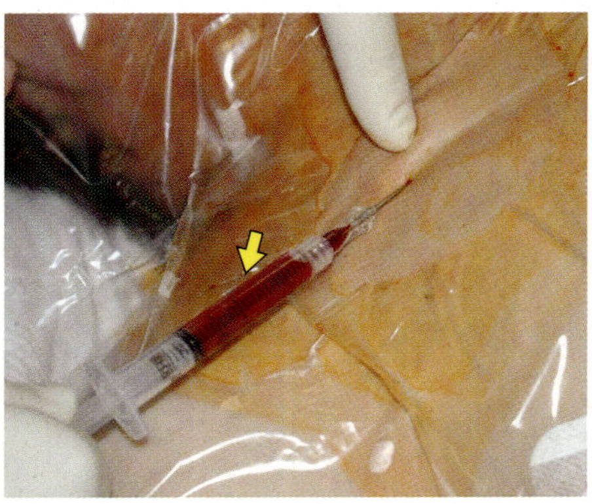

**Abb. 112.4** bis Blut aspirierbar

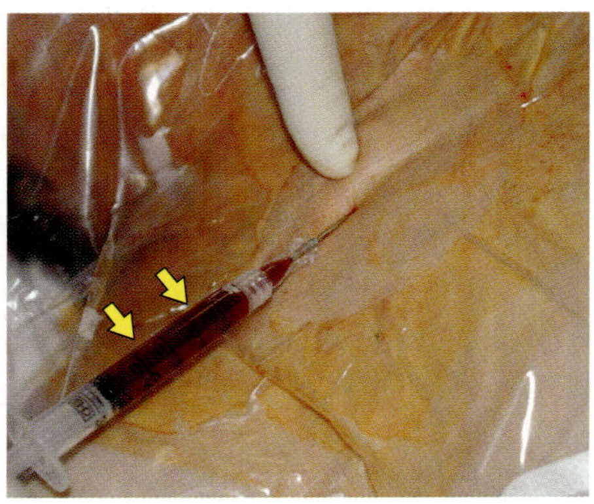

**Abb. 112.5** dunkelrot?

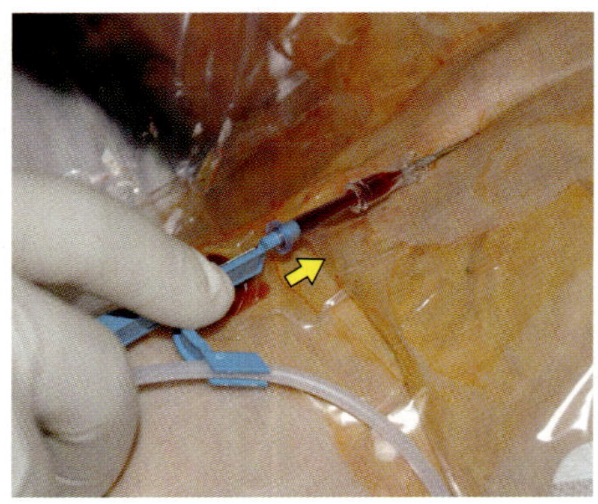

**Abb. 112.6** Führungsdraht

Dann schieben Sie die Punktionskanüle unter ständiger Aspiration weiter vor, bis ein plötzlicher Bluteinstrom ( ⇙ ) anzeigt, das Sie nun mit der Spitze intravasal liegen (Abb. 112.4). Zu Beginn kann ein nur geringer Bluteinstrom durch die Vermischung mit der NaCl-Lösung recht hell wirken, so dass Sie eventuell verunsichert werden, ob Sie nicht die A. subclavia getroffen haben. Wenn Sie den Spritzeninhalt noch einmal injizieren und aspirieren, sollte sich das Blut in der Spritze jedoch dunkelrot ( ⇘ ⇘ ) präsentieren (Abb. 112.5), wenn Sie tatsächlich die Vene punktiert haben.
In Zweifelsfällen kann eine eventuelle Pulsation der Blutsäule einen Hinweis auf eine versehentliche Punktion der A. sublcavia geben. In Zweifelsfällen gibt eine BGA (vgl. Kap. 10) oder eine angeschlossene Druckmessung Sicherheit. In einigen Fällen kann ein Zug des ipsilateralen Arms nach caudal unter leichter Außenrotation die Punktion erleichtern: Auf diese Weise wird die V. subclavia maximal gespannt, nach ventral verlagert, und ist somit einer Punktion etwas leichter zugänglich. Sobald die Punktionskanüle sicher im venösen Lumen liegt, wird der flexible Seldinger-Draht über die Kanüle eingeführt ( ⇗ ) und ca. 20-25 cm vorgeschoben, soweit dies ohne Widerstand möglich ist (Abb. 112.6).

Danach wird die Punktionskanüle über den Draht ( ↗ ) zurückgezogen ( ↙ ) und entfernt (Abb. 113.1). Dann fädeln Sie den (hier hellblauen) Dilatator auf ( ↑ ) und inzidieren die Haut an der Einstichstelle ( ← ) mit Hilfe des Skalpells (Abb. 113.2). Jetzt erweitern Sie den Punktionskanal mit Hilfe des starren Dilatators, den Sie unter kreisenden Bewegungen ( ↻ ) vorsichtig vorschieben (Abb. 113.3). Achten Sie jedoch darauf, ihn nicht bis zum Anschlag zu tief vorzuschieben, damit die V. brachiocephalica nicht verletzt wird, deren schrägem Verlauf der Dilatator eventuell nicht folgen, sondern ihre Wand verletzen würde.

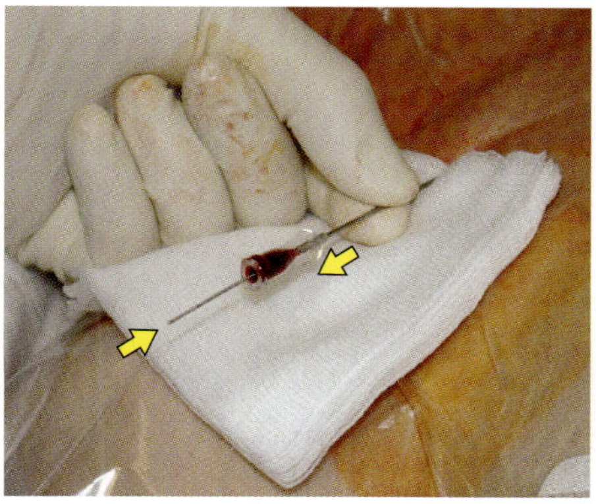

Abb. 113.1 Rückzug der Kanüle

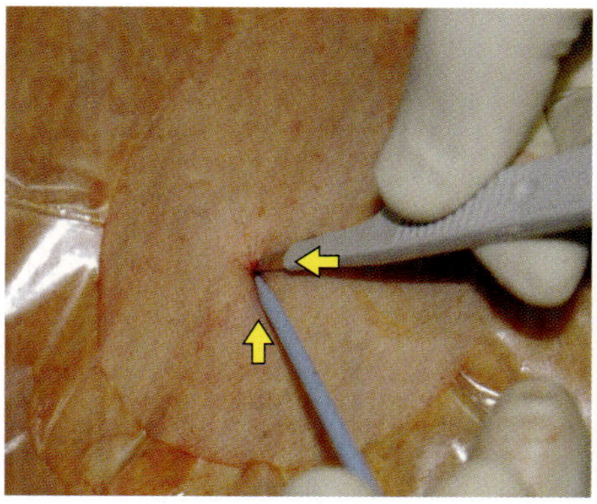

Abb. 113.2 Stichinzision

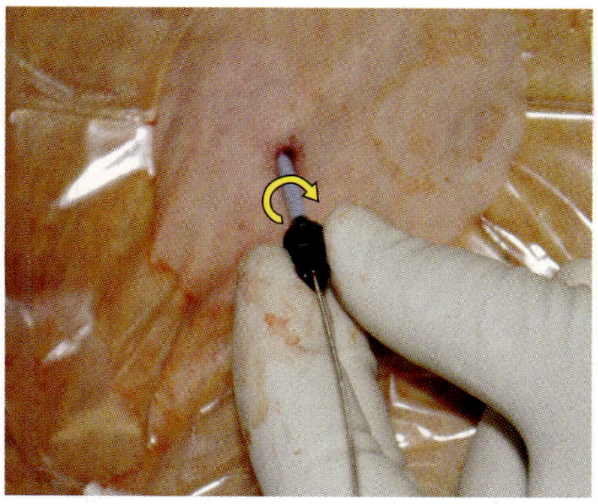

Abb. 113.3 Dilatator vorschieben

Anschließend ziehen Sie den Dilatator zurück ( ←← ) und fixieren dabei ( ↓ ) den liegenden Führungsdraht sorgfältig (Abb. 113.4). Nun fädeln Sie die Katheterspitze auf den Führungsdraht auf (Abb. 113.5) und schieben ihn mit einer Hand je nach Körpergröße des Patienten ca. 16-20 cm vor ( → ), wenn dies ohne wesentlichen Widerstand möglich ist. Achten Sie unbedingt darauf, dass der Führungsdraht aus dem distalen Schenkel herausschaut und fixieren Sie ihn mit zwei Fingern der anderen Hand ( ↖ ), damit er nicht versehentlich mit hinein rutscht (Abb. 113.6). Hierbei wird der Draht unter leichter Spannung gehalten und ggfs. 2-3 cm zurückgezogen. Hoffentlich hatten Sie zuvor daran gedacht, alle ZVK-Schenkel vorher mit steriler Kochsalzlösung zu entlüften (vgl. S. 106)?

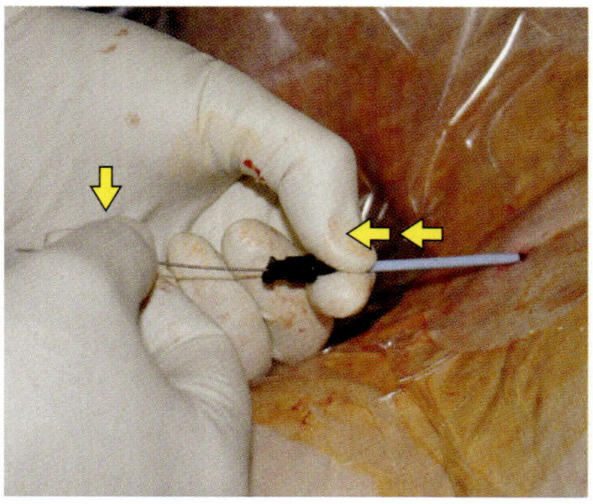

Abb. 113.4 Rückzug des Dilatators

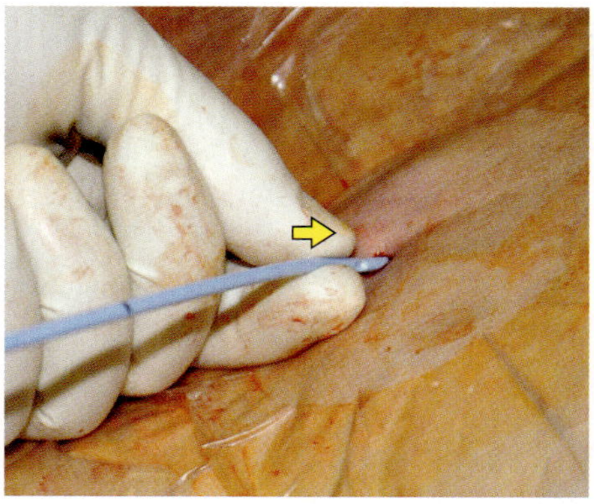

Abb. 113.5 ZVK auffädeln

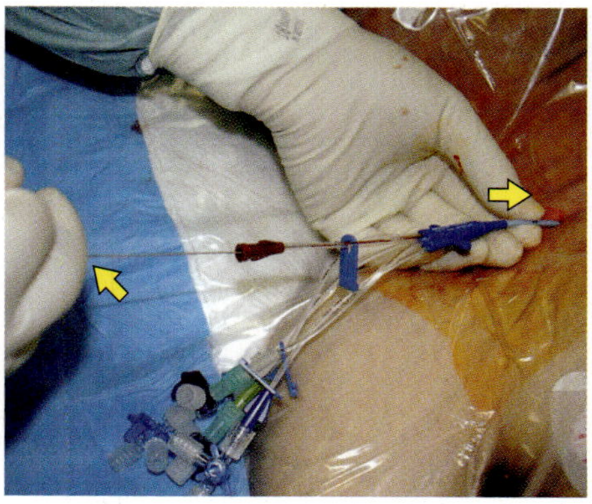

Abb. 113.6 Draht fixieren

Dabei erscheint der Führungsdraht bei mehrlumigen Systemen aus dem distalen Schenkel (hier: dunkelbraun).

Während Sie den Führungsdraht entfernen, sollte sofort Blut (↘↘) nachströmen - denken Sie daran, den Schenkel dann sofort mit Hilfe der Klemme (↖) oder mit Hilfe eines Dreiwegehahns zu verschließen (Abb. 114.1), um einer Luftembolie vorzubeugen. Über den aufgesetzten Dreiweghahn wird dann der distale Schenkel mit steriler Kochsalzlösung frei gespült (↗), damit er nicht thrombosiert (Abb. 114.2). Achten Sie darauf, vor Entfernen der Spülungsspritze den jeweiligen Dreiwegehahn wieder durch 45°-Schrägstellung zu verschließen, um erneut Luftembolien vorzubeugen. Nun überprüfen Sie auch alle anderen ZVK-Schenkel, indem Sie **a)** testen, ob Blut frei aspirierbar ist, **b)** mit steriler Kochsalzlösung spülen (⇨) und **c)** den Dreiweghahn in 45°-Stellung (↷) verschließen (Abb. 114.3).

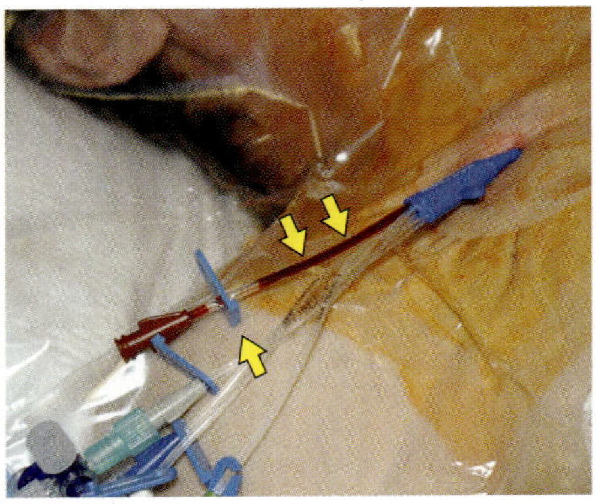

**Abb. 114.1** Blut rückläufig?

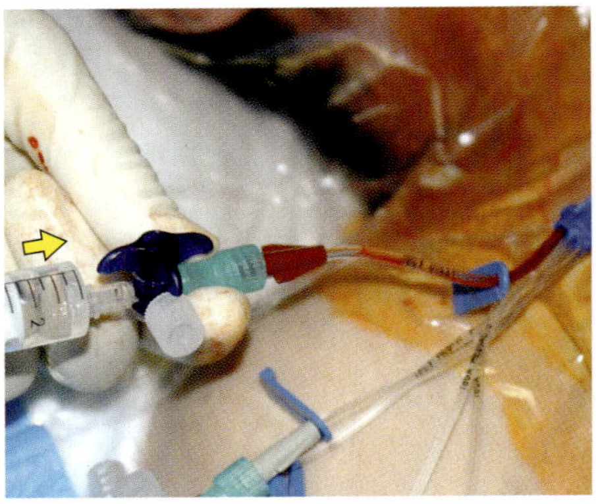

**Abb. 114.2** NaCl-Spülung

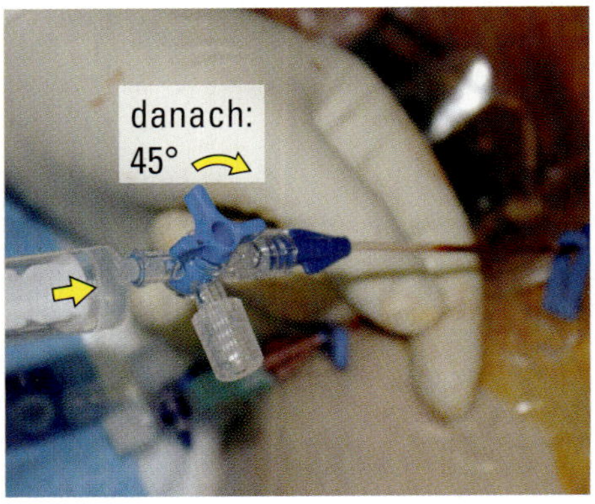


**Abb. 114.3** ... aller Schenkel!

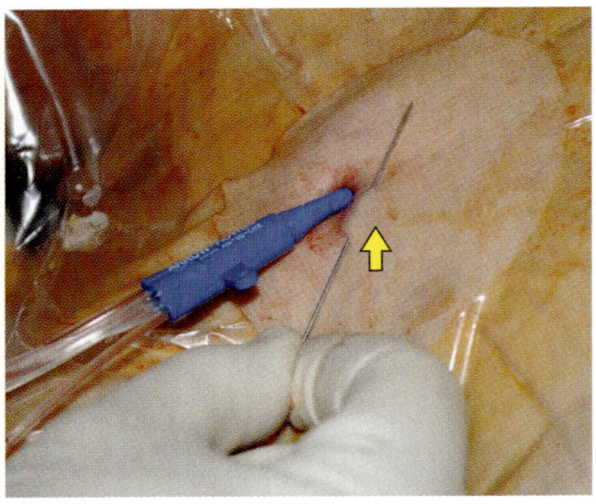

**Abb. 114.4** Haut durchstechen

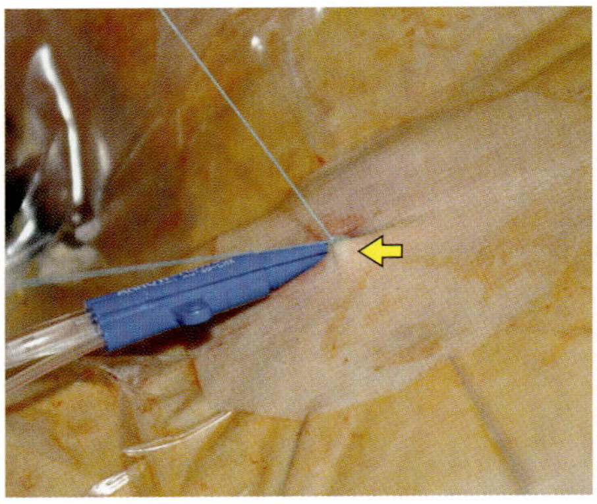

**Abb. 114.5** „Luftknoten“

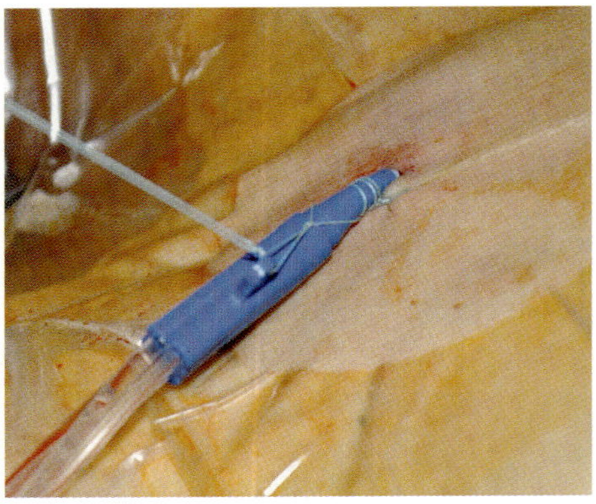

**Abb. 114.6** ZVK festknoten



Zur korrekten Fixierung des ZVK durchstechen (⇧) Sie nun die Haut neben der Punktionsstelle (Abb. 114.4), knoten einen sogenannten „Luftknoten“ (⇦) mit 1-2 mm Abstand zur Haut (Abb. 114.5), führen den Faden durch die Öse des ZVK-Ansatzstückes und knoten ihn fest (Abb. 114.6).

Pflasterstreifen dienen zur Sicherung (Abb. 114.7), und ein blicktransparentes Schutzpflaster (Abb. 114.8) ermöglicht die frühzeitige Erkennung lokaler Infektionszeichen. Möglichst unmittelbar im Anschluss sollte eine Röntgenaufnahme zur Lagekontrolle und zum Ausschluss von Komplikationen (Pneumothorax oder Hämatom) erfolgen.

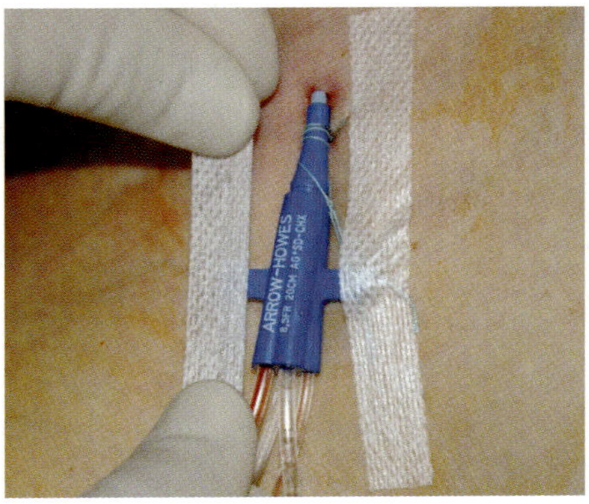

**Abb. 114.7** Pflaster und ...

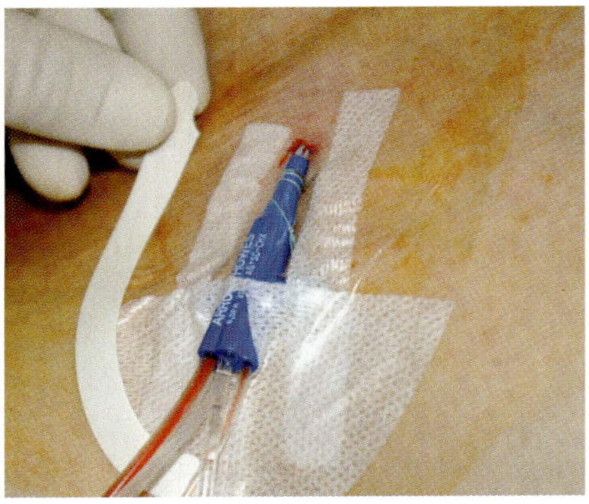

**Abb. 114.8** Schutzverband

# Arterielle Verweilkanüle

### Indikation

Eine arterielle Verweilkanüle ermöglicht nicht nur die ständige Überwachung („Monitoring") der aktuellen Kreislaufsituation bei zumeist beatmeten Patienten auf der Intensivstation, sondern bietet auch eine schonende Möglichkeit, wiederholte Blutgasanalysen (BGA) durchzuführen: Hierbei werden bei Intensivpatienten häufig deren Lungenfunktion (Sauerstoffsättigung, $pO_2$ und $pCO_2$) und der Säure-Basen-Haushalt (pH und Säure- bzw. Basenüberschuss) überprüft. Bei beatmeten Patienten werden i.d.R. die normalen Blutgaswerte unter Spontanatmung angestrebt (Tab. 115.1) und die Beatmungsparameter (z.B. Beatmungsdruck oder der $FiO_2$ = Sauerstoff-Konzentration in der Beatmungsluft) dementsprechend angepasst.

Hier wird die Punktion der A. radialis am Handgelenk dargestellt, die häufiger zu diesen Zwecken punktiert wird als die A. femoralis in der Leistenbeuge.

### Kontraindikationen

Vorsicht ist geboten bei Patienten mit Blutgerinnungsstörungen (Gefahr der arteriellen Blutung), daher immer auch unter Antikoagulantientherapie (Kontrolle der Gerinnungsparameter) und bei Hautinfektionen an der beabsichtigten Punktionsstelle (Gefahr der Infektion oder Sepsis).

**Normwerte Blutgasanalyse (BGA)**

| | |
|---|---|
| Sauerstoffsättigung | 95 - 97 % |
| pH | 7,38 - 7,42 |
| $pO_2$ (Sauerstoff-Partialdruck) | 75 - 98 mm Hg<br>10 - 13 kPa |
| $pCO_2$ (Kohlendioxid-Partialdruck) | 35 - 45 mm Hg<br>4,7 - 6,0 kPa |
| Standardbicarbonat | 20 - 28 mmol / l |
| Basenabweichung | -2 bis +2 |

Tab 115.1

### Mögliche Komplikationen

Dazu gehören die langstreckige Verletzung der Gefäßwand (daher werden der Führungsdraht und die Verweilkanüle nur vorgeschoben, wenn dies ohne Widerstand möglich ist!), eine versehentliche Durchtrennung der Führungssonde (am Schliff der Punktionsnadel) und eine Infektion durch den Führungsdraht: Er ist flexibel und entwickelt gelegentlich einen gewissen „Eigenwillen", so dass er entweder in einer Schutzhülle verwendet wird oder die Umgebung des Punktionsbereiches zur Prophylaxe etwas großflächiger steril abgedeckt wird.

### Vorbereitung des Materials

Auf den Instrumententisch werden folgende Dinge vorbereitet (Abb. 115.2):

- (A) sterile Abdecktücher
- (B) Ansatzschlauch
- (C) Punktionskanüle
- (D) flexibler, weicher Führungsdraht
- (E) Verweilkanüle 20 G (0,9 x 80 mm)
- (F) sterile Kompressen
- (G) geschlitzter Klebeverband
- (H) Lokalanästhesie: kleine Spritze mit ca. 2 ml einer 1%igen Lidocainlösung und mit dünner Injektionsnadel (22 G, 0,7 mm)

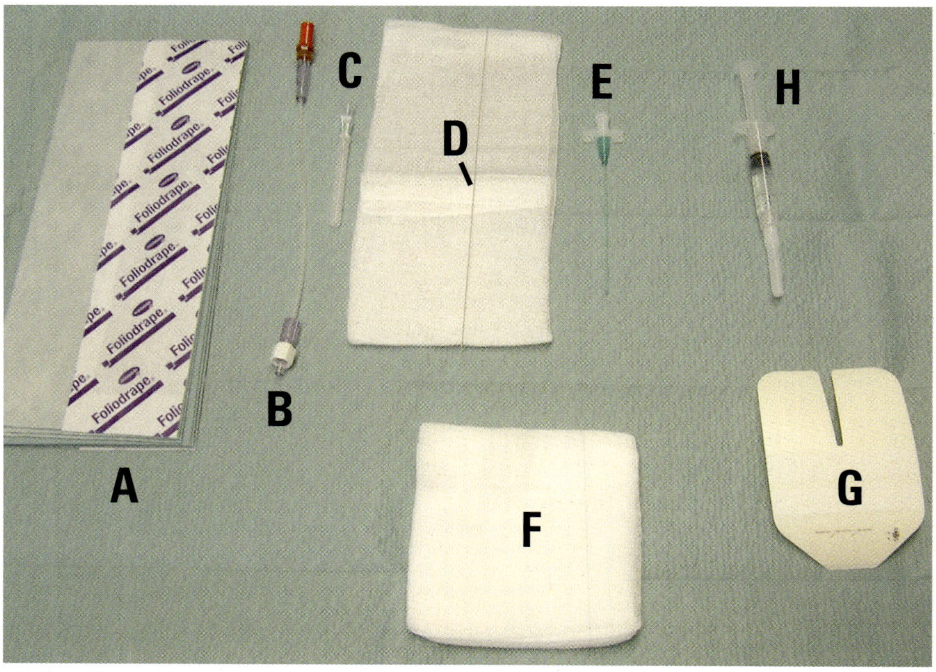


Abb. 115.2 Materialvorbereitung

# 19 Arterielle Verweilkanüle

**Allen-Test**

Vor Beginn der Punktion kann mit Hilfe des Allen-Tests überprüft werden, ob im Fall einer arteriellen Thrombosierung der punktierten A. radialis die Kollateralisation über die ipsilaterale A. ulnaris gewährleistet ist. Dieser Test ist nur im Vorfeld bei Bewusstsein des Patienten durchführbar: Dafür lokalisiert der Untersucher beide Unterarmarterien von palmar her am proximalen Handgelenk durch Palpation mit seinem 2.-4. Finger (Abb. 116.1) und komprimiert dann beide Arterien (⇨⇦) in Richtung seiner beiden Daumen, die vom Handrücken her ein Gegenlager bilden (Abb. 116.2). Nun bittet man den Patienten um schnell-repetitves Öffnen und Schließen der Hand, bis die Hand unter Kompression nach ca. 15-20 Handöffnungen abgeblasst ist (Abb. 116.3).

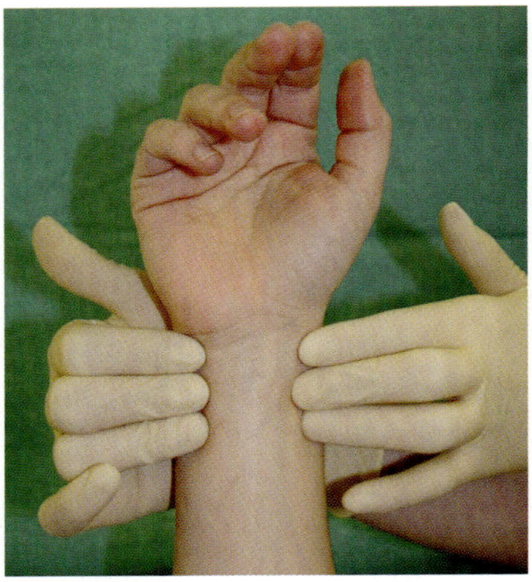

**Abb. 116.1** Arterien-Palpation

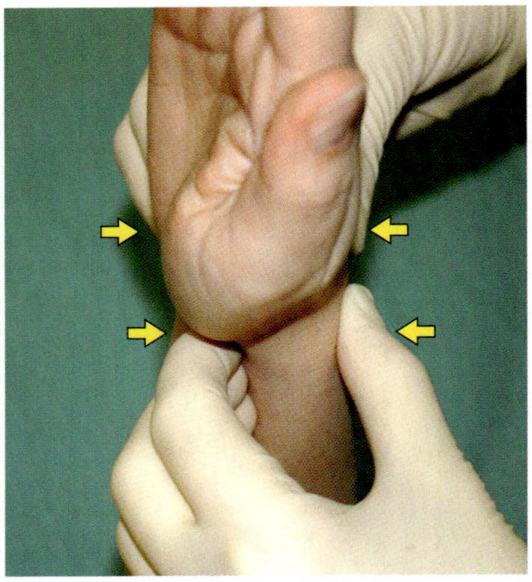

**Abb. 116.2** Kompression

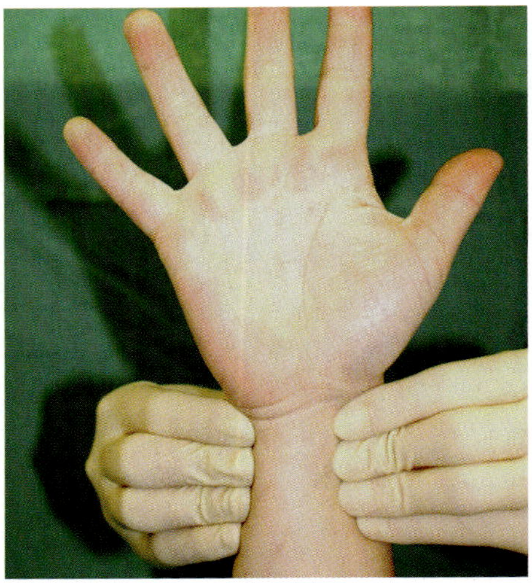

**Abb. 116.3** „Pumpen"

Jetzt öffnet der Untersucher die ulnare Kompression und zählt die Sekunden, bis die palmare Handfläche wieder rosig (arteriell perfundiert) erscheint (Abb. 116.4). Im Normalfall sollte dies innerhalb von 7 Sekunden (spätestens nach 15 Sekunden) der Fall sein: Dann, so sagt der Allen-Test, soll eine ausreichende Kollateralisation durch die A. ulnaris vorliegen, falls es später zu einer Thrombose der punktierten A. radialis kommen sollte. Neuere Arbeiten weisen jedoch darauf hin, dass die Aussagekraft des Allen-Tests eingeschränkt sein könnte [19.1].



Die arterielle Verweilkanüle wird in sogenannter Seldinger-Technik positioniert, d.h. mit Hilfe eines flexiblen Führungsdrahtes als Führungshilfe. In der Reihenfolge der Punktion benötigt man daher zunächst eine Punktionskanüle **(1)**, dann den Führungsdraht **(2)** und schließlich nach zwischenzeitlichem Rückzug der Punktionskanüle die Verweilkanüle **(3)**, die nicht aus Metall, sondern aus Kunststoff hergestellt wird (Abb. 116.5): Diese Verweilkanüle besitzt an ihrer Seite zwei „Flügelchen" (↗), die zur späteren Fixation (Pflaster oder Annaht) dienen.

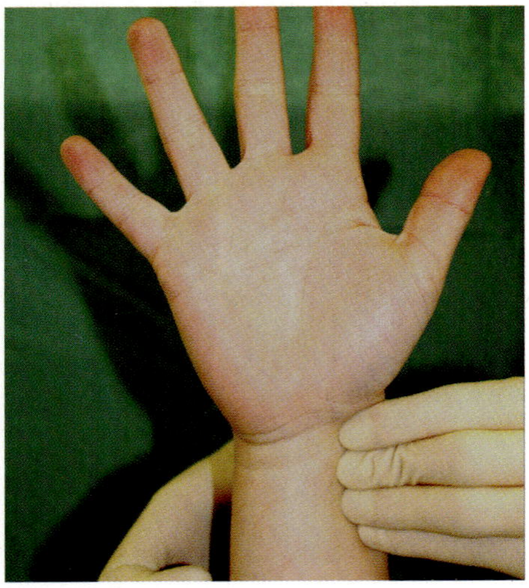

**Abb. 116.4** ulnare Freigabe

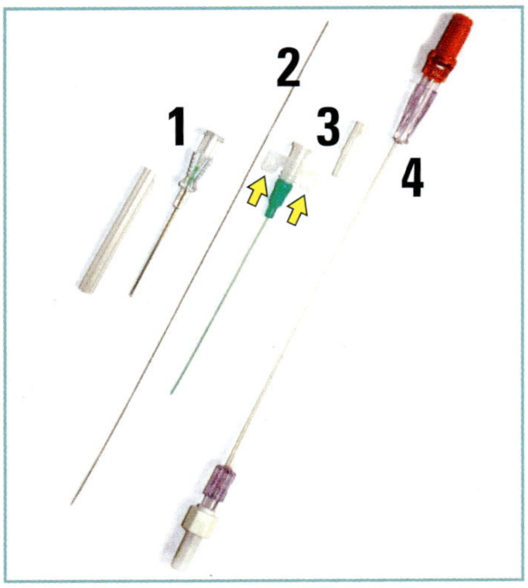


**Abb. 116.5** Bestandteile

**Markierung in Signalfarbe**

Verwenden Sie zur klaren Kennzeichnung später am besten nur den **roten Ansatzschlauch (4)**, **rote Pflaster** und **rote Dreiwegehähne**, damit der arterielle Zugang später nicht mit einem peripheren ZVK verwechselt wird. Am besten beschriften Sie den Verband auch mit roter Schrift **„Arterie"**, damit nicht versehentlich Injektionen oder Infusionen über diesen Zugang erfolgen.

### Lagerung und Lokalanästhesie

Der Unterarm wird auf einem Polster (**„Arterienbänkchen“** ) mit abduziertem Daumen gelagert und die Mittelhand in Hyperextension mit Hilfe eines Pflasters ( ) fixiert. Anschließend erfolgt die Sprühdesinfektion des palmaren Handgelenks **(Abb. 117.1)**. Mit sterilen Handschuhen setzt der Untersucher zunächst eine cutane Lidocain-Quaddel **(Abb. 117.2)** und dann unter vorsichtiger Aspiration (es soll nicht in das arterielle Lumen, sondern in das periarterielle Bindegewebe injiziert werden) ein subcutanes Infiltrationsdepot ( ) von ca. 1 ml zur Lokalanästhesie **(Abb. 117.3)**.

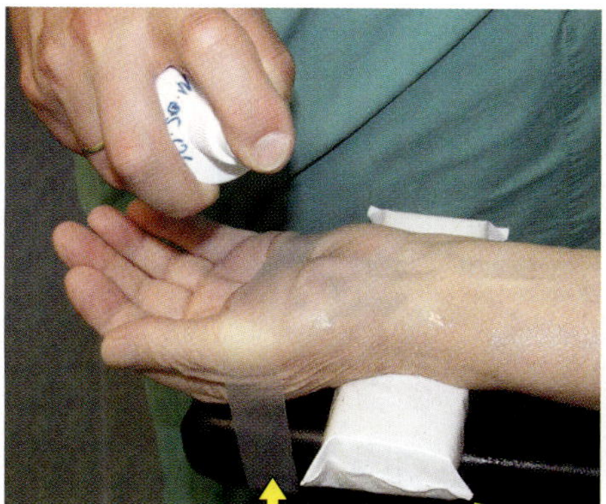

**Abb. 117.1**

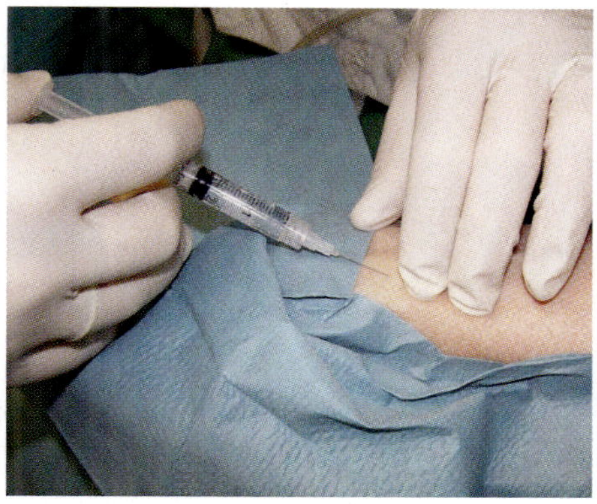

**Abb. 117.2** Lokalanästhesie

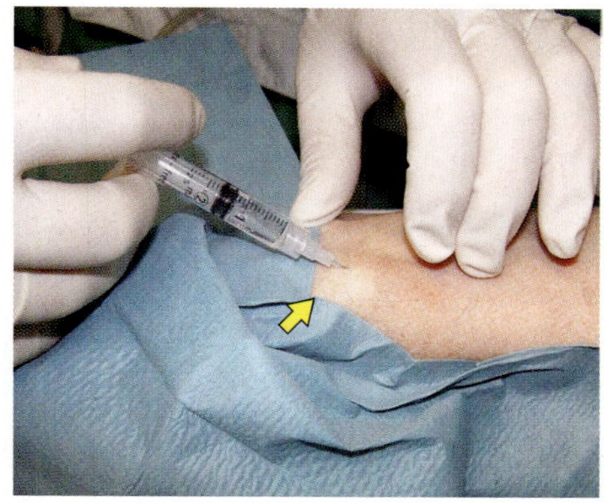

**Abb. 117.3** Quaddel

### Punktion

Die Punktion ( ) erfolgt bei Rechtshändern mit der rechten Hand in ca. 30 - 40° zur Hautoberfläche (nicht zu steil) durch langsames vorsichtiges Vorschieben in Richtung auf die mit der linken Hand palpierte A. radialis **(Abb. 117.4)**, bis Blut ( ) zurückkommt **(Abb. 117.5)**. Wichtig: Falls der Blutrückstrom nicht pulsierend ist oder sistiert, muss die Punktionsnadel evtl. leicht korrigiert werden, bis ein pulsierender Blutrückstrom auftritt.

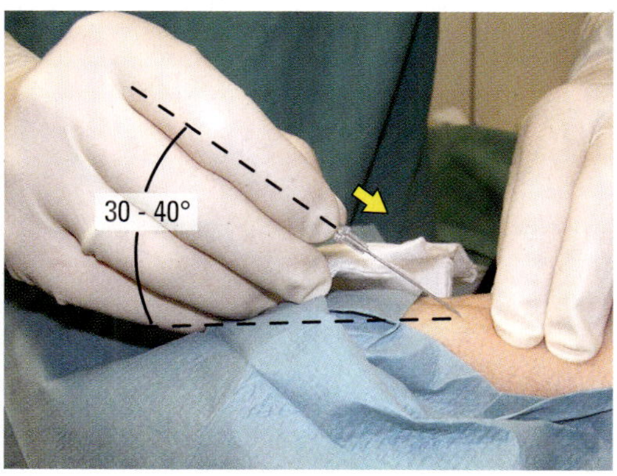


**Abb. 117.4** Punktionswinkel

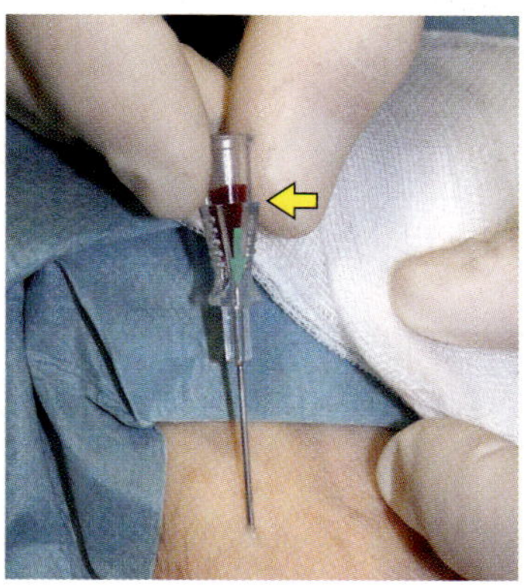

**Abb. 117.5** bis Blut spritzt!

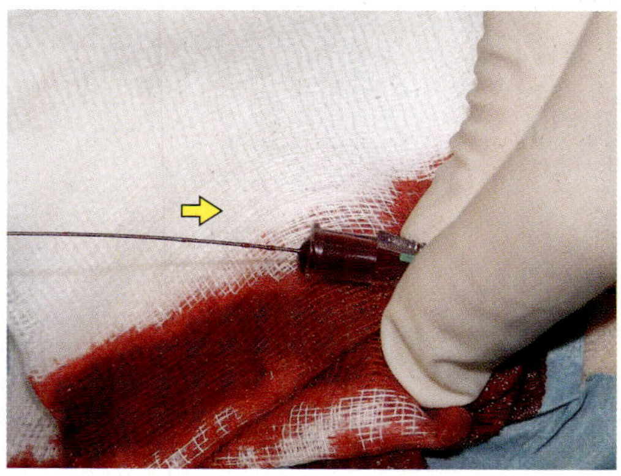

**Abb. 117.6** Führungsdraht



Jetzt wird schnell der flexible Führungsdraht über das Lumen der Punktionskanüle vorgeschoben ( ), soweit dies **leicht und ohne Widerstand** möglich ist **(Abb. 117.6)**. Er wird einige cm vorgeschoben, damit er sich sicher im arteriellen Lumen befindet, sollte jedoch anfangs aus der Punktionskanüle herausragen, damit er zu Beginn des nächsten Schrittes noch fixiert werden kann (vgl. S. 118).

Dann wird die Punktionskanüle über den liegenden Führungsdraht mit der rechten Hand entfernt ( ⇖ ), wobei der Führungsdraht initial mit einer Hand fixiert werden sollte, damit er nicht herausrutscht (Abb. 118.1). Lassen Sie sich nicht davon irritieren, wenn in dieser Phase etwas Blut ( ⇧ ) aus der punktierten Arterie an der Punktionsstelle austritt (Abb. 118.2): Ein zügiges Arbeiten oder eine kurze Kompression helfen in dieser Phase, ein größeres Hämatom zu verhindern. Anschließend wird der Schlauch der arteriellen Verweilkanüle (VK) schnell auf den Führungsdraht aufgefädelt ( ⇨ in Abb. 118.3) und in das Lumen der punktierten A. radialis vorgeschoben ( ⇘ in Abb. 118.4).

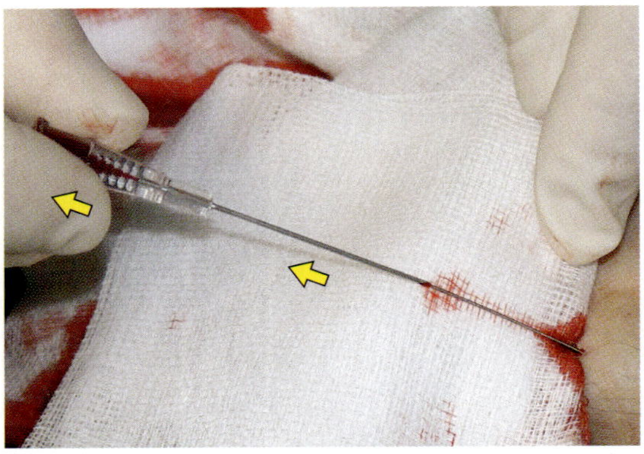
**Abb. 118.1** Rückzug der Kanüle

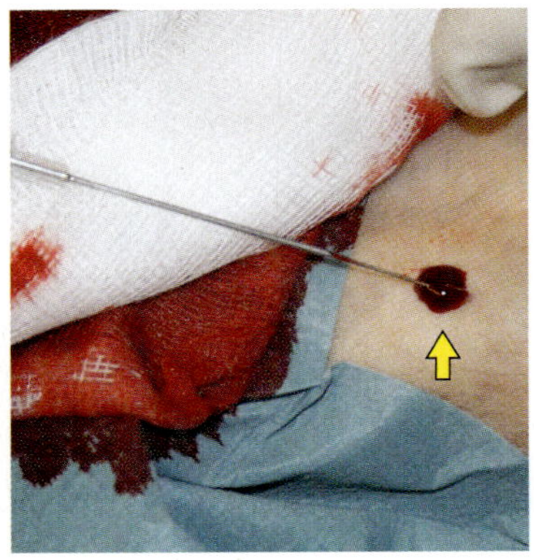
**Abb. 118.2** evtl. komprimieren

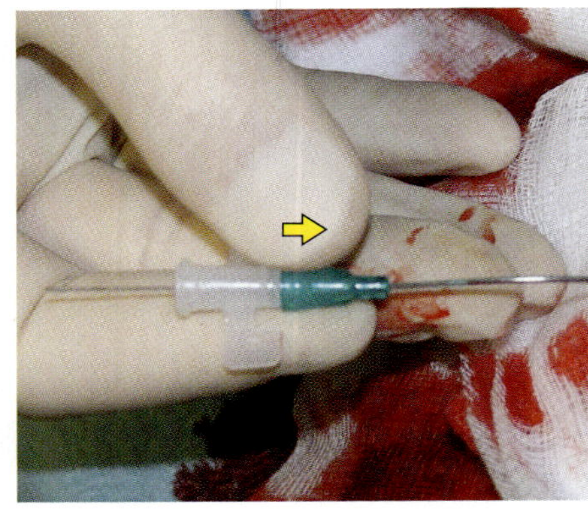
**Abb. 118.3** auffädeln

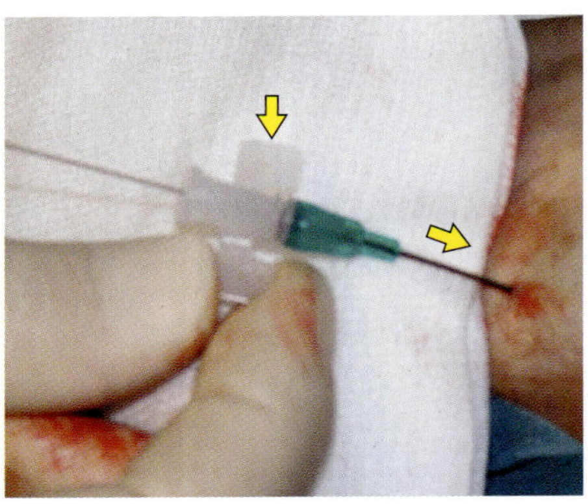
**Abb. 118.4** art. VK vorschieben

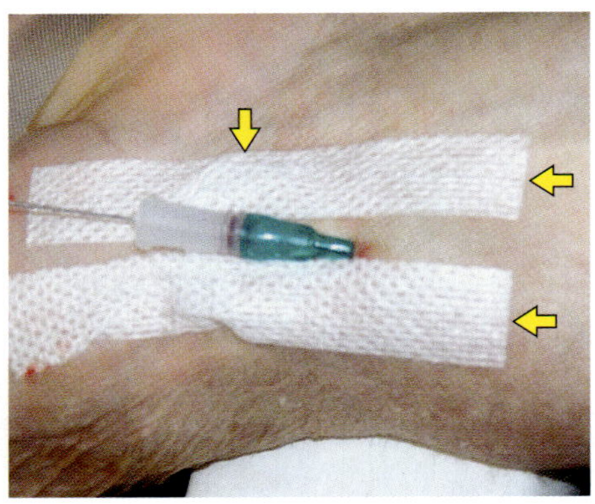
**Abb. 118.5** Pflaster oder Naht

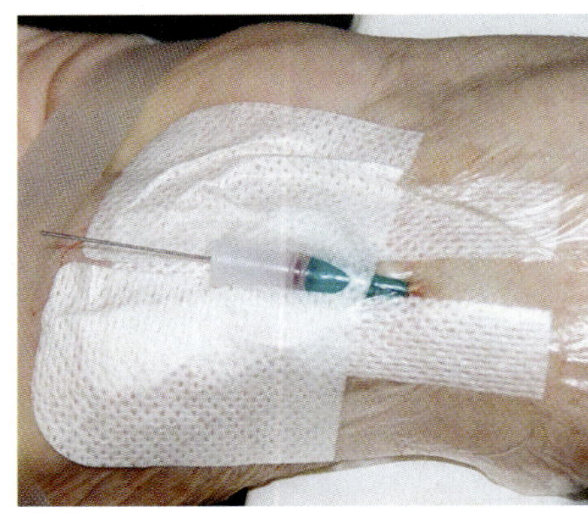
**Abb. 118.6** Verband



Die seitlichen „Flügelchen" ( ⇩ ) werden entweder mit Hilfe von zwei sterilen Klebestreifen ( ⇦ ) oder durch Annähen der arteriellen Verweilkanüle an der Haut fixiert (Abb. 118.5). Nun wird ein steriler Schlitzverband darüber geklebt (Abb. 118.6). Mit der linken Hand wird der noch liegende Führungsdraht gezogen ( ⇖ ) und mit der rechten Hand zügig der Verbindungsschlauch aufgesetzt ( ⇗ ), damit nicht unnötig viel Blut austritt (Abb. 118.7). Vergessen Sie nicht, den Schlauch im Uhrzeigersinn gut festzudrehen ( ↻ in Abb. 118.8) und das durch die arterielle Pulsation heraus gedrückte Blut ( ⇧ ) direkt aus dem Schlauchsystem auszuspülen ( ↷ in Abb. 118.9).

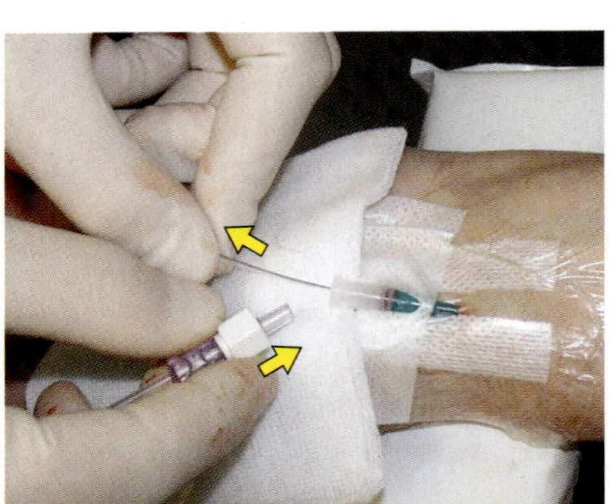
**Abb. 118.7** Anschluss

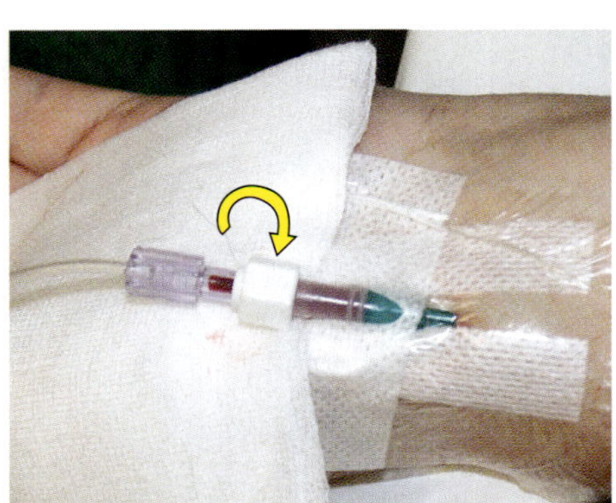
**Abb. 118.8** festdrehen!

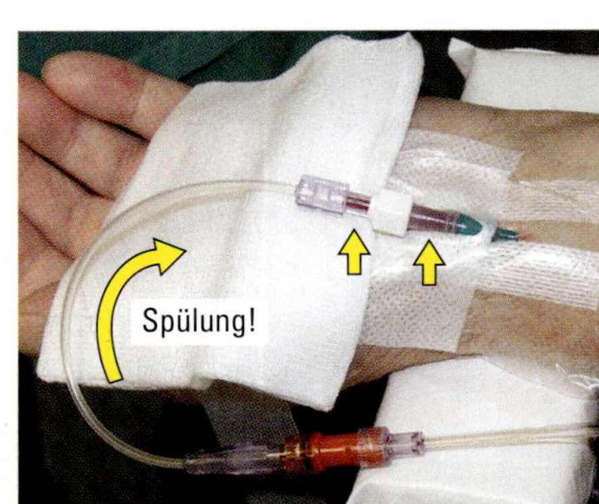

**Abb. 118.9** NaCl-Spülung

Für diese erstmalige Spülung wird der Verbindungsschlauch an einen roten Dreiwegehahn ( ↖ ) angeschlossen und mit Hilfe einer Spritze entlüftet ( ⇧ ), so dass Blut aspiriert wird **(Abb. 119.1)**. Anschließend wird der Dreiwegehahn um 180° gedreht ( ↻ ), so dass der Schenkel zum Patienten verschlossen ist. Das aspirierte Blut wird verworfen, die Spritze wieder angeschlossen und aus dem System des Druckwandlers mit isotoner Kochsalzlösung gefüllt ( ↰ in **Abb. 119.2**). Nun wird der Dreiwegehahn wieder um 180° zurückgedreht ( ↺ ) und der Verbindungsschlauch zum Patienten gespült ( ⇦ ), bis kein Restblut mehr im Schlauch erkennbar ist **(Abb. 119.3)**.

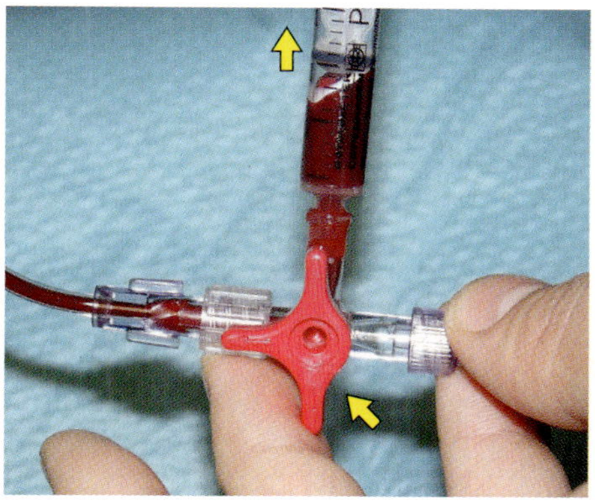

**Abb. 119.1** Entlüftung

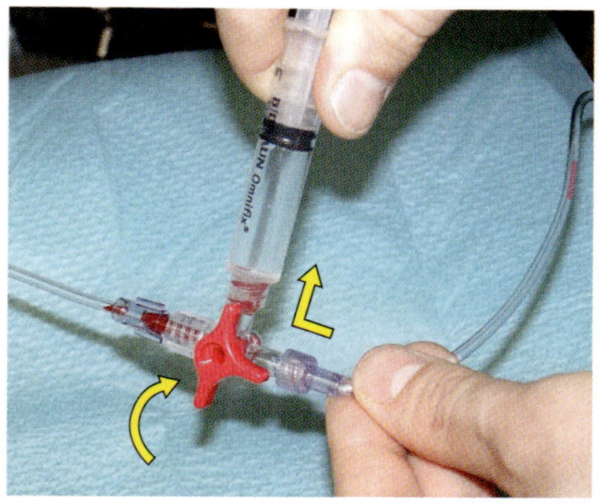

**Abb. 119.2** NaCl-Füllung

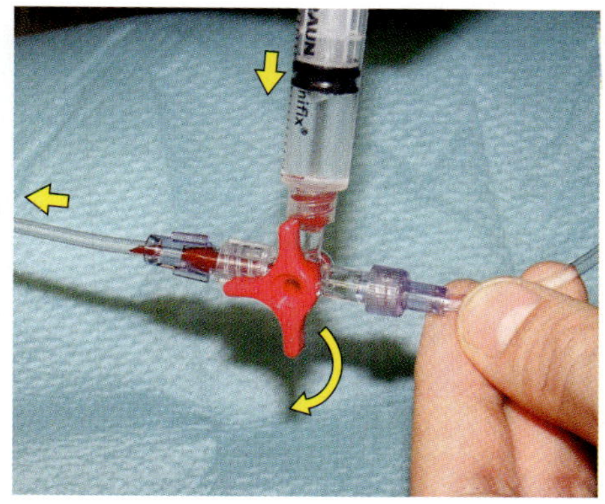

**Abb. 119.3** Spülung

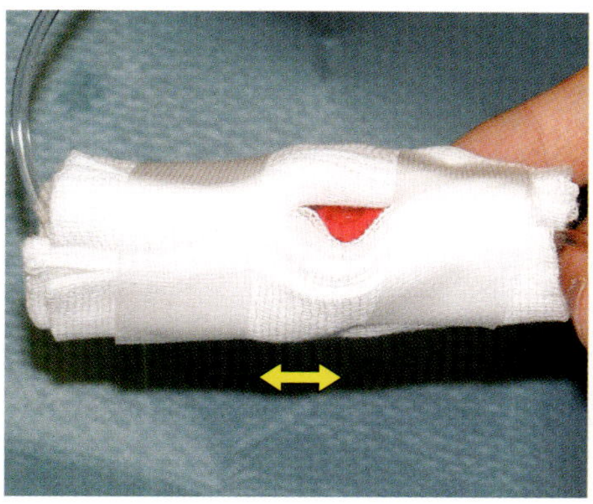

**Abb. 119.4** Polsterung

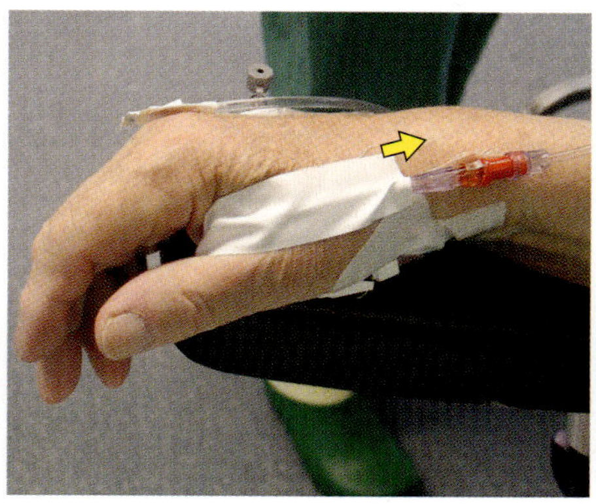

**Abb. 119.5** Fixation unter Zug

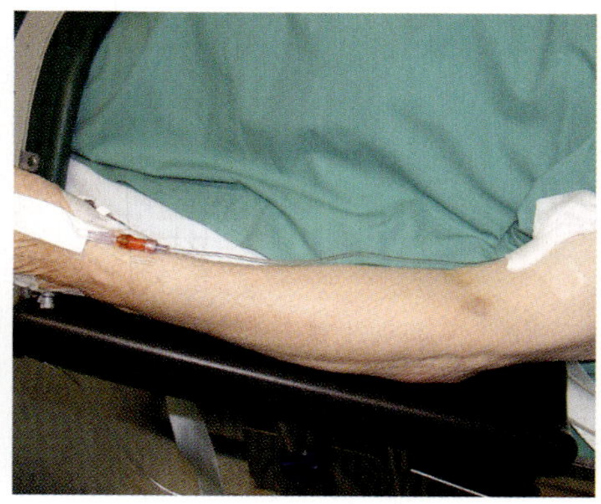

**Abb. 119.6** Lagerung



Nach Entfernen der Spritze und Verschluss des offenen Schenkels wird der Dreiwegehahn mit einer kleinen Kompresse gepolstert **(Abb. 119.4)**, damit er später keine Druckstellen auf der Haut des Patienten verursacht. Er muss dabei in der Drehstellung fixiert sein, die einen freien Durchfluss vom Patienten zum Druckwandler hin ( ⇔ ) gewährleistet. Um eine leichte Streckung des Verbindungsschlauches zu erreichen, wird das Fixationspflaster unter leichtem Zug ( ⇗ ) aufgeklebt **(Abb. 119.5)**. Im OP-Vorbereitungsraum kann jetzt der Arm auf einer Unterarmschiene gelagert und fixiert werden **(Abb. 119.6)**.

Nun kann der Druckwandler **(Abb. 119.7)** die Druckkurve ( ⇩ ) auf den Überwachungsmonitor übertragen **(Abb. 119.8)**. Über den Druckwandler fließt in der Regel eine kontinuierliche Spülung mit steriler NaCl-Lösung zur Thromboseprophylaxe mit 3-6 ml / h.

Nach Blutentnahmen für eine BGA spült man zusätzlich im Bolus das Schlauchsystem über ein Ventil.

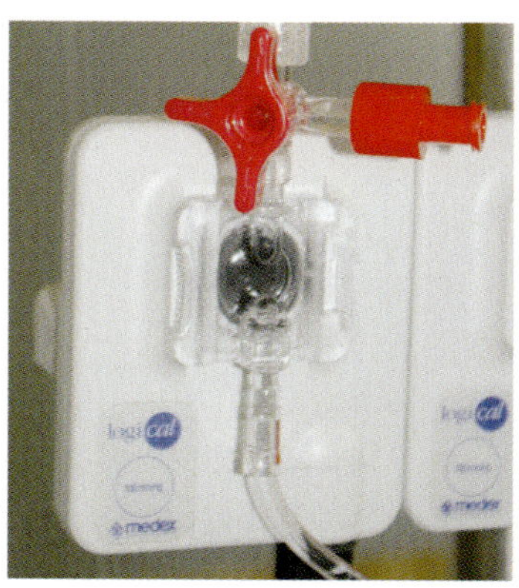

**Abb. 119.7** Druckwandler

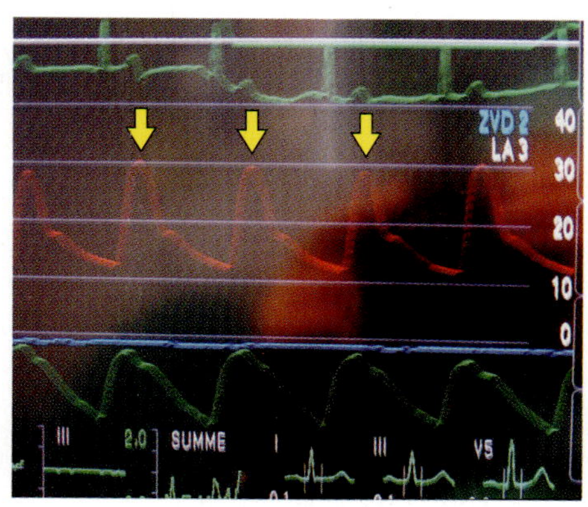


**Abb. 119.8** arterielle Pulskurve

# 19 Arterielle Verweilkanüle

**Interpretation einer Blutgasanalyse (BGA)**

Der Hauptzweck einer arteriellen Verweilkanüle bei beatmeten Patienten auf Intensivstationen liegt neben der Kreislaufüberwachung in einer frühzeitigen Erkennung von Störungen der Lungenfunktion oder des Säure-Basen-Haushaltes. Daher werden hier im Vergleich zum Normalbefund (vgl. S. 115) einige Befunde und deren Interpretation vorgestellt.

**Bei respiratorischen Störungen** kann als Interpretationshilfe zunächst die **Faustregel** helfen, dass der **$pCO_2$** und der **pH** sich in der Regel **gegenläufig** verhalten. Der Körper versucht, metabolisch gegenzusteuern, so dass sich der BE leicht verschieben kann (negativer BE bei resp. Alkalose bzw. positiver BE bei resp. Azidose).

| | |
|---|---|
| Sinkt der $pCO_2$ (z.B. bei Hyperventilation und vermehrter $CO_2$-Abatmung), steigt der pH und es entsteht eine **respirator. Alkalose** (pH steigt über 7,42 an): | $pCO_2$ ↓ > pH ↑ (resp. Alkalose) |
| Steigt der $pCO_2$ (z.B. durch Hypoventilation und daher verminderter $CO_2$-Abatmung), sinkt der pH und es entsteht eine **respirator. Azidose** (pH sinkt unter 7,38): | $pCO_2$ ↑ > pH ↓ (resp. Azidose) |

**Bei metabolischen Störungen** achtet man auf die Verschiebung des pH-Wertes in Kombination mit einer Veränderung des Basengleichgewichtes („Base excess" = BE): Besteht eine pH-Verschiebung ohne gegenläufige $pCO_2$-Veränderung oder mit sogar gleichläufiger Veränderung, so handelt es sich nicht um ein respiratorisches Problem, sondern um eine evtl. respiratorisch (teil-)kompensierte, metabolische Störung:

| | |
|---|---|
| Sinkt der pH bei gleichzeitig negativem BE und normalem bzw. leicht erniedrigtem $pCO_2$, ist dies typisch für eine **metabolische Azidose**: | $pCO_2$ **n / ↓** & pH ↓ & BE **negativ** |
| Steigt der pH bei gleichzeitig positivem BE und normalem bzw. leicht erhöhtem $pCO_2$, ist dies typisch für eine **metabolische Alkalose**: | $pCO_2$ **n / ↑** & pH ↑ & BE **positiv** |

Bei spontan atmenden Patienten versucht der Organismus, einer metabolischen pH-Verschiebung respiratorisch gegenzusteuern. Bei beatmeten Patienten ist dies je nach Wahl der Beatmungsfunktionen / -parameter eventuell nicht möglich – dann bleibt der $pCO_2$ normal.

## Selbsttest

Überprüfen Sie nun Ihr Verständnis bzw. Ihre Interpretationskompetenz an den folgenden Beispielen (die Lösungen stehen jeweils darunter):

**1** Beatmeter Patient mit ...

| | |
|---|---|
| **$O_2$-Sättigung** | 98% |
| **pH** | 7.27 |
| **$pO_2$** | 99 mm Hg |
| **$pCO_2$** | 38 mm Hg |
| **Bicarbonat** | 18 mmol / l |
| **BE** | -8 mmol / l |

→ Lösung 1: Metabol. Azidose
Therapie 1: Bicarbonatgabe oder Trispuffer bei hohen $Na^+$-Werten

**2** Beatmeter Patient mit ...

| | |
|---|---|
| **$O_2$-Sättigung** | 98% |
| **pH** | 7.52 |
| **$pO_2$** | 94 mm Hg |
| **$pCO_2$** | 27 mm Hg |
| **Bicarbonat** | 25 mmol / l |
| **BE** | 0.1 mmol / l |

→ Lösung 2: frische, respirator. Alkalose bei Hyperventilation
Therapie 2: AF (↓) oder AZV ↓

**3** Extubierter Patient mit ...

| | |
|---|---|
| **$O_2$-Sättigung** | 95% |
| **pH** | 7.35 |
| **$pO_2$** | 77 mm Hg |
| **$pCO_2$** | 55 mm Hg |
| **Bicarbonat** | 22 mmol / l |
| **BE** | -1.7 mmol / l |

→ Lösung 3: Hypoventilation bei resp. Azidose
Therapie 3: CPAP-Übungen (nicht-invasive Atemmaske) Wecken!

### Indikation

Bei intravenösen Chemotherapien oder länger andauernder parenteralen Ernährungstherapien werden Hickman-/Broviac-Katheter über einige Monate oder auch über mehrere Jahre eingesetzt. Eine andere Patientengruppe sind Hämophilie-Patienten, die eine Substitution ihrer Faktoren in der Regel dreimal wöchentlich bekommen müssen. Immer dann, wenn absehbar ist, das zusätzlich (oft alkalische) Antibiotika, Morphin (sauer) oder z.B. Cyclosporin A z. B. bei einer Knochenmarkstransplantation gleichzeitig gegeben werden müssen, werden mehrlumige Kathetersysteme verwendet, da oft die Substanzen untereinander nicht kompatibel sind.

### Komplikationen

Zu den möglichen Komplikationen, über die der Patient bzw. die Eltern informiert werden müssen, zählen neben einer Thrombose des Katheters vor allem Infektionen an der Hauteintrittsstelle des Katheters bis hin zur septischen Streuung, der daher auch in einem subkutanen Tunnel als Infektionsschutz gelegt wird. Seltener oder bei unsachgemäßer Handhabung kann es auch zu Luftembolien kommen, wenn die Katheterklemmen nicht bei jedem Öffnen, Anschließen oder Wechsel einer Spritze oder Infusion abgeklemmt werden.

### Vorbereitung

Wenn ein Hickman- (synonym: Broviac-) Katheter punktiert werden soll, um daraus Blut abzunehmen oder z.B. eine Infusion zu geben, werden folgende Dinge bereit gelegt, die meisten davon auf einer sterilen Unterlage, die unsterilen Dinge (**B** und **G**) separat (Abb. 121.1):

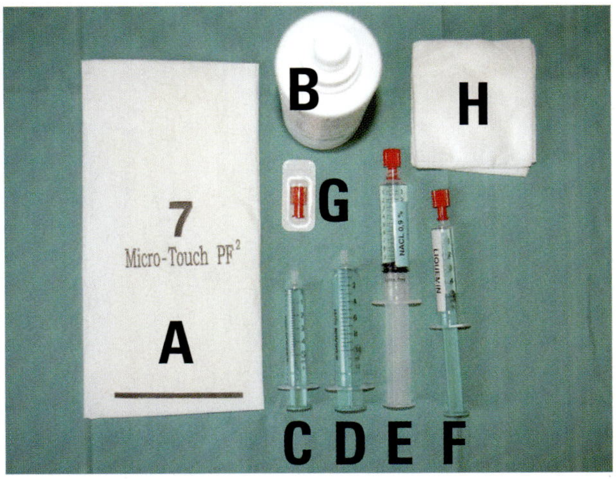


- (A) sterile Handschuhe (richtige Größe?)
- (B) Desinfektionsspray (bleibt separat)
- (C) 5 ml Spritze für die Blutabnahme
- (D) 10 ml Spritze für die Aspiration
- (E) 10 ml Spritze mit 0.9% NaCl-Lösung
- (F) 5 ml Spritze mit verdünnter Heparinlösung (100 i.E. / ml)
- (G) steriler Stöpsel (später dazugeben)
- (H) mehrere sterile Kompressen

Abb. 121.1 Materialvorbereitung



Zunächst holen Sie die Anschlussstücke beider Schenkel aus ihrer Schutztasche und legen die Verschlüsse auf einer sterilen Unterlage ab (Abb. 121.2). Dann werden diese Anschlüsse sprühdesinfiziert (Abb. 121.3) und Sie ziehen sterile Handschuhe an. Einige Kliniken lassen jedoch lediglich die Hände desinfizieren und praktizieren die „no touch-Technik" (s.u.). Achten Sie darauf, dass die Verschlussklemme (⇦) des Schenkels geschlossen ist, den Sie nun mit Ihrer linken Hand fixieren (⇘⇖), um mit Ihrer rechten Hand den Stöpsel gegen den Uhrzeigersinn (↶) abzudrehen (Abb. 121.4).

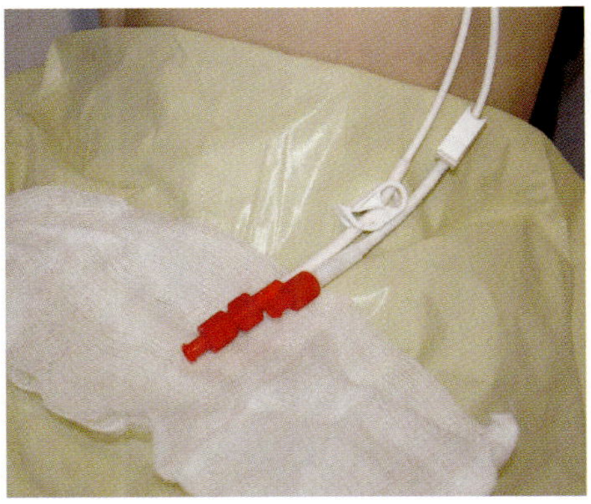

Abb. 121.2 Schenkel freilegen

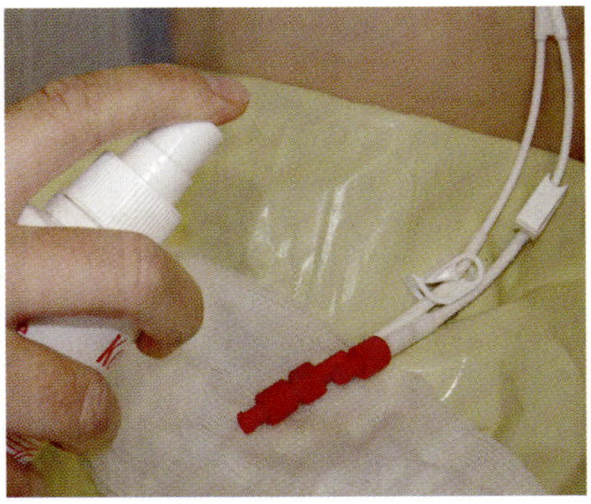

Abb. 121.3 Sprühdesinfektion

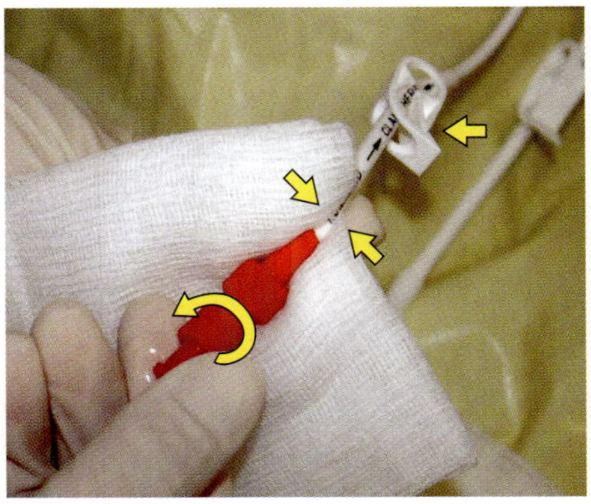

Abb. 121.4 Stöpsel abdrehen

# 20 Hickman- / Broviac-Katheter

Nachdem Sie den Stöpsel entfernt (⇦) haben (Abb. 122.1), wird das offene Verbindungsstück nochmals desinfiziert (Abb. 122.2), um die Gefahr einer Keimeinschleppung zu minimieren. Dann stecken Sie eine der Spritzen fest auf (Abb. 122.3) und öffnen (⇙) jetzt erst die Klemme (Abb. 122.4). Schieben Sie dann (⇦) die Klemme ca. 2 cm nach distal (Abb. 122.5) und kneten (⇩⇧) Sie die Stelle des Katheters, an der zuvor die Klemme gesessen hatte (Abb. 122.6). Dort sind die Wände manchmal adhärent und können so eine vermeintliche Thrombose des Katheters vortäuschen.

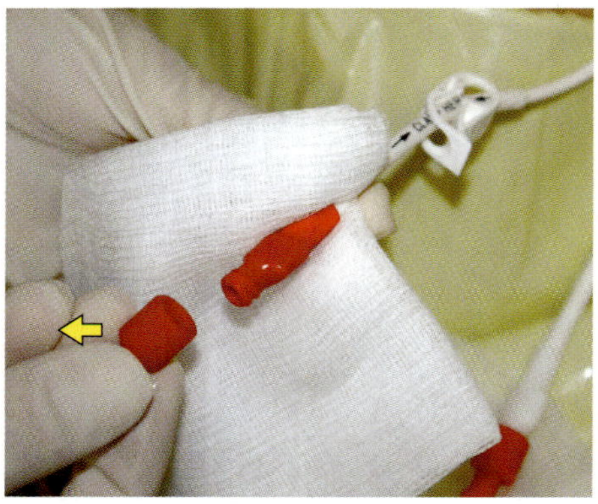

**Abb. 122.1** Stöpsel entfernen

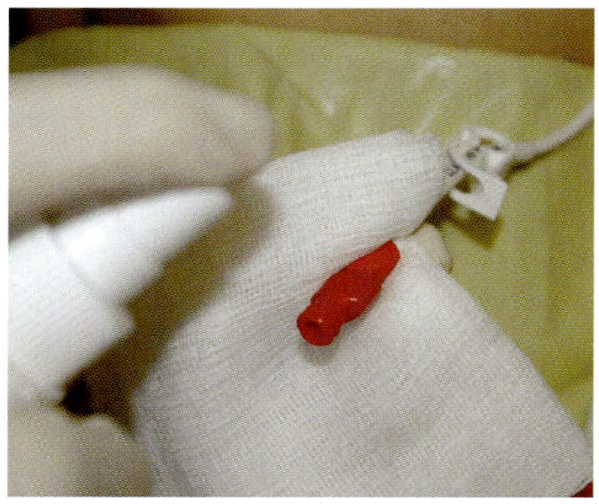

**Abb. 122.2** erneute Desinfektion

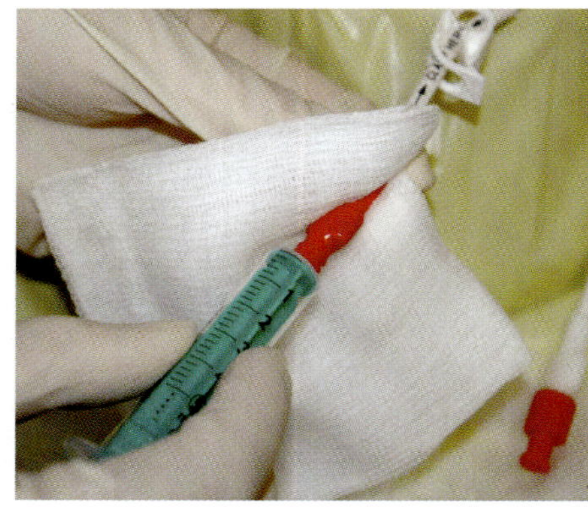

**Abb. 122.3** Spritze aufsetzen

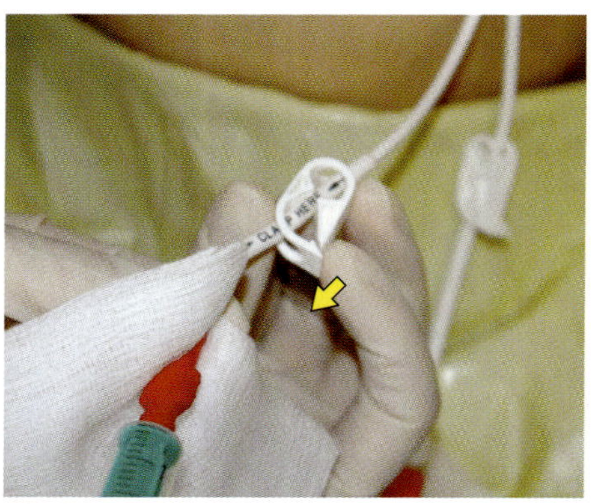

**Abb. 122.4** Klemme öffnen

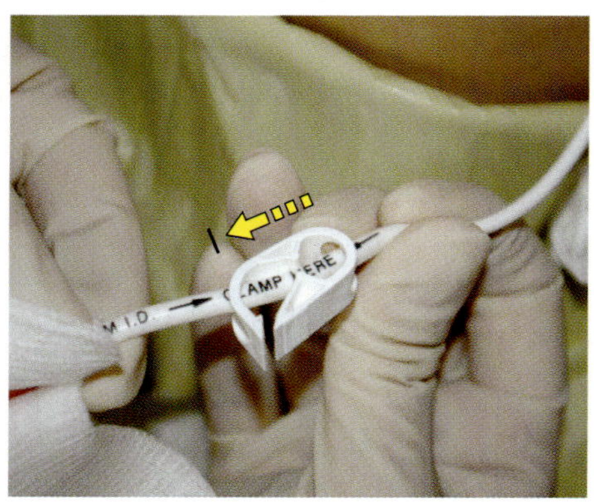

**Abb. 122.5** Klemme verschieben

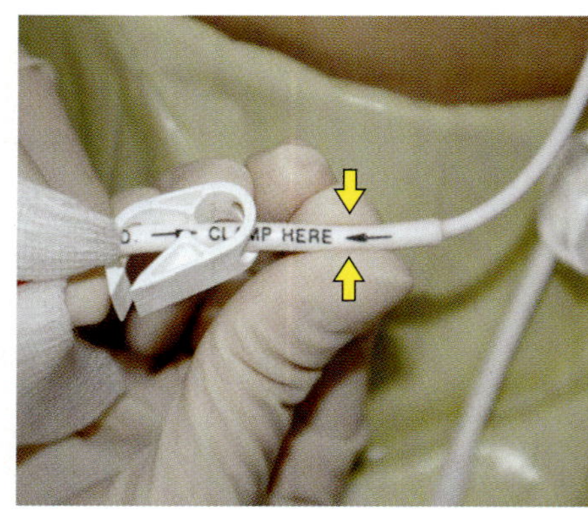

**Abb. 122.6** Schlauch „kneten"



Dann aspirieren (⇙) Sie ca. 10 ml Blut und verwerfen es (Abb. 122.7), bevor Sie die tatsächliche Blutprobe mit einer neuen Spritze nehmen (Abb.122.8). Gerinnungswerte können jedoch nicht aus Kathetern bestimmt werden, die zuvor mit Heparin geblockt waren und gespült wurden. Vergessen Sie nicht, vor jedem Spritzenwechsel die Klemme wieder zu schließen! Anschließend spülen (⇧) Sie den Katheter bei Schulkindern mit 8-10 ml isotoner Kochsalzlösung durch, bei Erwachsenen ruhig auch mit 10-20 ml (Abb.122.9).

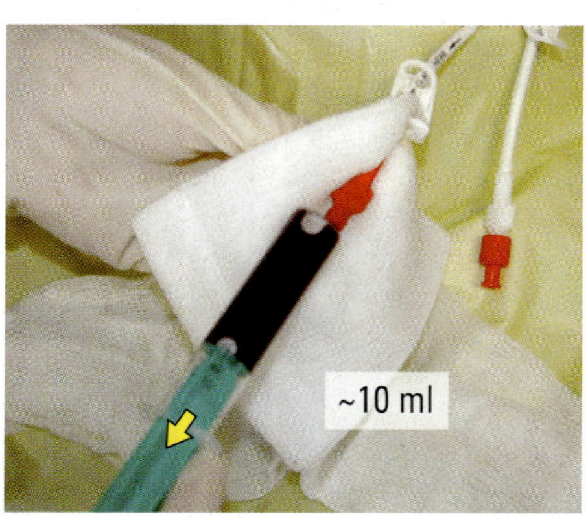


**Abb. 122.7** 10 ml verwerfen

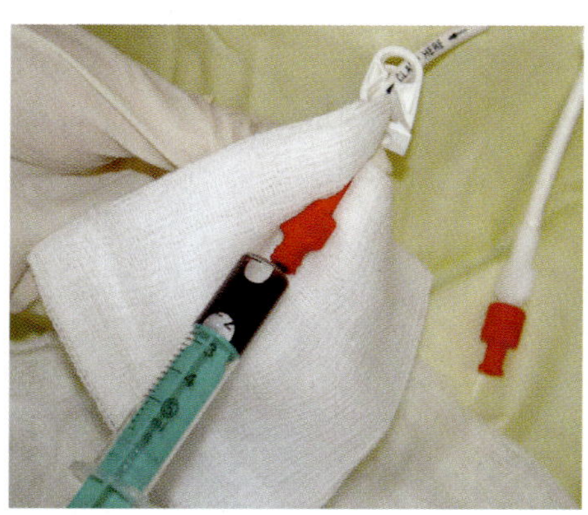

**Abb. 122.8** Blutprobe nehmen

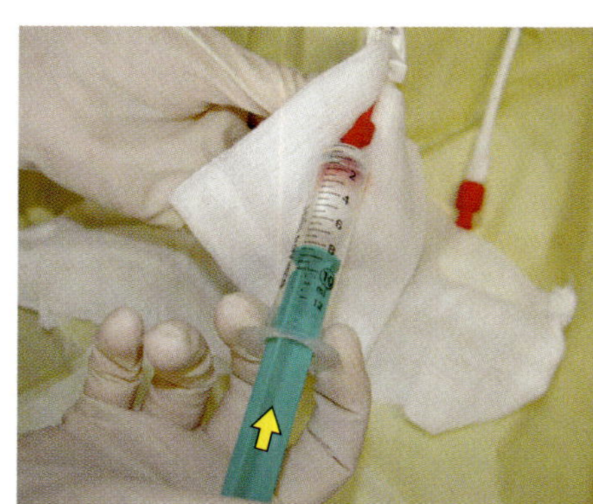

**Abb. 122.9** NaCl-Spülung

Nachdem Sie die Klemme wieder verschlossen ( ) haben (Abb. 123.1), setzen Sie nun die nächste Spritze mit z.B. verdünnter Heparinlösung (100 i.E./ml) oder anderen Blockungslösungen auf, öffnen die Klemme und blocken ( ) damit diesen Schenkel des Katheters (Abb. 123.2). Das Katheterlumen fasst nur 1,5 bis 2 ml. Auch danach muss natürlich die Klemme wieder verschlossen werden ( in Abb. 123.3). Zum Abschluss desinfizieren Sie wieder das Ansatzstück (Abb. 123.4), schrauben im Uhrzeigersinn ( ) einen neuen, sterilen Stöpsel auf (Abb. 123.5) und verpacken den Katheter in einer sterilen Kompresse (Abb. 123.6).

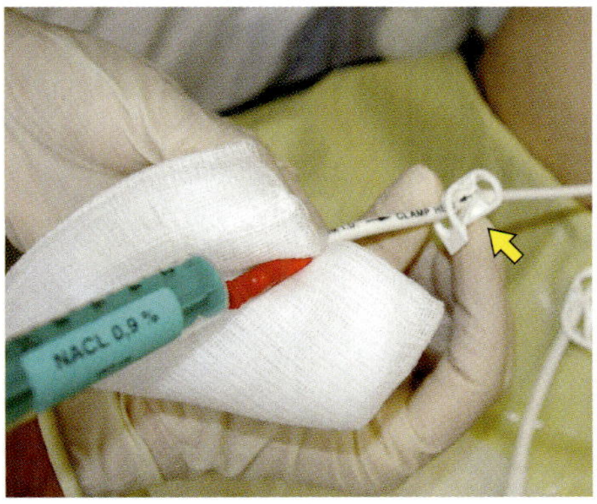

**Abb. 123.1** Klemme schließen

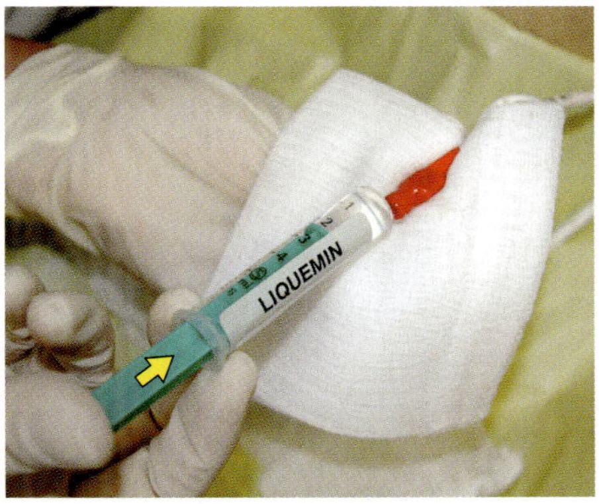

**Abb. 123.2** mit Heparin blocken

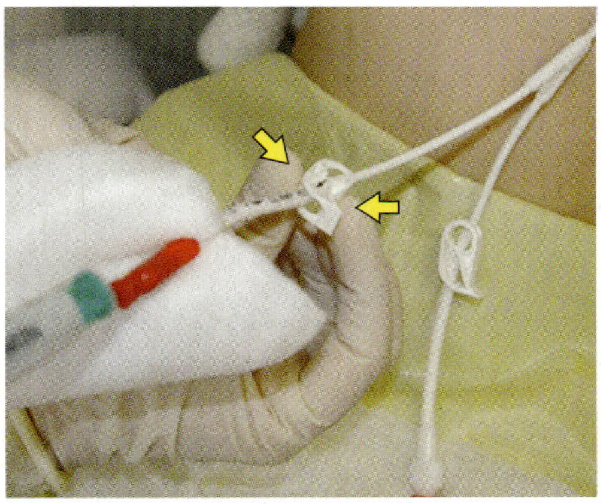
**Abb. 123.3** Klemme schließen

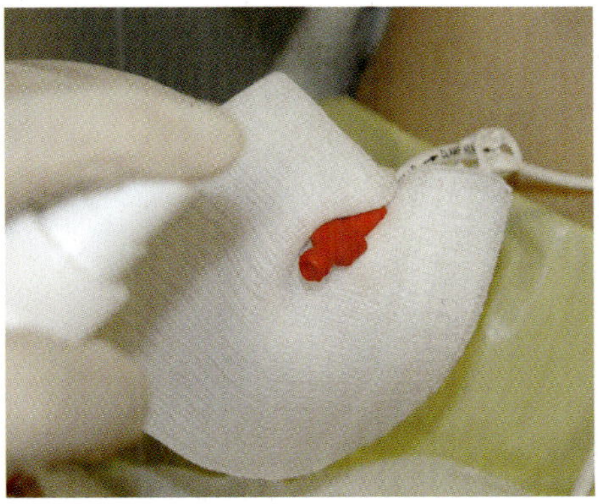
**Abb. 123.4** Abschluss-Desinfektion

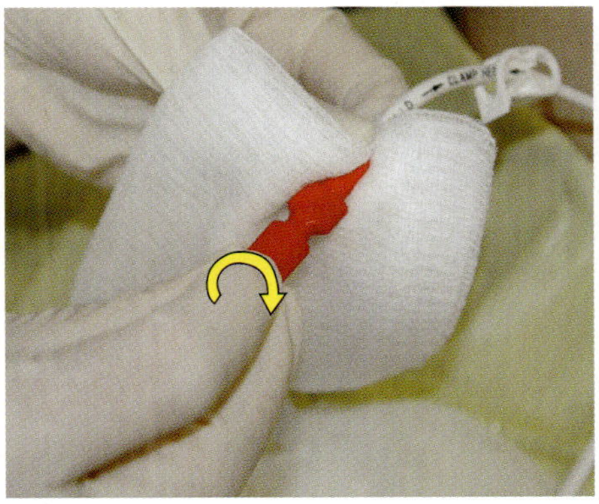
**Abb. 123.5** neuer Stöpsel

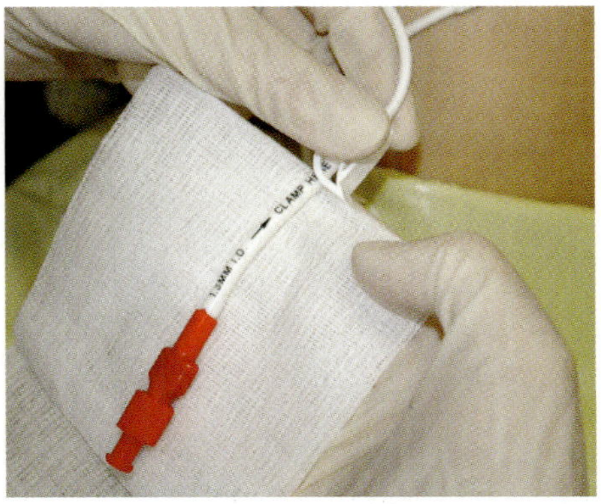
**Abb. 123.6** sterile Kompresse



Schlagen Sie am besten beide Schenkel des Katheters in die sterile Kompresse ein (Abb. 123.7) und kleben Sie diese Hülle mit zwei Klebestreifen zu (Abb. 123.8). Dieses Gebilde wird dann in kleinen Stofftaschen eingelegt ( ), die die Patienten unter der Kleidung um den Hals binden und vor der Brust tragen können (Abb. 123.9).

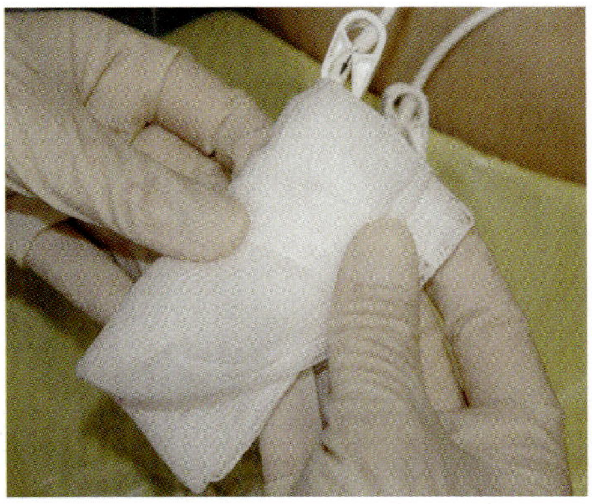
**Abb. 123.7** sterile Kompresse

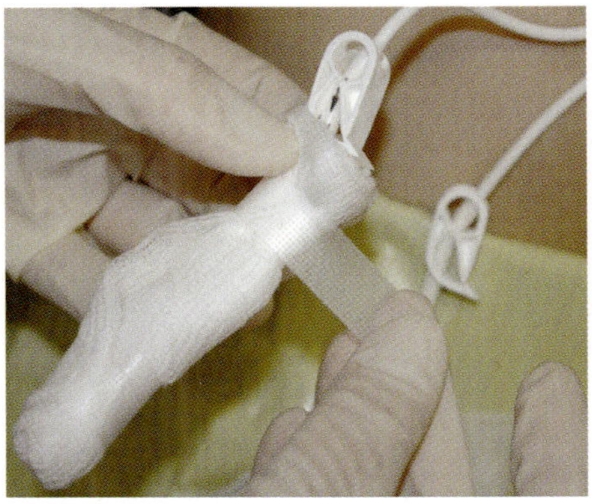
**Abb. 123.8** einwickeln / zukleben

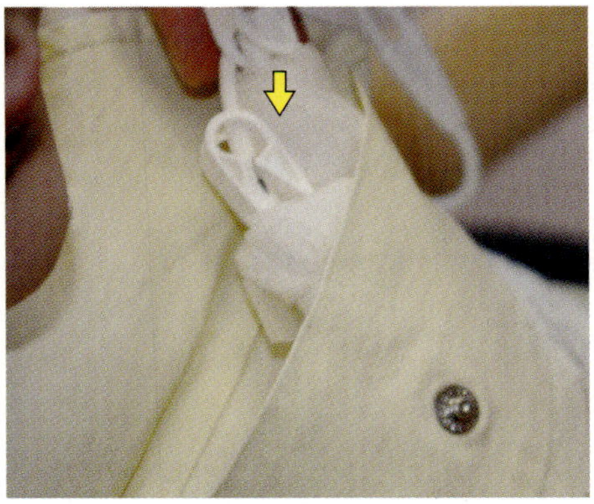
**Abb. 123.9** Tragetäschchen

# 20 Port-Katheter

### Indikation
Auch Portkatheter werden ähnlich wie Hickman- (Broviac-) Katheter (vgl. S. 121) bei intravenösen Chemo-, Ersatz- oder langfristigen parenteralen Ernährungstherapien über einige Monate oder auch über mehrere Jahre eingesetzt, wenn sich zwischenzeitlich keine Komplikationen ergeben (s.u.).

### Aufbau
Portsysteme bestehen aus einer runden, ca. 2 bis 3 cm großen Portkammer und aus einem Katheter, der von dieser Kammer in eine größere, zentrale Vene abgeleitet wird (V. subclavia, V. brachiocephalica oder V. cava superior). Das Gehäuse der Kammer wird meistens infraclaviculär subcutan implantiert und auf dem M. pectoralis major fixiert. Am Boden der Kammer befindet sich ein harter Titanboden (Abb. 124.1). Die Oberfläche der Kammer bildet eine Silikonmembran (↙), die für wiederholte Punktionen mit einer speziellen Port-Punktionskanüle (Abb. 124.2) durchstochen werden muss. Diese Kanülen weisen einen stanzarmen Kanülenschliff (⇩) und gehärtete Spitzen (⇨) auf, damit im Vergleich zum Standardschliff (↘) die Silikonmembran bei häufigen Punktionen weniger beschädigt wird und die Spitze beim Aufprall auf die Rückwand der Kammer nicht abknickt (Abb. 124.3). Auf diese Weise sind bei sachgemäßer Anwendung viele Hundert, bis hin zu zwei- oder dreitausend Punktionen möglich.

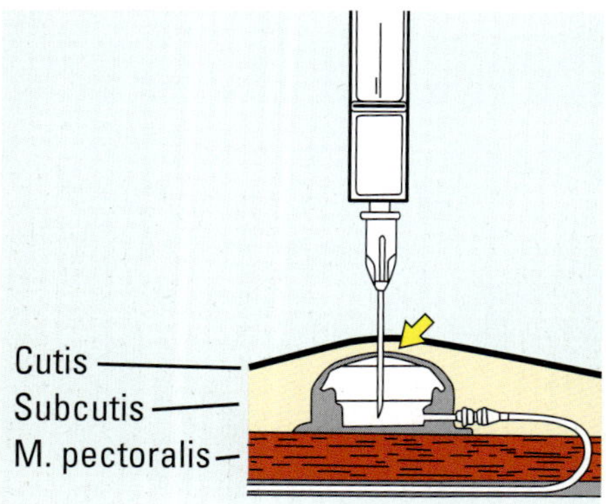


**Abb. 124.1** Port-Kathetersystem

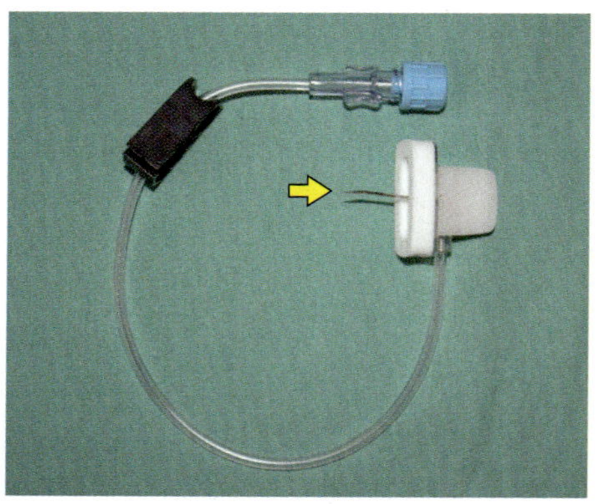

**Abb. 124.2** Port-Punktionskanüle

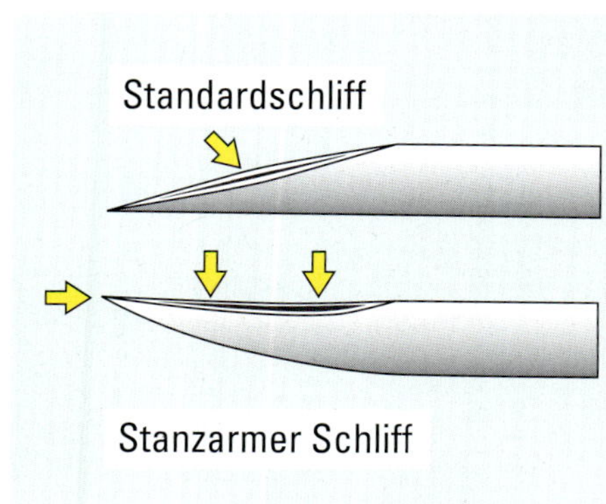


**Abb. 124.3** stanzarmer Schliff

Ist zum Zeitpunkt der Impantation bereits absehbar, dass zueinander inkompatible Substanzen gleichzeitig infundiert werden müssen, werden mehrlumige Portsysteme oder auch Hickman- bzw. Broviac-Katheter verwendet (vgl. S. 121).

### Komplikationen

Da diese Katheter oft neun oder mehr Monate im Körper verbleiben, ist ein besonders steriler Umgang mit den Kathetern essentiell, um keine Infektionen bis hin zur Sepsis zu verursachen. Außerdem muss beim Wechsel der jeweiligen Infusionen streng darauf geachtet werden, dass keine Luftembolien entstehen können. Wird der liegende Katheter nach seiner Nutzung nicht regelmäßig z.B. mit verdünnter Heparinlösung geblockt, kann er thrombosieren und muss gegebenenfalls entfernt und mit großem Aufwand ausgetauscht werden.

### Kontraindikationen
Eine hämorrhagische Diathese, eine Antikoagulantientherapie oder eine Hautinfektion an der beabsichtigten Punktionsstelle sind mögliche Kontraindikationen für eine Punktion des Systems bzw. für die vorausgehende Katheterimplantation, die hier jedoch nicht beschrieben werden soll. Die nachfolgenden Seiten betreffen den Umgang mit bereits implantierten Portsystemen.

### Vorbereitungen

Besonders bei Kindern kann die Angst vor der Punktion ihres Port-Katheters dadurch reduziert werden, dass man zwei Stunden vor der Punktion ein anästhesierendes Pflaster, z.B. ein Emla-Pflaster (Abb. 125.2) auf das Hautareal klebt, das später punktiert werden soll. Dann legt man einen Mundschutz an (Abb. 125.3) und bereitet die folgenden Dinge vor (Abb. 125.1):

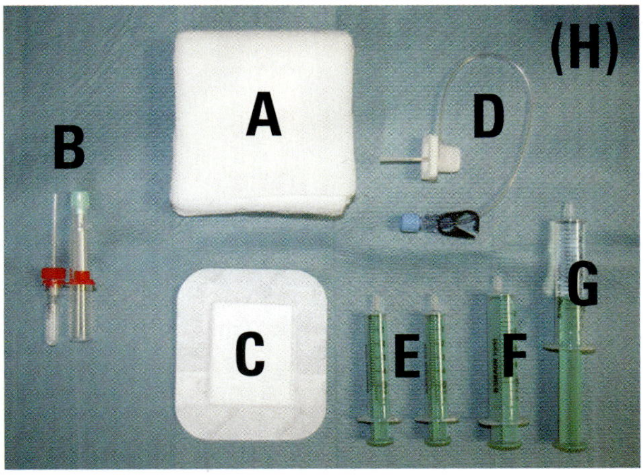


- (A) mehrere sterile Kompressen
- (B) evtl. Blutabnahmeröhrchen
- (C) steriles Pflaster
- (D) Port-Punktionsnadel
- (E) 2 x 5 ml Spritze für evtl. Blutprobe und anschließende Heparinspülung
- (F) 10 ml Spritze für die Aspiration
- (G) 10 ml Spritze mit 0.9 % NaCl-Lösung
- (H) steriler Stöpsel (evtl. angeben lassen)

Abb. 125.1 Materialvorbereitung

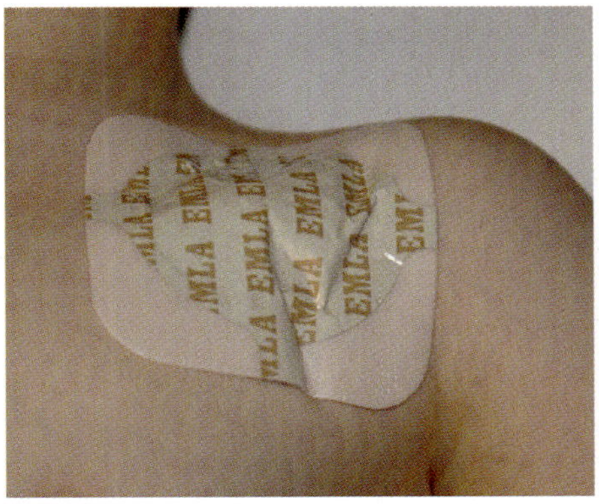

Abb. 125.2 Anästhesie-Pflaster

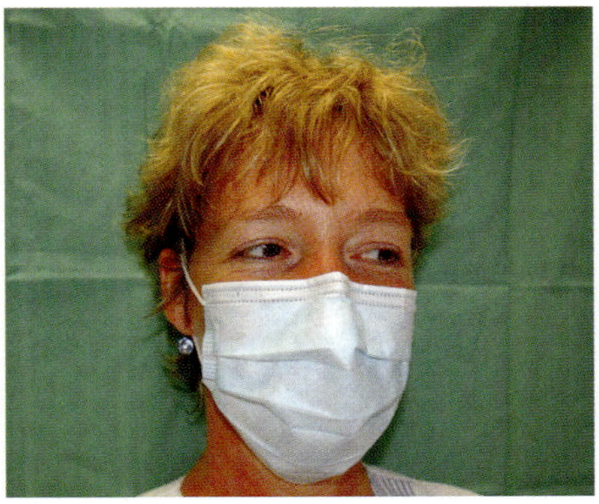

Abb. 125.3 Mundschutz anlegen

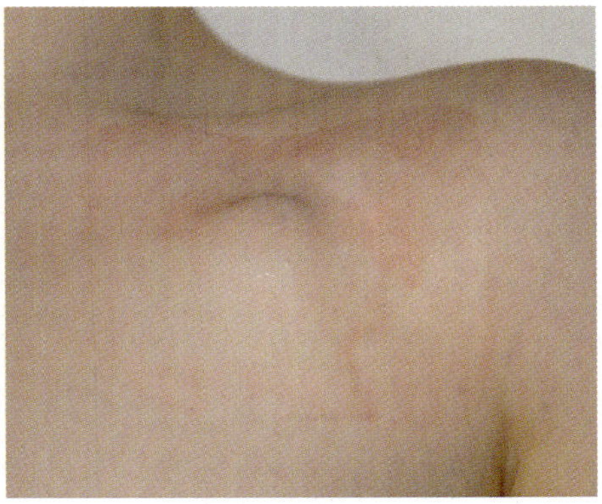

Abb. 125.4 Pflaster entfernen

### Punktion eines Portsystems



Nachdem Sie das Pflaster und Gelrückstände entfernt haben (Abb. 125.4), verwenden Sie bei Kindern am besten ein nichtbrennendes Desinfektionsspray (für Schleimhäute, z.B. Octenisept) zur Desinfektion der Punktionsstelle. Vergessen Sie jedoch nicht, zunächst Handschuhe anzuziehen ( ), bevor Sie eine sterile Kompresse damit tränken (Abb. 125.5). Dann desinfizieren Sie mit von innen nach außen kreisenden Bewegungen ( ) mehrfach die Haut über der Portkammer und halten zwischendurch die Einwirkzeit (30-60 Sekunden) ein (Abb. 125.6). Dann entlüften ( ) Sie den Schlauch Punktionsnadel mit steriler NaCl-Lösung und schließen danach die schwarze Klemme ( ) wieder (Abb. 125.7).

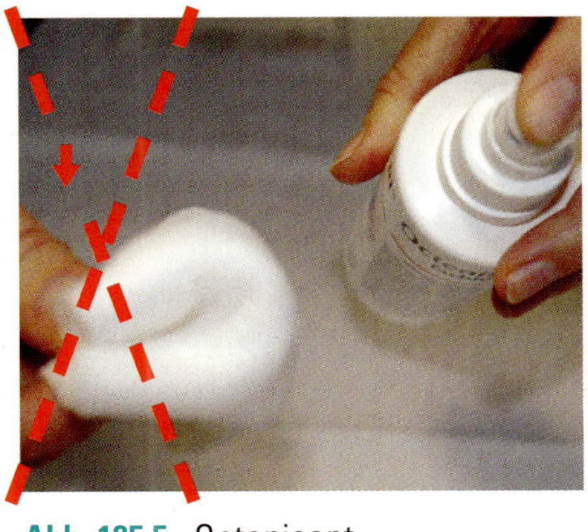

Abb. 125.5 Octenisept

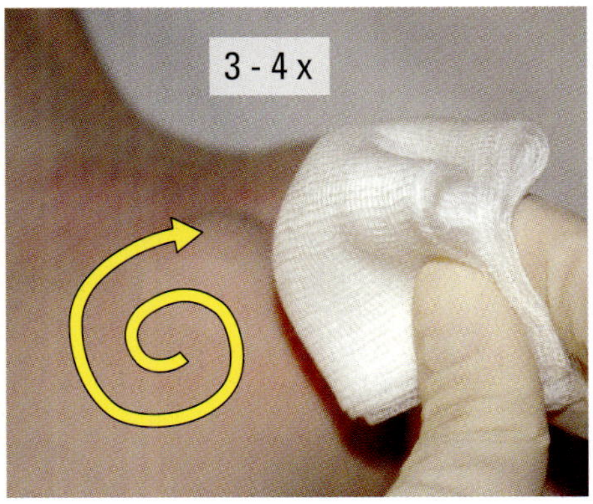


Abb. 125.6 Mehrfache Desinfektion

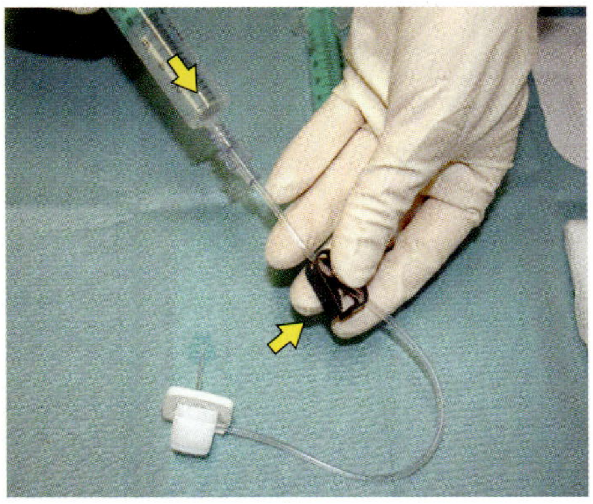

Abb. 125.7 Schlauch entlüften

### Infusion über Port

Dann fassen Sie die subcutan gelegene Portkammer fest ( ↗ ↙ ) mit Ihren Fingern (Abb. 126.1) und stechen die Punktionsnadel bei geschlossener Klemme fest ( ↙ ↙ ) durch die Haut und die Membran der Kammer (Abb. 126.2), so dass der Punktionsgriff eng der Haut anliegt ( ↖ in Abb. 126.3).

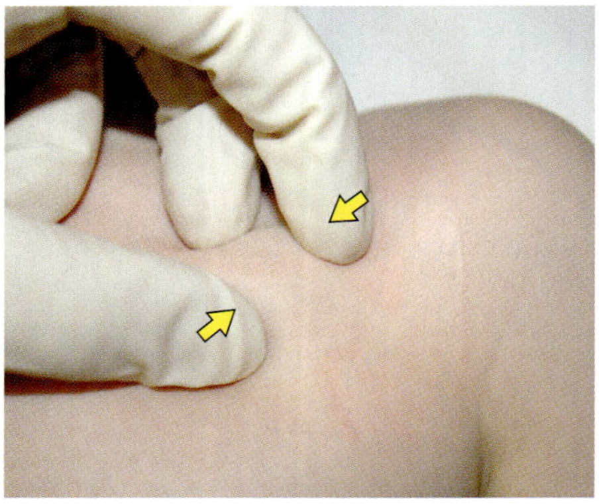

**Abb. 126.1** Portkammer fassen

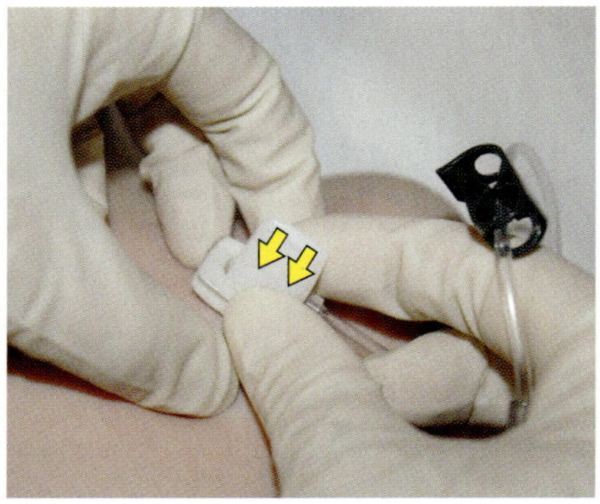

**Abb. 126.2** fest punktieren

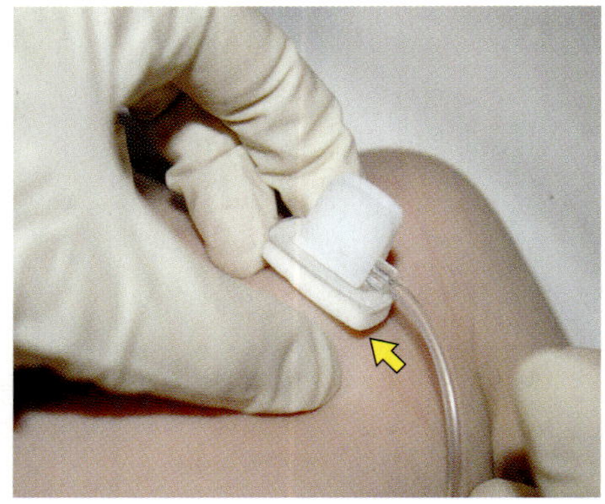

**Abb. 126.3** Griff liegt eng an

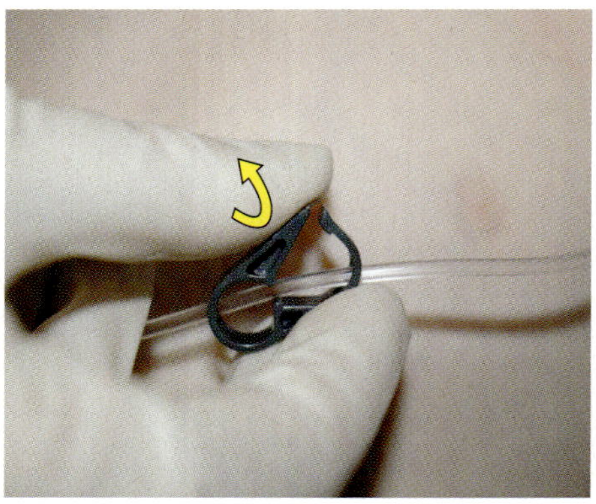

**Abb. 126.4** Klemme öffnen

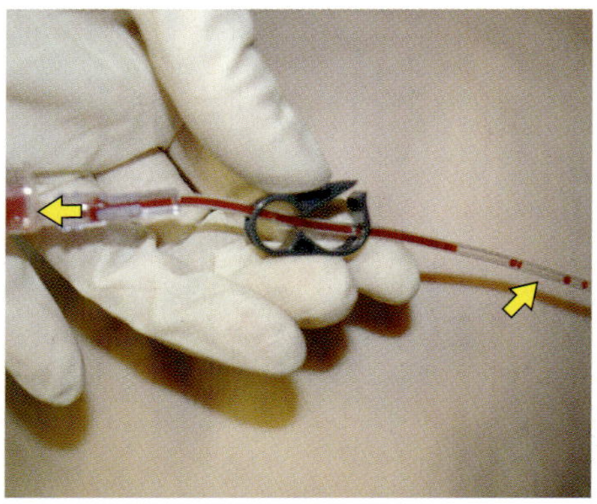

**Abb. 126.5** Blut rückläufig?

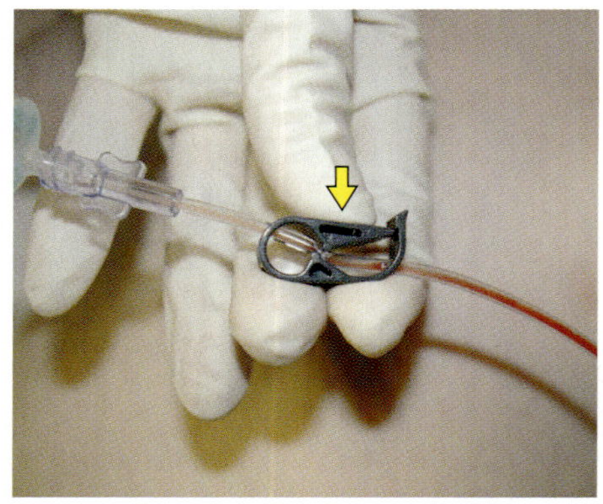

**Abb. 126.6** Klemme schließen

Nun öffnen Sie die Klemme ( ↷ in Abb. 126.4) und überprüfen, ob unter Aspiration ( ⇦ ) Blut rückläufig ist (Abb. 126.5). Mitunter legt sich die Spitze des Port-Katheters einer Venenwand an und der Blutrückfluss stoppt ( ↗ in Abb. 126.5). In einem solchen Fall schließen ( ⇩ ) Sie die Klemme wieder (Abb. 126.6), setzen eine Spritze mit isotoner NaCl-Lösung auf und spülen ( ⇘ ) den Katheter damit an (Abb. 126.7). Wenn sich ein freier Abfluss zeigt, schließen Sie die Klemme wieder ( ⇩ in Abb. 126.8), ziehen die Spritze ab und desinfizieren nochmals das Schlauchende (Abb. 126.9).



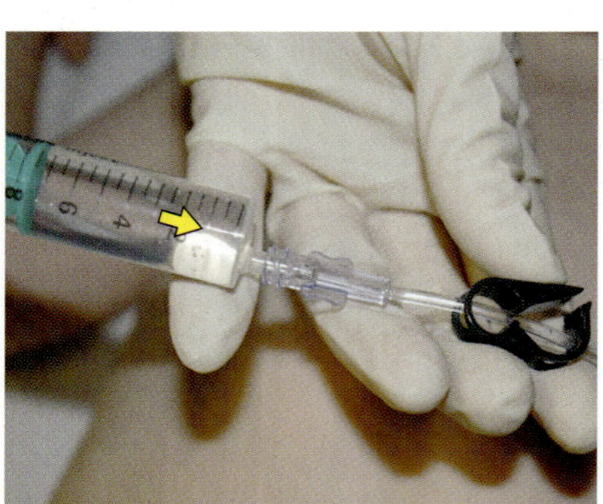

**Abb. 126.7** mit NaCl anspülen

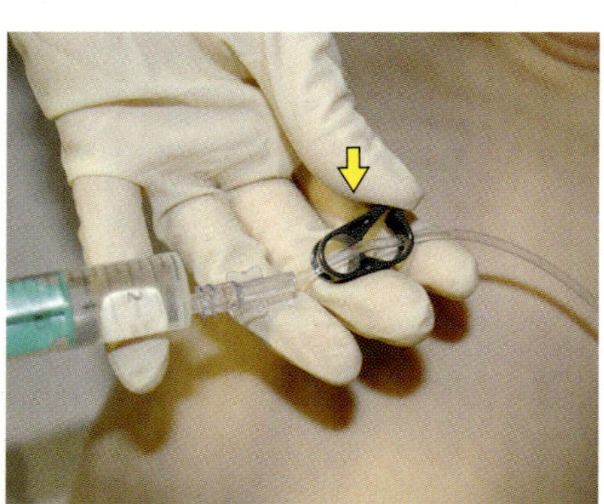

**Abb. 126.8** Klemme wieder zu

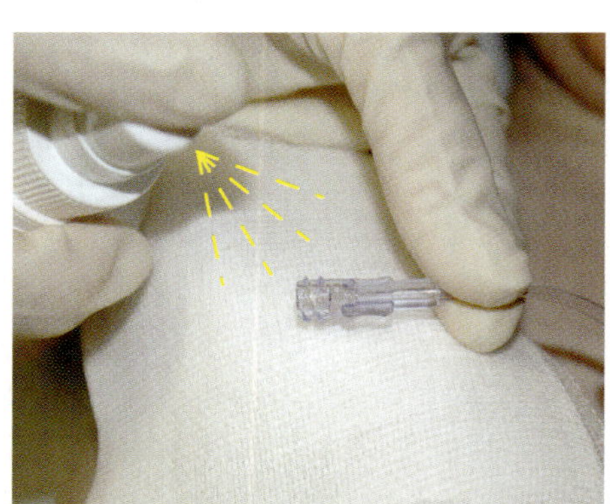

**Abb. 126.9** Desinfektion

Erst danach drehen Sie den Verbindungsschlauch der vorbereiteten Infusion gegen den Uhrzeigersinn ( ) vom Stöpsel ab (Abb. 127.1) und drehen ihn mit dem Uhrzeigersinn ( ) auf das Anschlussstück (Abb. 127.2). Dann nehmen Sie den Clip von der Punktionskanüle ab ( in Abb. 127.3) und schützen das Punktionsset mit einem sterilen Pflaster (Abb. 127.4).

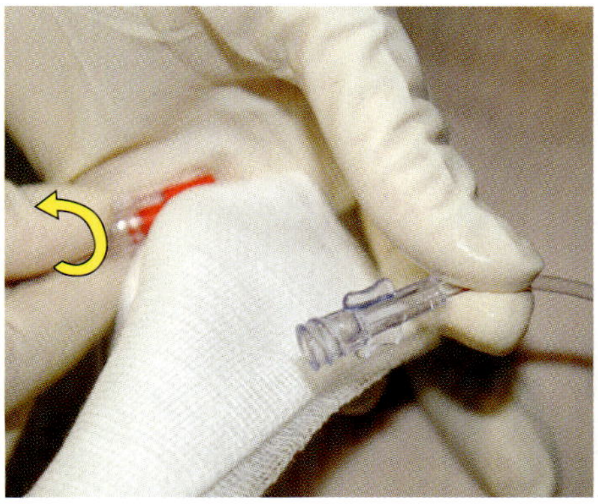

Abb. 127.1 Stöpsel von Infusion

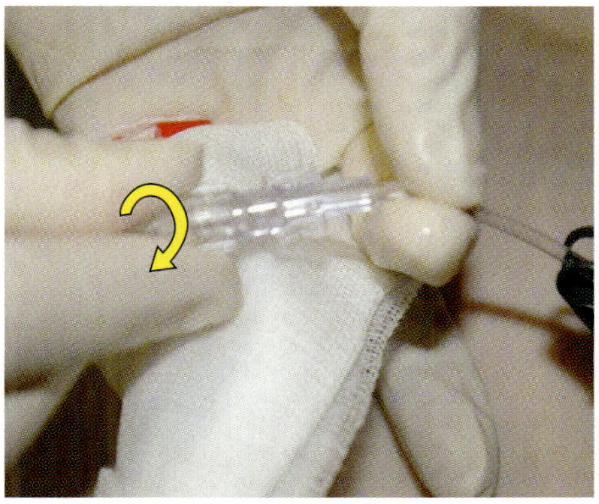

Abb. 127.2 Anschluss der Infusion

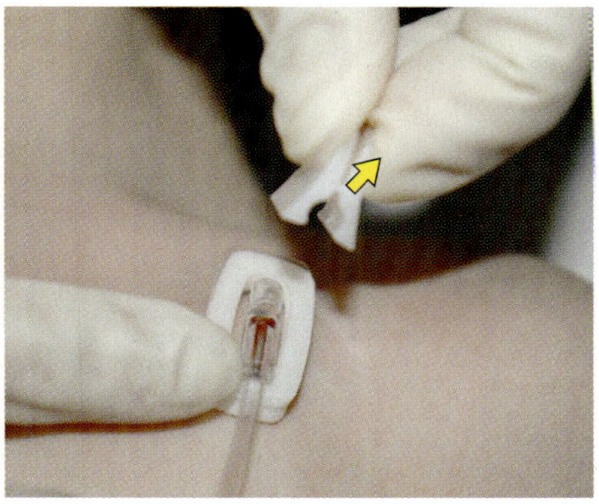

Abb. 127.3 Clip abnehmen

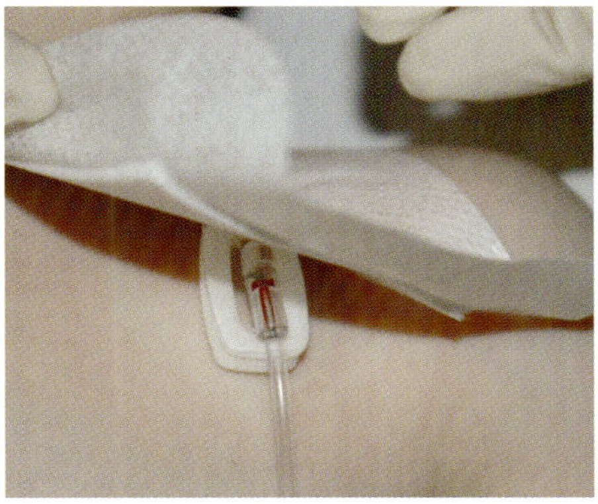

Abb. 127.4 steriles Schutzpflaster

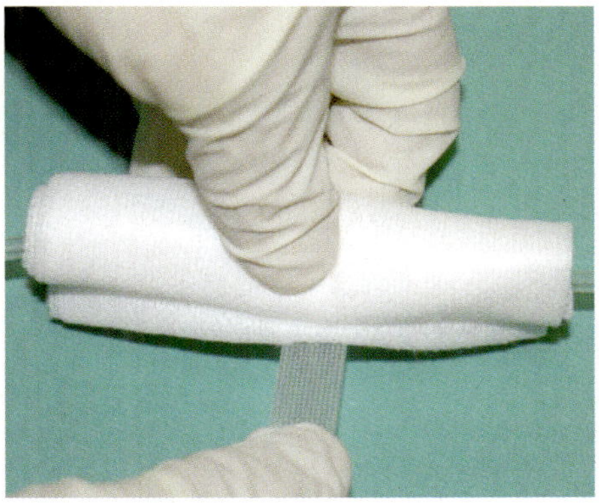

Abb. 127.5 Schlauchverbindung

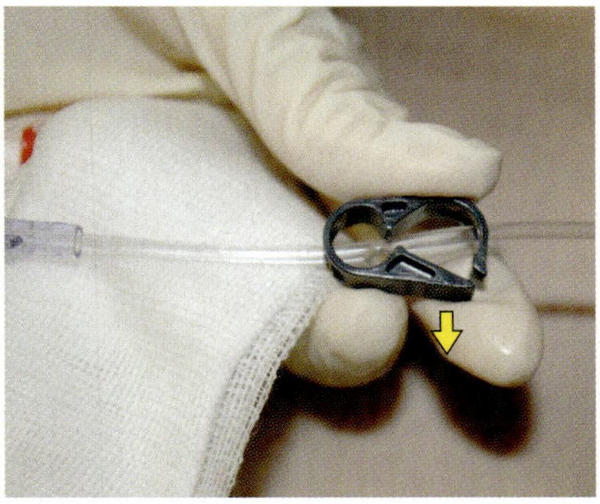

Abb. 127.6 Klemme öffnen

Am besten wickeln Sie die Verbindungsstelle noch in eine sterile Kompresse und kleben diese wie eine Rolle zusammen (Abb. 127.5). Dann öffnen ( ) Sie die Klemme (Abb. 127.6) und starten ( ) die vorbereitete Infusion (Abb. 127.7).

Am Ende der Infusion muss der Port-Katheter genau wie ein Broviac- oder Hickman-System mit steriler NaCl-Lösung gespült und mit z.B. ca. 3 ml verdünnter Heparinlösung (100 i.E./ml) geblockt werden, bevor Sie die Kanüle herausziehen (vgl. S. 122/123). Wenn der Port-Katheter längere Zeit nicht benutzt wird, ist es ratsam, mindestens einmal monatlich diese Blockade zu erneuern. Einige Kliniken handhaben die gezeigten Katheter auch ohne sterile Handschuhe und halten stets eine sterile Kompresse zwischen Hand und Katheter („no touch-Technik“).

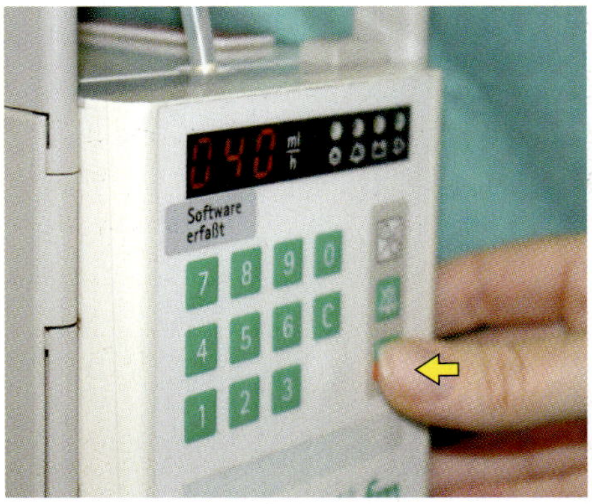


Abb. 127.7 Infusion starten

Für eine Gabe von Röntgen-Kontrastmitteln sind weder Hickman-, noch Port-Katheter zugelassen: Diese Kontrastmittel weisen eine etwas klebrige Konsistenz auf und führen schnell zu Katheterverschlüssen. Außerdem droht beim Einsatz automatischer Kontrastmittelpumpen eine Ruptur des Katheters. Sollte ein Port-tragender Patient Fieber und andere Entzündungszeichen entwickeln, ohne dass andere Entzündungsherde (Nasen-Rachen-Raum, ableitende Harnwege oder Lunge) gefunden werden, muss das Portsystem in der Regel ausgetauscht werden, um einer Sepsis vorzubeugen.

# Notizen

### Indikation

Magensonden werden zum einen diagnostisch gelegt, um z.B. eine pH-Messung des Magensaftes oder bei V.a. Tuberkulose säurefeste Stäbchen nachzuweisen. Zum anderen können Magensonden auch therapeutisch für eine parenterale Ernährung, eine Magenspülung nach Intoxikation oder eine Magenentleerung bei Ileus, Magenausgangsstenose oder vor Operationen eingesetzt werden. In den letztgenannten Fällen werden Magensonden mit etwas größeren Lumina verwendet, die bereits primär etwas steifer sind als die dünneren Sonden.

### Mögliche Komplikationen

Beim Legen der Magensonde kann sich diese unter Umständen im Mund aufrollen oder versehentlich in die Trachea geraten (starker Hustenreiz). In diesen Fällen ziehen Sie die Magensonde zurück und beginnen erneut. Dünnere Magensonden sind primär etwas weich und werden daher im Kühlschrank zur vorübergehenden Härtung aufbewahrt (vgl. **Abb. 130.1**) oder mit einem Mandrin eingeführt. Bei längerer Liegezeit können druckinduzierte Läsionen im Nasen-Rachen-Raum, seltener auch im Ösophagus und Magen bis hin zu Blutungen entstehen.

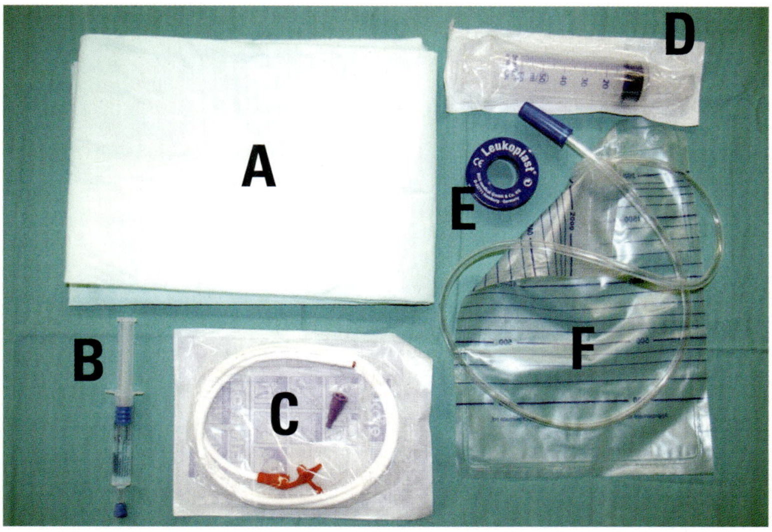


**Abb. 129.1** Materialvorbereitung

### Materialvorbereitung

Folgende Dinge werden vorbereitet (**Abb. 129.1**):

- (A) Zellstoff oder Unterlage
- (B) anästhesierendes Gleitgel
- (C) Magensonde aus dem Kühlschrank
- (D) Blasenspritze zum Lagetest
- (E) Klebeband zur Fixation
- (F) Auffangbeutel

Für einen eventuellen Brechreiz sollten Sie noch eine Nierenschale bereit halten. Vor dem Legen der Magensonde klären Sie den Patienten über die individuelle Indikation und das Vorgehen sowie mögliche Komplikation auf und wirken beruhigend auf ihn ein.

Dann lassen Sie bewusstseinsklare Patienten zunächst testen, welches der beiden Nasenlöcher momentan besser durchgängig ist, indem abwechselnd jeweils ein Nasenloch verschlossen (↗, ⇨) und kräftig kurz ausgeatmet wird (**Abb. 129.2+3**). 21
Die Nasenschleimhäute schwellen im 6- bis 8-Stunden-Rhythmus an und ab, so dass nicht immer die gleiche Seite die durchgängigere ist. Dann benetzen Sie die ersten cm der Magensonde mit einem anästhesierenden Gleitgel (**Abb. 129.4**). Bei bewusstlosen oder narkotisierten Patienten können Sie die Sonde in Rücken- oder in Linksseitenlage einführen, bei Problemen helfen Sie sich mit einem Laryngoskop und einer Magillzange (vgl. S. 150).

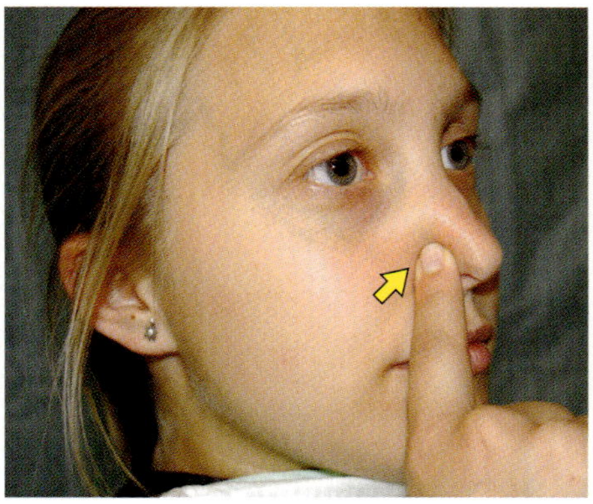

**Abb. 129.2** Test li. Nasenloch ...

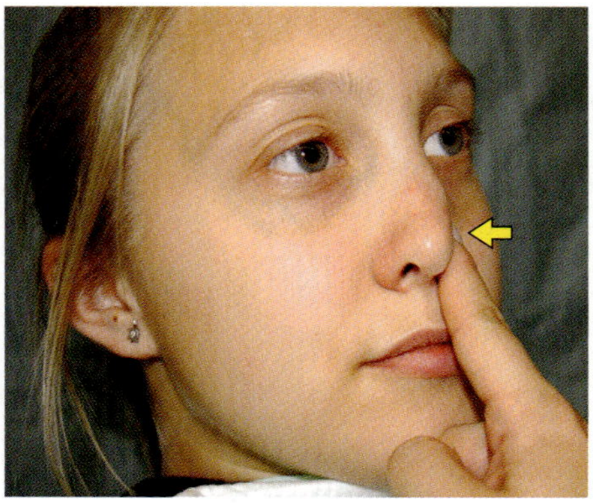

**Abb. 129.3** ... oder das rechte?

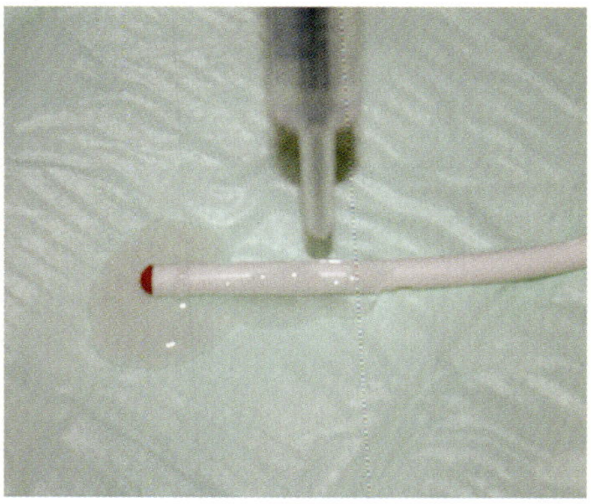

**Abb. 129.4** Gleitgel

**Einführen der Magensonde**

Weichere Magensonden nehmen Sie erst unmittelbar vor dem Legen aus dem Kühlschrank (Abb. 130.1), da sie dann etwas steifer sind und sich besser einführen lassen. Durch die Körpertemperatur werden sie schnell wieder weicher. Denken Sie bitte daran, dass der Weg, den die Magensonde nehmen soll, nicht parallel zum Nasenrücken nach oben führt (Abb. 130.2), sondern nahezu waagerecht nach dorsal (Abb. 130.3), bis Sie einen leichten Widerstand spüren. Manchmal weichen die Patienten dabei instinktiv etwas zurück und geraten in eine Überstreckung ihres Kopfes. Der anatomische Weg ist jedoch besser gebahnt, wenn die Patienten das Kinn leicht auf die Brust nehmen, ihren Kopf also etwas vorbeugen.

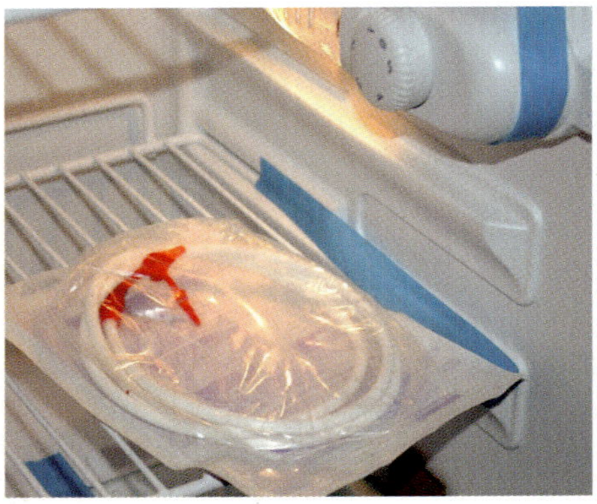

**Abb. 130.1** frisch aus dem Kühlschrank

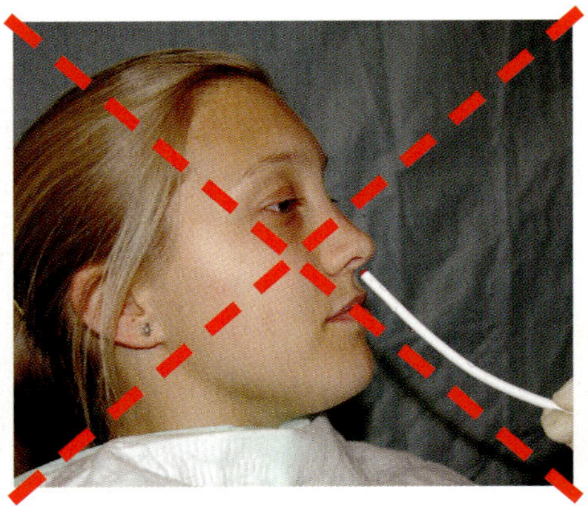

**Abb. 130.2** nicht nach oben

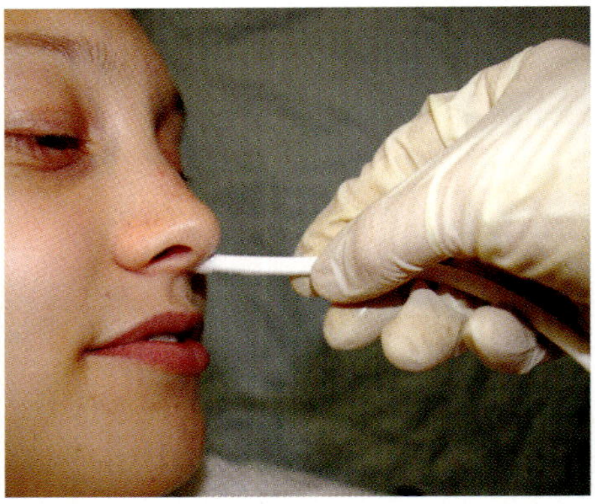

**Abb. 130.3** sondern waagerecht

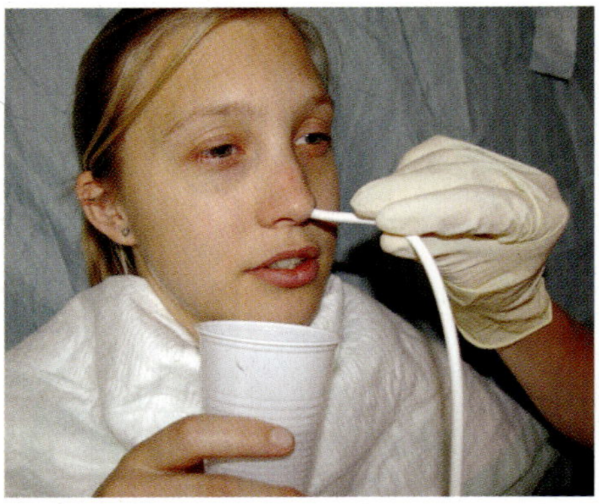

**Abb. 130.4** ein Mundvoll Wasser

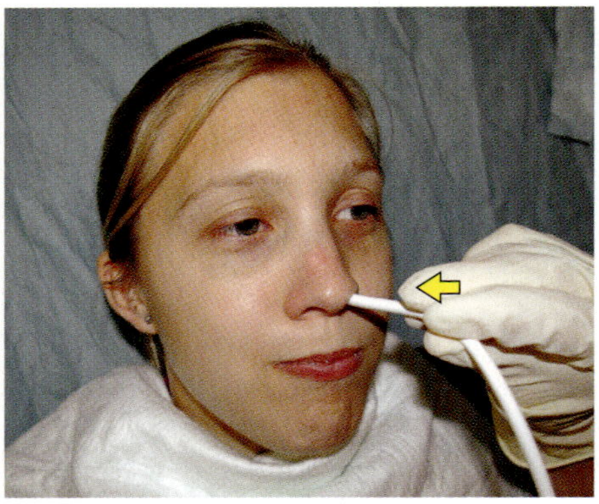

**Abb. 130.5** beim Schlucken vorschieben

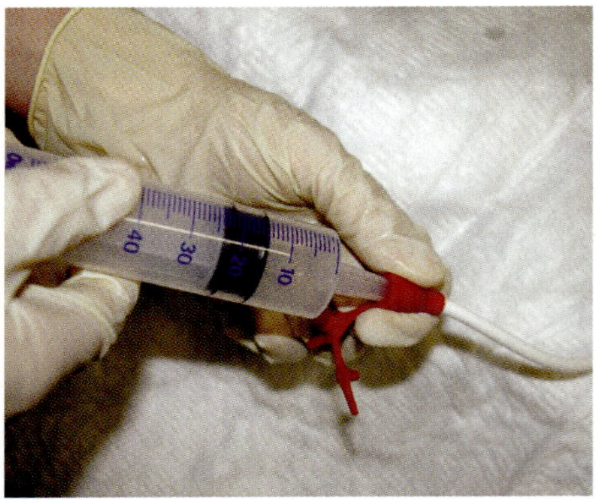

**Abb. 130.6** Blasen-Spritze anschließen

Oft ist das Vorschieben an dieser Stelle einfacher, wenn Sie den Patienten etwas Wasser in den Mund nehmen lassen (Abb. 130.4), dann auf Kommando schlucken lassen und gleichzeitig die Magensonde mit dem Schluckakt zügig mitschieben (⇦), ohne jedoch brutal vorzugehen (Abb. 130.5). Falls jedoch die basale Säuresekretion des Magens bestimmt werden soll, darf kein Wasser getrunken werden. Lassen Sie sich durch einen leichten Würgereiz nicht verunsichern und schieben Sie konsequent weiter, falls kein Hustenreiz auftritt (dann wäre die Sonde eher in der Trachea gelandet).

Nachdem Sie die Magensonde vorgeschoben haben, schließen Sie eine Blasenspritze an (Abb. 130.6), um damit die korrekte Lage im Magen durch Luftinsufflation zu testen: Ziehen Sie jedoch nicht gleich 50 ml Luft auf, sondern nur 10 bis 20 ml, damit Sie dem Patienten nicht unnötig stark den Magen aufblasen. Diese Menge reicht völlig aus, um das typische Geräusch bei der anschließenden Auskultation wahrzunehmen (vgl. S. 131).

**Lagetest und Fixation**
Während der Patient oder eine Hilfsperson die Magensonde festhält, haben Sie beide Hände frei, um Ihr Stethoskop auf das Epigastrium aufzusetzen und etwas Luft in die Magensonde zu geben ( in Abb. 131.1). Bei korrekter Lage sollte dort ein entsprechendes Blubbern zu hören und eventuell schon Magensekret rückläufig oder aspirierbar sein.

Anschließend nehmen Sie einen Pflasterstreifen und kleben diesen in seiner Mitte an die Magensonde unmittelbar vor der Nase (Abb. 131.2). Die beiden Enden des Plasterstreifens werden dann auf dem Nasenrücken und der Nase angedrückt und müssen auch nicht so lang sein wie hier abgebildet (Abb. 131.3). Zum Abschluss entfernen Sie die Blasenspritze wieder und schließen z.B. die parenterale Ernährung oder einen Beutel an ( ), der meistens seitlich am Patientenbett befestigt wird (Abb. 131.4).

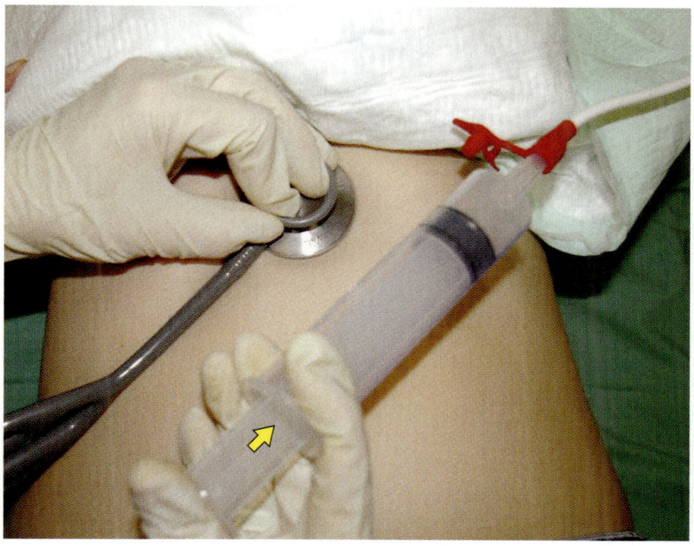

Abb. 131.1 Auskultationstest: Im Magen?

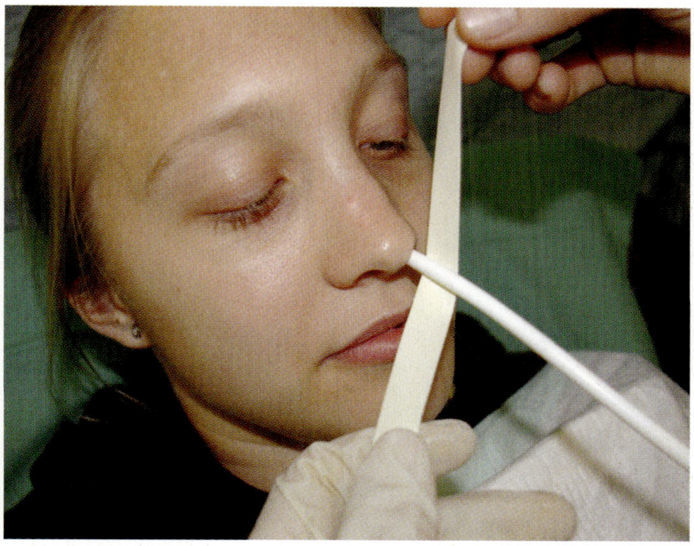

Abb. 131.2 Pflasterstreifen ansetzen …

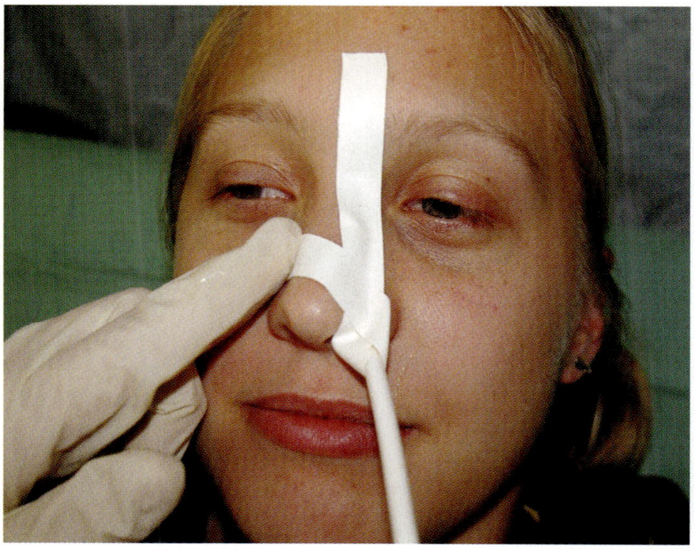

Abb. 131.3 … und am Nasenrücken fixieren

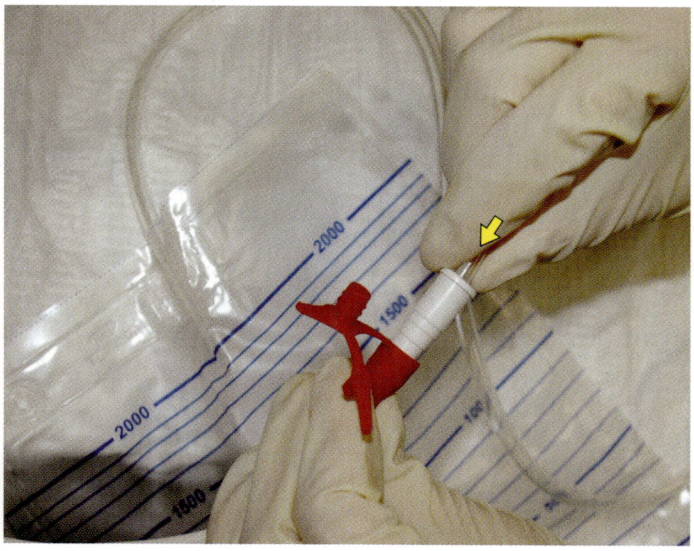


Abb. 131.4 Auffangbeutel anschließen

Wenn Sie die Magensonde entfernen möchten, legen Sie eine Unterlage oder Zellstoff vor oder auf die Brust des Patienten und sorgen Sie für eine aufrechte Sitzposition. Dann klemmen Sie die Sonde mit einer Klemme ab und ziehen sie zügig heraus.

# Notizen

# Thorax-Drainage 22

### Indikation

Die Anlage einer Saugdrainage mit kontinuierlichem Unterdruck („Bülau-Drainage") von etwa 5-20 cm $H_2O$ ist z.B. bei einem größeren Pneumothorax oder bei drohendem Spannungspneumothorax indiziert, um die kollabierte Lunge wieder zu entfalten. In diesen Fällen wird der Thorakalraum meistens im 3. oder 4. Intercostalraum (ICR) in der Medioclavicularlinie (MCL) oder in der vorderen Axillarlinie (VAL) im 5. oder 6. ICR punktiert.

Soll dagegen bei Sero-, Hämato- oder Pyothorax eine Flüssigkeitsansammlung aus der Pleurahöhle drainiert werden, wird eher im 5. / 6. ICR (oder noch tiefer) in der mittleren oder hinteren Axillarlinie punktiert. Wird kein kontinuierlicher Sog angeschlossen, sondern nur ein Auffanggefäß / -beutel, wird die Drainage auch „Heber-Drainage" genannt. Dargestellt ist zunächst die Drainage eines malignen Begleitergusses, demnach keine Notsituation. Die chirurgische Drainageanlage bei Pneumothorax finden Sie auf den Seiten 137-141.

### Vorbereitung

Bewusstseinsklare Patienten sollten Sie im Vorfeld über den Zweck der Drainage (s.o.) aufklären und Ihnen auch das Prozedere erklären. Für viele Patienten ist die Erwähnung der Lokalanästhesie dabei wichtig, damit sie wissen, dass dadurch die Schmerzen besonders beim Durchstoßen der Pleura parietalis reduziert werden. Auf dem Materialtisch werden folgende Dinge vorbereitet (Abb. 133.1):

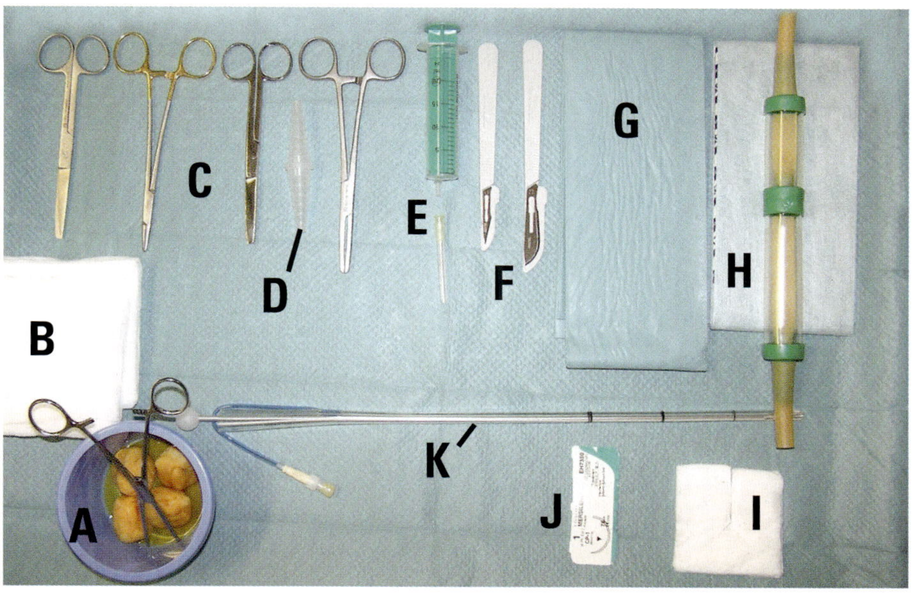


- (A) sterile Tupfer mit Klemme und Hautdesinfektionsmittel
- (B) sterile Kompressen
- (C) Schere, Nadelhalter und Klemme
- (D) Anschlussstück
- (E) 10 ml-Spritze mit Injektionsnadel für die Lokalanästhesie
- (F) Skalpelle für die Hautinzision
- (G) steriles Abdeck- / Lochtuch
- (H) Ventil
- (I) Schlitzkompresse
- (J) Nahtmaterial
- (K) Drainage mit Mandrin

**Abb. 133.1** Materialvorbereitung

Da es sich hierbei nicht um eine Notfallsituation handelte, konnte die Punktionsstelle zunächst mit einer Büroklammer markiert (Abb. 133.2) und unter Durchleuchtung (Abb. 133.3) identifiziert (⇨) werden, ob sie auch in der korrekten Höhe des Ergusses (⇙⇙) liegt (Abb. 133.4). Wichtig ist dabei die Überprüfung, bei welcher Inspirationstiefe das Zwerchfell (⇖⇖) und hier auch die Leber sicher caudal der beabsichtigten Punktionsstelle liegt.

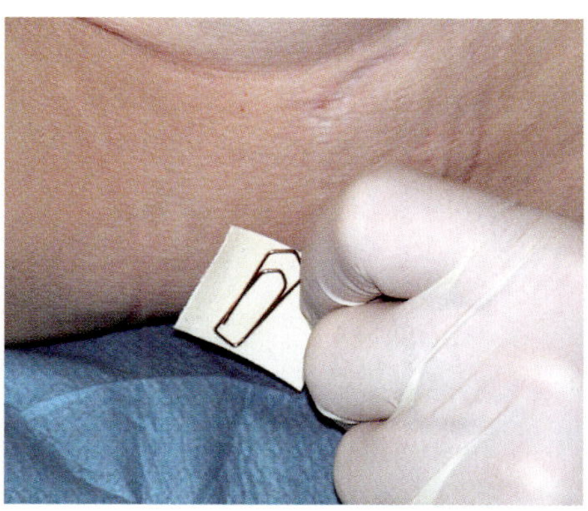

**Abb. 133.2** Markierung der Punktionsstelle

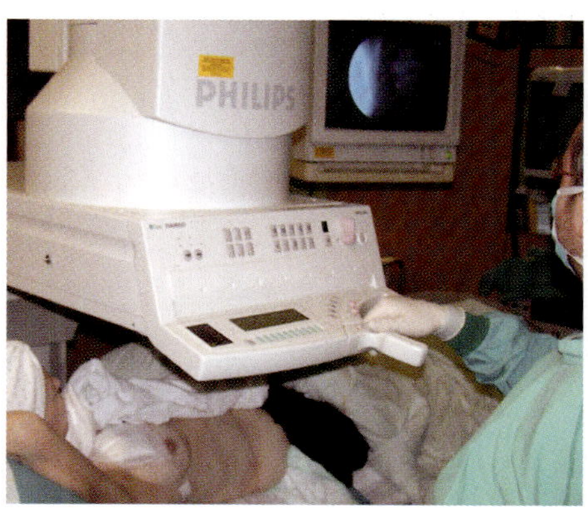


**Abb. 133.3** Durchleuchtung

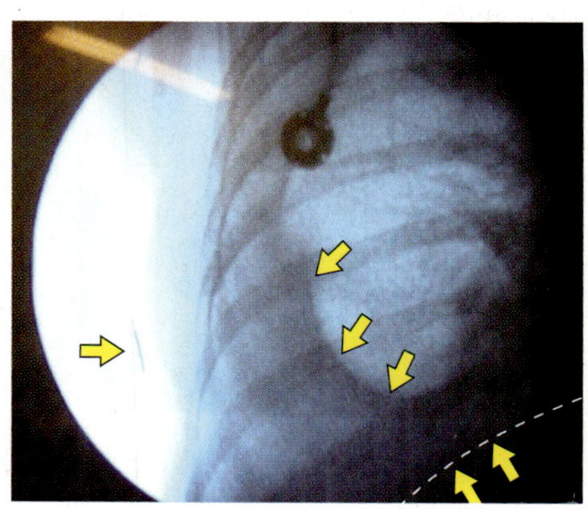

**Abb. 133.4** Kontrolle der Höhe

Nach dieser Überprüfung, die auch mit der Sonographie durchgeführt werden kann, markieren Sie den Verlauf der Rippen, bzw. des ICR und die geplante Punktionsstelle auf der Haut (Abb. 134.1) und führen eine Sprühdesinfektion ( ↘ ) durch (Abb. 134.2). Die Anlage einer Thoraxdrainage kann recht schmerzhaft sein, deshalb empfiehlt sich bei bewusstseinsklaren Patienten eine ausgiebige Infiltration ( ↗ ) mit 10-20 ml Lokalänasthetikum, z.B. mit 2%iger Lidocainlösung. Dies erfolgt am besten nicht nur in Form eines subcutanen Depots ( ◌ ), sondern auch durch Infiltration des tiefer gelegenen Stichkanals und besonders der Pleura (Abb. 134.3). Bleiben Sie während dieser Infiltration immer am Oberrand der caudalen Rippe, um eine Verletzung der intercostalen Leitungsbahnen zu vermeiden (vgl. S. 85).

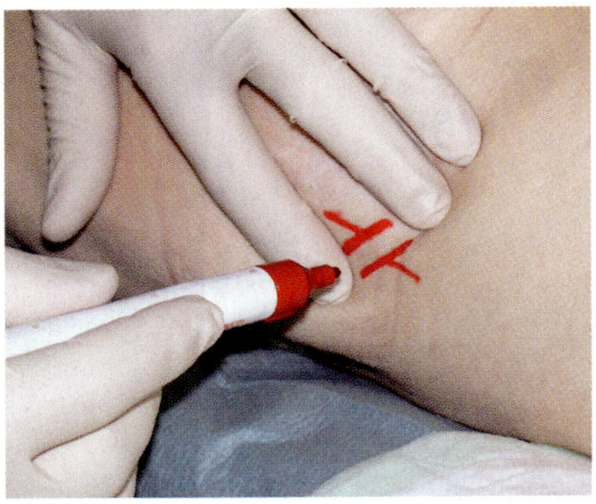

**Abb. 134.1** ICR-Markierung

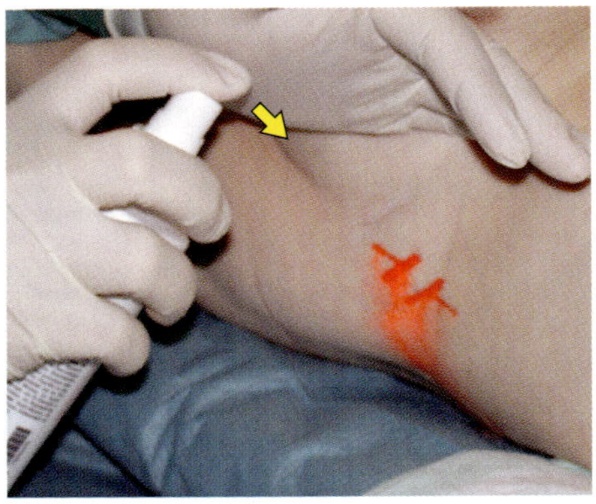

**Abb. 134.2** Sprühdesinfektion

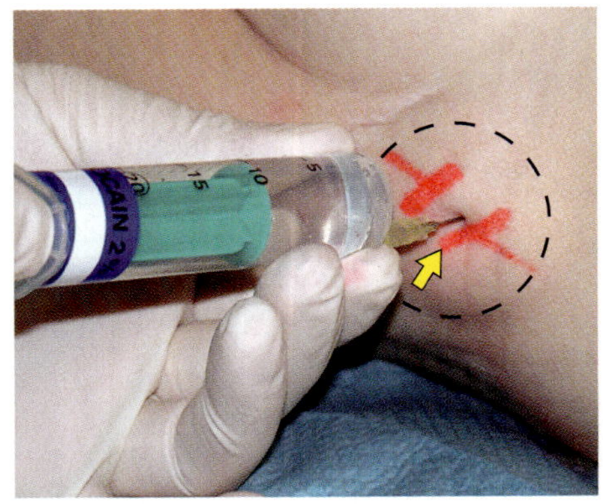

**Abb. 134.3** Lokalanästhesie

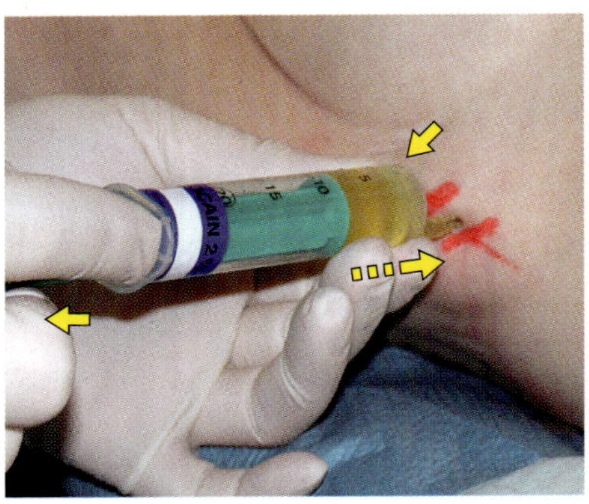

**Abb. 134.4** vorsichtiger Vorschub

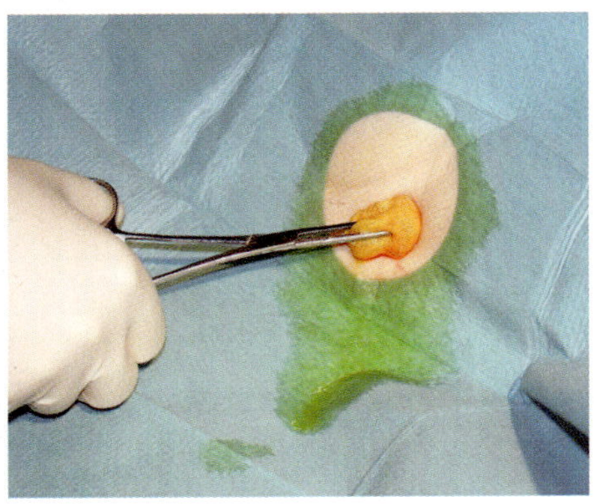

**Abb. 134.5** Hautdesinfektion

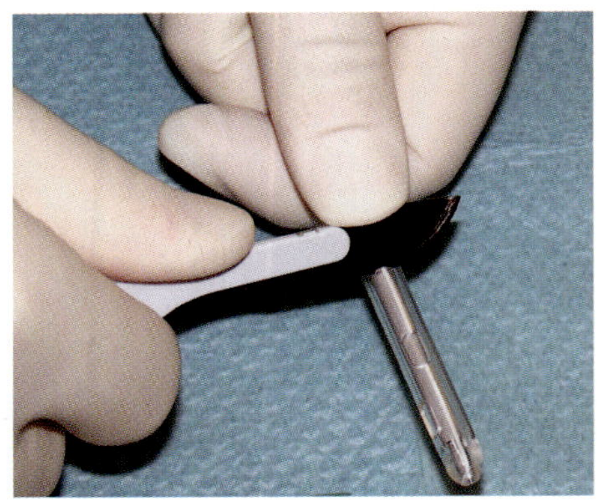

**Abb. 134.6** zusätzliche Löcher

Während der Infiltration schieben Sie die Punktionsnadel solange vorsichtig tiefer (⇢), bis Sie bei intermittierender Aspiration ( ⇦ ) den (in der Regel leicht gelblichen) Erguss ( ↙ ) bzw. ein rötliches Hämatom bei Hämatothorax oder Luft bei Pneumothorax in die Spritze ziehen (Abb. 134.4). Dann ist eine Anästhesie des gesamten Punktionsweges sichergestellt.

Nun decken Sie die Punktionsstelle mit einem sterilen Lochtuch ab und führen eine sorgfältige Hautdesinfektion durch (Abb. 134.5). Je nachdem, welchen Drainagetypus Sie verwenden, kann einer späteren Verstopfung durch Fibrin oder Blutkoagel vorgebeugt werden, indem Sie am distalen Ende der Drainage mit dem Skalpell noch zwei bis drei zusätzliche Löcher schnitzen (Abb. 134.6). Dabei sollte das letzte Loch jedoch nicht über den röntgendichten Streifen ( ⇨ ) hinausreichen, der bei späteren Röntgenkontrollen als Orientierung dient, ob die Löcher der Drainage noch komplett im Pleuraraum liegen (Abb. 134.7).

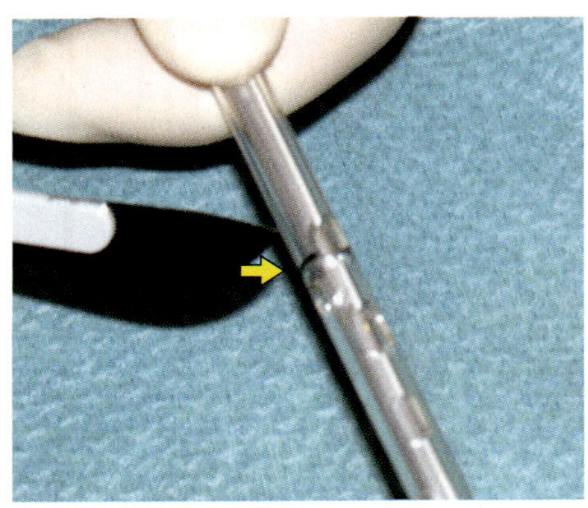

**Abb. 134.7** Röntgenstreifen

Jetzt erfolgt die Hautinzision mit dem Skalpell (Abb. 135.1) und das Einführen der Drainage mit Hilfe des starren Mandrins (Abb. 135.2). Handelt es sich jedoch nicht um eine Ergussdrainage wie in diesem Fall, sondern um eine Saugdrainage bei Pneumothorax, kann es vorteilhaft sein, eine Klemme einzuführen und den Drainagetunnel durch wiederholtes Spreizen der Klemme zu bahnen bzw. zu erweitern. Dabei können Sie ein versehentliches Eindringen der Klemme in die Pleurahöhle vermeiden, indem Sie die Klemme mit dem Zeigefinger der freien Hand durch die Haut hindurch führen (vgl. S. 138). Wenn Sie einen Tunnel anlegen möchten (hier nicht dargestellt), führen Sie die Spitze der geschlossenen (!) Klemme zum **Ober**rand der nächsthöheren Rippe und perforieren erst dort die Pleura:

Beim Vorschieben der Drainage unter Druck ( ), hier für Rechtshänder mit der rechten Hand demonstriert, dient Ihre linke Hand als dosierte „Bremse“ ( ), damit die Drainage beim Durchstoßen der Pleura parietalis nicht unkontrolliert tief in die Pleurahöhle eindringt (Abb. 135.3). Wenn ein Spannungspneumothorax vorliegt, wird sich in diesem Moment plötzlich die unter Druck stehende Luft nach außen entleeren (nicht erschrecken). Im Fall eines Ergusses oder eines Hämatoms entleert sich dann plötzlich ein Teil der Flüssigkeit nach außen.

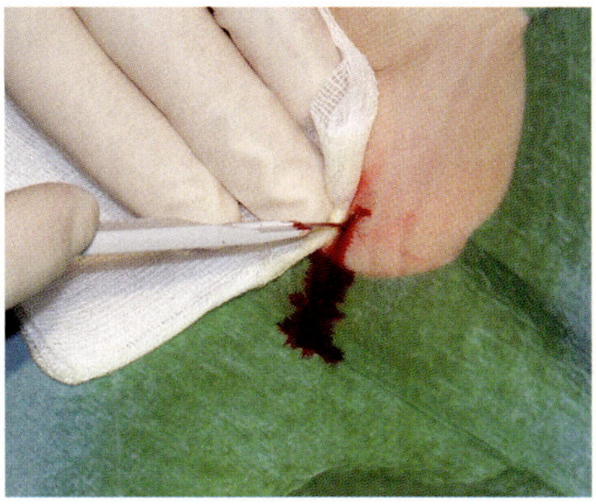

**Abb. 135.1** Hautinzision

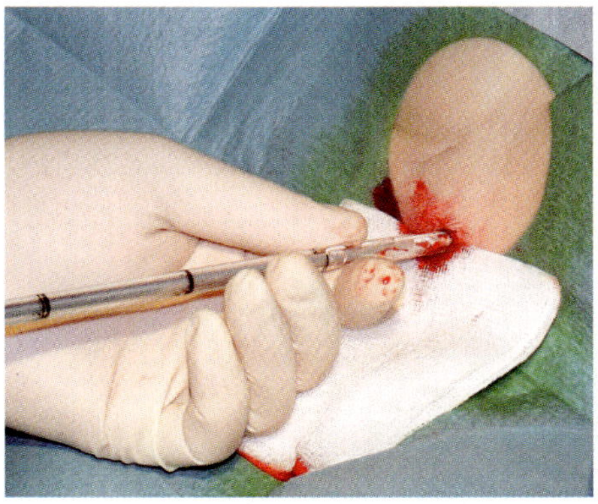

**Abb. 135.2** Drainage einführen

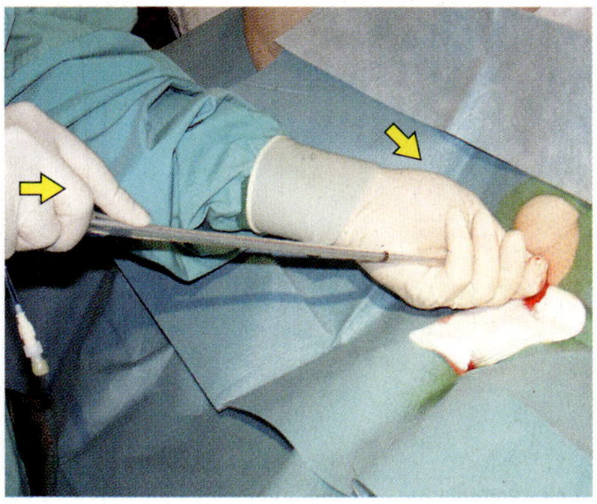

**Abb. 135.3** Drainage vorschieben

Nun positionieren Sie unter Durchleuchtung (Abb. 135.4) die Drainage ( ) möglichst am Boden der Pleurahöhle (nur bei Erguss bzw. Hämatothorax). Bei einem Pneumothorax streben Sie dagegen eine höhere Position des intrathorakalen Drainageteils an. Anschließend ziehen Sie den Mandrin ( ) zurück (Abb. 135.5) und klemmen ( ) die Drainage ab (Abb. 135.6).

Beim nachfolgenden Anschluss des Ventils variieren die Symbole der Markierungen je nach Hersteller etwas: Oft meint eine Skizze der Lunge die dem Patienten zugewandte Seite und ein stilisiertes Auffanggefäß die Seite, die vom Patienten wegführen soll (vgl. Abb. 136.2).

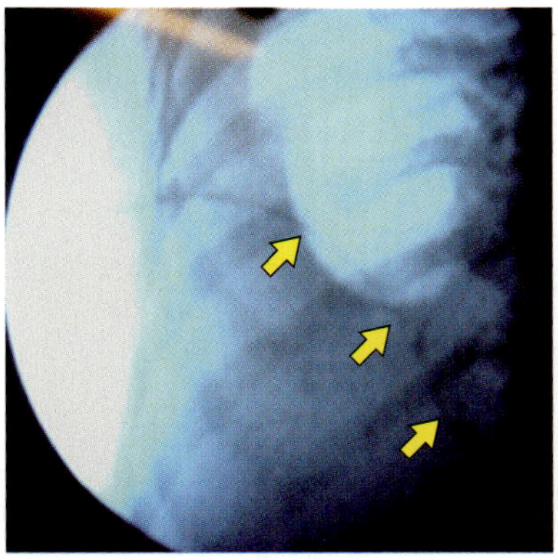

**Abb. 135.4** Lagekontrolle

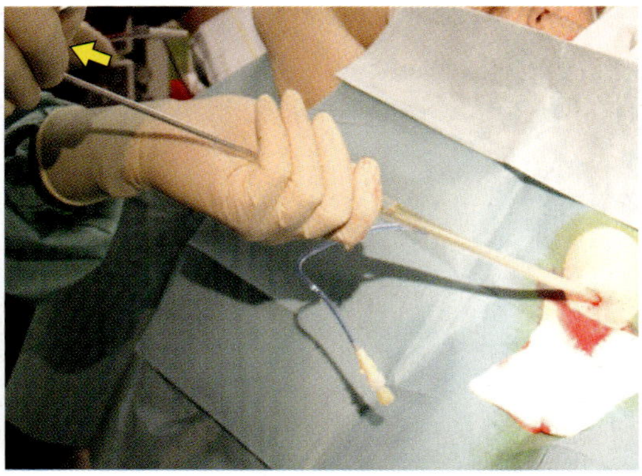

**Abb. 135.5** Mandrin entfernen

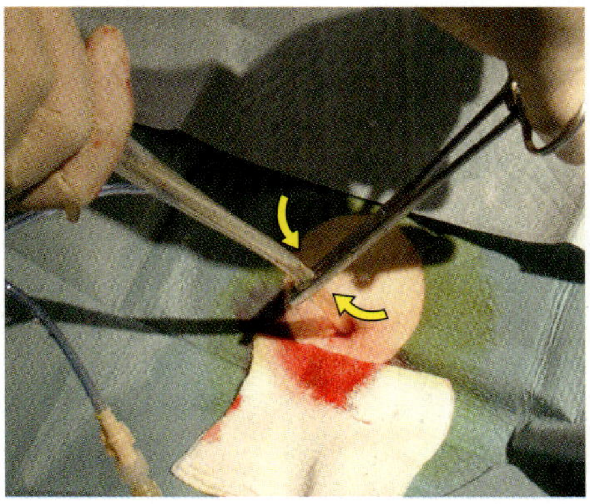

**Abb. 135.6** Abklemmen

# 22 Thorax-Drainage

Nehmen Sie jetzt das Anschlussstück (↙), das sich zu beiden Enden hin verjüngt, und stecken eine Seite davon fest in das Ende der Thoraxdrainage **(Abb. 136.1)**. Dann schließen Sie das Ventil an und achten darauf, dass das richtige (Lungen-) Symbol (⇩) zur Patientenseite zeigt **(Abb. 136.2)**. An das andere Ventilende schließen Sie einen Auffangbeutel an **(Abb. 136.3)** bzw. den Sog im Fall eines Pneumothorax (vgl. S.142). Bei Ergusspunktionen ist es ratsam, nicht mehr als 1000 ml Flüssigkeit auf einmal abzulassen, damit die Lunge kein sogenanntes „Entfaltungstrauma" mit der Folge eines Lungenödems erleidet [22.1]. An einem Tag sollten auch wegen der Gefahr eines größeren Eiweißverlustes nicht mehr als 1500 ml abgelassen werden.

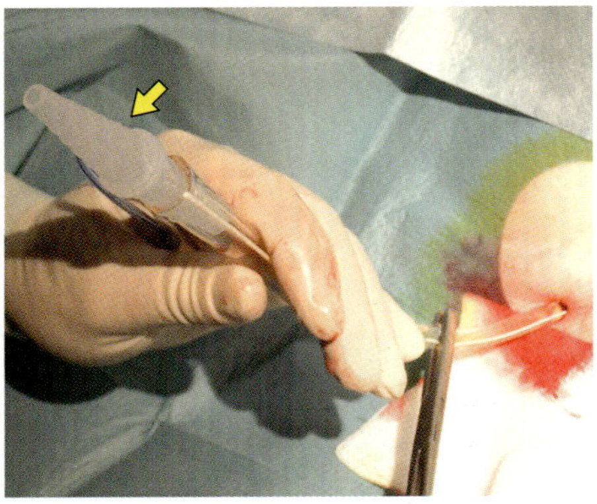

**Abb. 136.1** Zwischenstück

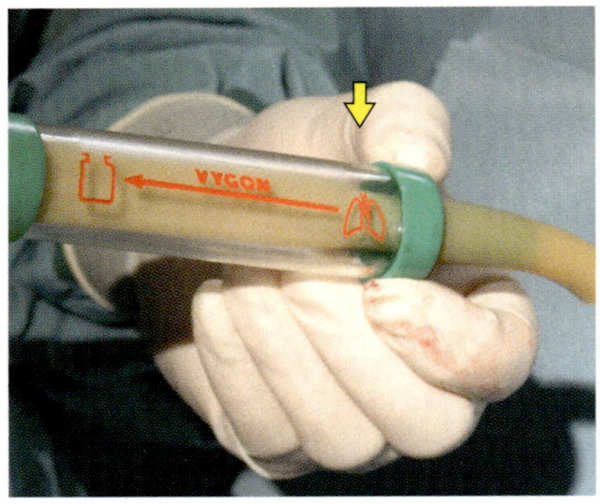

**Abb. 136.2** Ventilrichtung ok?

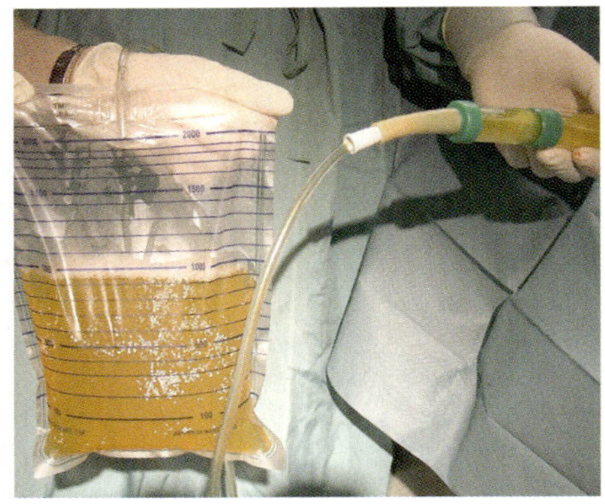

**Abb. 136.3** Auffangbeutel

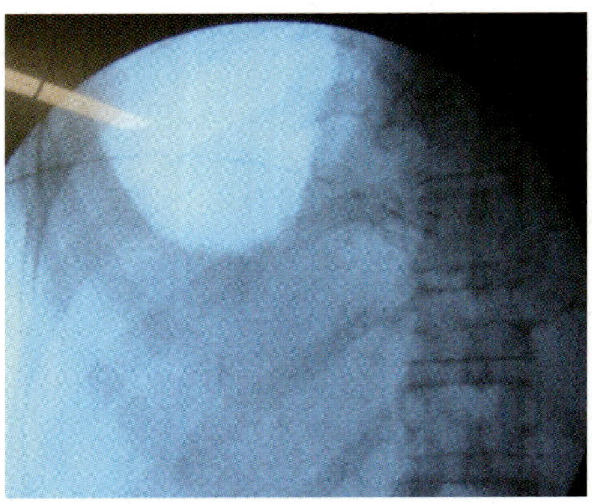

**Abb. 136.4** Kontrolle unter DL

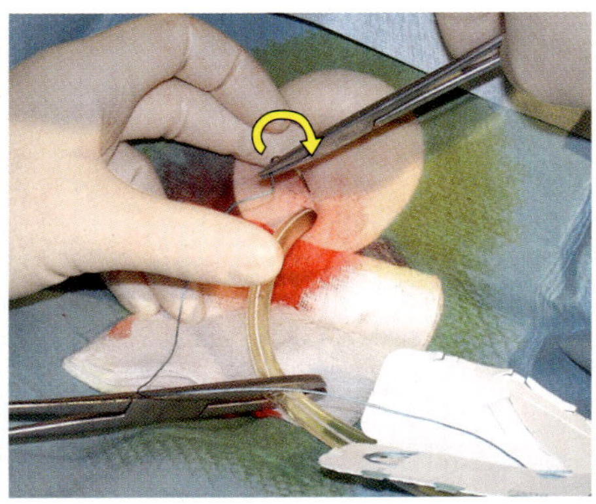

**Abb. 136.5** Haut durchstechen

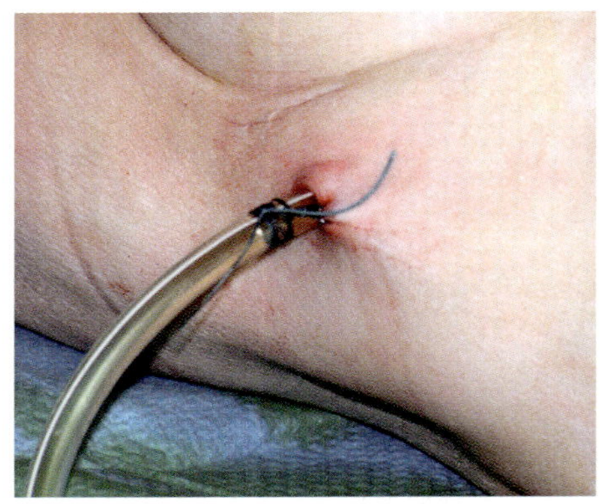

**Abb. 136.6** Fixation

Vor der Annaht der Drainage können Sie noch einmal ihren korrekten Sitz und die Entfaltung der Lunge mit Hilfe der Durchleuchtung (DL) kontrollieren **(Abb. 136.4)**.
Dann durchstechen Sie (↷) mit einem Nadelhalter die benachbarte Haut **(Abb. 136.5)** und nähen die Drainage fest: Dabei soll der Faden nicht zu locker sitzen, sondern so eng geknüpft sein, dass die Drainage leicht komprimiert wird **(Abb. 136.6)**. Geben Sie etwas Desinfektionssalbe (↗) auf eine sterile Schlitzkompresse **(Abb. 136.7)** und verkleben die Kompresse und die Drainage sorgfältig mit der benachbarten Thoraxwand **(Abb. 136.8)**. Den Abschluss bildet eine Klebefolie als schützender Überzug **(Abb. 136.9)**.



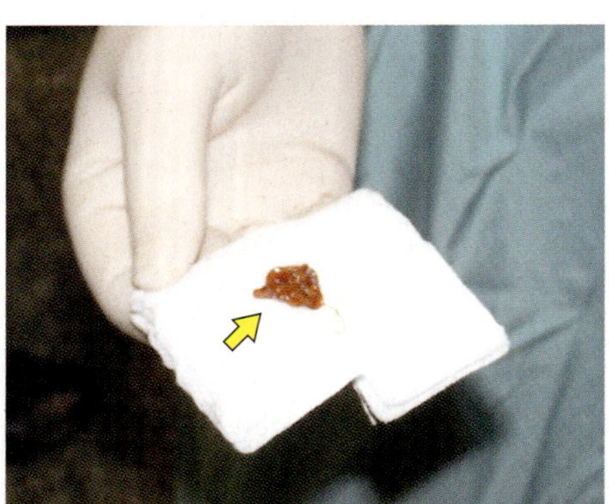

**Abb. 136.7** Schlitzkompresse

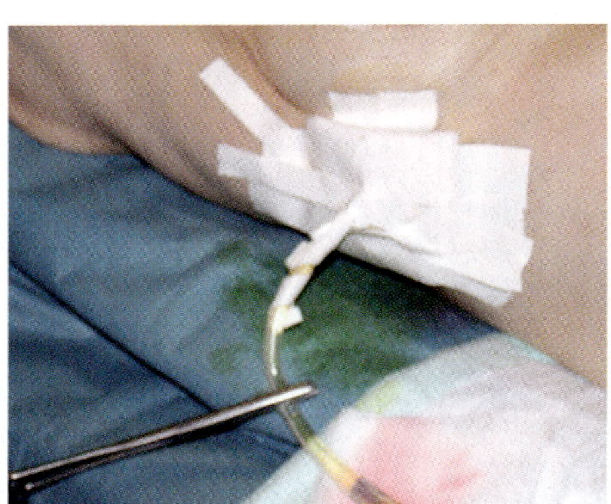

**Abb. 136.8** Klebeverband

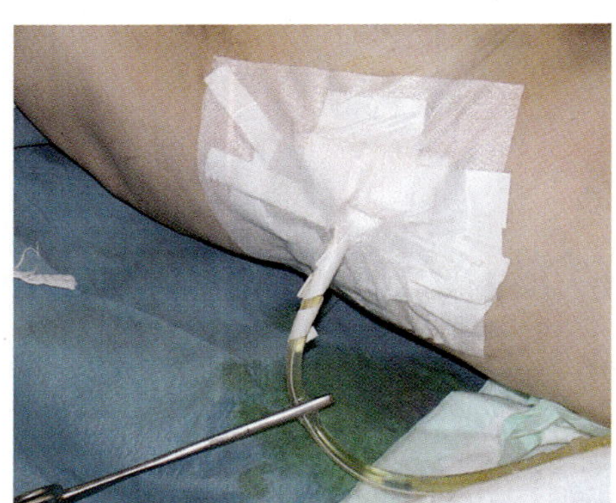

**Abb. 136.9** Schutzverband

**Vorbereitung**

Die Indikation zur Anlage einer Thoraxdrainage wurde bereits auf Seite 133 beschrieben. Hier folgt nun die chirurgische Anlagevariante mit Anlage eines Tunnels in den Weichteilen des lateralen Thoraxmantels. Tragen Sie Mundschutz und OP-Haube. Folgende Dinge werden vorbereitet (Abb. 137.1):

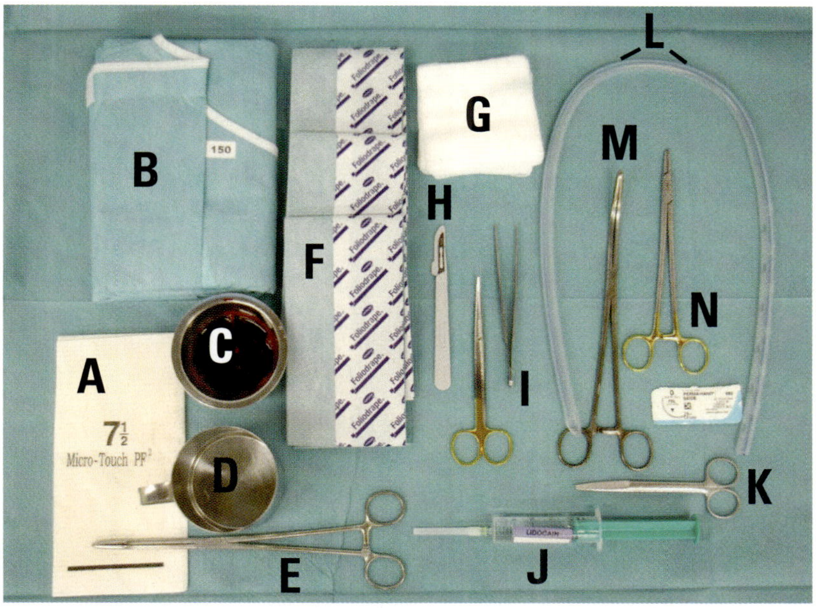


Abb. 137.1 Materialvorbereitung

- (A) sterile Handschuhe
- (B) steriler Kittel
- (C) Desinfektionsmittel
- (D) Abwurfbehälter
- (E) Klemme für die Desinfektion
- (F) sterile Abdecktücher
- (G) mehrere sterile Kompressen / Tupfer sowie Schlitzkompressen
- (H) Skalpell für den Hautschnitt
- (I) abgerundete Schere & chirurg. Pinzette
- (J) Spritze mit 20 ml Lokalanästhetikum
- (K) 2. Schere zum Kürzen der Drainage
- (L) Drainage mit Löchern
- (M) gebogene Kornzange zum Einführen
- (N) Nadelhalter und Nahtmaterial

Zunächst wird die ventrolaterale Thoraxwand in Nachbarschaft zur beabsichtigten Punktions-stelle desinfiziert (Abb. 137.2) und nach angemessener Einwirkzeit mit sterilen Tupfern abgetrocknet (Abb. 137.3), damit die sterilen Abdecktücher mit ihren Klebestreifen auf der Haut fixiert werden können (Abb. 137.4). Zur Lokalanästhesie wird zunächst eine Hautquaddel gesetzt (Abb. 137.5) und danach der Stichkanal mit 1%iger Lidocainlösung infiltriert ( ↗ in Abb. 137.6), bis hin zum Oberrand der nächst höher gelegenen Rippe (Abb. 137.7).

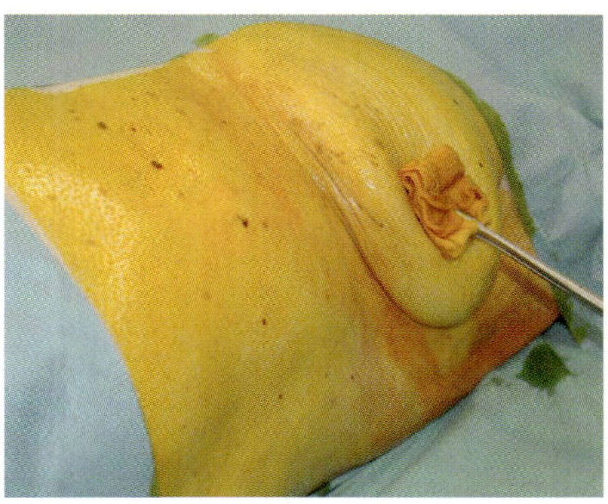

Abb. 137.2 Hautdesinfektion

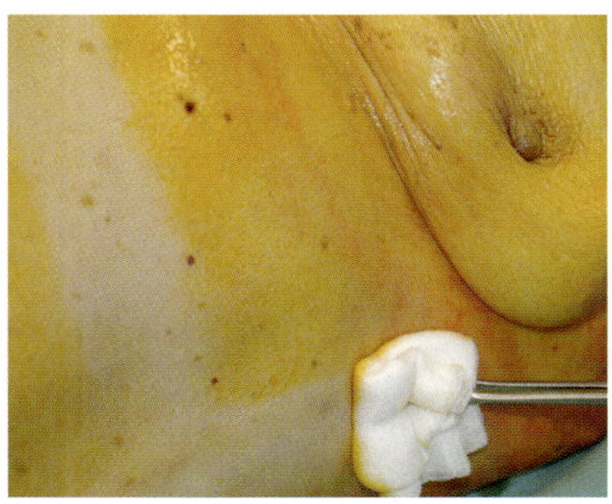

Abb. 137.3 sterile Abtrocknung

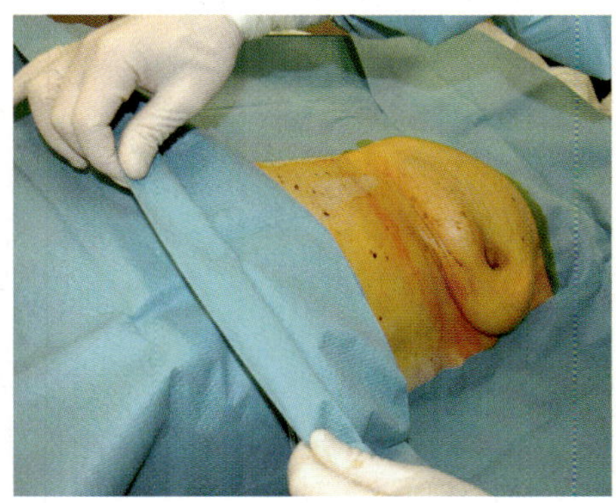

Abb. 137.4 Abdecktücher



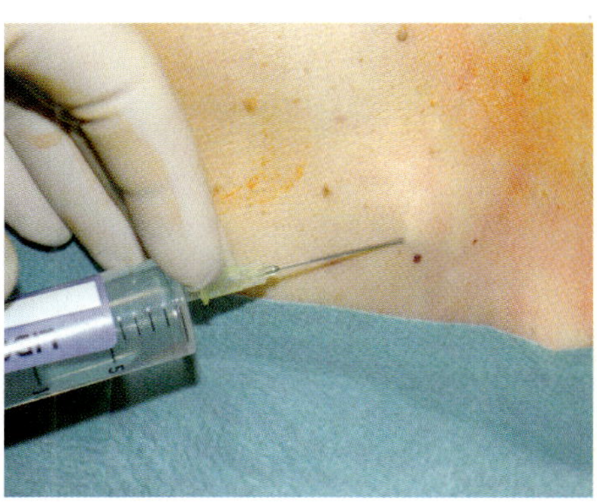

Abb. 137.5 Hautquaddel setzen

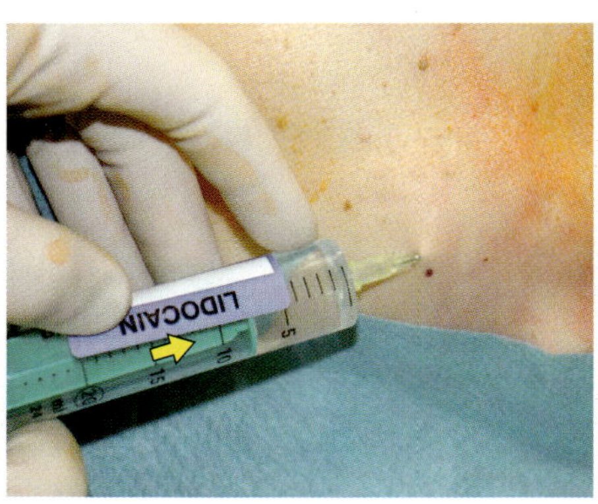


Abb. 137.6 LA des Stichkanals

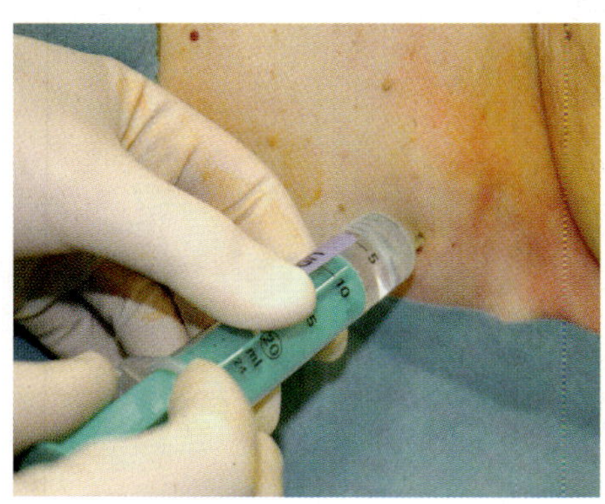

Abb. 137.7 bis zur Rippe

Dann infiltrieren ( ) Sie großzügig auch die Umgebung des Stichkanals (Abb. 138.1) in mehreren Richtungen (Abb. 138.2). Verwenden Sie insgesamt 15 bis 20 ml des Lokalanästhetikums, um eine ausreichende Anästhesie zu erreichen. Die Thoraxdrainage sollte grundsätzlich mit einer Schere so weit gekürzt ( ) werden (Abb. 138.3), dass nach Einlage alle Löcher sicher im Thorax liegen und die Drainage nicht durch Anstoßen umknickt.

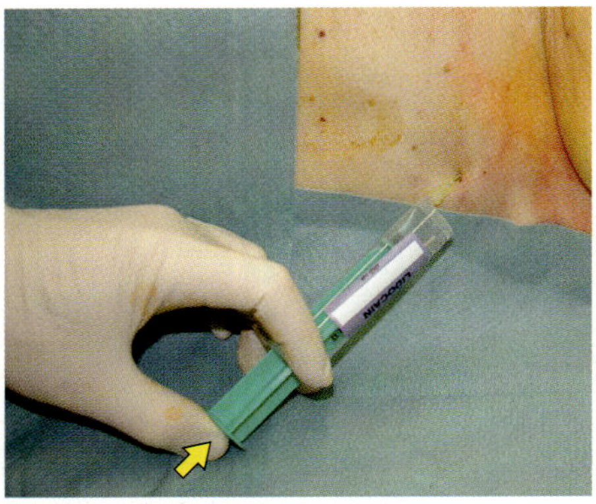

**Abb. 138.1** Lidocain-Infiltration

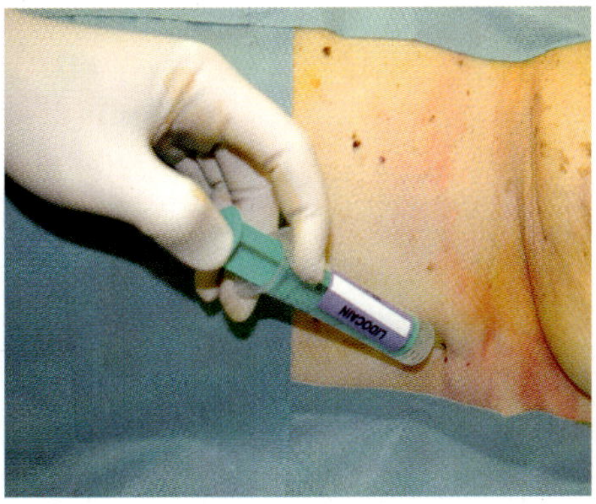

**Abb. 138.2** insgesamt 15-20 ml

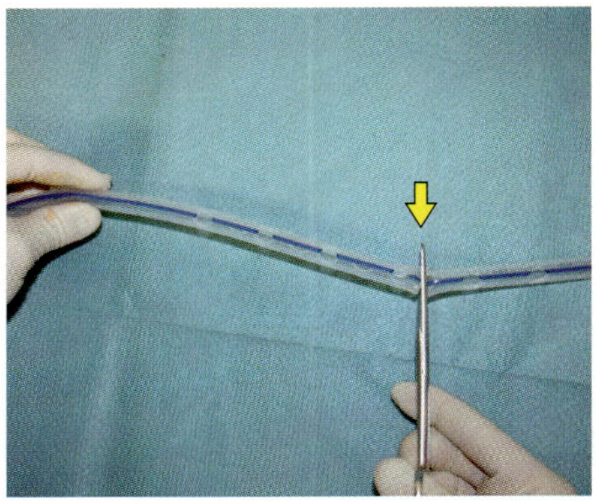

**Abb. 138.3** Drainage ggfs. kürzen

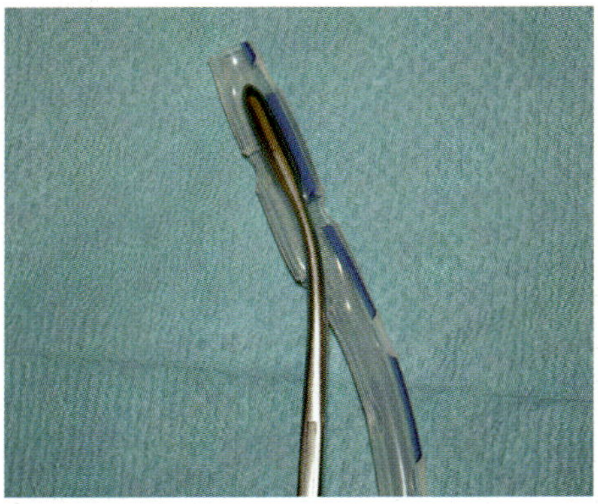

**Abb. 138.4** Drainage einklemmen

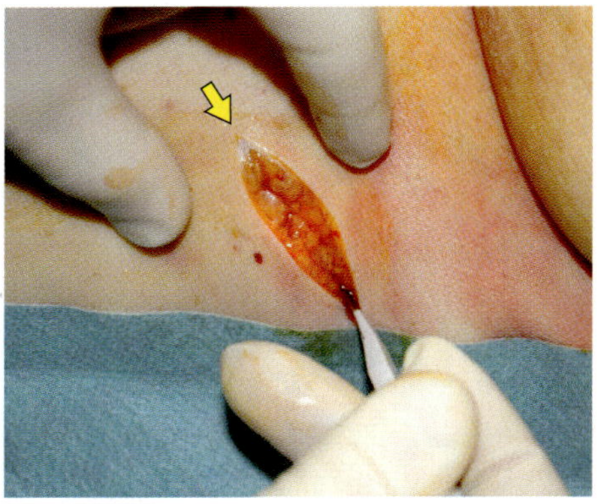

**Abb. 138.5** Hautschnitt / ICR

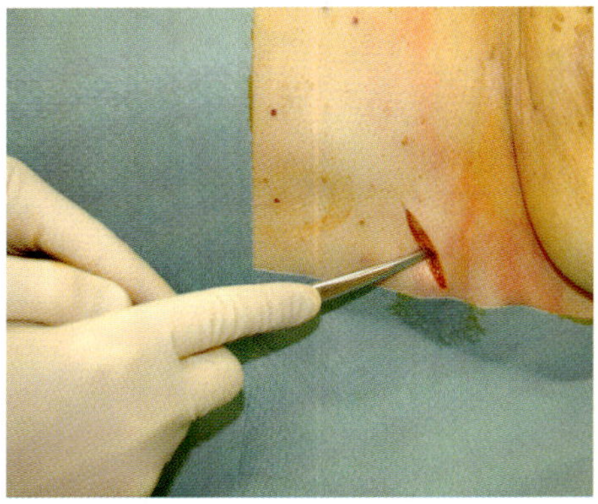

**Abb. 138.6** Schere einführen

Spannen Sie nun die Drainage am gelochten Ende in die gebogene Kornzange ein (Abb. 138.4). Setzen Sie den Hautschnitt parallel zum schräg ( ) verlaufenden 7. Intercostalraum (Abb. 138.5) in ausreichender Breite von einigen Zentimetern. Dann führen Sie die Schere ein (Abb. 138.6) und spreizen zunächst leicht ( ) einen subcutanen Kanal zum nächst höheren ICR (Abb. 138.7). Anschließend schieben ( ) Sie die Schere auf die höhere Rippe zu (Abb. 138.8) und spreizen wiederholt und stärker ( ) den subcutanen Tunnel auf (Abb. 138.9).

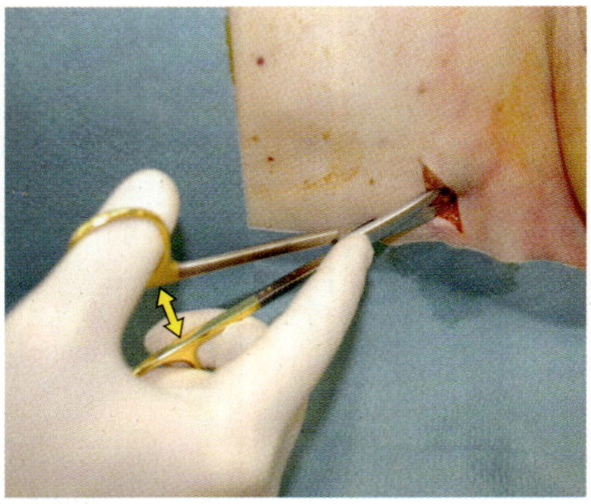

**Abb. 138.7** Kanal aufspreizen

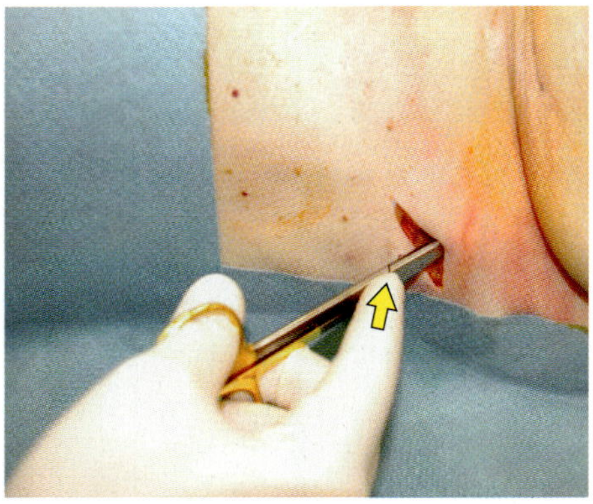

**Abb. 138.8** Schere vorschieben

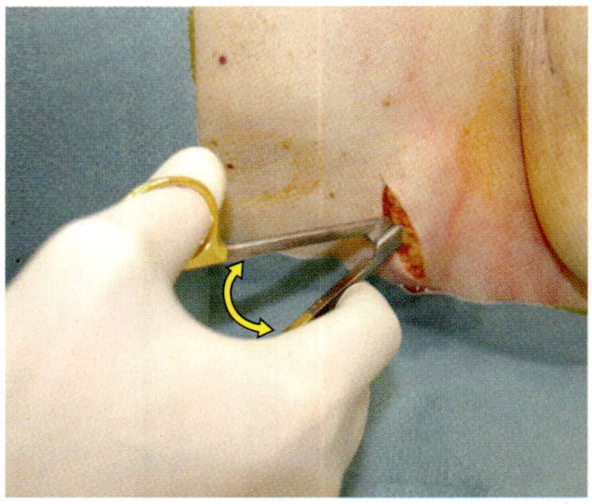

**Abb. 138.9** stärkeres Spreizen

Ertasten Sie dann den Oberrand der nächst höheren Rippe, durchstoßen ( ) dort, d.h. im 6. ICR die Pleura mit einem kurzen Ruck **(Abb. 139.1)** und spreizen Sie kräftig ( ) das pleurale Loch auf **(Abb. 139.2)**. Erschrecken Sie bitte nicht, wenn sich in diesem Moment plötzlich Luft (Pneumothorax), Blut (Hämatothorax) oder Flüssigkeit (Pleuraerguss) entleert. Dann palpieren Sie den Stichkanal und überprüfen, ob er ausreichend Platz für die Drainage bietet **(Abb. 139.3)**. Scheuen Sie sich nicht, bis zur Pleuraperforation vorzufühlen **(Abb. 139.4)** und sich innerhalb der Pleurahöhle durch drehendes Austasten ( in **Abb. 139.5**) zu vergewissern, dass keine pleuralen Verwachsungen die Lunge dort an der Thoraxwand fixiert haben. Drehen Sie dafür die Hand in beide Richtungen ( in **Abb. 139.6**).

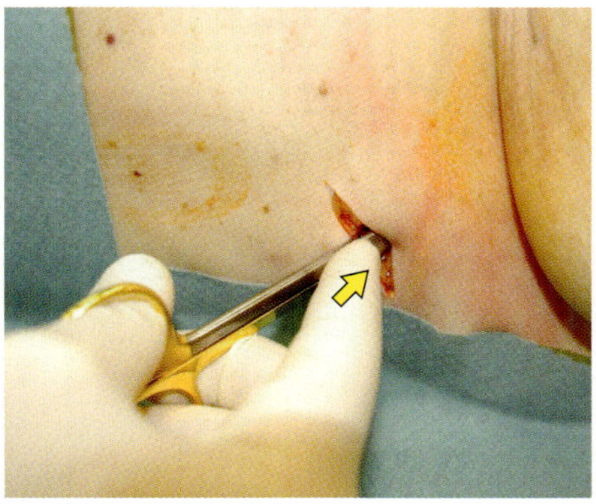

**Abb. 139.1** Pleura durchstoßen

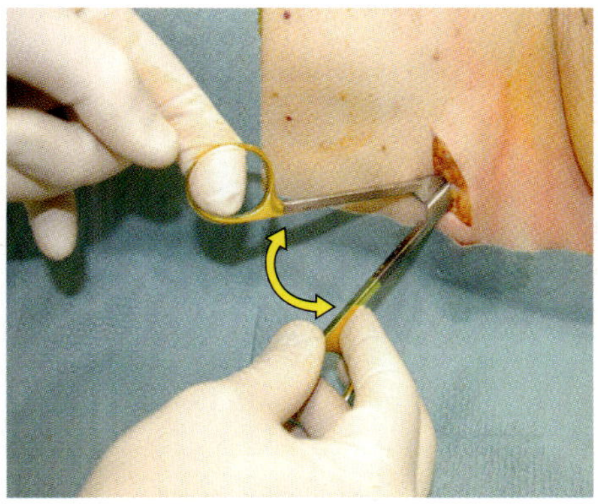

**Abb. 139.2** Loch aufspreizen

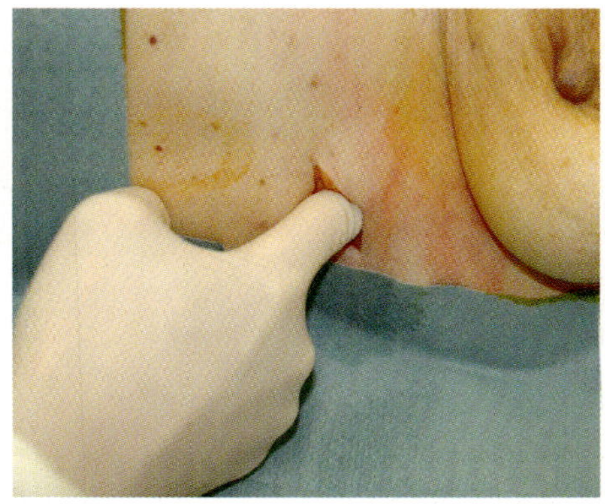

**Abb. 139.3** Kanal weit genug?

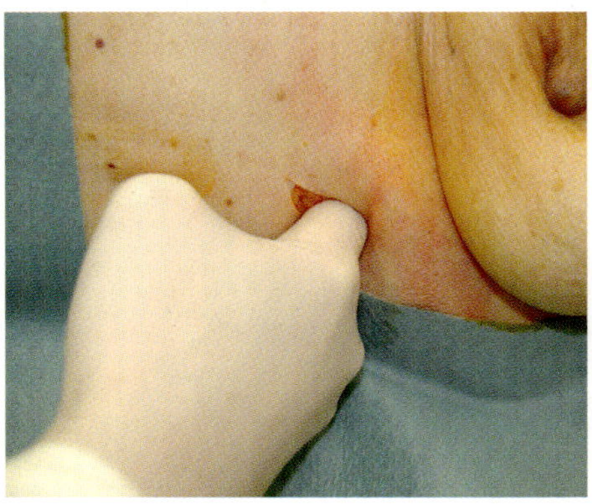

**Abb. 139.4** Bis zur Pleurahöhle ...

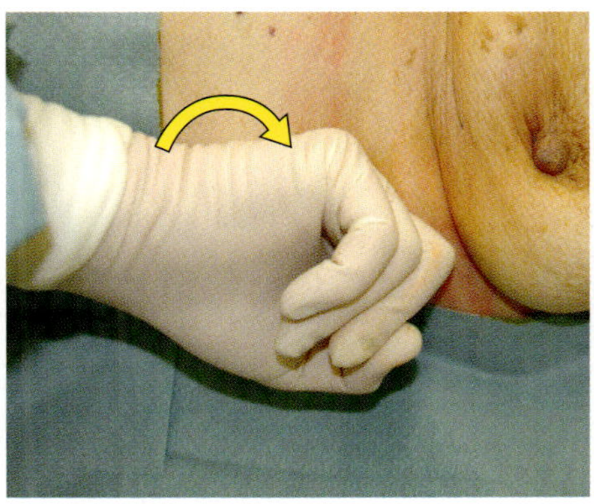

**Abb. 139.5** ... austasten, ob ...

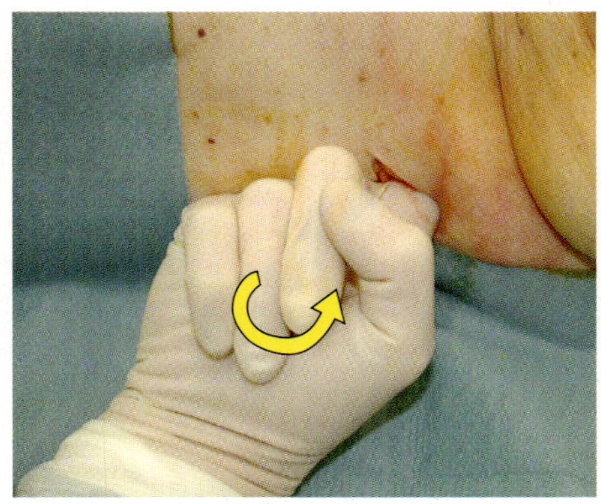

**Abb. 139.6** ... Lunge adhärent?

Wenn es sich um eine Punktion eines Hämatothorax oder Pleuraergusses handelt, halten Sie die gebogene Klemme so **(Abb. 139.7)**, dass die Drainage eher nach dorsal eingeführt werden kann und schieben ( ) sie weiter vor **(Abb. 139.8)**, bis ca. 10 cm über das letzte Loch ( ) hinaus. Dann wird sich der Erguss ( ) bzw. das Hämatom über die Drainage entleeren **(Abb. 139.9)**.

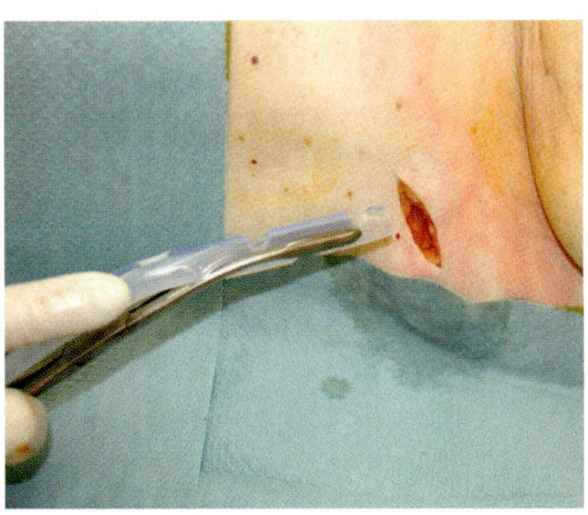

**Abb. 139.7** Richtung für Erguss

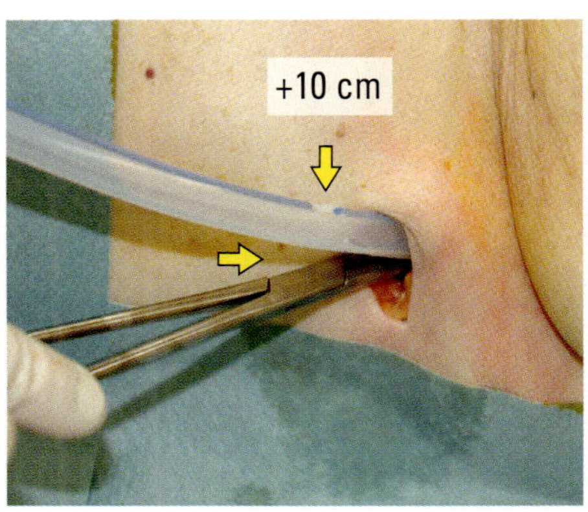


**Abb. 139.8** Vorschieben, bis ...

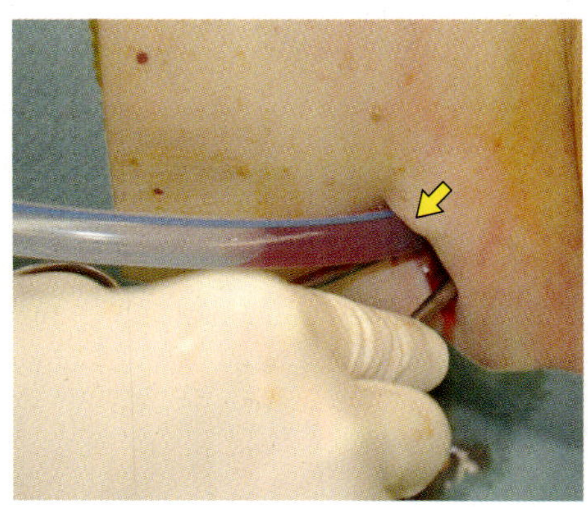

**Abb. 139.9** ... Loch plus 10-12 cm

22

Handelt es sich dagegen um eine Drainage zur Entlastung eines Pneumothorax, führen Sie die Drainage so ein, dass sie eher nach ventral ( ) gerichtet ist (Abb. 140.1). Auch hier schieben Sie die Drainage mit Hilfe der gebogenen Klemme tiefer vor (Abb. 140.2), bis ca. 10 cm über das letzte Loch hinaus (Abb. 140.3) und überprüfen mit Ihrem Finger, dass die Drainage auch nicht abgeknickt ist, sondern regelrecht in der Pleurahöhle liegt (Abb. 140.4).

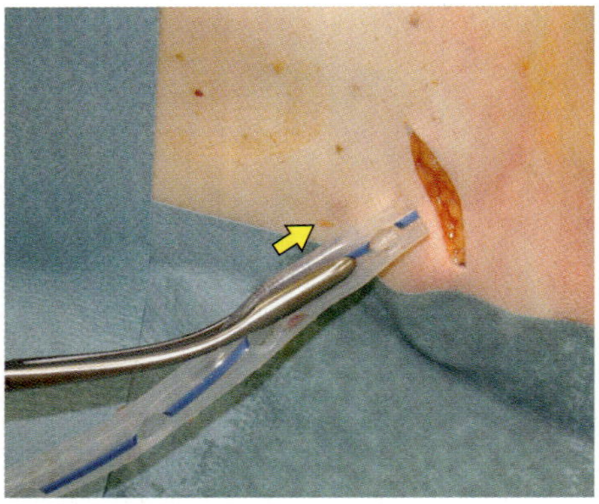

**Abb. 140.1** Pneu? Nach ventral!

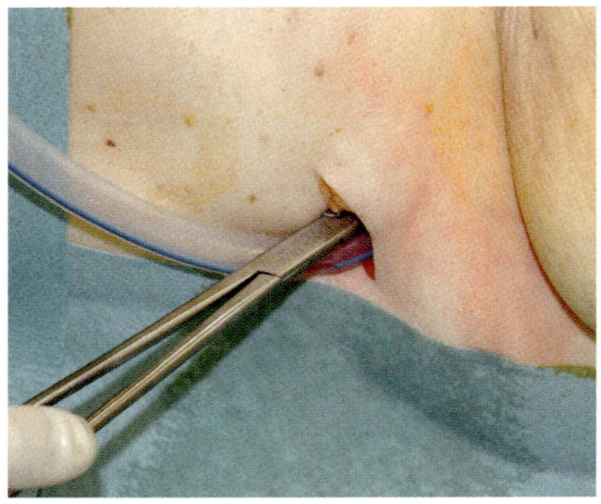

**Abb. 140.2** vorschieben

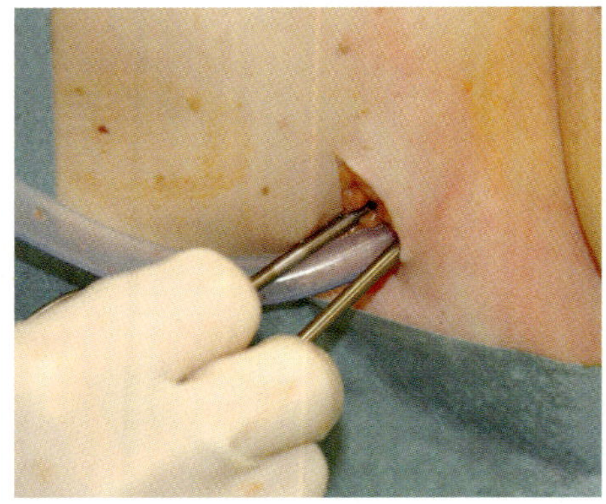

**Abb. 140.3** Loch plus 10 cm

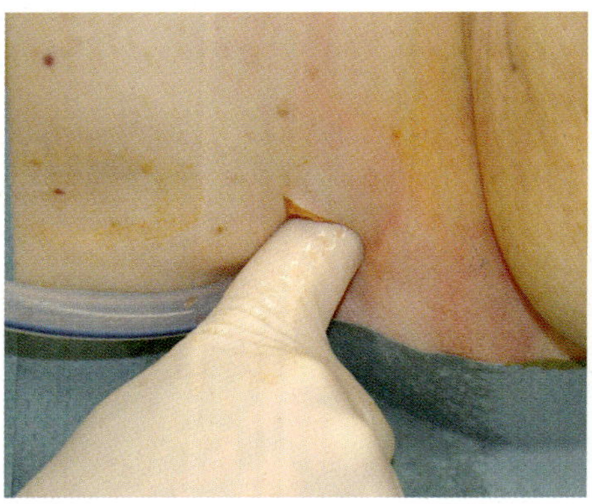

**Abb. 140.4** Abknickung ausschließen

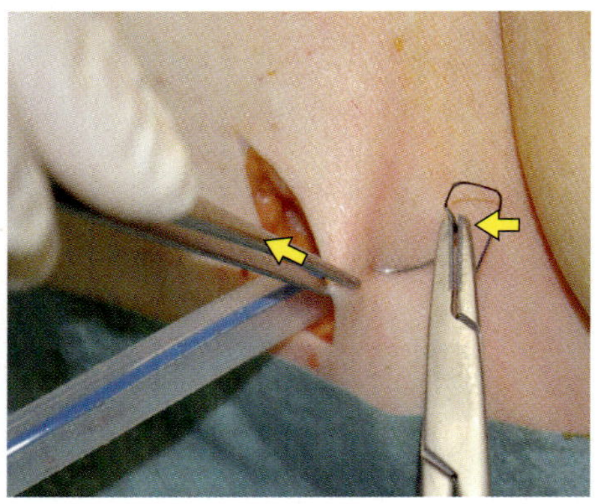

**Abb. 140.5** Einstich 5-6 mm

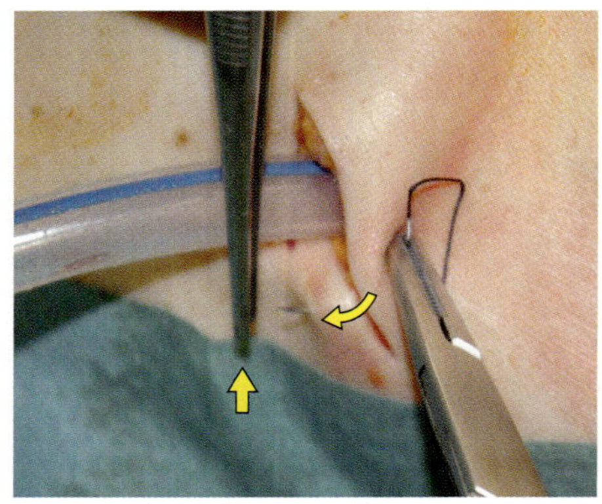

**Abb. 140.6** Durchstich

Dann fassen Sie mit dem Nadelhalter die gebogene Nadel nicht in ihrer Mitte, sondern an ihrem hinteren Ende ( ) und durchstoßen die Haut in ca. 4 bis 5 mm Abstand zum Schnittrand (Abb. 140.5). Spannen Sie dabei die Haut am Schnittrand leicht ( ) mit einer chirurgischen Pinzette an – dann fällt das Durchstechen deutlich leichter. Dann führen Sie die Nadel in einem Bogen ( ) durch die Weichteile hindurch und stechen sie auf der anderen Seite wieder heraus, um deren Spitze dort mit der Pinzette ( ) anzunehmen und durchzuziehen (Abb. 140.6). Dies hätte nicht funktioniert, wenn Sie zuvor die Nadel in ihrer Mitte in den Nadelhalter eingespannt hätten.

Dann fassen Sie die Rundnadel erneut am hinteren Ende und stechen zurück ( ), jedoch dieses Mal auf beiden Schnittseiten näher (1-2 mm) am Wundrand (Abb. 140.7). Die durchgestochene Nadelspitze ( ) fassen Sie wieder mit der Pinzette ( ) und ziehen daran die Rundnadel wieder heraus (Abb. 140.8), wie im Schema der Abb. 140.9 gezeigt.



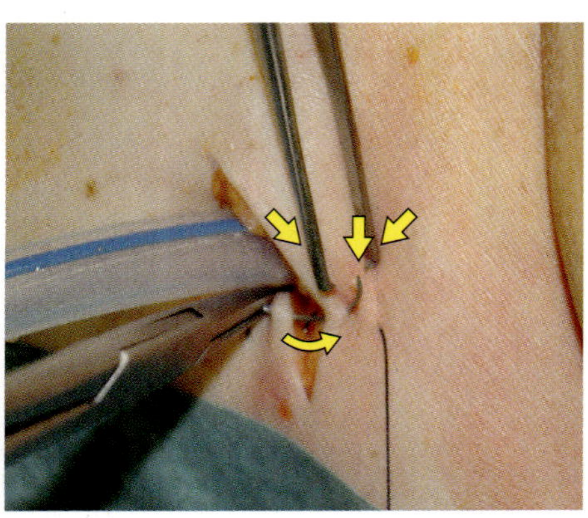

**Abb. 140.7** Rückstich 1-2 mm

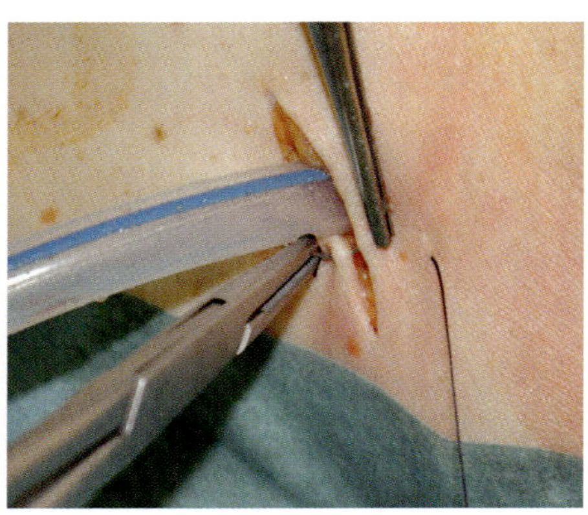

**Abb. 140.8** durchziehen

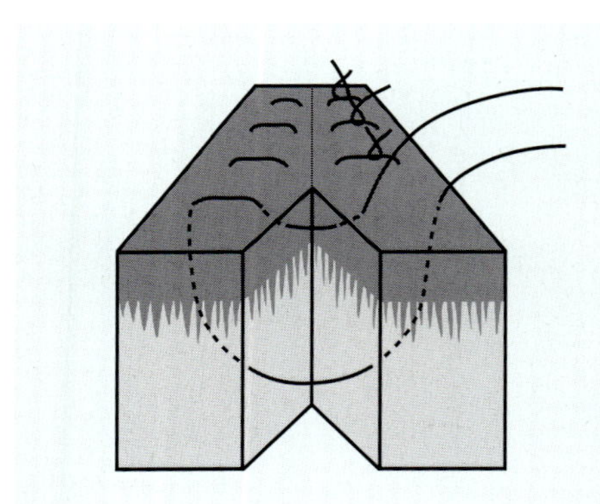

**Abb. 140.9** Schema Donati-Naht

Dann ziehen Sie den Faden so weit durch, dass beide Enden etwa gleich lang sind, wickeln das eine Ende zweimal um den Nadelhalter, greifen damit das andere Ende und ziehen den Knoten fest (vgl. S. 97-99). Anschließend knüpfen Sie in gleicher Weise einen „Luftknoten" in ca. 1.0-1.5 cm Abstand (⟺) zum ersten Knoten **(Abb. 141.1)**. Wickeln Sie den Faden nun um die Drainage herum und ziehen Sie einen Doppelknoten so weit fest (⇖⇩), dass er die Drainage leicht einengt **(Abb. 141.2)**. Jetzt kontern Sie den ersten Knoten durch zwei weitere Knoten in gegenläufiger Richtung (Faden anders herum um den Nadelhalter wickeln und festziehen) und schneiden abschließend den Faden in 1-2 cm Abstand zum Knoten ab **(Abb. 141.3)**.

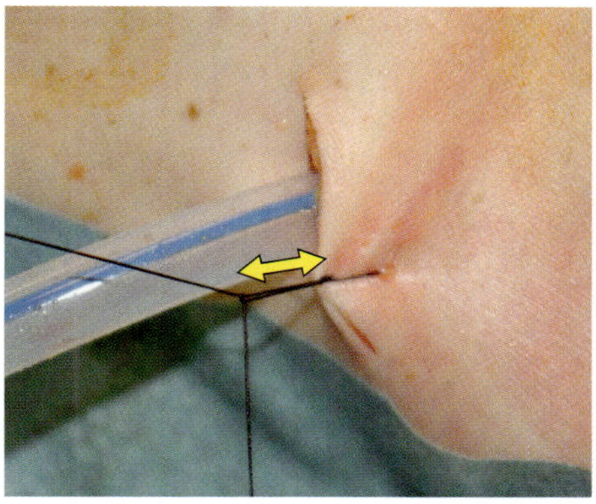

**Abb. 141.1** „Luftknoten"

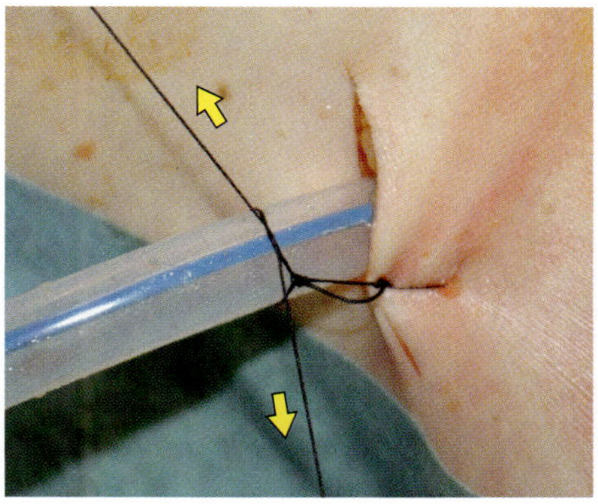

**Abb. 141.2** Drainage festknoten

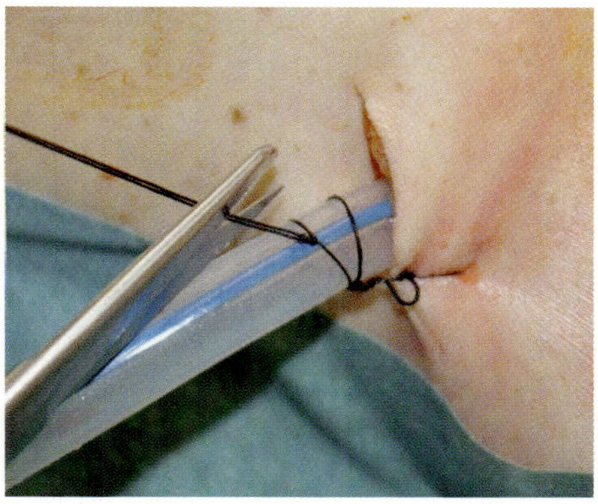

**Abb. 141.3** Faden abschneiden

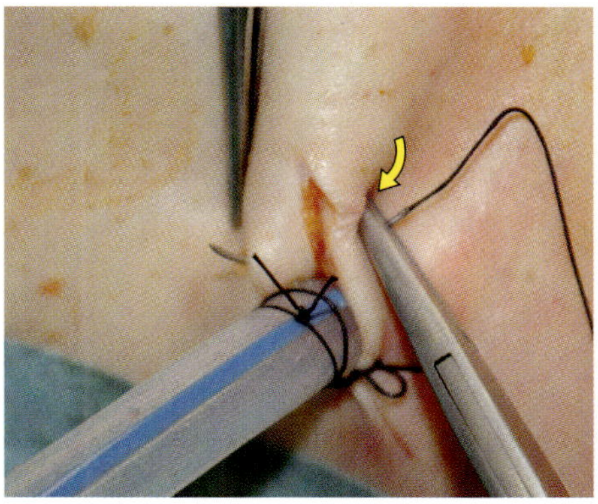

**Abb. 141.4** 2. Seite durchstechen

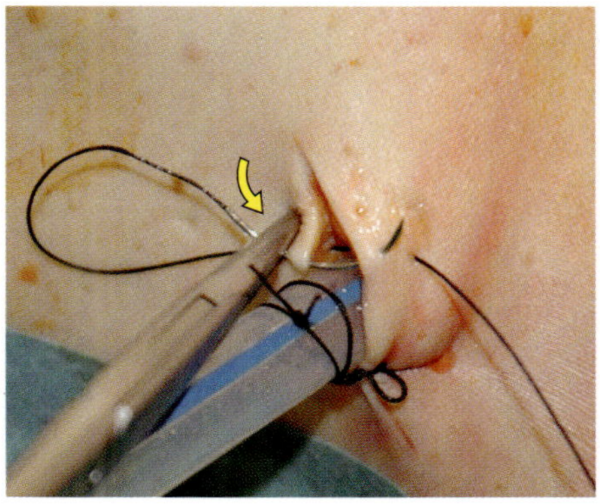

**Abb. 141.5** Rückstich

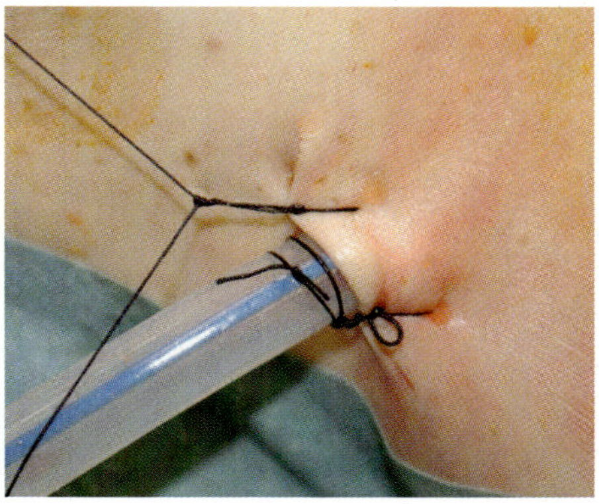

**Abb. 141.6** erneuter Luftknoten

Dann wiederholen Sie den Einstich ( ⤶ ) auf der anderen Seite der Drainage **(Abb. 141.4)**. und führen den Rückstich ( ⤷ ) wieder etwas näher am Hautschnitt durch **(Abb. 141.5)**. Auch hier knüpfen Sie einen „Luftknoten" zum Schutz der Haut gegen zu starke Zugkräfte (Prophylaxe wegen der Gefahr einer Hautnekrose, **Abb. 141.6**). Wickeln Sie den Faden zweimal herum, knoten ihn mit 3 gegenläufigen Knoten fest **(Abb. 141.7)** und schneiden den Faden ab **(Abb. 141.8)**.

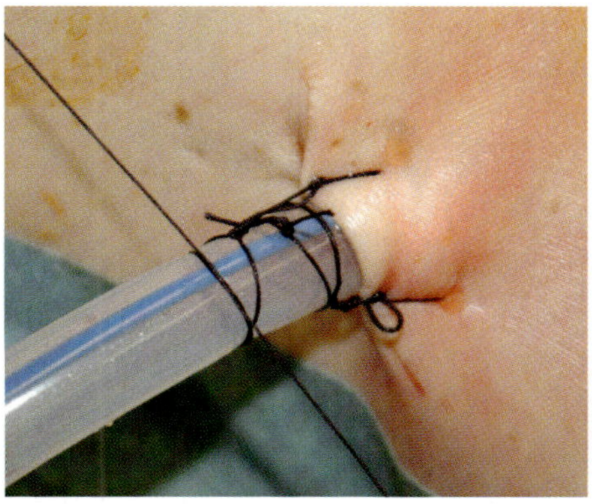

**Abb. 141.7** Umwickeln und festknoten

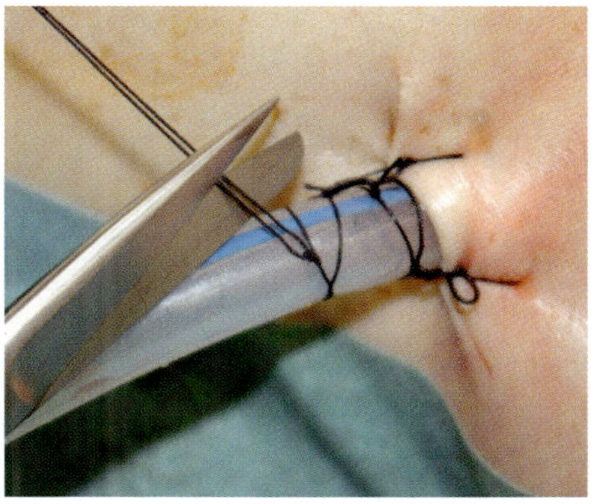

**Abb. 141.8** 2. Faden abschneiden

Da während der Anlage oft etwas Luft in den Pleuraspalt eindringt, schließen Sie jetzt unverzüglich den Sog mit einem anfänglichen Unterdruck von 20 cm Wassersäule an (Abb. 142.1)., damit sich die Lunge der betroffenen Seite wieder ganz entfalten kann. Achten Sie auf eine feste Verbindung (⇨⇦) der Drainage zum Ansatzstück (Abb. 142.2). Die Ansatzstelle können Sie eventuell mit einem stabilen Pflaster umwickeln und sichern. Nach einer nochmaligen Desinfektion und Trocknung decken Sie die Punktionsstelle mit sterilen Schlitzkompressen ab (Abb. 142.3), die in zwei Lagen unterschiedlich ausgerichtet sind (Abb. 142.4).

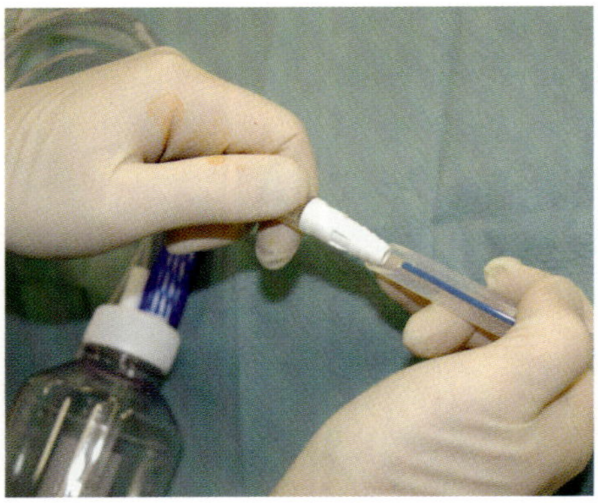

**Abb. 142.1** Sog anschließen

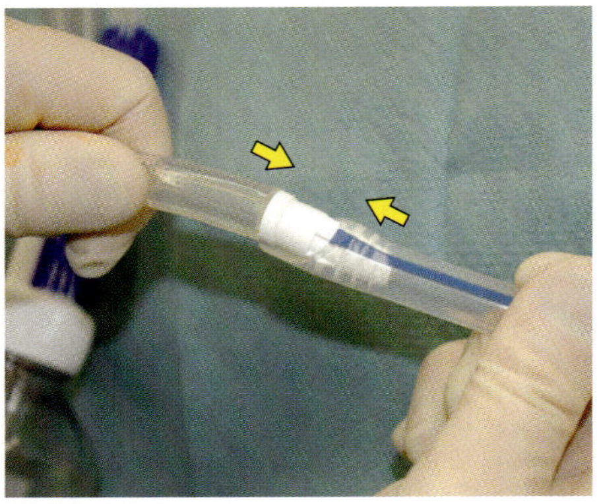

**Abb. 142.2** fest verbinden!

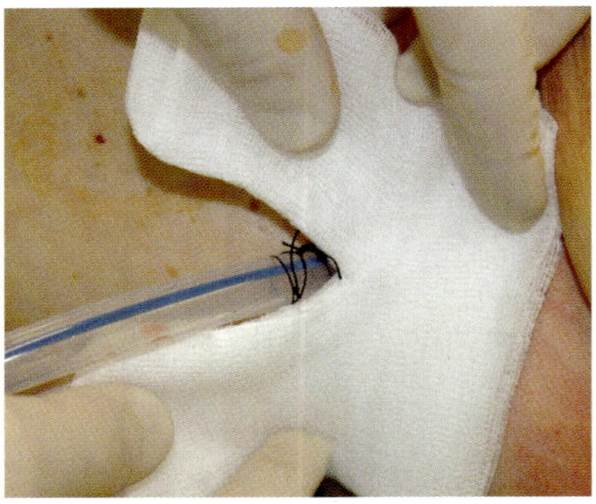

**Abb. 142.3** Schlitzkompresse

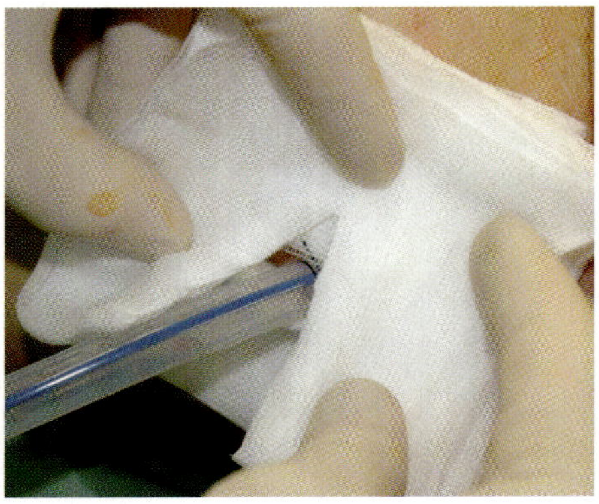

**Abb. 142.4** in zwei Lagen

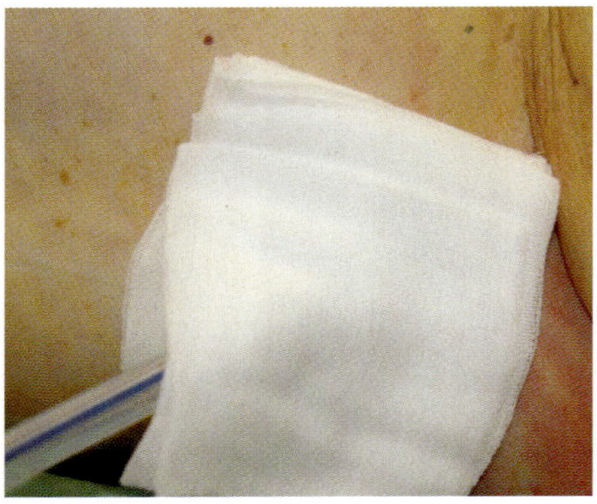

**Abb. 142.5** Kompressen

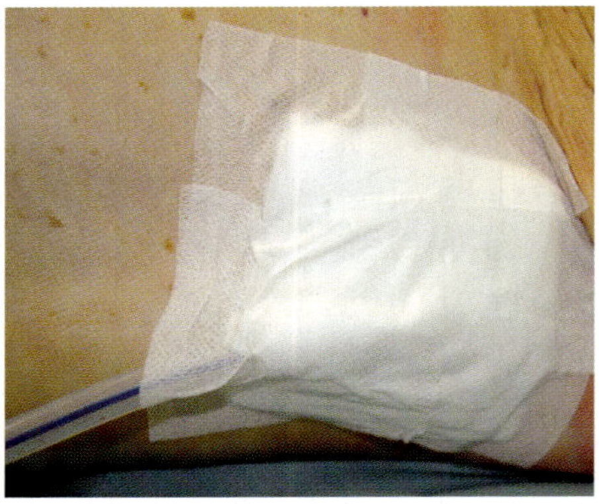

**Abb. 142.6** Druckverband

Darüber werden noch weitere, sterile Kompressen gelegt (Abb. 142.5), bevor Sie unter Zug auf das elastische Pflaster einen Druckverband darüber kleben (Abb. 142.6). Üblich ist eine Röntgenaufnahme des Thorax zur Lagekontrolle sowie tägliche Röntgenkontrollen zur Überwachung der Lungenentfaltung und der Rückbildung des Pneumothorax bzw. des Ergusses.

### Entfernung einer Thoraxdrainage

Nach vollständiger Entfaltung der betroffenen Lunge wird zunächst der Sog abgestellt. Wenn nach einem weiteren Tag immer noch eine komplette Entfaltung der Lunge vorliegt, kann die Thoraxdrainage in der Regel wieder entfernt werden. Gelegentlich ist die Gabe eines Analgetikums sinnvoll.

Nachdem Sie den Schutzverband entfernt und die Durchtrittsstelle desinfiziert haben, durchtrennen Sie zunächst die beiden Haltefäden. Ein umständliches Lösen der Knoten ist damit überflüssig. Dann lassen Sie den Patienten tief einatmen und fordern ihn auf, wieder auszuatmen. Während der Exspiration ziehen Sie die Drainage mit einer zügigen Bewegung heraus und decken die Austrittsstelle mit einem mehrschichtigen, sterilen Kompressenverband ab. Ein Nahtverschluss der Austrittstelle ist wegen des schräg untertunnelnden Verlaufs des Drainagekanals nicht erforderlich. Abschließend erfolgt eine Röntgenkontrolle zum Ausschluss eines Pneumothorax.

# Harnblasen-Katheter 23

**Indikation**

Bei beatmeten Patienten auf der Intensivstation kann die adäquate Bilanzierung der Flüssigkeitsgabe versus der renalen Ausscheidung nur mit Hilfe einer Katheterisierung der Harnblase gewährleistet werden. Auch im Fall eines Harnverhalts oder bei Inkontinenz können eine einmalige Katherisierung der Harnblase (HB) oder ein Dauerkatheter (DK) hilfreich sein.

**Vorbereitung**

Bewusstseinsklare Patienten sollten Sie im Vorfeld über den Zweck der Katherisierung (s.o.) aufklären und Ihnen auch das Prozedere erklären. Dabei ist es für viele Patienten beruhigend, wenn ihnen erklärt wird, dass wegen des betäubenden Gleitgels keine Schmerzen zu befürchten sind, sondern es lediglich als „etwas unangenehm" empfunden werden kann. Achten Sie darauf, dass Besucher oder Mitpatienten nach Möglichkeit das Zimmer verlassen oder sorgen Sie wenigstens für eine angemessene Blickbarriere, um die Intimsphäre des Patienten zu schützen. Auf dem Materialtisch werden folgende Dinge vorbereitet (Abb. 143.1):

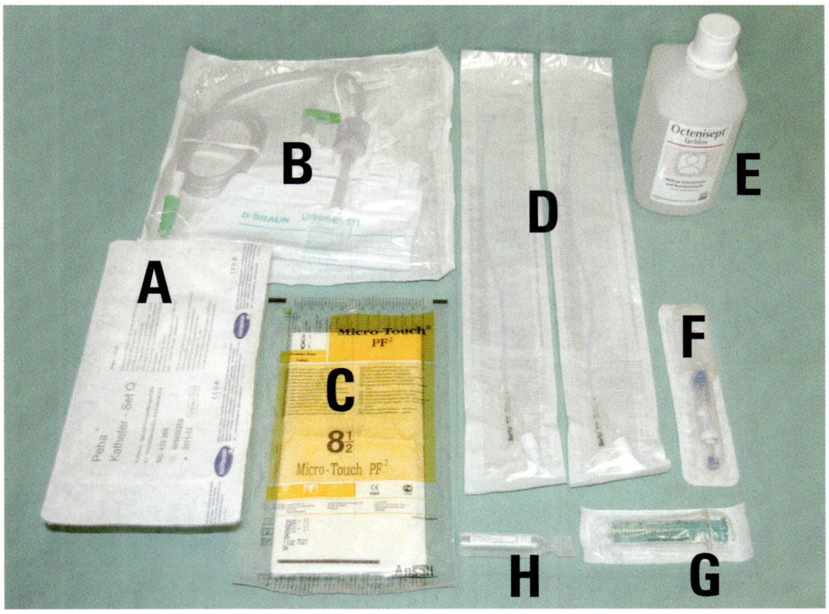


- (A) Katheterset (enthält Tupfer, Zange, sterile Tücher und Auffangwanne – eventuell auch sterile Handschuhe)
- (B) Ablaufgefäß für die Bilanzierung, Auffangbeutel
- (C) sterile Handschuhe in der eigenen Größe, falls nicht im Set
- (D) 2 sterile Dauerkatheter (DK)
- (E) Desinfektionsmittel für Schleimhäute
- (F) anästhesierendes Gleitgel
- (G) Blockungsspritze für Katheter
- (H) Auqa dest. für die Blockung

**Abb. 143.1** Materialvorbereitung

Die Größen der verwendeten Katheter werden in Charrière (Ch) angegeben, 1 Ch entspricht dabei 0.33 mm Innendurchmesser. Für Kinder werden 8-10 Ch verwendet, für Frauen meistens 14 Ch und für Männer 14-18 Ch. Während die Katheter für weibliche Patienten am Ende gerade geformt sind (Typ Nélaton, Abb. 143.2a), weisen die Katheter für Männer am Ende einen leichten Knick ( ) auf, um den Vorschub durch die Prostata zu erleichtern (Typ Tiemann oder Mercier, Abb. 143.2b). Die üblichen Kathetersets enthalten sterile Tupfer ( ), eine sterile Fasszange aus Kunststoff ( ), mehrere sterile Abdecktücher ( ) und häufig auch sterile Handschuhe (Abb. 143.3). Nehmen Sie das erste sterile Tuch vorsichtig an einer Ecke heraus ( ) und verwenden es als Unterlage für den Materialtisch (Abb. 143.4).

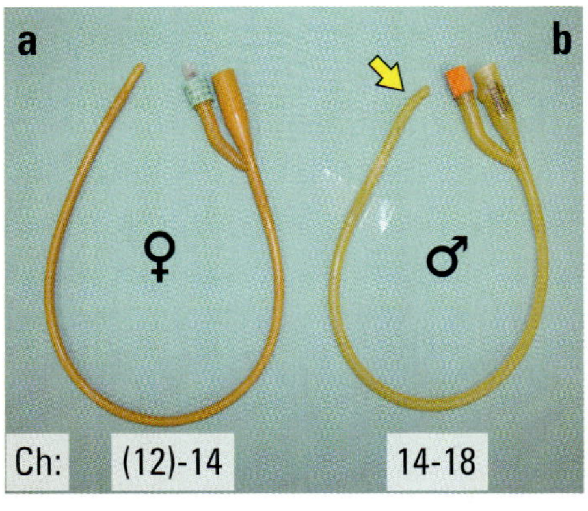


**Abb. 143.2** Katheterarten

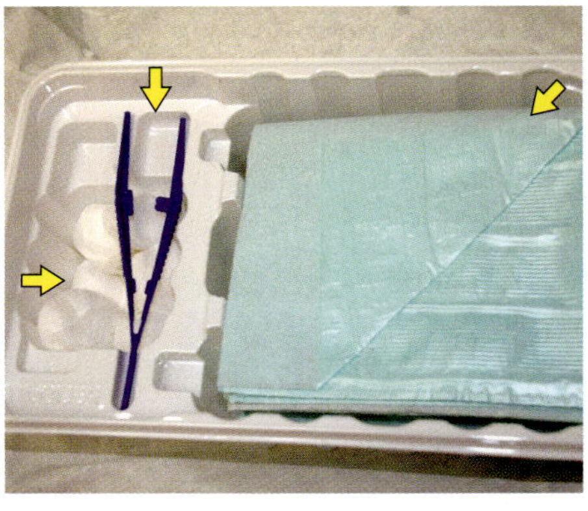

**Abb. 143.3** Katheterisierungs-Set

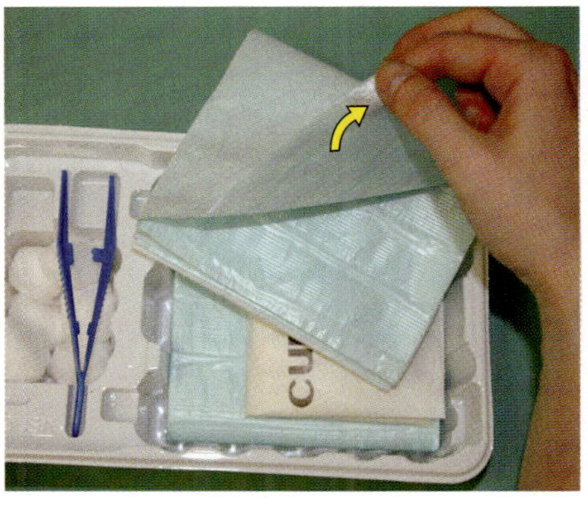

**Abb. 143.4** 1. Tuch entnehmen

### Vorgehen bei Frauen

Frauen werden gebeten, in flacher Rückenlage mit leicht angehobenem Becken (evtl. ein Kissen unterlegen) die Beine etwas zu spreizen und mit leicht angezogenen Knien auf die Fersen zu stellen. Legen Sie eine wasserdichte Unterlage unter das Becken und die Oberschenkel.

Nachdem Sie nun das Set auf dem ersten Tuch abgestellt haben, entnehmen Sie bitte die sterilen Handschuhe **(Abb. 144.1)** und legen sie daneben ab. Nun entnehmen Sie das zweite Tuch ( in **Abb. 144.2**) vorsichtig an der Knickkante und legen es zunächst nur locker zwischen den Oberschenkeln der Patientin ab **(Abb. 144.3)**.

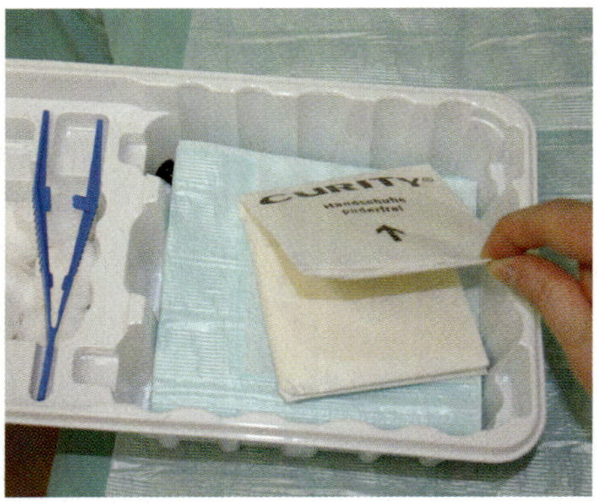


**Abb. 144.1** Handschuhe entnehmen

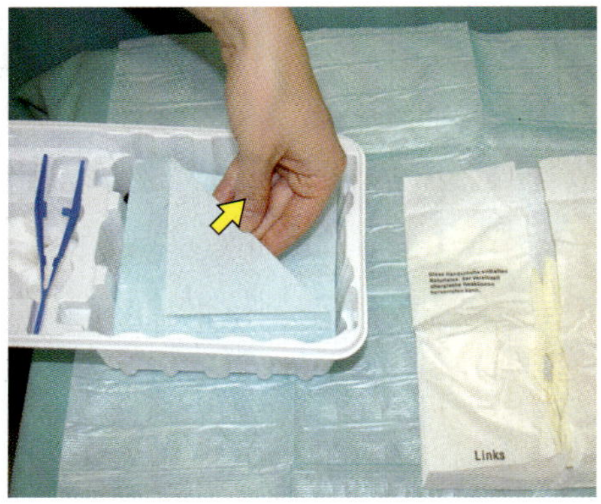


**Abb. 144.2** 2. Tuch entnehmen

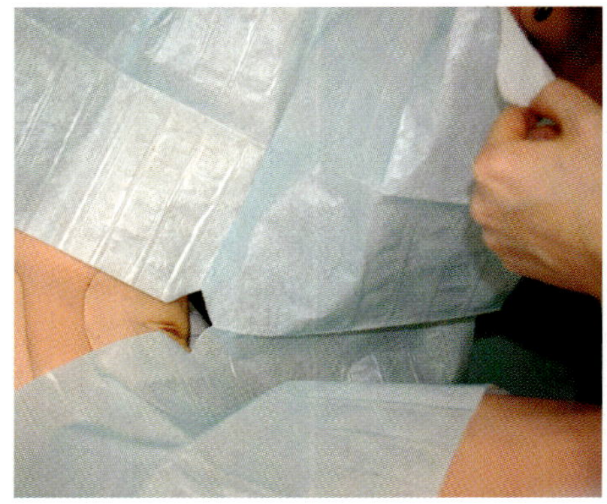

**Abb. 144.3** 2. Tuch zw. die Oberschenkel legen

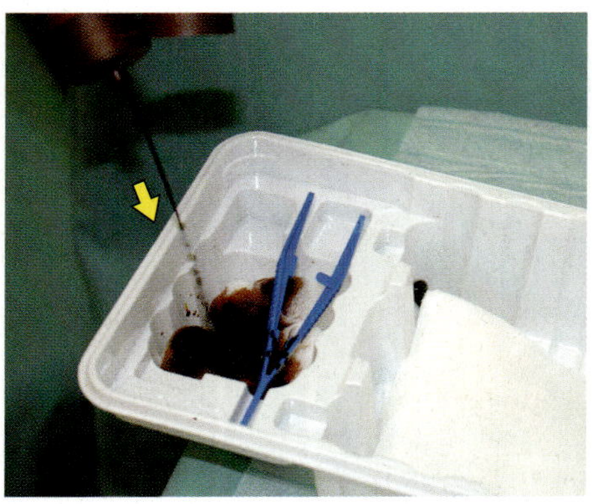

**Abb. 144.4** Desinfektions-Mittel

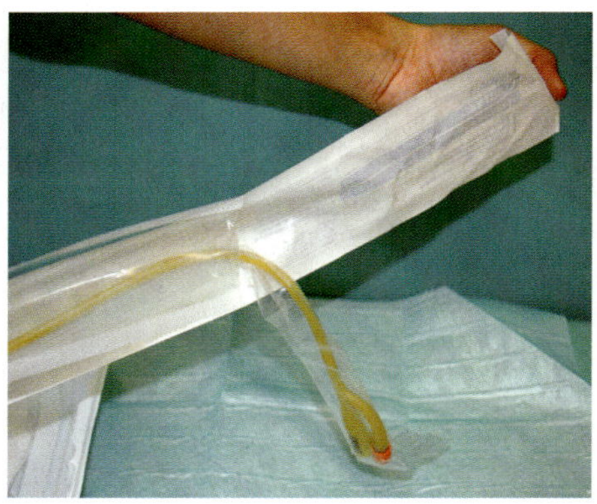

**Abb. 144.5** DK steril ablegen

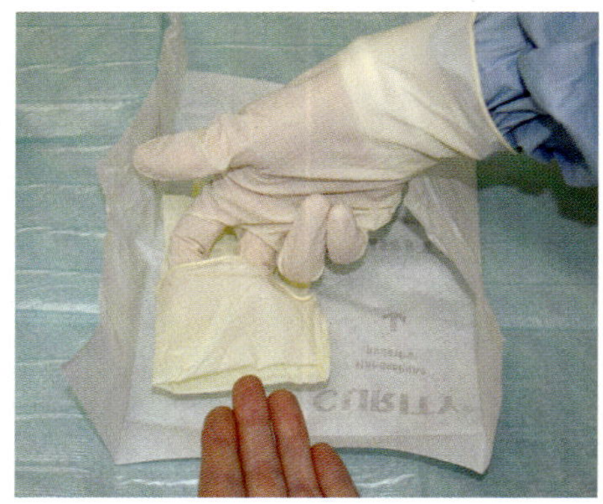

**Abb. 144.6** 1. Tuch entnehmen

Anschließend gibt Ihnen ein Assistent (oder Sie selbst) Desinfektionsmittel ( ) auf die „Pflaumentupfer" im Set **(Abb. 144.4)**. Hier wurde jodhaltige Desinfektionslösung verwendet – alternativ können Sie z.B. bei bekannter Jodallergie auch spezielle Mittel für die Desinfektion von Schleimhäuten (vgl. **Abb. 143.1**) verwenden. Dann reißen Sie die äußere Verpackung Ihres sterilen DK auf und legen ihn in der zweiten Hülle steril auf Ihrem Arbeitstisch ab **(Abb. 144.5)**.



Erst jetzt ziehen Sie steril die Handschuhe an **(Abb. 144.6)**, die entweder dem Set beiliegen oder zuvor in Ihrer Größe bereit gelegt worden sind.

Je nachdem, welche Technik Sie anwenden möchten, können Sie nun auf der rechten Hand einen dritten, sterilen Handschuh aufziehen, den Sie später nach der Vulva-Desinfektion wieder ausziehen könnten, bevor Sie den DK danach mit Ihrer Hand anfassen, um ihn einzuführen (vgl. S. 145).

Jetzt entnehmen Sie den DK an seiner Perforation aus seiner sterilen Innenverpackung (↖↗ in **Abb. 145.1**), drehen die Verschlusskappe (↻) der 10 ml-Spritze mit destilliertem Wasser ab **(Abb. 145.2)** und testen (↗), ob sich der Blockungsballon einwandfrei aufpumpen lässt **(Abb. 145.3)**. Überprüfen Sie zur Sicherheit die Dichtigkeit des Ballons (⇨⇦) durch leichten Druck Ihrer Finger **(Abb. 145.4)** und ziehen Sie danach das Aqua dest. komplett wieder heraus (↙ in **Abb. 145.5**). Bei Einmalkathetern entfallen diese Schritte natürlich mangels Ballon. Dann breiten Sie das zuvor bereitgelegte, sterile Tuch zwischen den Oberschenkeln der Patientin aus (**Abb. 145.6**, hier am Modell gezeigt) und desinfizieren mit den ersten beiden Tupfern die Labia majora **(Abb. 145.7)**. In den meisten Sets sind sechs Tupfer oder mehr enthalten.

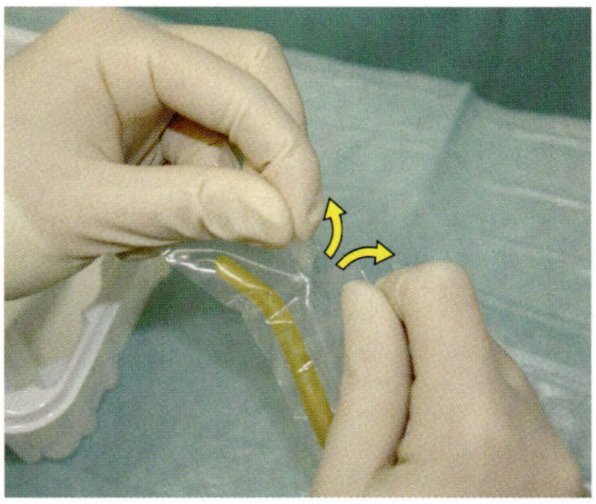

**Abb. 145.1** DK entnehmen

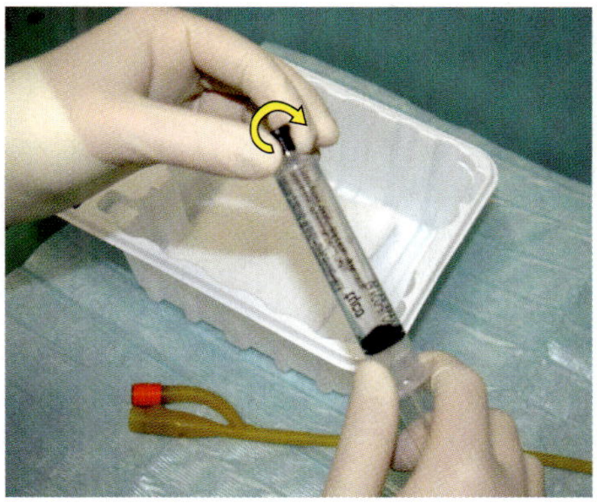

**Abb. 145.2** Spritze mit dest. $H_2O$

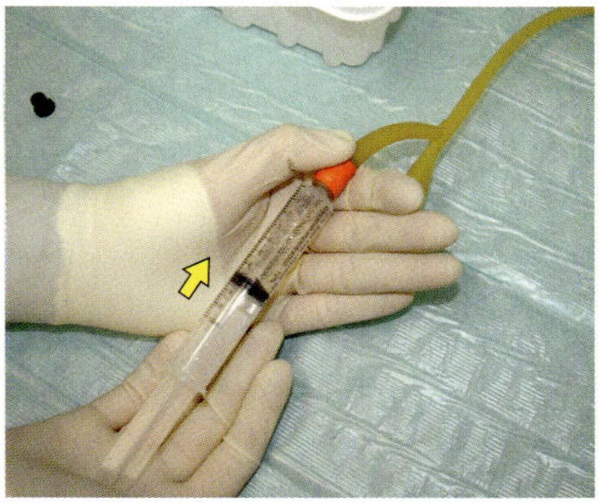

**Abb. 145.3** Testinjektion

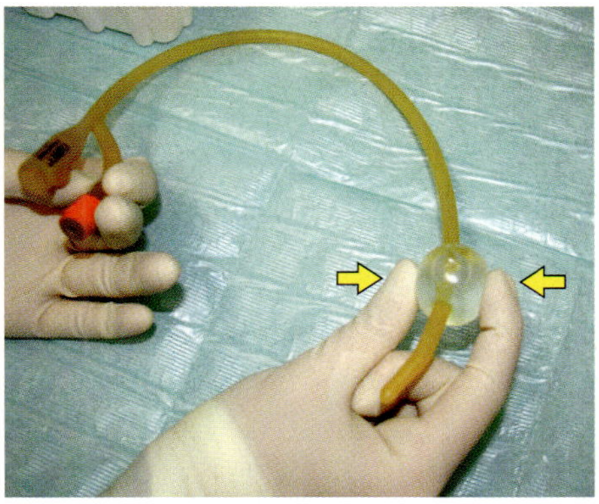

**Abb. 145.4** Ballon dicht?

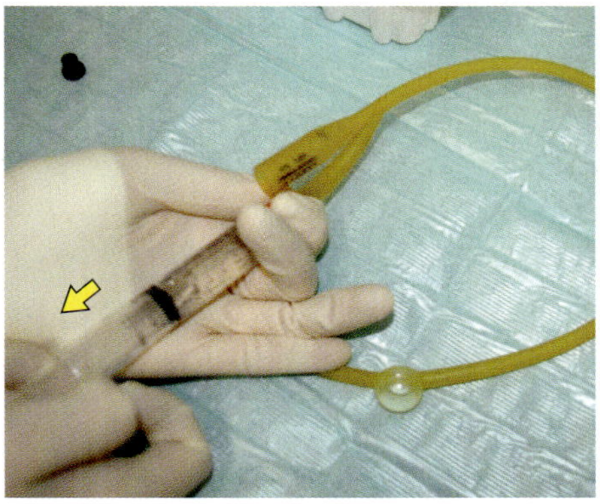

**Abb. 145.5** Ballon entleeren

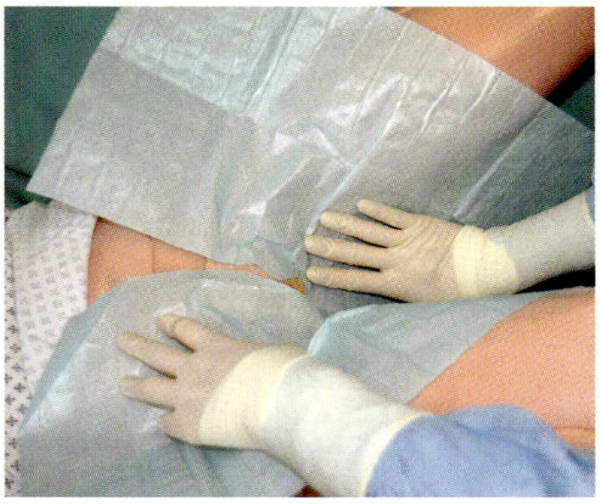

**Abb. 145.6** Tuch ausbreiten

Dann spreizen Sie mit Ihrer linken Hand die großen Schamlippen auseinander (⇧⇩) und desinfizieren mit dem dritten und vierten Tupfer die Labia minora **(Abb. 145.8)**. Mit dem 5. Tupfer desinfizieren Sie den Eingang zur Urethra **(Abb. 145.9)** und mit dem 6. Tupfer den Eingang zur Vagina **(Abb. 145.10)**. Der letzte Tupfer kann auch vor dem Scheideneingang liegen bleiben.



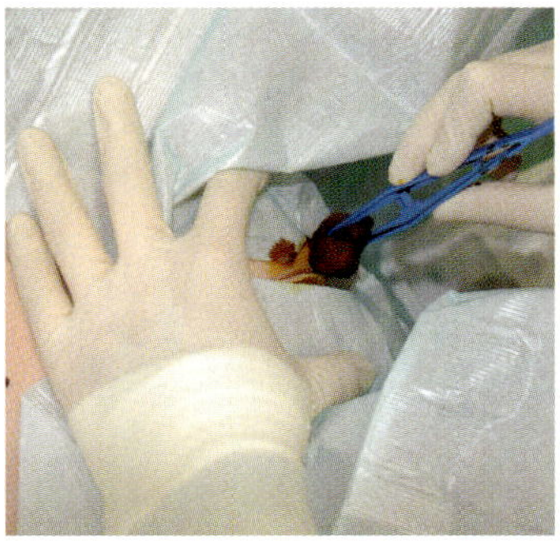

**Abb. 145.7** 1./2.: Labia majora

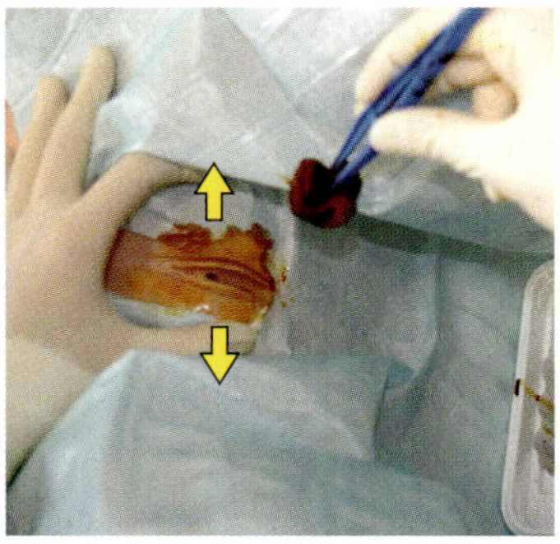

**Abb. 145.8** 2./3.: Labia minora

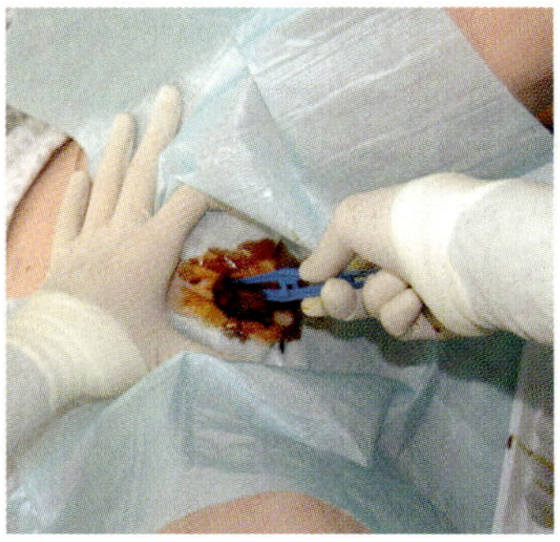

**Abb. 145.9** 5.: Urethra

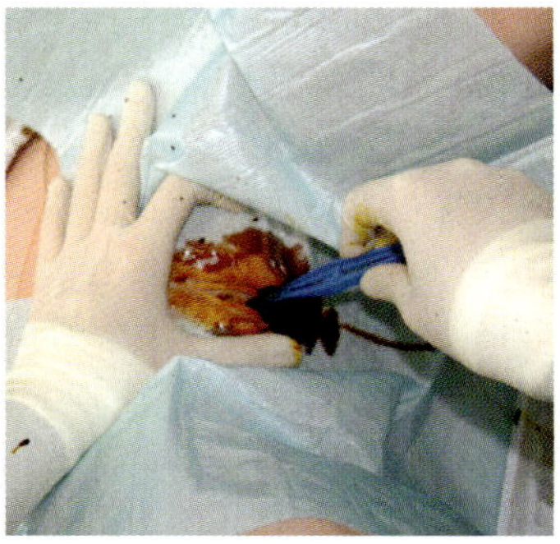

**Abb. 145.10** 6.: Introitus vaginae

Nehmen Sie den DK in Form einer Schlaufe so in Ihre rechte Hand, dass Sie ihn sicher zweimal fixiert haben: Einmal nahe seiner Spitze zwischen Daumen und Zeigefinger ( ) und einmal zwischen Ringfinger und kleinem Finger ( ) am hinteren Drittelpunkt (Abb. 146.1). Damit soll verhindert werden, dass Ihnen der DK wegen seiner Eigenelastizität außer Kontrolle gerät und unsteril wird.
Nachdem Sie etwas Gleitgel auf die Katherspitze gegeben haben, schieben Sie den Katheter zunächst mit der Hand unter drehenden Bewegungen ( ) in das Ostium der Urethra ( in Abb. 146.2) und dann mit Hilfe der Fasszange weiter vor ( in Abb. 146.3), bis Harn zurückfließt ( in Abb. 146.4). Dabei bleibt die linke Hand (hier am Beispiel für Rechtshänder) stets an den Schamlippen und soll den Katheter nicht berühren.

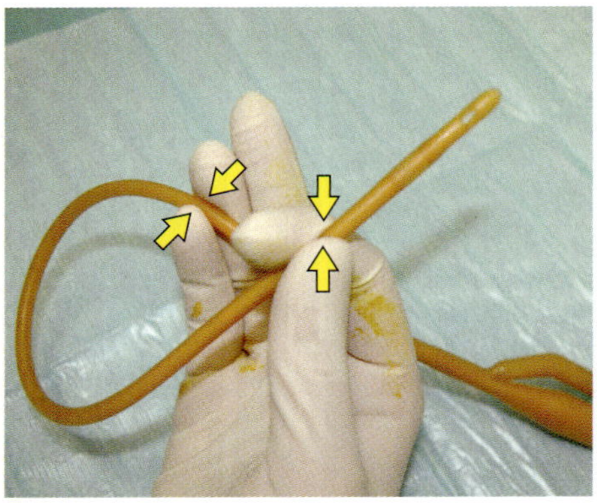

**Abb. 146.1** DK doppelt fixieren!

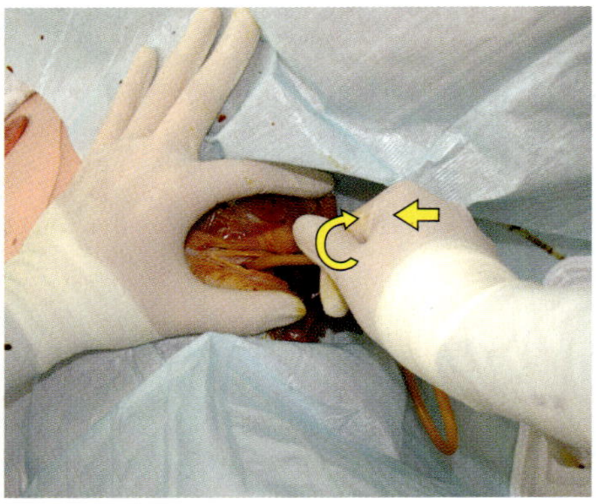

**Abb. 146.2** drehender Vorschub

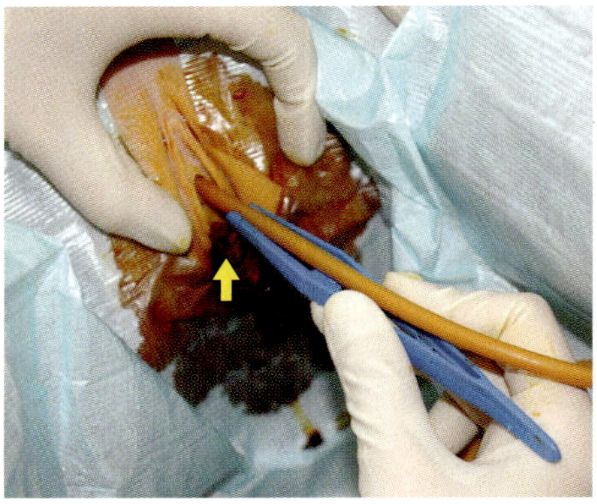

**Abb. 146.3** nachschieben

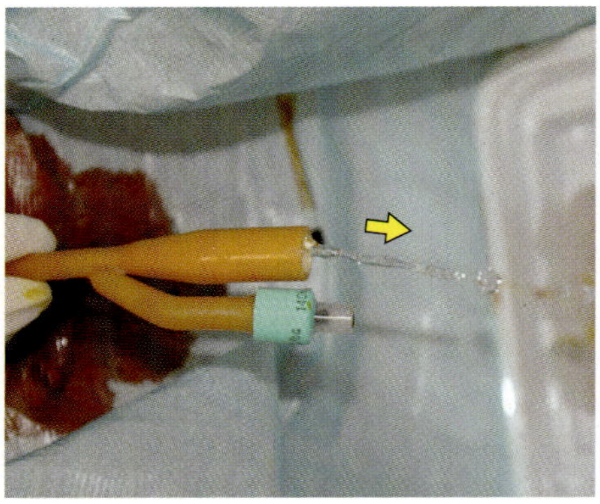

**Abb. 146.4** bis Harn zurückfließt

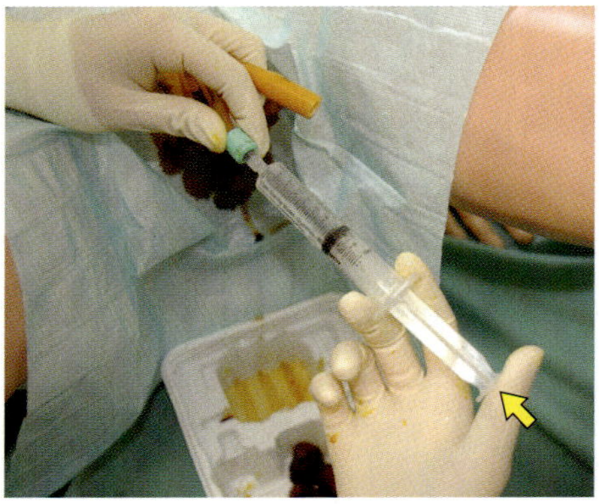

**Abb. 146.5** mit 10 ml blocken

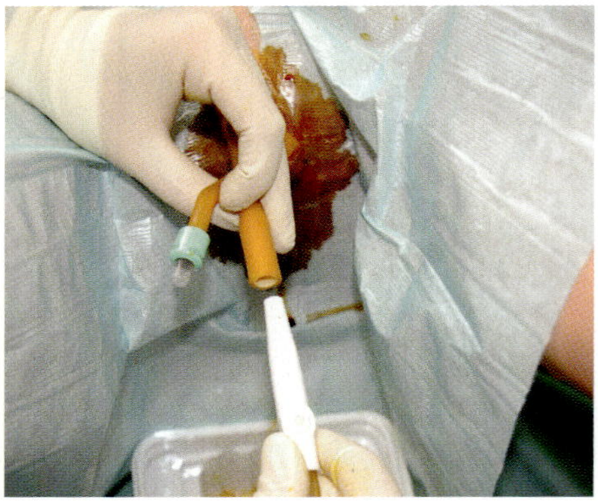

**Abb. 146.6** Anschluss

Nun komprimieren Sie den Katheter, blocken den Ballon ( ) mit 10 ml destilliertem Wasser (Abb. 146.5), ziehen den Katheter vorsichtig bis zum Widerstand des Ballons zurück und schließen das Ansatzstück zum Auffangbeutel an (Abb. 146.6). Zur Vereinfachung der Flüssigkeitsbilanzierung kann dem Auffangbeutel ein Messgefäß vorgeschaltet werden, im dem je nach Protokoll stündlich oder zweistündlich die Ausscheidung präzise abgelesen und fraktioniert in den Beutel abgelassen ( ) werden kann. Dieses wird in der Regel am Patientenbett fixiert (Abb. 146.7). Achten Sie darauf, dass der Auffangbeutel tiefer hängt als das Harnblasen-Niveau des Patienten, damit kein Rücklauf resultiert. Der Verbindungsschlauch kann mit Hilfe einer Klemme ( ) zugeklemmt werden, wenn Sie z.B. aus dem Ansatzstück eine Urinprobe für eventuelle mikrobiologische oder andere Untersuchungen gewinnen möchten (Abb. 146.8). Dann entfernen Sie alle Tücher und Materialien. Zuletzt notieren Sie bitte die Größe (Ch) und das Datum in der Patientenakte.

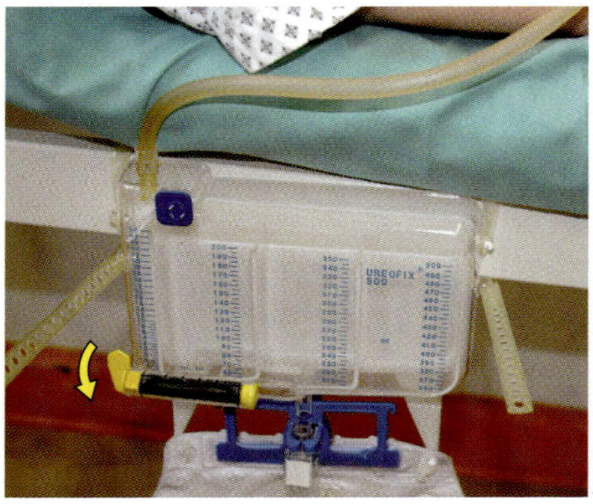

**Abb. 146.7** Messgefäß mit Auffangbeutel

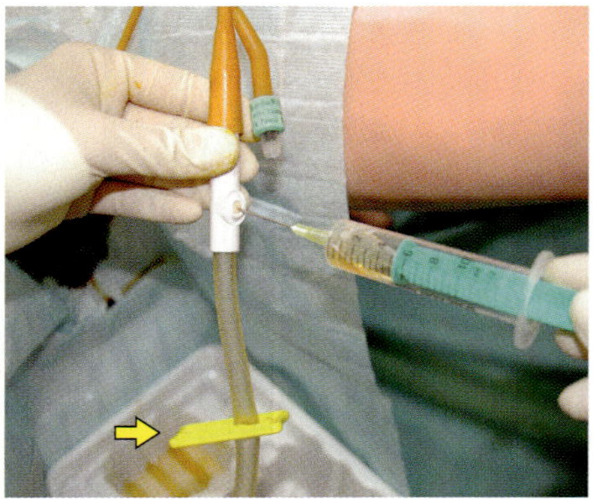

**Abb. 146.8** abklemmen/ Probe gewinnen

### Vorgehen bei Männern

Die Vorbereitung erfolgt analog zur Katheterisierung weiblicher Patienten wie auf den Seiten 143-145 beschrieben. Männer werden gebeten, in flacher Rückenlage ihre Beine leicht geöffnet liegen zu lassen. Das benötigte Material wird am besten zwischen die Beine des Patienten auf eine sterile Unterlage gelegt (Abb. 147.1) - hier muss in jedem Fall ein steriles Gleitgel ( ) hinzugefügt werden.

Nachdem Sie mit Hilfe eines Assistenten, der den Penis des Patienten kurz anhebt, den Penis in ein steriles Lochtuch eingeschlagen haben (Abb. 147.2), heben Sie ihn mit Ihrer linken Hand (als Rechtshänder) etwas nach cranial an ( in Abb. 147.3) und ziehen ggfs. die Vorhaut etwas zurück, hier am Modell gezeigt.

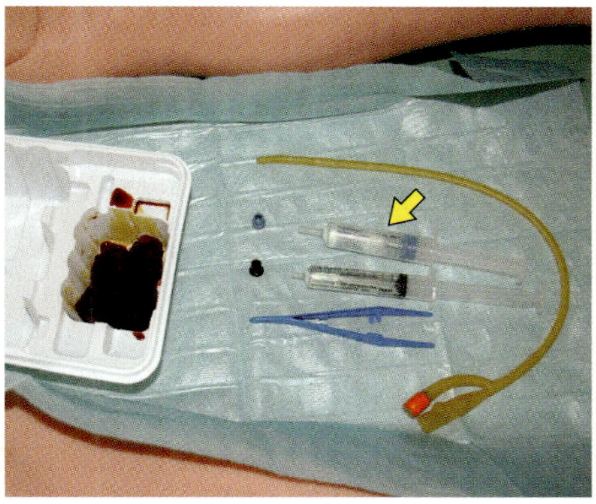

Abb. 147.1 sterile Unterlage

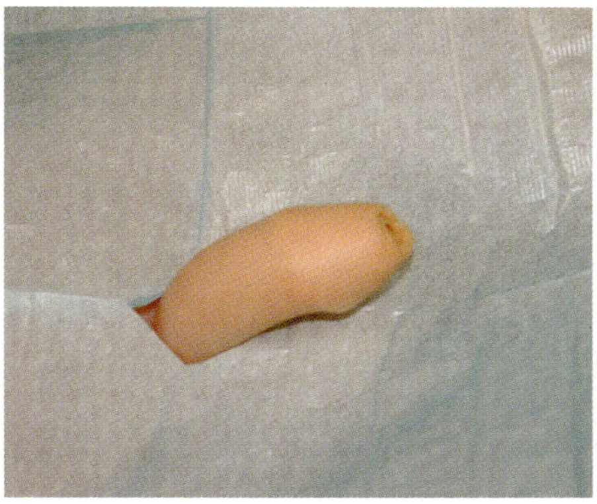

Abb. 147.2 Lochtuch/Hilfsperson

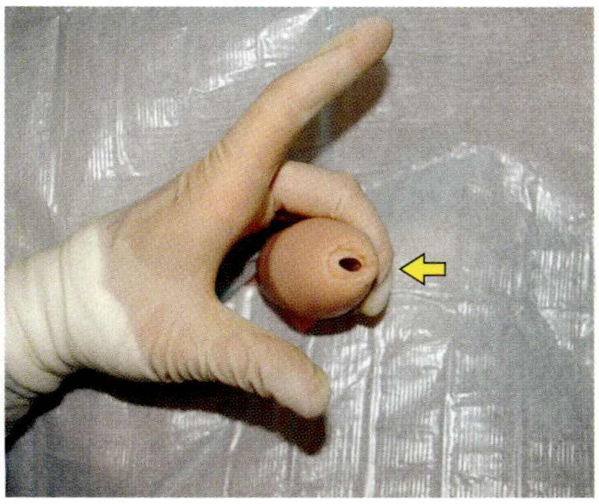

Abb. 147.3 etwas anheben

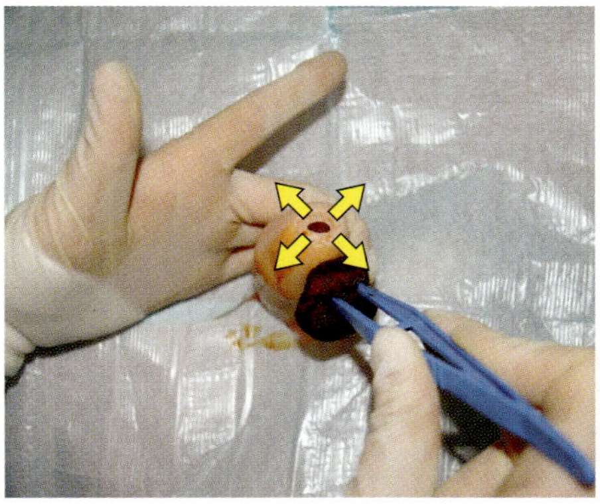

Abb. 147.4 sternförmige Desinfektion

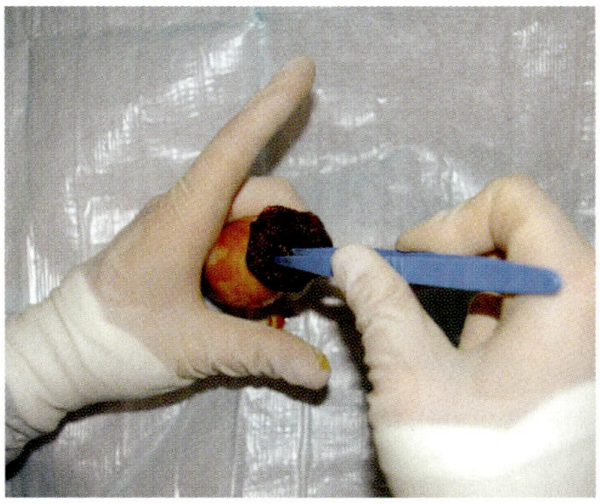

Abb. 147.5 Urethramündung

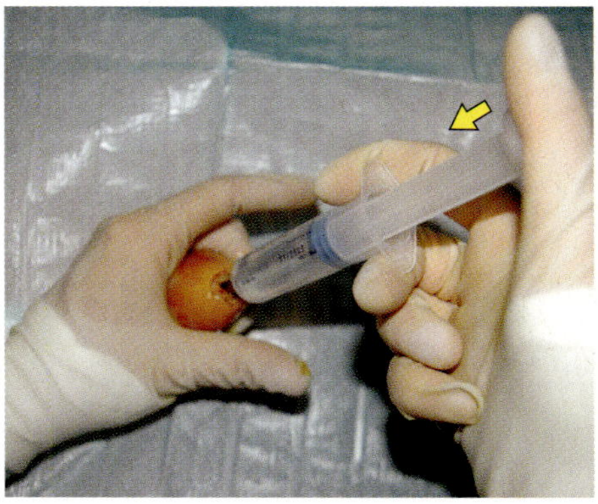

Abb. 147.6 Gleitgel instillieren

Dann desinfizieren Sie die Glans penis mit Ihrer rechten „Arbeitshand" von der Öffnung der Urethramündung weg sternförmig ( ) bis zur Vorhaut mit mindestens drei getränkten Tupfern (Abb. 147.4). Danach desinfizieren Sie nochmals die Mündungsstelle der Urethra mit einem frischen Desinfektionstupfer (Abb. 147.5) und instillieren ( ) das anästhesierende Gleitgel (Abb. 147.6). Halten Sie sofort danach die Urethramündung mit dem linken Daumen zu, damit das Gleitgel nicht sofort wieder austritt und seine betäubende Wirkung (Einwirkzeit: ca. 2-3 Minuten) ausüben kann (Abb. 147.7). Lassen Sie den Penis während dessen nicht los, damit die Glans nicht unsteril wird (Abb. 147.8).



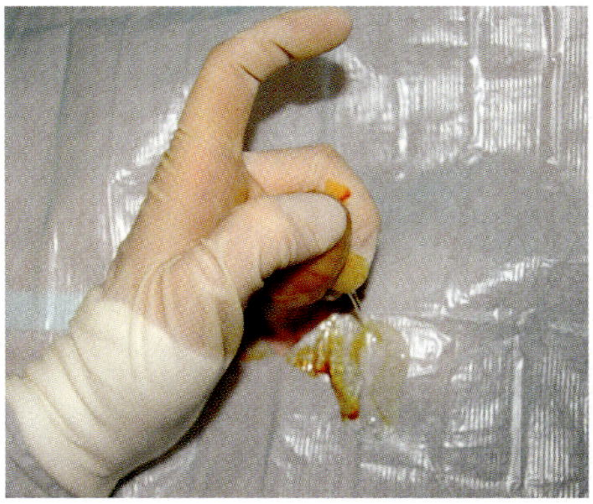

Abb. 147.7 2-3 Minuten zuhalten

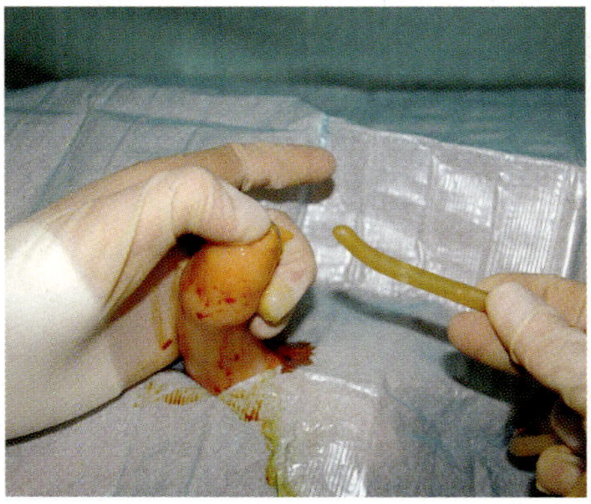

Abb. 147.8 nicht loslassen

# 23 Harnblasen-Katheter

Nachdem die Einwirkzeit verstrichen ist, komprimieren Sie mit Daumen und Zeigefinger der linken Hand das ursprünglich schlitzförmige Ostium der Urethra in der Sagittalebene (dadurch wird es eher kreisrund) und führen die Katheterspitze in die Urethra ein (⇦ in **Abb. 148.1**). Dabei halten Sie den Penis zunächst senkrecht nach ventral und schieben den Katheter vor (⇩), bis Sie auf einen leichten Widerstand stoßen, der durch die Prostata hervorgerufen wird (**Abb. 148.2**). Jetzt angulieren Sie den Penis unter leichtem Zug nach distal (⇗) mit der linken Hand nach caudal (⤵) und schieben den Katheter (⇙) weiter vor (**Abb. 148.3**), bis Harn (⇨) in die bereitgestellte Auffangschale austritt (**Abb. 148.4**).

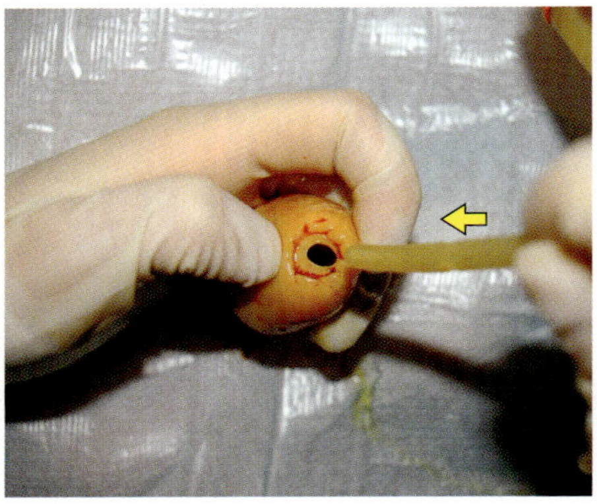

**Abb. 148.1** Urethra aufdrücken

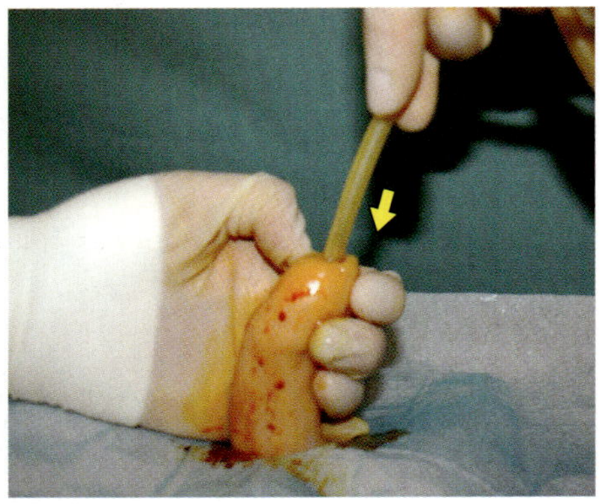

**Abb. 148.2** Katheter einführen

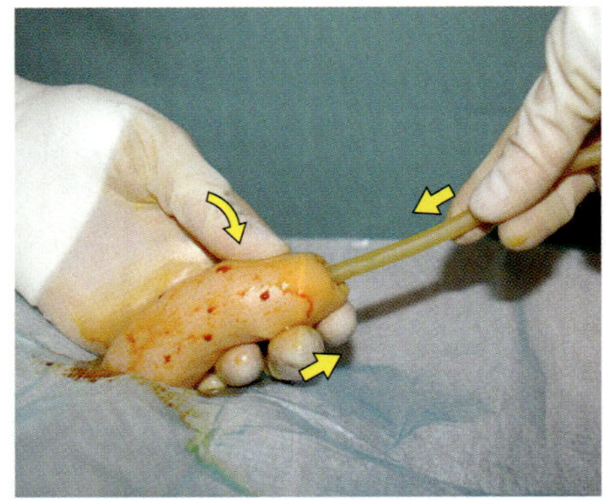

**Abb. 148.3** Angulation ...

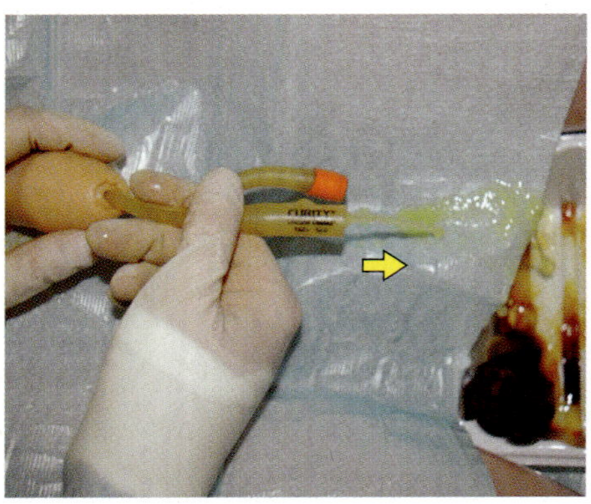

**Abb. 148.4** ... bis Urin austritt

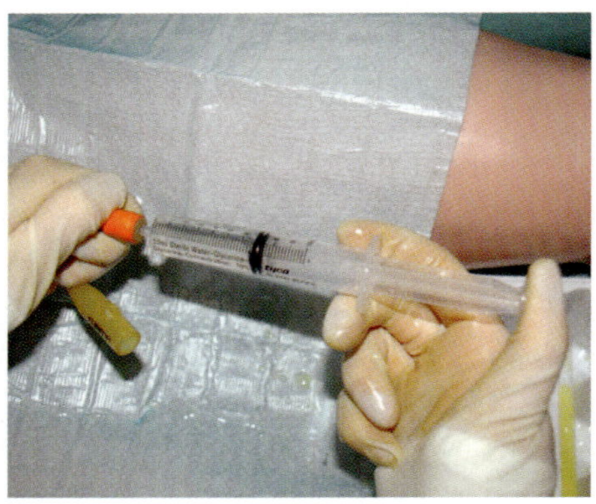

**Abb. 148.5** Ballon blocken

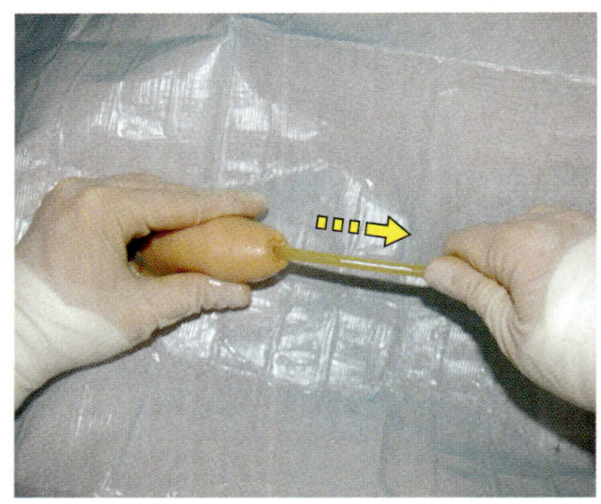

**Abb. 148.6** vorsichtiger Rückzug

Anschließend wird der Ballon mit 10 ml Aqua dest. geblockt (**Abb. 148.5**) und durch vorsichtigen Rückzug (⇢) getestet, ob der Katheter gegen ein ungewolltes Herausrutschen gesichert ist (**Abb. 148.6**). Dabei wird der Blockungsballon gleichzeitig zum Boden der Harnblase zurückgezogen.

Abschließend schließen Sie analog zum Vorgehen auf S. 146 den Abfluss (⇖) zum Sammelbeutel an (**Abb. 148.7**) und entfernen die Unterlagen und das Material. Bitte vergessen Sie nicht, den Abflussschlauch einmal mit einem Pflaster am Oberschenkel des Patienten zu fixieren, damit der Katheter nicht versehentlich im geblockten Zustand herausgerissen werden kann. Wenn Sie den DK später wieder entfernen (⇨) möchten (**Abb. 148.9**), denken Sie bitte daran, vorher den Ballon durch Aspiration (⇘) mit einer Spritze vollständig zu entblocken (**Abb. 148.8**).

23

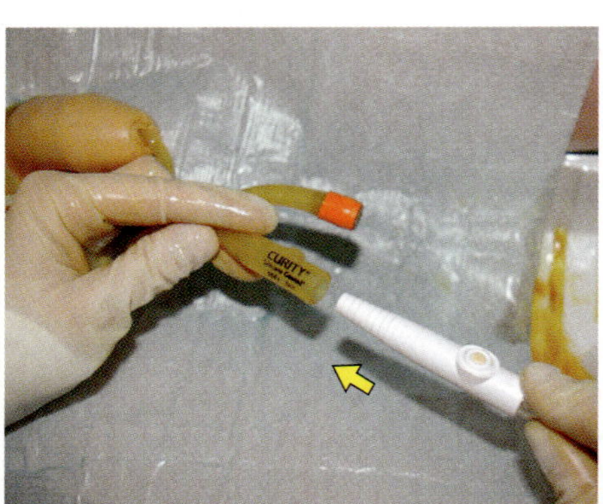

**Abb. 148.7** Anschluss

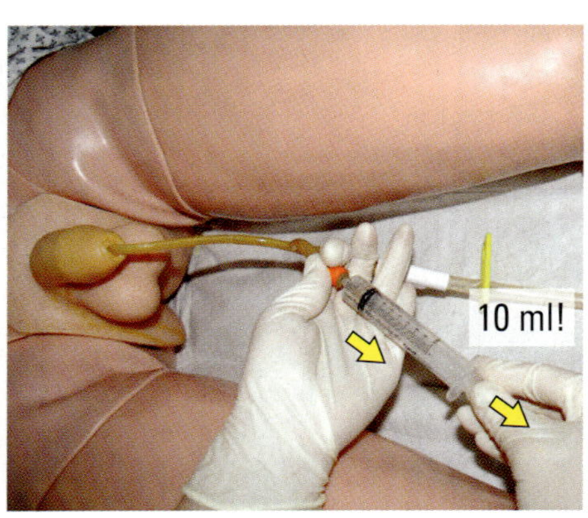


**Abb. 148.8** Ballon entblocken

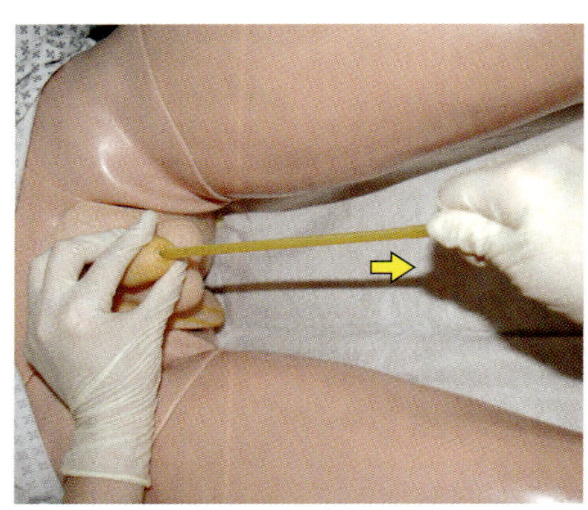

**Abb. 148.9** Katheter entfernen

**Indikation**
Allgemein steht die Sicherung der Atemwege im Rahmen einer Beatmung bei operativen Eingriffen oder bei respiratorischer Insuffizienz bei Patienten auf der Intensivstation im Vordergrund. Diese Routineintubation bei elektiven operativen Eingriffen soll hier beschrieben werden. Eine Notfallintubation erfordert oft ein anderes Procedere und wird z.B. bei einem Larynxödem, einer akuten Epiglottitis, einem retropharyngealer Abszess oder durch inhalative Noxen notwendig. Schließlich strebt man bei komatösen Patienten (z.B. vor einer Magenspülung bei Intoxikation) und bei schwerem Schädel-Hirn-Trauma sowie bei Unfallpatienten mit instabilem Thorax, Lungenkontusion oder Schock eine Intubation für eine kontrollierte Beatmung und zum Schutz vor einer Aspiration an.

**Mögliche Komplikationen**
Wird der Tubus nicht in der Trachea, sondern im Ösophagus positioniert, droht neben einer Magensaftaspiration eine akute respiratorische Insuffizienz. Auch bei korrekter intratrachealer Lage kann der Tubus zu weit bis in einen der Hauptbronchien vorgeschoben sein, so dass nur eine Lunge (meistens die rechte) belüftet wird.
Im Rahmen der Intubation ist eine Beschädigung der oberen Schneidezähne möglich, sowie eine Verletzung der Schleimhaut im Mund-, Nasen- und Rachenbereich. Durch Vagusreizung kann unter Umständen ein Laryngospasmus und eine Bradykardie bis hin zur Asystolie ausgelöst werden. Daher hält man stets eine aufgezogene Ampulle Atropin und auch Adrenalin (Suprarenin®) bereit, um im Bedarfsfall z.B. schnell 0.5 - 1 mg Atropin i.v. injizieren zu können.

Besondere Vorsicht ist bei Patienten geboten, die wegen respiratorischer Erschöpfung intubiert werden müssen: Diese Patienten befinden sich oft im Stadium einer (zuvor gewollten) Flüssigkeitsrestriktion mit relativem Volumenmangel. Wenn sich jetzt durch den erhöhten intrathorakalen Druck der venöse Rückstrom plötzlich vermindert und auch noch die endogene Katecholaminausschüttung entfällt, kann es zu einem sehr ausgeprägten Blutdruckabfall kommen.
Bei längerer Liegezeit kann schließlich der aufgeblasene Cuff, der zum Schutz vor Aspirationen dient (s.u.), eine Drucknekrose der trachealen Wand verursachen. Auch der Tubus selbst kann bei nasotrachealer Lage die Nasenschleimhaut schädigen und eine bakterielle Sinusitis bis hin zur Sepsisgefahr begünstigen. Als seltene Spätschäden sind Stimmbandgranulome, eine Tracheomalazie oder eine Trachealstenose möglich [24.1].

**Vorbereitung**
Wird der Patient nicht notfallmäßig intubiert, erfolgt zuvor eine Aufklärung des wachen Patienten über das Vorgehen und die vorgenannten Komplikationsmöglichkeiten, insbesondere über die Unfähigkeit, bei liegendem Tubus zu sprechen. Bei geplanter Intubation bleibt der Patient zum Schutz vor einer Aspiration vorher nüchtern – falls eine Magensonde liegt, wird der Magen darüber sorgfältig entleert. Denken Sie daran, Zahnprothesen vorher zu entfernen. Folgendes Material wird vorbereitet (Abb. 149.1):

- (A) Stethoskop zur Lagekontrolle
- (B) Beatmungsmaske (passende Größe) und Beatmungsbeutel mit $O_2$-Anschluss
- (C) Laryngoskop mit Macintosh-Spatel
- (D) Material zur Fixation
- (E) Magillzange
- (F) Blockungsspritze für den Cuff
- (G) Guedeltubus
- (H) Handschuhe
- (I) Tubus in passender Größe
- (J) vorgebogener Führungsstab
- (K) Lokalanästhetikum-Spray

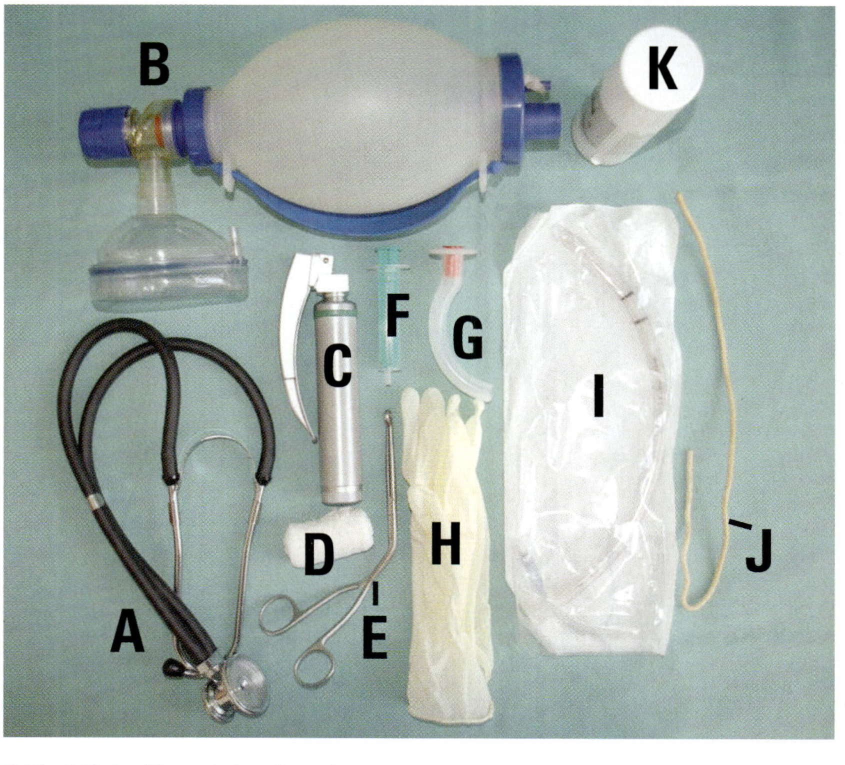


**Abb. 149.1** Materialvorbereitung

Für die Intubation von Kindern, Jugendlichen oder kleineren Erwachsenen stehen unterschiedliche Spatelgrößen zur Verfügung, die zusammen mit einer Magillzange ( ↗ ) bereit gelegt werden (Abb. 150.2). Für die Auswahl der geeigneten Tubusgröße gibt die Tab. 150.1 entsprechende Hinweise. Als Richtgröße werden bei Frauen Innendurchmesser (ID) von 7-8 mm (= 30-34 Charrière) und bei Männern von 8.0-8.5 mm (= 34-36 Ch) verwendet.

| Alter | Gewicht | Ch | ID | Einf.-Tiefe |
|---|---|---|---|---|
| Frühg. | < 2.5 kg | 12 | 2.5 | 10 cm |
| Neug. | 2.5 - 5 kg | 14 | 3.0 | 11 cm |
| 6 Mo. | 5 - 8 kg | 16 | 3.5 | 11 cm |
| 1 Jahr | 8 - 10 kg | 18 | 4.0 | 12 cm |
| 2 - 3 J. | 10 - 15 kg | 20 | 4.5 | 13 cm |
| 4 - 5 J. | 15 - 20 kg | 22 | 5.0 | 14 cm |
| 6 - 7 J. | 20 - 25 kg | 24 | 5.5 | 15 - 16 |
| 8 - 9 J. | 25 - 30 kg | 26 | 6.0 | 16 - 17 |
| 10 J. | 30 - 45 kg | 28 | 6.5 | 17 - 18 |
| 12 J. | 45 - 60 kg | 30 | 7.0 | 18 - 22 |
| > 14 J. | Frauen | 30 - 34 | 7 - 8 | 20 - 24 |
| | Männer | 34 - 38 | 8 - 9 | 20 - 24 |

Tab. 150.1 Größentabelle

Bei Kindern gilt als Faustregel, dass der Durchmesser des kleinen Fingers ungefähr dem Durchmesser des Tubus entsprechen soll. Allgemein werden Tuben bevorzugt, deren Blockungsballon („Cuff") einen geringeren Druck auf die Trachealwand ausübt („High Volume / Low Pressure Cuff"). Somit wird einer Nekrose der Trachealwand vorgebeugt. Achten Sie darauf, schon vor Beginn der Intubation die Dichtigkeit des Cuff ( ⇩ ) mit Hilfe einer Blockungsspritze ( ⇨ ) zu überprüfen (Abb. 150.3). Diese muss dafür fest in das Ventil ( ↘ ) des dünnen Schlauchs aufgesteckt werden, bevor der Cuff ( ⇩ ) mit Luft gefüllt werden kann (Abb. 150.4).

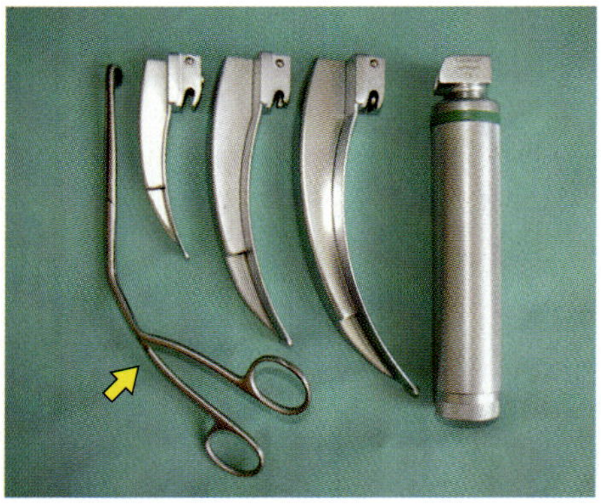

Abb. 150.2 Spatelgrößen

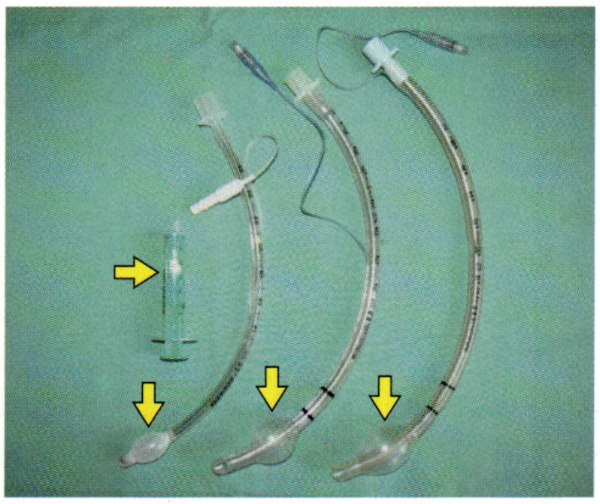

Abb. 150.3 Tubusgrößen

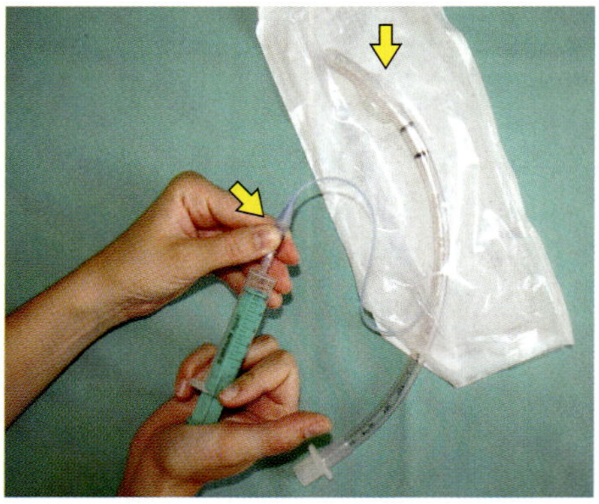

Abb. 150.4 Cuffdichtigkeit prüfen

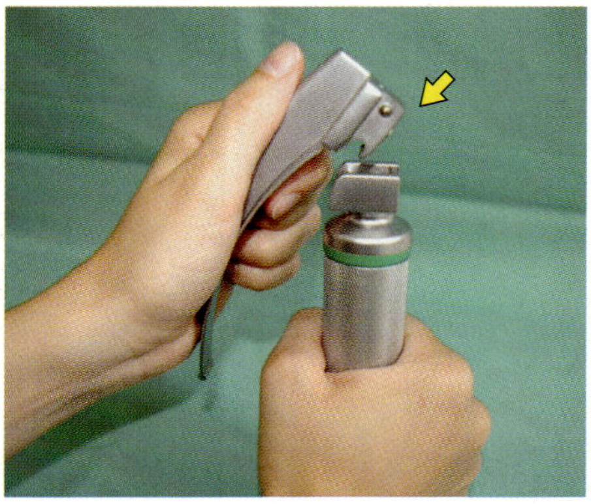

Abb. 150.5 Spatel einsetzen

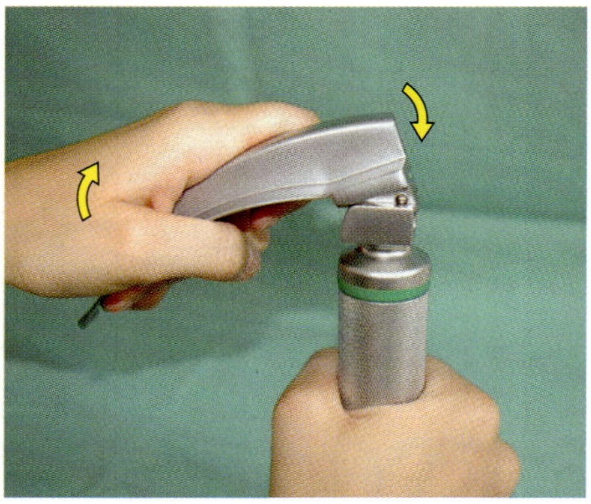

Abb. 150.6 einschneppen: Klick!

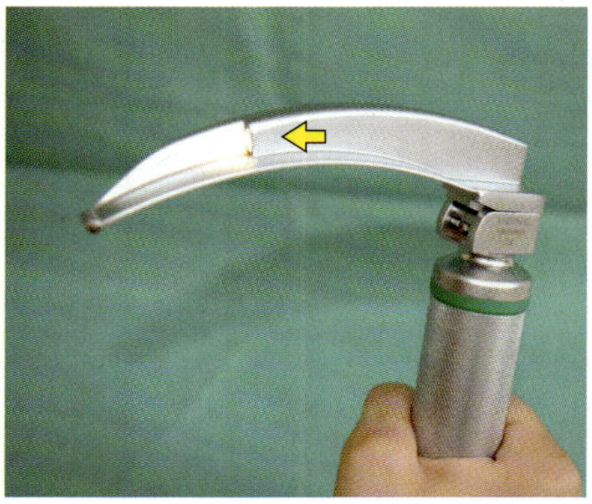

Abb. 150.7 Lichttest

Anschließend stecken Sie den Spatel schräg auf das Laryngoskop auf ( ↙ in Abb. 150.5) und lassen es gegen den leichten Widerstand mit einer leichten Drehbewegung ( ↱ , ⤵ ) einschnappen (Abb. 150.6). Nach dem Einschnappen sollte das Licht ( ⇦ ) kräftig leuchten (Abb. 150.7), damit das Sichtfeld während der Intubation gut ausgeleuchtet sein wird.

Meistens werden die kostengünstigeren Magilltuben ( ⇨ ) als Standardtuben verwendet, die aus PVC oder Weichgummi bestehen und wegen ihres Niederdruckcuffs auch gut für eine Langzeitintubation geeignet sind (vgl. S. 150). Ihr Nachteil besteht in einer möglichen Knickbildung und Komprimierbarkeit. Daher stehen als Alternative für schwierige Intubationsbedingungen oder für operative Eingriffe im HNO-Bereich nicht komprimierbare Woodbridge-Tuben ( ⇙ ) zur Verfügung, die aus einer Latex-, PVC- oder Silikonummantelten Stahlspirale bestehen (Abb. 151.1). Schließen Sie nach Möglichkeit anamnestisch eine Latexallergie aus, wenn Sie derartige Tuben verwenden wollen. Vor Beginn der Intubation wird noch ein leicht vorgebogener Führungsstab in den Tubus eingeführt ( ⇖ in Abb. 151.2), der jedoch an seiner distalen Spitze nicht herausschauen darf ( ⇘ ), um Verletzungen des Larynx oder der Trachea vorzubeugen (Abb. 151.3).

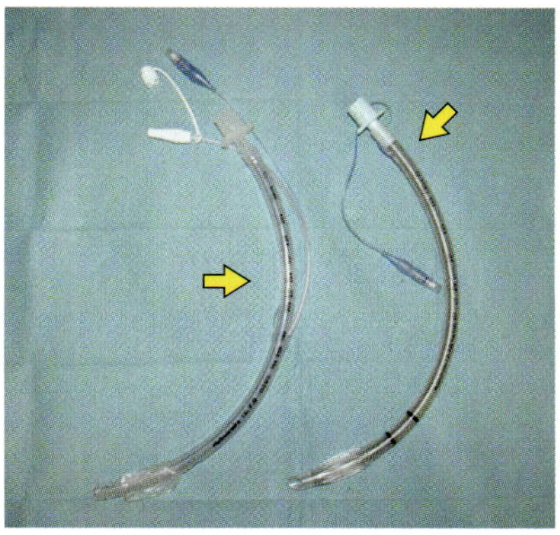

**Abb. 151.1** Magill vs. Woodbridge

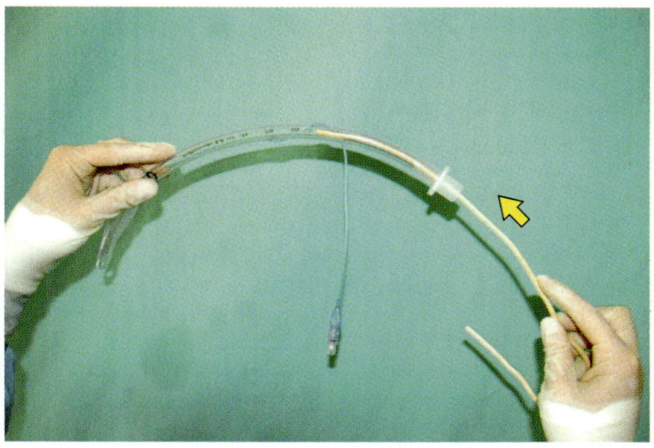

**Abb. 151.2** vorgebogener Führungsstab

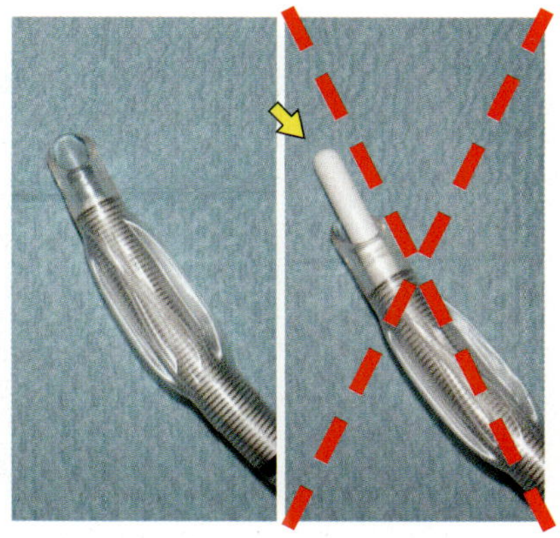

**Abb. 151.3** ... nicht zu tief!

**Einleitung**

Beschrieben wird hier nicht eine notfallmäßige, sondern die routinemäßige Intubation von Erwachsenen:
Dafür wird der Patient flach auf dem Rücken gelagert und der Intubierende steht hinter dessen Kopf (Abb. 151.4). Die Narkoseeinleitung beginnt mit einem Analgetikum, z.B. mit 0.1 - 0.3 mg Fentanyl i.v. als Standardmedikation für einen ca. 70 kg schweren Erwachsenen (Abb. 151.5). Bei Kindern beträgt die Dosierung ca. 1 - 5 µg / kg KG. Alternativ können bei Erwachsenen z.B. auch 1 - 3 ml Rapifen® (= 0.5 - 1.5 mg) i.v. gegeben werden.

Während der 3 - 5 Minuten bis zum Wirkungseintritt (der Patient wird schläfrig, entspannt und hat zunehmend „schwere Augen") wird mit Maske und 100 % Sauerstoff ($O_2$) präoxygeniert, um für die nachfolgende Intubation eine ausreichende $pO_2$-Reserve aufzubauen (Abb. 151.6).

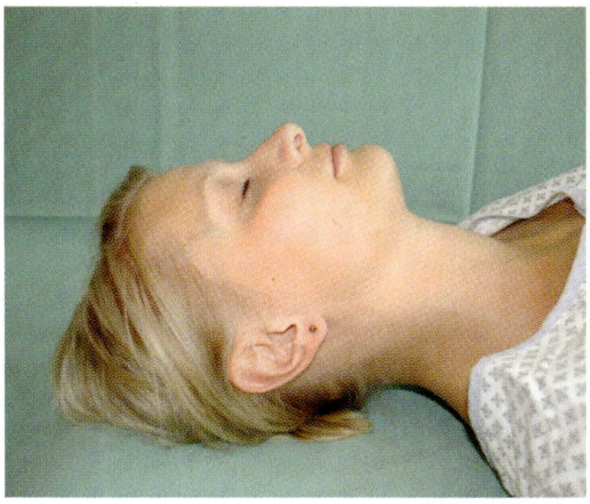

**Abb. 151.4** Lagerung

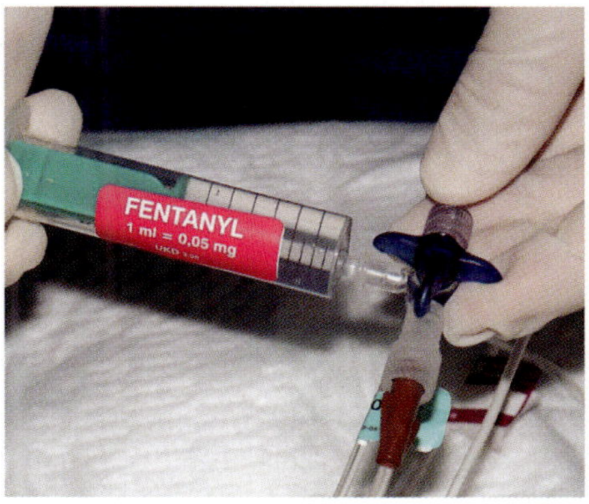


**Abb. 151.5** Analgetikum i.v.

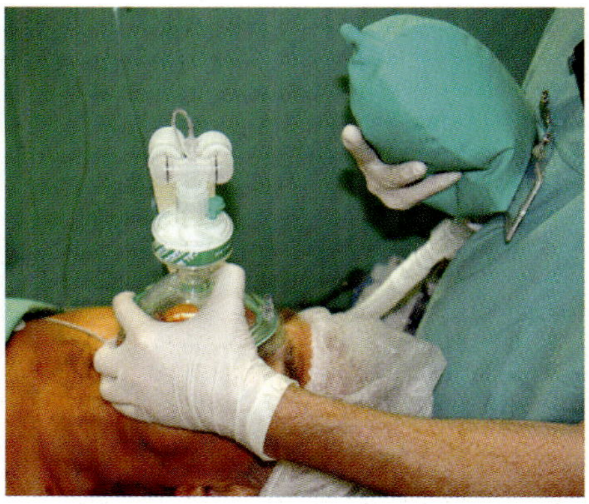

**Abb. 151.6** Präoxygenierung

Danach können Sie im OP als Hypnotikum z.B. Propofol mit einer Dosierung von 2 mg / kg KG i.v. für normale Erwachsene verwenden **(Abb. 152.1)**, da es als gewünschten Nebeneffekt auch die Rachenmuskulatur erschlaffen lässt. Es sollte langsam injiziert werden, weil ansonsten schmerzhafte Irritationen der Venenwand und vor allem hypotone Kreislaufreaktionen verstärkt auftreten können (vgl. S. 149). Falls Kinder Propofol erhalten (s.u.), kann die Dosierung u.U. auf 3-5 mg /kg KG erhöht werden, bei älteren Patienten über 60 Jahren wird sie wegen des begleitenden Blutdruckabfalls eher auf ca. 1 mg / kg KG erniedrigt.
Daher kann bei Patienten mit Herzinsuffizienz alternativ z.B. auch Etomidate (Hypnomidate®) mit einer Dosierung von ca. 0.2 mg / kg KG eingesetzt werden: Hierbei ist der Blutdruckabfall nicht so ausgeprägt **(Abb. 152.2)**. Etomidate führt jedoch i.d.R. zu einer geringeren Narkosetiefe und zu einer vorübergehenden Suppression der Nebennierenrinde, so dass physiologische Stressreaktionen nur abgeschwächt ablaufen können. Als weitere Alternative steht u.a. auch Thiopental (Trapanal®) in einer Dosierung von ca. 3-5 mg / kg KG i.v. für Erwachsene zur Verfügung.

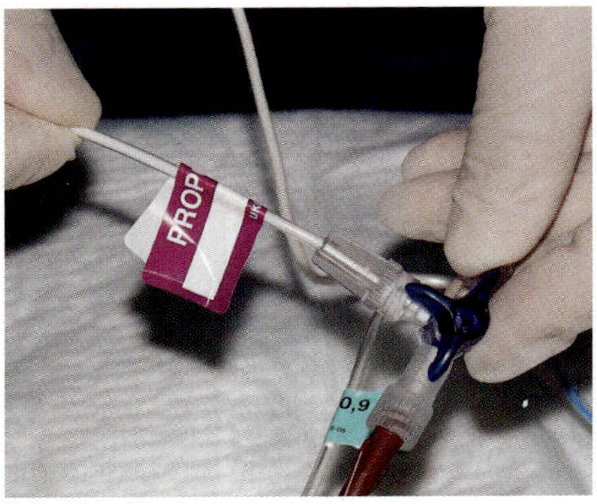


**Abb. 152.1** Hypnotikum langsam i.v.

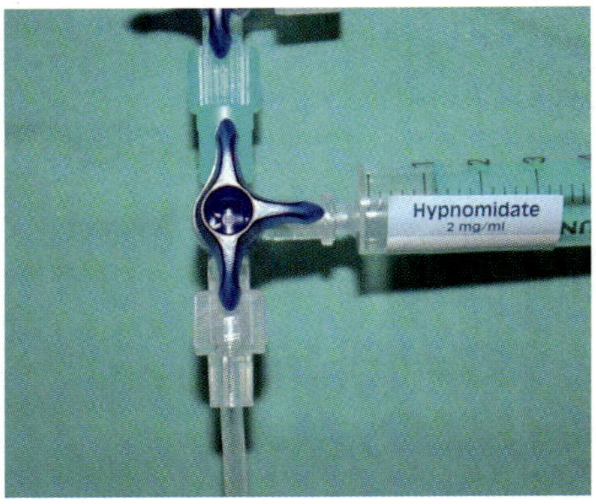


**Abb. 152.2** bei Herzinsuffizienz

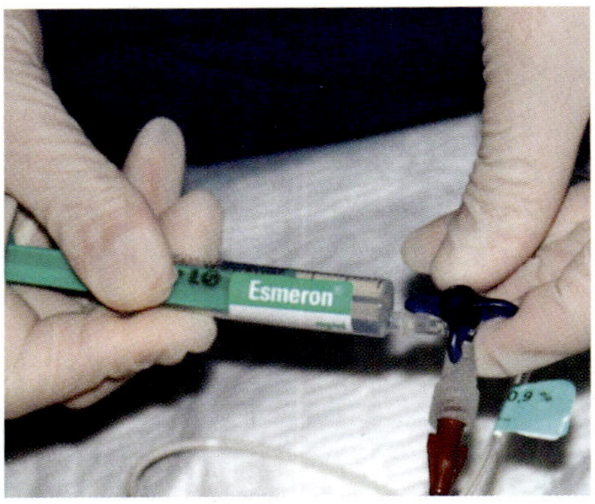


**Abb. 152.3** Relaxation

Testen Sie nun zunächst, ob eine Maskenbeatmung möglich ist (vgl. nächste Seite). Wenn die Maskenatmung nicht funktioniert, weil der Patient sich noch dagegen wehrt, kann es sinnvoll sein, die Narkosetiefe durch eine Nachinjektion des Propofols (~ 1 mg/kg KG i.v.) zu erhöhen oder es mit einer Larynxmaske zu versuchen (hier nicht dargestellt). Besonders bei Kindern kann Propofol jedoch auch paradoxe Reaktionen auslösen. Im Regelfall erfolgt aus Sicherheitsgründen eine Relaxation nur dann, wenn eine Maskenbeatmung möglich ist. Als ultima ratio müssten Sie den Patienten aufwachen lassen, wenn es sich nicht um eine obligate Notfallintubation handelt.
Diejenigen Kollegen, die im sog. „Air way management" nicht ausreichend routiniert sind, sollten möglichst außerhalb des Krankenhauses und besonders bei Notfallintubationen auf eine Relaxation verzichten. Dies gilt auch dann, wenn in der aktuellen Situation keine Supervision durch einen erfahrenen Anästhesiologen zur Verfügung steht: Notfallintubationen unterscheiden sich von den hier dargestellten Vorgehensweisen sowohl im Ablauf („Rapid Sequence Induction") als auch in der Auswahl der Medikamente [24.2, 24.3].

Nur im Fall einer Relaxation:
Als Muskelrelaxanz kann z.B. Rocuronium (Esmeron®) mit einer Dosierung von 0.6 mg / kg KG i.v. eingesetzt werden **(Abb. 152.3)**. In dieser Dosierung beträgt die Anschlagszeit ca. 3 Minuten, in denen weiter mit 100 % $O_2$ beatmet wird. Die Wirkungsdauer der Relaxation beträgt dann etwas mehr als 30 Minuten. Höhere Dosierungen von ca. 1.0 mg / kg KG i.v. werden bei schnelleren Notfalleinleitungen eingesetzt (s.u.), relaxieren den Patienten dann jedoch auch für 1 $^1/_2$ Stunden. Als Alternative dazu steht Succinylcholin (z.B. Lysthenon®) zur Verfügung, das in einer Dosierung von 1.0-1.5 mg / kg KG in nur 45 Sekunden noch schneller anschlägt, jedoch auch nur ca. 7 Minuten vorhält.

**Lagerung des Kopfes**

Das Ziel der verbesserten „Jackson"- oder „Schnüffel"-Position ist die Angleichung der oralen Achse an die pharyngeale und laryngeale Achsen: In normaler Rückenlage verlaufen diese Achsen relativ ungünstig zueinander (Abb. 153.1). Durch die Unterpolsterung und Anhebung des Kopfes ( ⇧ ) werden schon einmal die Achsen des Pharynx und Layrynx einander angenähert (Abb. 153.2). Wenn jetzt der Kopf noch leicht in eine „Schnüffelstellung" gestreckt wird (Abb. 153.3), verläuft auch die orale Achse günstiger, so dass eine bessere laryngoskopische Sicht auf den Kehlkopf resultiert. Vermeiden Sie jedoch eine zu ausgeprägte Hyperextension oder ein Überhängen des Kopfes über den Rand des Tisches.

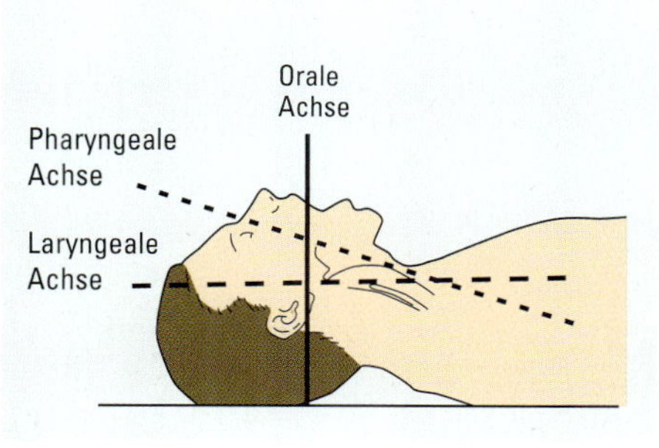


**Abb. 153.1** normale Rückenlage

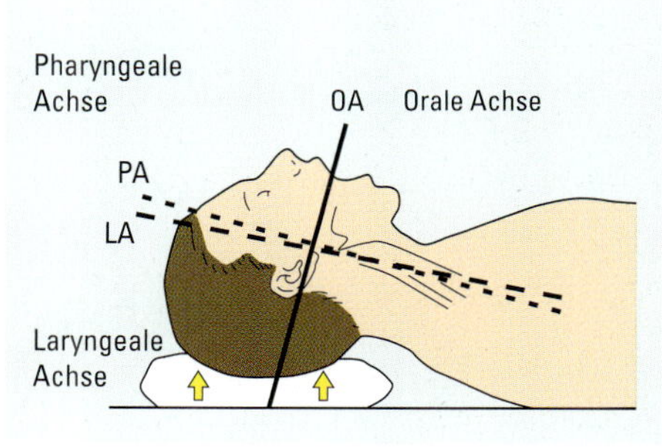


**Abb. 153.2** Kopf angehoben ...

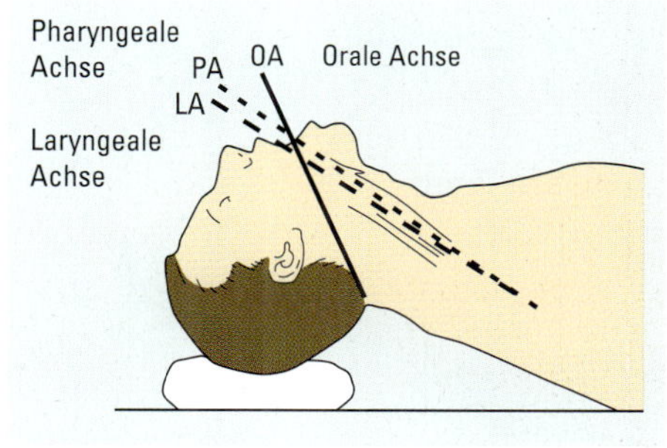


**Abb. 153.3** ... plus Streckung

Üben Sie dies am besten zuvor an einer Trainingspuppe (Abb. 153.4) und gegenseitig (Abb. 153.5), indem Sie das Kinn nach ventrocranial ( ⇖ ) ziehen und vorsichtig den Hinterkopf etwas nach caudal schieben ( ⇨ ), damit sich die Sichtachse vom Mund auf den Kehlkopf möglichst begradigt (Abb. 153.6). Dann öffnen Sie den Mund des Patienten mit Hilfe des Esmarch-Handgriffs, drücken mit beiden Daumen ( ⇩ ) den Unterkiefer nach caudal und ziehen gleichzeitig mit den anderen Fingern den Kieferwinkel nach ventral ( ⇧ ), um Mundboden und Zunge anzuheben und dadurch den Atemweg freizuhalten (Abb. 153.7). Jetzt pressen Sie die Beatmungsmaske dicht auf das Gesicht und heben dabei weiterhin den Kiefer mit Ihrem 3.-5. Finger etwas an ( ⇧ ), während Ihr Daumen und Zeigefinger die Maske halten (Abb. 153.8). Dabei formen Sie aus Ihrer Sicht ein „C" – daher auch „C-Griff" genannt (Abb. 153.9).

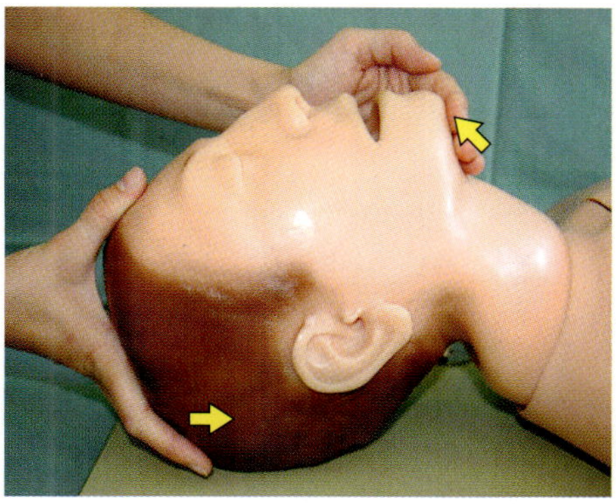

**Abb. 153.4** Training an Puppe

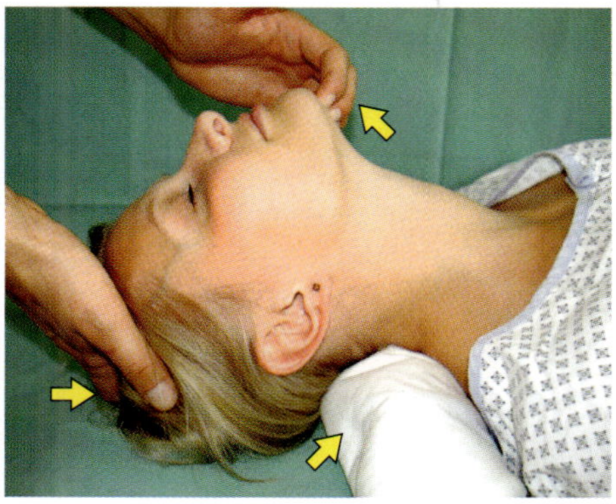

**Abb. 153.5** gegenseitig üben

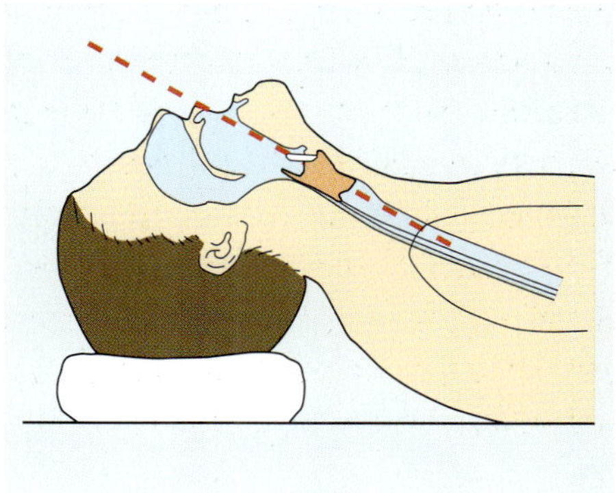

**Abb. 153.6** gerade Sichtachse

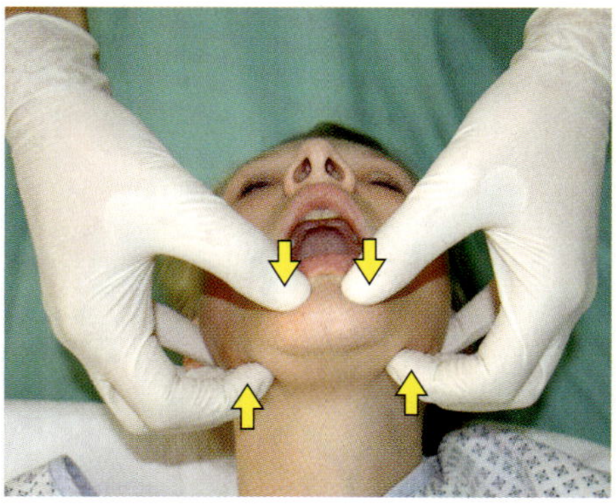

**Abb. 153.7** Esmarch-Handgriff

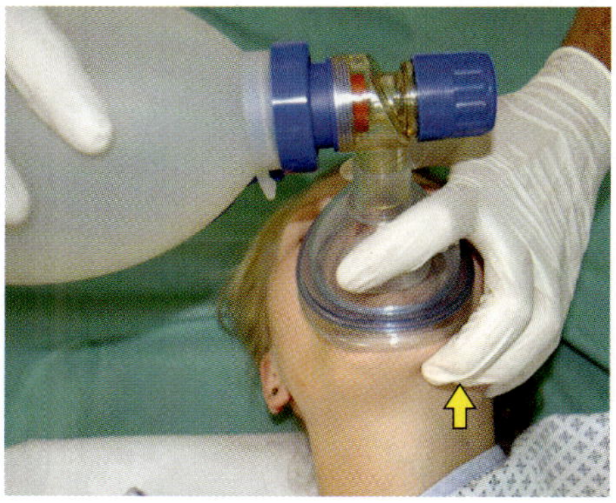

**Abb. 153.8** Maske dicht aufsetzen

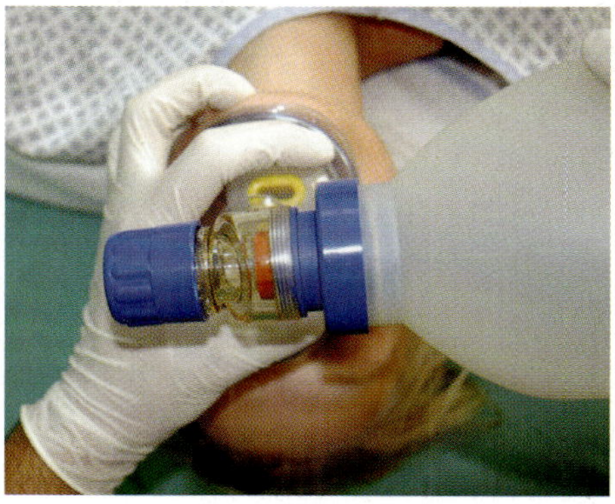

**Abb. 153.9** „C-Griff"

Probleme mit der Maskenabdichtung entstehen oft bei Bartträgern, so dass ein Maskenwechsel notwendig wird. Mitunter können Sie sich bei einem tief bewusstlosen Patienten auch helfen, indem Sie einen Guedeltubus ( ⇩ ) verwenden, um eine freie Luftpassage herzustellen **(Abb. 154.1)**: Dafür führen Sie den Guedeltubus zunächst „verkehrt herum" ein **(Abb. 154.2)** und drehen ihn dann im Uhrzeigersinn ( ↻ ) in die Mundhöhle **(Abb. 154.3)**, so dass sich seine Krümmung dem Zungenverlauf anpasst. Nun wird ein Zurücksinken der Zunge verhindert und so der Atemweg freigehalten.

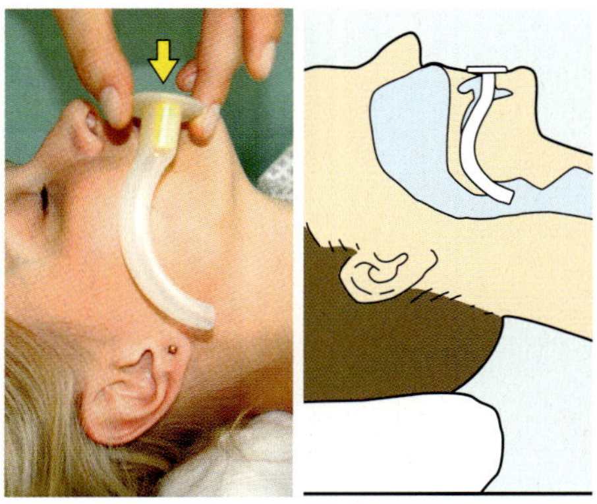

**Abb. 154.1** Guedeltubus ...

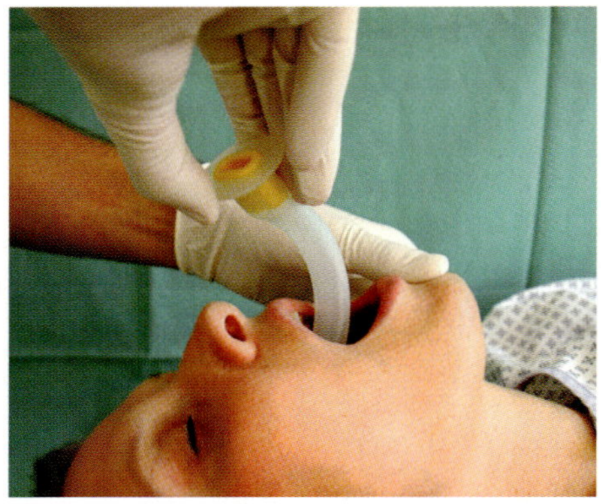

**Abb. 154.2** einführen ...

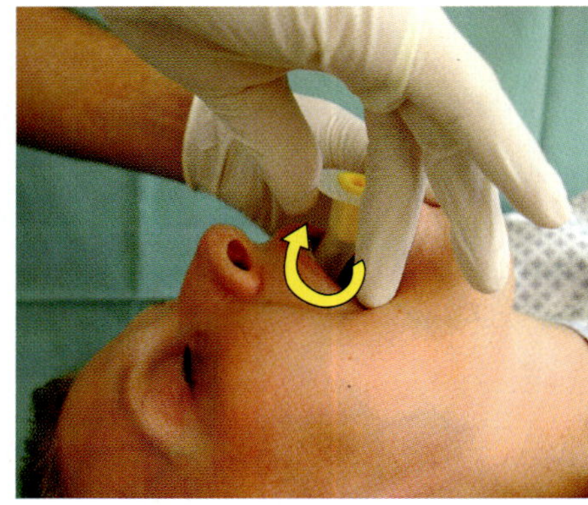

**Abb. 154.3** ... und eindrehen

Nachdem Sie nun den Patienten mit der Maske beatmet und präoxygeniert haben **(Abb. 154.4)**, existieren zwei Möglichkeiten für die Mundöffnung: Beim sogenannten „Kreuzgriff" drücken Sie mit Ihrem Daumen die Mandibula nach caudal ( ⇧ ) und mit Ihrem Mittelfinger die Maxilla nach cranial ( ⇩ ) in Gegenrichtung **(Abb. 154.5)**. Viele Kollegen bevorzugen die Alternative, mit dem Mittelfinger den Unterkiefer nach caudal zu öffnen ( ⇖ ) und mit dem Zeigefinger den Oberkiefer nach cranial zu ziehen ( ⇙ ), weil dann die eigene Hand weniger die Sicht in den Pharynx versperrt **(Abb. 154.6)**.

Dann nehmen Sie als Rechtshänder mit Ihrer linken Hand das bereits eingerastete Laryngoskop (Lampe leuchtet) an, das Ihnen von einem Helfer angereicht wird **(Abb. 154.7)**.

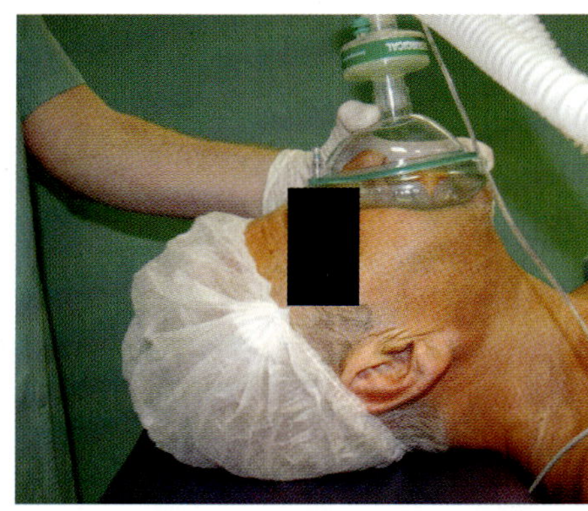

**Abb. 154.4** Maskenbeatmung

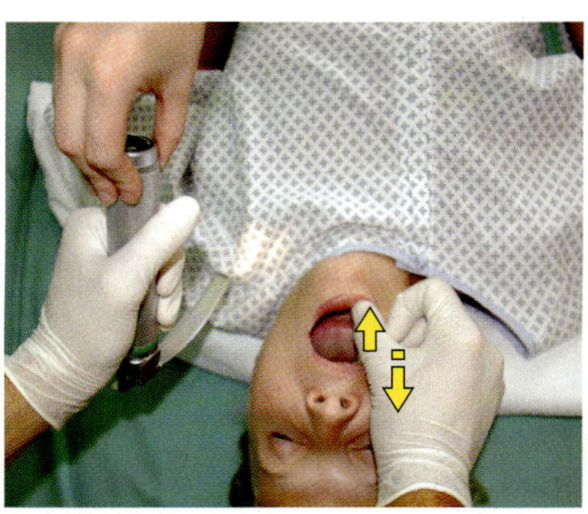

**Abb. 154.5** Kreuzgriff zur Mundöffnung

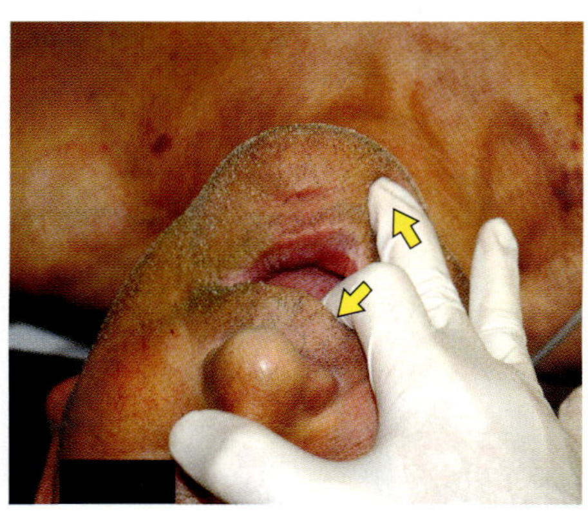

**Abb. 154.6** Alternativgriff

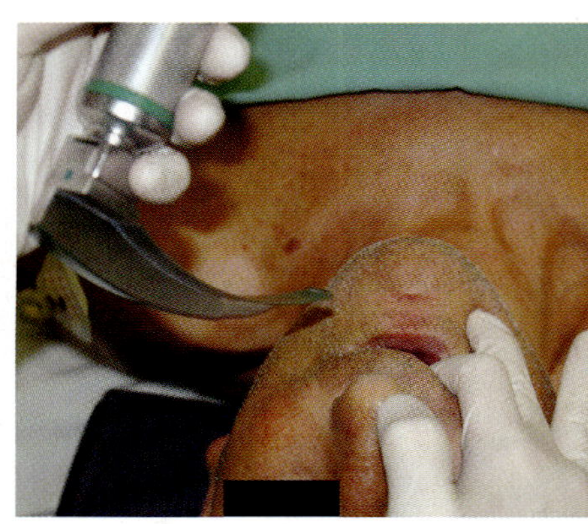

**Abb. 154.7** Laryngoskop

Nun führen Sie den Spatel entlang der Zunge in den Mund ein ( in **Abb. 155.1**), drängen damit die Zunge nach links ( ) zur Seite ab **(Abb. 155.2)** und schauen dann oft lediglich auf die Epiglottis **(Abb. 155.3)**. Führen Sie die Spatelspitze noch ein Stück ventral an der Epiglottis vorbei ( in **Abb. 155.3**). Jetzt ziehen Sie den Griff des Laryngoskops nach ventrocaudal ( ) und heben damit die Zunge und die Weichteile an **(Abb. 155.4 / 5)**, so dass der Blick auf die Stimmritze frei wird **(Abb. 155.6)**.

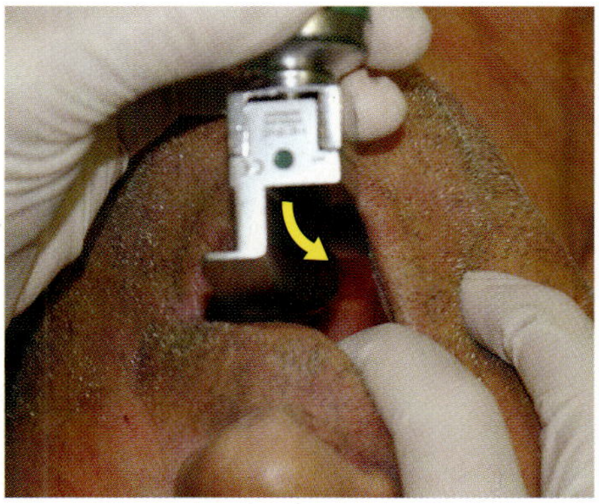

**Abb. 155.1** Spatel einführen

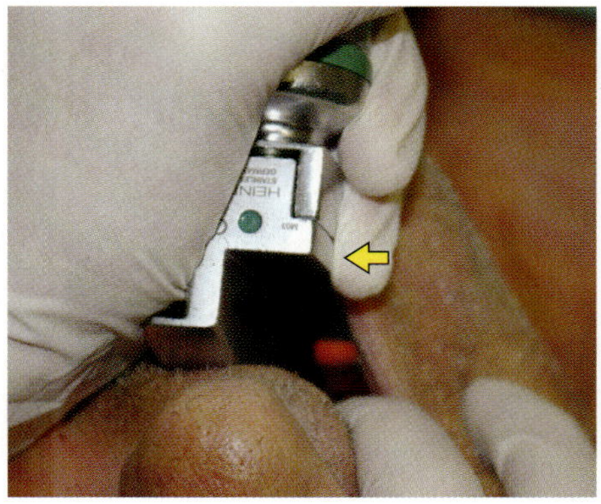

**Abb. 155.2** Zunge abdrängen

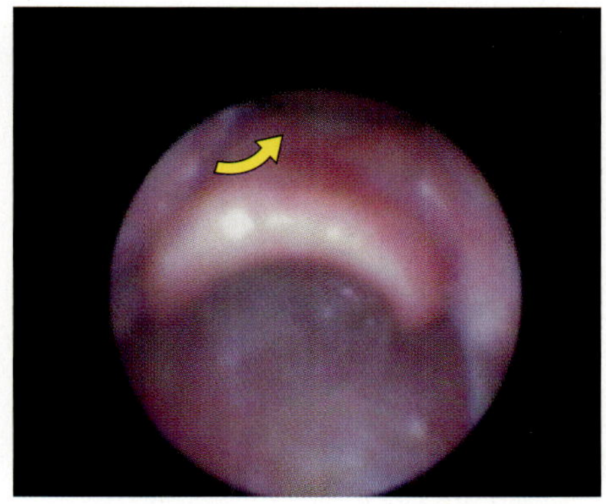

**Abb. 155.3** Epiglottis

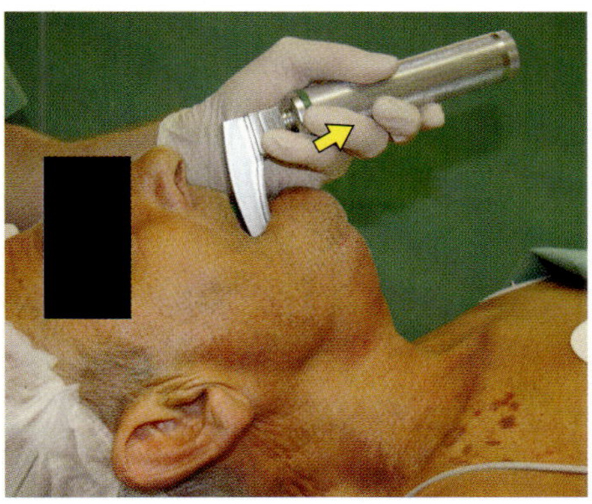

**Abb. 155.4** Zug nach ventrocaudal

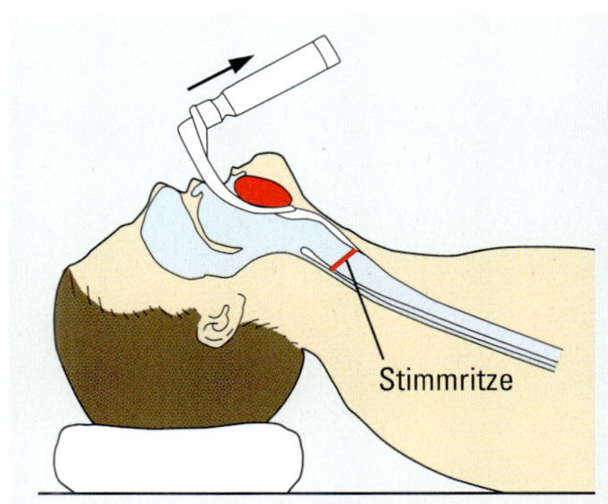


**Abb. 155.5** Schemazeichnung

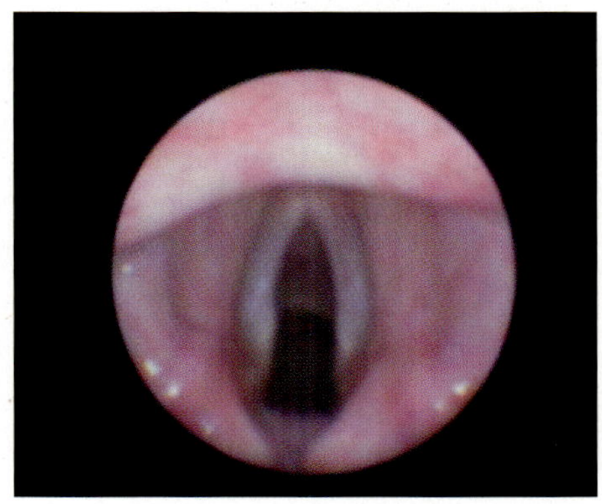

**Abb. 155.6** Stimmritze

Vermeiden Sie unbedingt, mit dem Laryngoskop zu hebeln ( in **Abb. 155.7**), damit Sie nicht die vorderen Schneidezähne ( ) des Patienten verletzen ( in **Abb. 155.8**). Falls Sie die Stimmritze nicht einstellen können, bitte Sie lieber eine Hilfperson, Ihnen durch etwas Druck von außen auf den Kehlkopf ( ) zu helfen **(Abb. 155.9)**. Schieben Sie den Tubus unter Sicht zwischen den Stimmbändern hindurch, bis die Oberkante des Cuffs die Stimmritze klar um 1 bis 2 cm passiert hat **(Abb. 156.1)**. Das Vorschieben unter Sicht durch die Stimmritze hindurch ist ein sicheres Zeichen für eine korrekte Intubation – seien Sie unbedingt ehrlich zu sich selbst, wenn es Ihnen nicht auf Anhieb gelungen ist, da Sie ansonsten das Leben des Patienten gefährden würden.

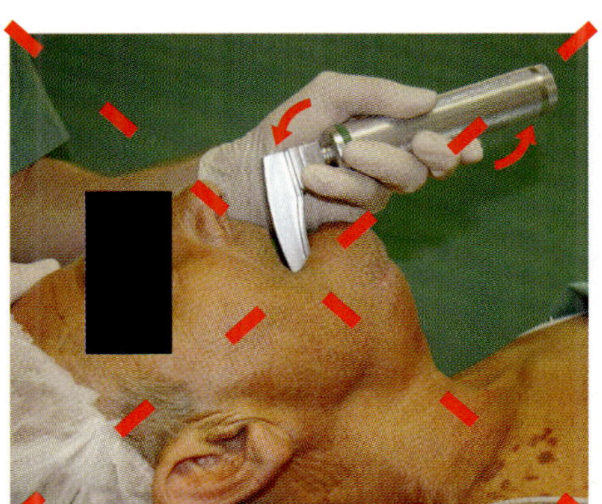

**Abb. 155.7** nicht hebeln!

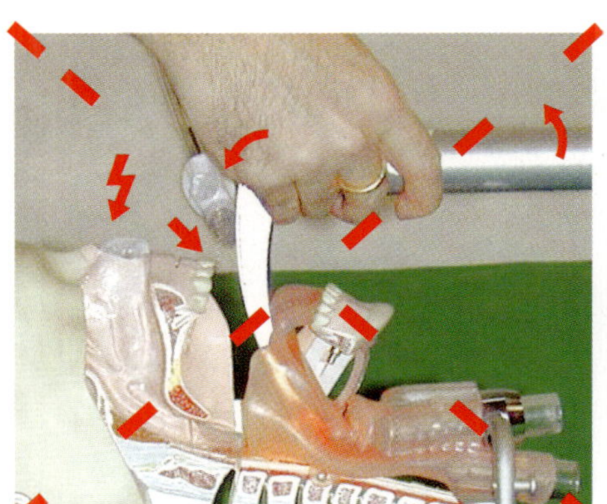

**Abb. 155.8** cave: Zahnverletzung

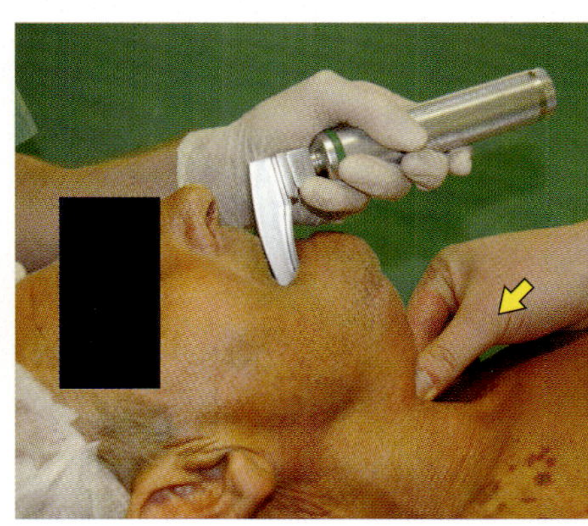

**Abb. 155.9** Druck auf Kehlkopf

# 24 Intubation

Nachdem Sie den Tubus unter Sicht durch die Stimmritze eingeführt ( ⇩ ) haben **(Abb. 156.1)**, ziehen Sie das Laryngoskop heraus und fixieren ( ⇨ ) den Tubus fest mit einer Hand, während der Cuff geblockt ( ⇙ ) wird **(Abb. 156.2)** und Sie die Beatmung anschließen **(Abb. 156.3)**. Bevor Sie den Tubus fixieren, überprüfen Sie auskultatorisch im Epigastrium **(Abb. 156.4)**, über der rechten Lunge **(Abb. 156.5)** und an der linken Lunge **(Abb. 156.6)**, ob tatsächlich beide Lungen seitengleich ventiliert werden oder der Tubus doch im Ösophagus positioniert ist.

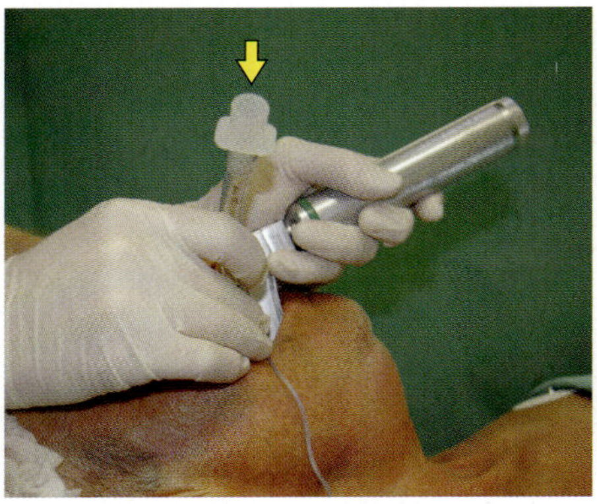

**Abb. 156.1** Tubus einführen

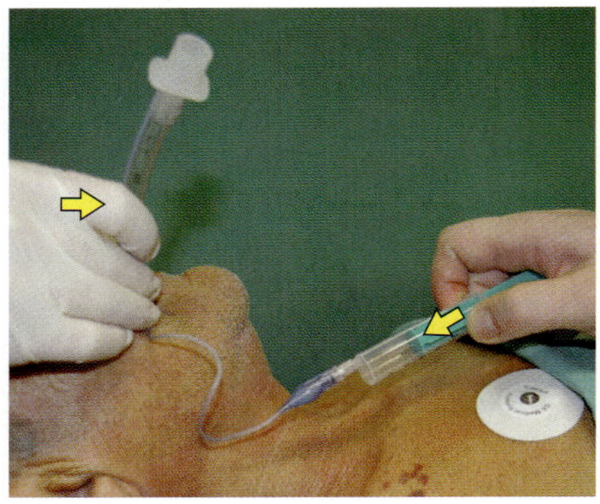

**Abb. 156.2** Cuff blocken

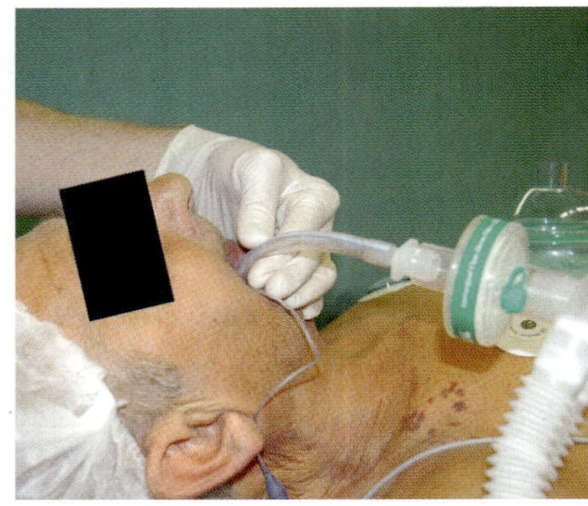

**Abb. 156.3** Beatmung anschließen

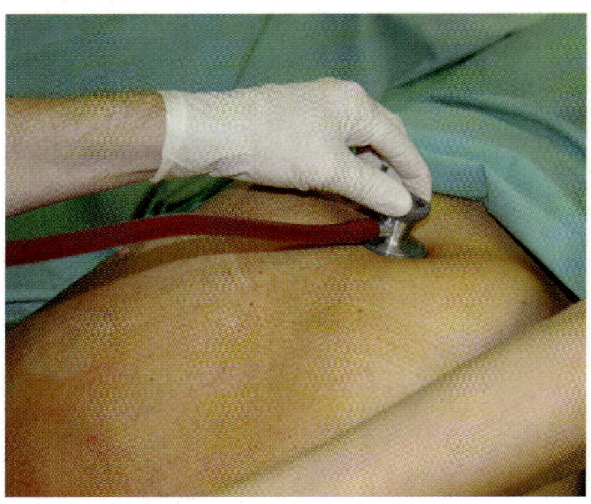

**Abb. 156.4** epigastr. Auskultation

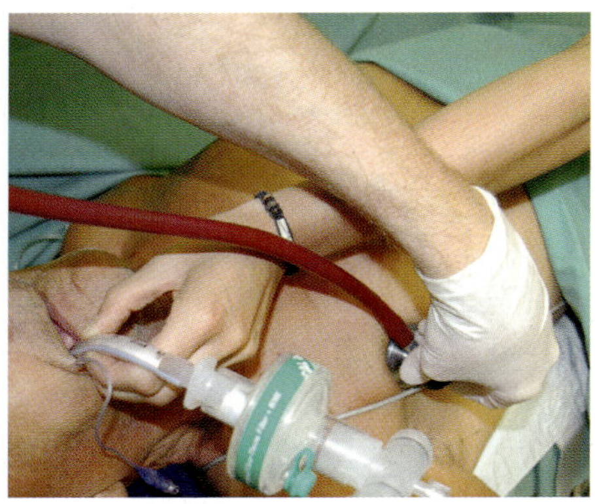

**Abb. 156.5** rechte Lunge ok?

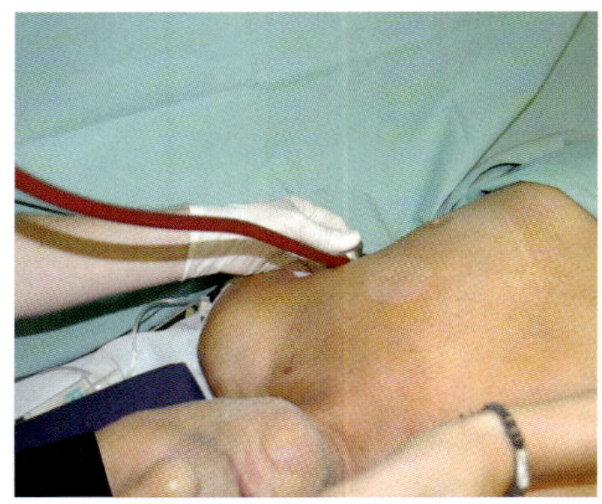

**Abb. 156.6** linke Lunge ok?

Zusätzliche Hinweise geben Atemexkursionen des Thorax oder der Nachweis von exspiratorischem $CO_2$ ( ⇗ ) über mehrere Atemzüge in der Kapnometrie **(Abb. 156.7)**. Taucht das $CO_2$ nur ein bis zwei Atemzüge auf, könnte es theoretisch auch aus dem Magen stammen. Überprüfen Sie zur Sicherheit mit einem Manometer, ob der Druck im Cuff (Blockungsballon) im Normbereich (ohne Leckage < 25 cm $H_2O$) liegt **(Abb. 156.8)**, damit bei überhöhten Drücken keine Druckläsionen resultieren. Lediglich ein Fingertest ( ⇘ ⇖ ) des kleinen Luftreservoirs liefert keine ausreichende Information, wie hoch der Druck genau liegt **(Abb. 156.9)**.

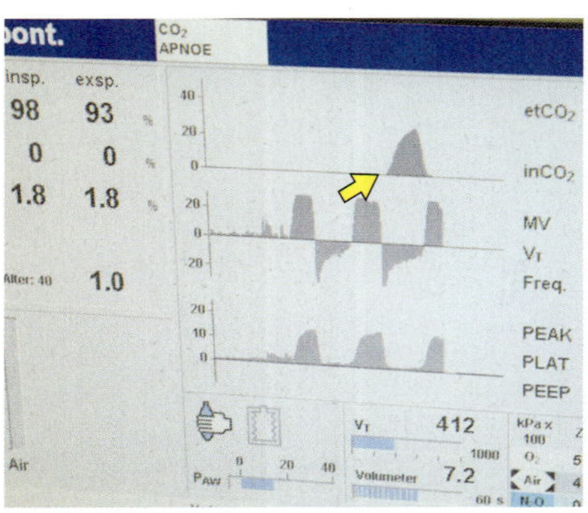


**Abb. 156.7** $CO_2$-Nachweis

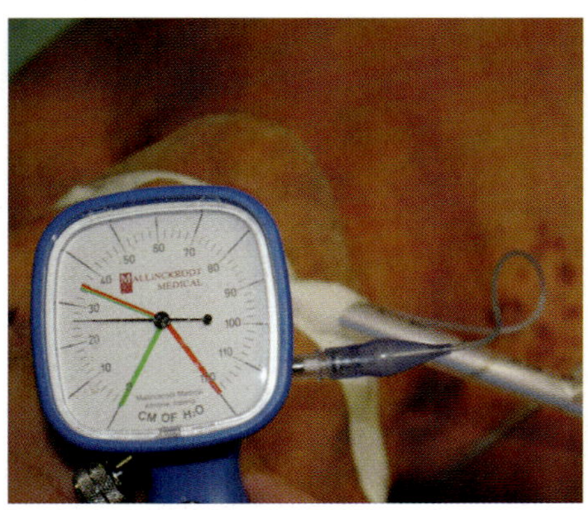

**Abb. 156.8** Messung Cuffdruck

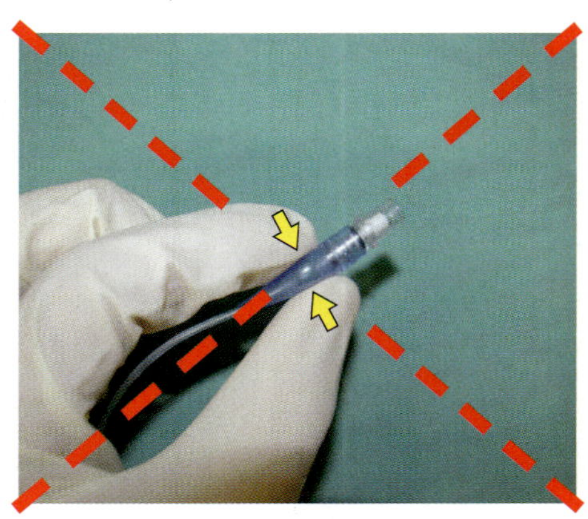

**Abb. 156.9** Fingertest reicht nicht

**Fixation des Tubus**

Am besten ziehen Sie dafür Ihre Handschuhe aus, um nicht immer damit an den beiden langen Klebestreifen hängen zu bleiben, die Sie sich dafür vorbereiten: Den ersten Streifen kleben Sie z.B. langstreckig oberhalb der Oberlippe auf die linke Wange und drücken ihn fest (Abb. 157.1), wickeln ihn ein- bis zweimal um den Tubus herum ( in Abb. 157.2) und drücken ihn dann auch auf der rechten Wange fest (Abb. 157.3). Analog verfahren Sie mit dem zweiten Klebestreifen unterhalb der Unterlippe (Abb. 157.4), wickeln ihn ruhig zweimal (mit der klebenden Seite natürlich nach innen) um den Tubus herum und fixieren den Streifen unter leichtem Zug ( ) ebenfalls auf der Gesichtshaut des Patienten (Abb. 157.5).

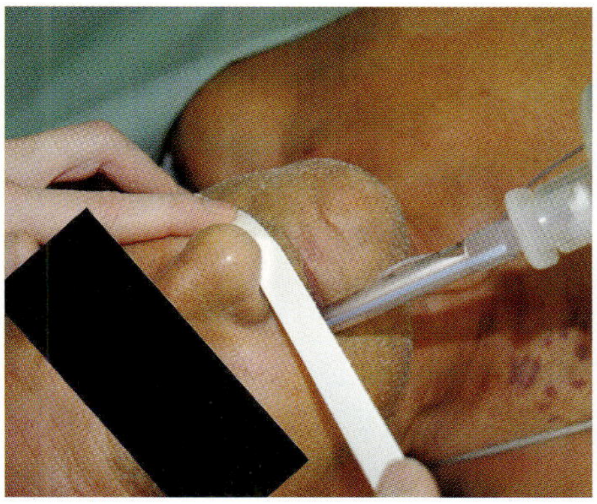

**Abb. 157.1** erster Klebestreifen

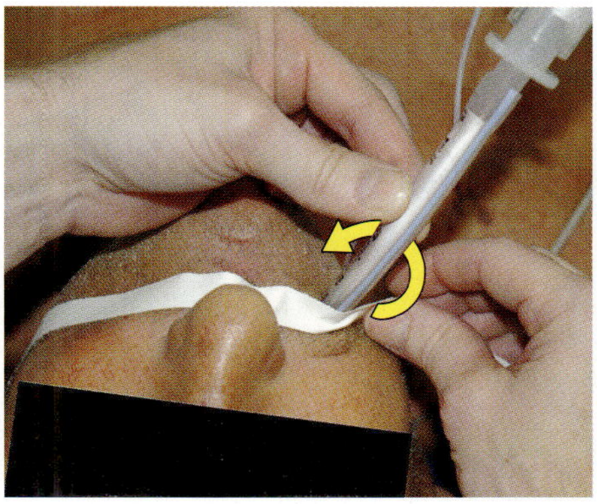

**Abb. 157.2** um Tubus herum und ...

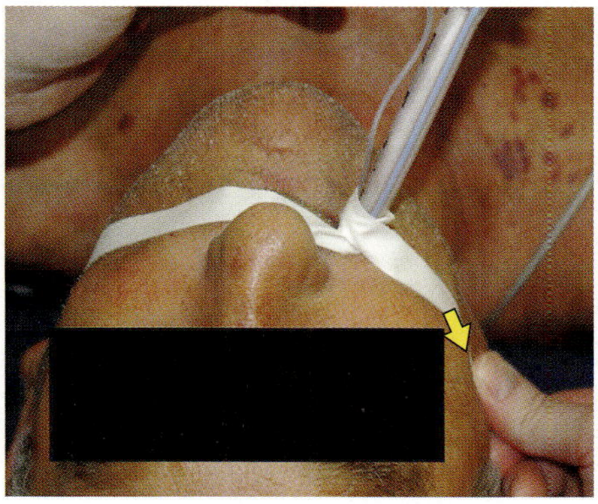

**Abb. 157.3** ... festkleben

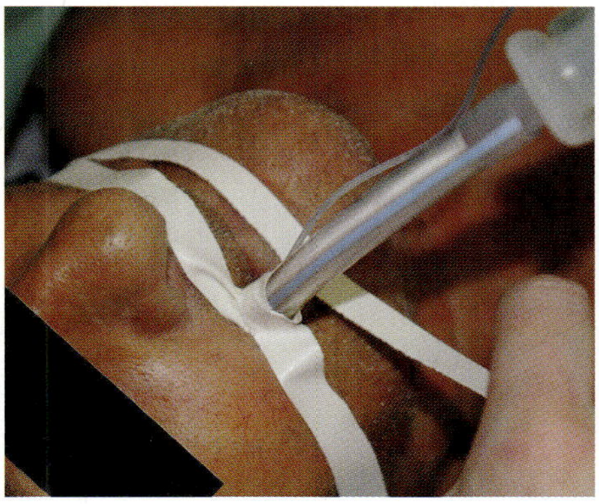

**Abb. 157.4** 2. Klebestreifen

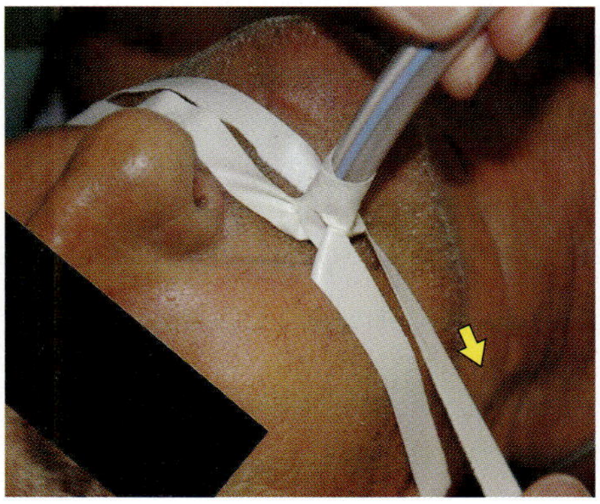

**Abb. 157.5** unter Zug fixieren

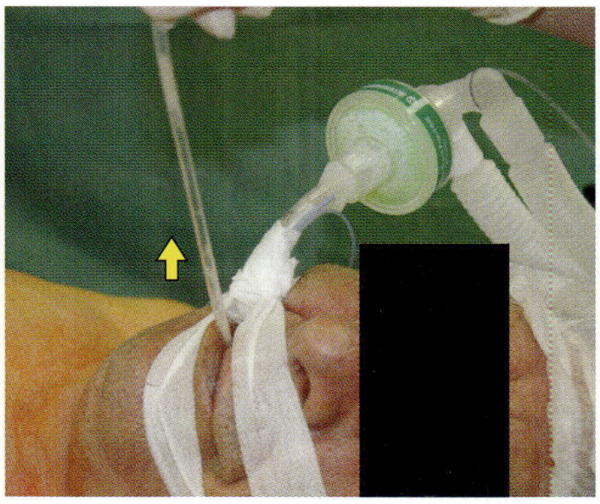

**Abb. 157.6** Absaugen

Vor der **Extubation** am Ende der Narkose wird der Oropharynx noch einmal abgesaugt ( in Abb. 157.6). Die Narkosetiefe wird meistens schleichend reduziert und die einsetzende Spontanatmung des Patienten eventuell assistierend mit dem Beutel unterstützt. Dann werden die Pflaster von der Haut gelöst und der Cuff entblockt ( in Abb. 157.7), bevor Sie schließlich den Tubus zügig herausziehen ( in Abb. 157.8). Ein nachfolgender Hustenreiz (Abb. 157.9) ist nicht ungewöhnlich und spricht für die wieder vorhandenen Schutzreflexe des Patienten.

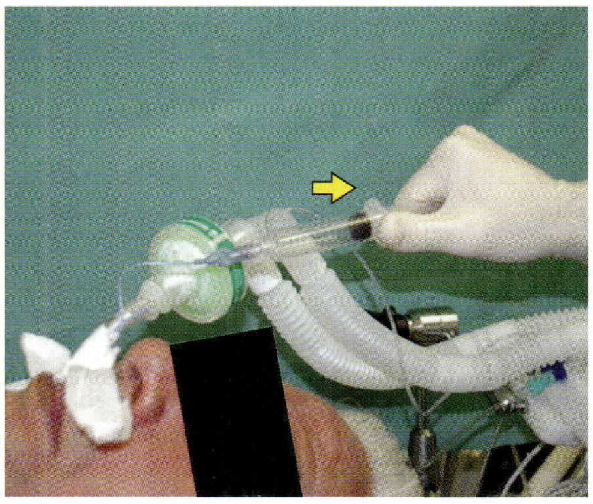

**Abb. 157.7** Cuff entblocken

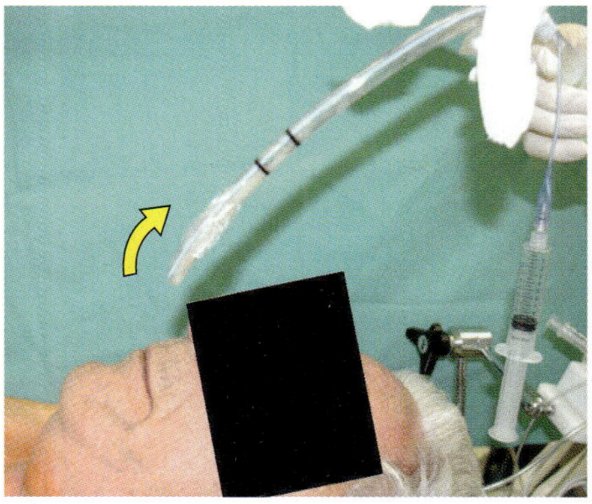

**Abb. 157.8** Tubus herausziehen

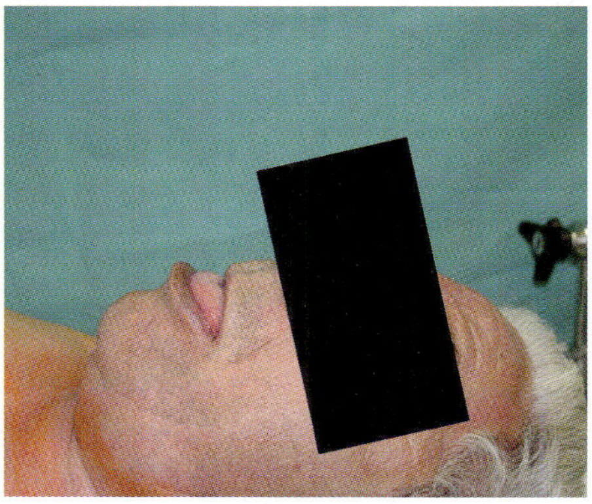

**Abb. 157.9** Hustenreiz

Für die Extubation existieren zwei verschiedene Herangehensweisen: Die eine Methode favorisiert es, während der Entfernung des Tubus einen Absaugschlauch unter Sog im Tubus mitzuführen, damit tracheales und laryngeales Sekret oder visköserer Schleim möglichst vollständig mit herausgesaugt wird. Der potenzielle Nachteil dieser Methode ist die Begünstigung von Atelektasen in der Lunge durch den Unterdruck des Sogs.
Der andere Ansatz favorisiert daher die Entfernung des Tubus ohne liegenden Absaugkatheter in einer Exspirationsphase nach vorheriger Blähung. Hierbei soll die leicht verstärkte Exspiration ebenfalls zu einer besseren Sekretentfernung führen, ohne dass pulmonale Atelektasen induziert werden. Die Schwierigkeit vor allem für nicht so routinierte Kollegen liegt hierbei jedoch im exakten Timing: Wird fälschlicher Weise in Inspiration extubiert, aspiriert der Patient entsprechend mehr Bronchialsekret und Schleim. Jede Methode hat demnach ihre Vor- und Nachteile. Zum Abschluss fasst die Tab. 158.1 noch einmal die einzelnen Schritte und die gängigen Dosierungen für erwachsene Patienten zusammen:

| Schritte | | Name | Erw.-Dosis | Wirkung |
|---|---|---|---|---|
| 1. | Opiat | Fentanyl | ~ 0.1 mg | nach 3-5 Min. |
| 2. | Präoxygenierung | mit O2 | 100% ~ 3 Min. | Oxygen.-Reserve |
| 3. | Hypnotikum<br>Bei Herzinsuff.: | Propofol<br>Etomidate | 2 mg/kg<br>0.2 mg/kg | cave: RR ↓ (langsam i.v.!)<br>NNR-Suppression für ~ 2 h |
| 4. | **Test** | Maskenbeatmung möglich? | | Falls ja, dann weiter mit 5. |
| 5. | Muskelrelaxanz | Rocuronium<br>bei Notfalleinleitung:<br>Rocuronium<br>Succinylcholin | 0.6 mg/kg<br><br>1.0 mg/kg<br>1.0 mg/kg | nach 3 Min. für ~ 30 Min.<br><br>nach 1 Min. für ~ 90 Min.<br>nach 45 Sek. für ~ 7 Min. |
| 6. | Intubation unter Sicht,evtl. mit Manipulation des Kehlkopfes von außen | | | |
| 7. | Blockung des Cuffs, auskultatorische Lagekontrolle und Fixation des Tubus | | | |
| 8. | Sicherer Nachweis der endotrachealen Tubuslage durch Kapnometrie (vgl. S. 156) | | | |

Tab. 158.1 Schritte der Narkoseeinleitung und Intubation bei Erwachsenen

**Schwierige Intubationsverhältnisse**
Bei geplanten Routinenarkosen können bereits im Vorfeld schwierige Intubationsverhältnisse im Rahmen der Prämedikationsvisite zumindest teilweise vorhergesagt werden. Dafür existiert eine Einteilung nach Mallampati, die als Grundlage die Inspektion des Rachens bei aufrecht sitzenden Patienten mit maximal geöffnetem Mund und herausgestreckten Zunge, jedoch ohne Phonation verwendet (Tab. 158.2). Zusätzlich sollten Sie unbedingt die Beweglichkeit der HWS überprüfen. Falls Schwierigkeiten bei der späteren Intubation zu erwarten sind, ist es natürlich zweckmäßig, dafür zu sorgen, dass ein erfahrener Kollege präsent sein wird und alle notwendigen Instrumentarien bereit liegen (Magillzange, Larynxmaske, Fiberendoskop etc.).

| Klasse I | Klasse II | Klasse III | Klasse IV |
|---|---|---|---|
| 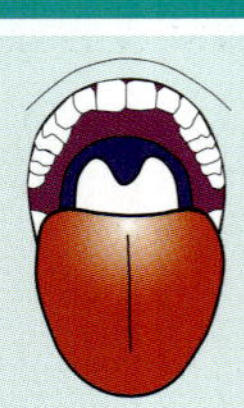 | 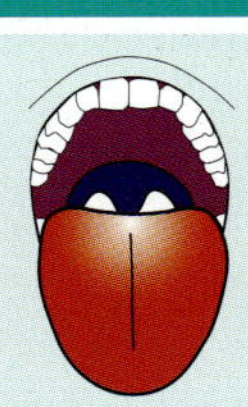 | 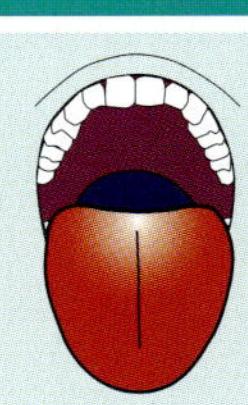 | 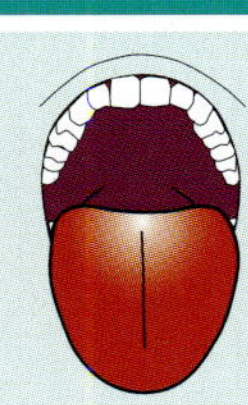 |
| Pharynxhinterwand, Uvula Gaumenbögen (GB) + weicher Gaumen sichtbar ➜ keine Intubationsprobleme | Uvulaspitze durch Zunge verdeckt GB + WG sichtbar keine Vorhersage | nur weicher Gaumen sichtbar ➜ oft Intubationsprobleme | nur harter Gaumen sichtb. ➜ sehr häufig Intubationsprobleme |

Tab. 158.2 Mallampati-Klassifikation

### Indikation

Bei der Nachsorge nach größeren Operationen wird die naso- oder oropharyngeale Intubation durch die Anlage eines Tracheostomas ersetzt, wenn eine längere postoperative Beatmungspflicht absehbar ist. Dies kann entweder direkt chirurgisch im OP erfolgen oder im späteren Verlauf auf der Intensivstation notwendig werden. Nachfolgend wird die Methode der Dilatationstracheotomie nach Ciaglia beschrieben, die einen komplexeren, steril durchzuführenden Eingriff darstellt, bei dem sich die Anwesenheit bzw. Supervision eines in der Methode erfahrenen Anästhesisten oder Intensivmediziners empfiehlt.

### Allgemeine Vorbereitung

Erhält der Patient eine Antikoagulation, ist u.U. eine angemessene Therapiepause notwendig: Als Faustregel sollte die PTT unter 40 Sekunden, die Thrombozytenzahl über 80.000/µl und der Quick-Wert über 50 % (INR < 1,6) liegen. Erfolgt eine enterale Ernährung, wird diese mindestens vier Stunden vorher unterbrochen und kurz vor dem Eingriff über die Magensonde abgesaugt, um das Risiko einer Aspiration (Pneumoniegefahr) zu minimieren. Die Sedierung des beatmeten Patienten wird im Vorfeld eher langsam gesteigert, um Bolusgaben vermeiden zu können. Layryngoskopisch werden die Intubationsbedingungen kontrolliert.

Ein Notfallwagen mit Intubations-Larynxmaske und „difficult-airway"-Ausrüstung wird in der Nähe bereitgestellt, um gegen eventuelle Komplikationen gewappnet zu sein. Schließlich ist die Anwesenheit mindestens zweier Ärzte und einer Pflegekraft notwendig. Kurz vor dem Eingriff wird die $FiO_2$ auf 1,0 (100%) erhöht und der Pulston auf die $O_2$-Sättigung ($SpO_2$) gestellt, um bei einem evtl. Sättigungsabfall einen akustischen Alarm zu hören. Alle diese Vorbereitungen legen es nahe, mit allen Beteiligten einen festen Zeitpunkt für diesen Eingriff zu vereinbaren und das gesamte Material inklusive der notwendigen Medikamente zuvor sorgfältig zusammenzustellen: Kurz vor dem Eingriff werden in der **Reihenfolge** zunächst ein Analgetikum, dann ein Hypnotikum und zuletzt ein Muskelrelaxans benötigt (s. S. 161).

### Tischvorbereitung

Folgende Dinge gehören zur Grundausstattung :

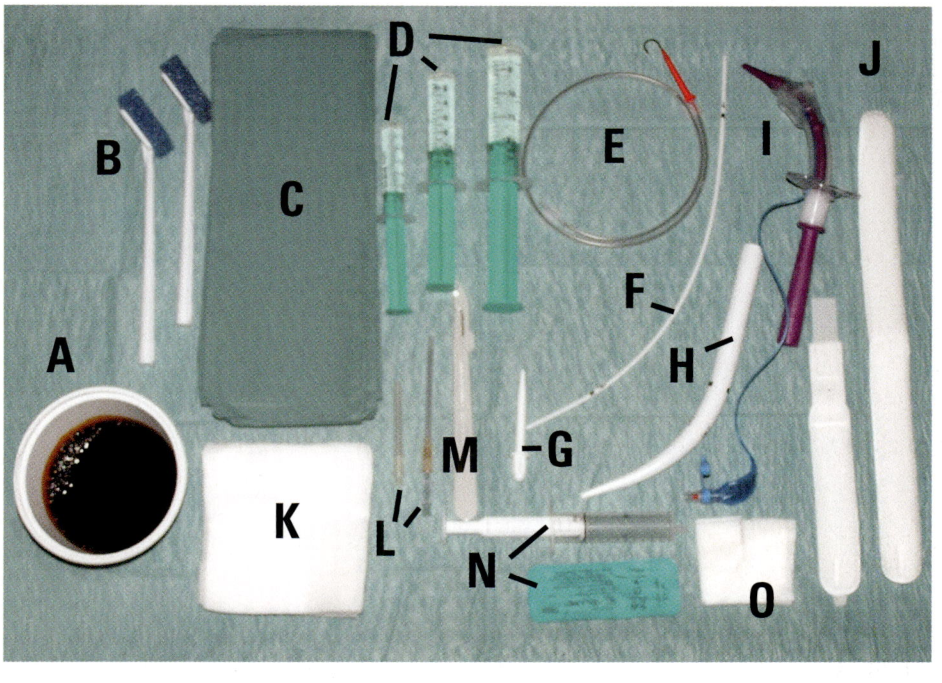


- **(A)** Lösung zur Hautdesinfektion
- **(B)** Desinfektions - Applikationshilfen
- **(C)** sterile Abdecktücher
- **(D)** Spritzen mit isotoner NaCl-Lösung
- **(E)** flexibler Führungsdraht / Einfädelhilfe
- **(F)** Führungsschiene („Reiter")
- **(G)** dünner Vordilatator
- **(H)** großer Dilatator
- **(I)** Tracheostoma mit Führungshilfe
- **(J)** Fixationsbänder
- **(K)** einige sterile Kompressen
- **(L)** zwei Punktionsnadeln
- **(M)** Skalpell zur Stichinzision
- **(N)** Nahtmaterial + Blockungsspritze
- **(O)** Schlitzkompresse



**Abb. 159.1** steriler Instrumententisch

### Kontraindikationen

Zu den absoluten Kontraindikationen gehören eine instabile HWS-Fraktur, ein erhöhter intrakranieller Druck nach Schädel-Hirn-Trauma oder sehr schwierige Intubationsbedingungen z.B. nach Voroperationen an Kehlkopf oder Hals. Zu den relativen Kontraindikationen zählen Infektionen im Larynx- oder Halsbereich, eine massive Struma, Gerinnungsstörungen, Kinder unter 14 Jahren, eine fehlende Einwilligung des Patienten bzw. der gesetzlichen Vertreter und ein akutes ARDS mit einer Beatmungssituation, die eine PEEP-Beatmung > 15 mbar oder eine $FiO_2$ über 0,8 (80%) notwendig macht.

# 25 Dilatations-Tracheotomie

Alle folgenden Tätigkeiten erfolgen mit sterilem Kittel, Mundschutz und sterilen Handschuhen: Für die Zusammenstellung des Instrumententisches wird zunächst die Führungshilfe ( ↘, hier violett) in das Tracheostoma ( ↑ ) gesteckt (Abb. 160.1), mit sterilem Lidocaingel gleitfähig gemacht (Abb. 160.2) und danach der Cuff ( ↗ ) auf Dichtigkeit überprüft (Abb. 160.3).

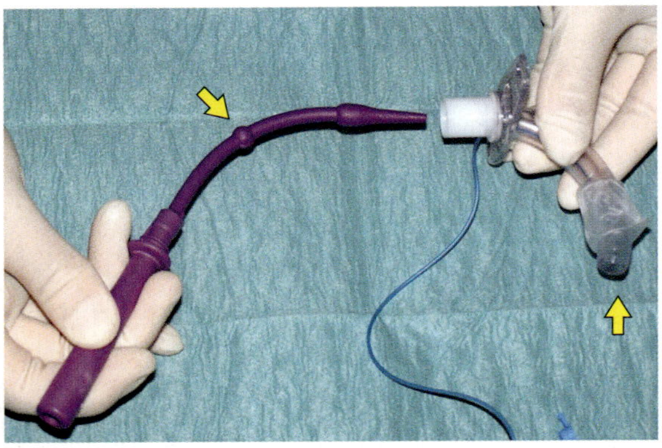

**Abb. 160.1** Zusammenstecken

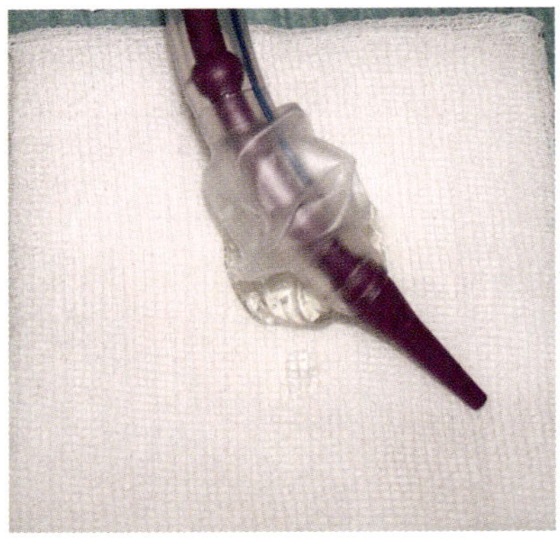

**Abb. 160.2** Lidocaingel

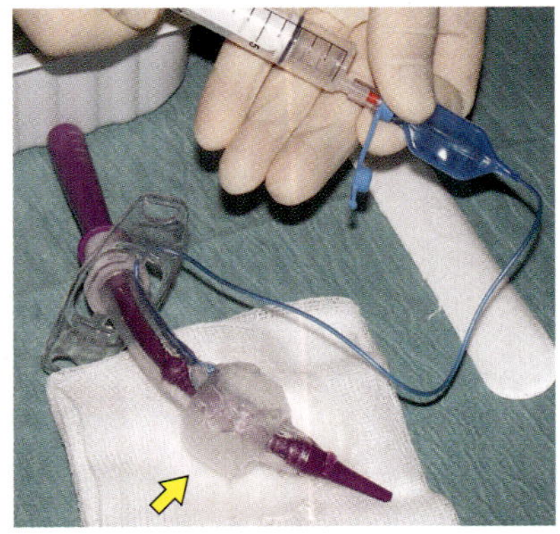

**Abb. 160.3** Cuff-Kontrolle

Der große Dilatator wird mit steriler Kochsalzlösung innen (Abb. 160.4) und auch außen befeuchtet (Abb. 160.5). Der Patient wird mit Hilfe einer Schulterrolle ( ↖ ) in maximaler Reklinationsstellung des Kopfes gelagert, um das Punktionsareal zu strecken (Abb. 160.6, vgl. Kapitel 24). Der Kopf kann z.B. mit einem ringförmigen Kopfpolster stabilisiert werden.

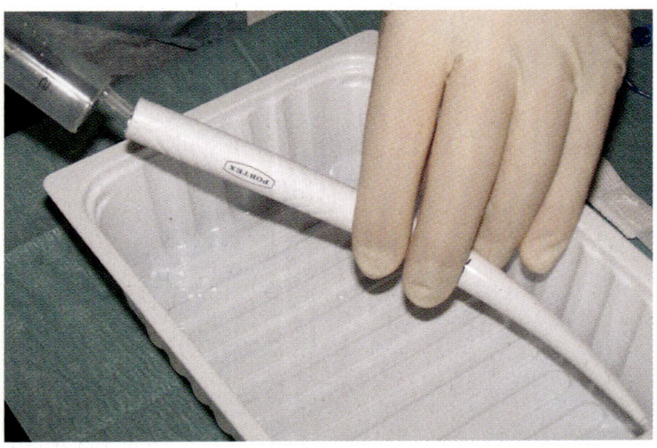

**Abb. 160.4** Dilatator wässern

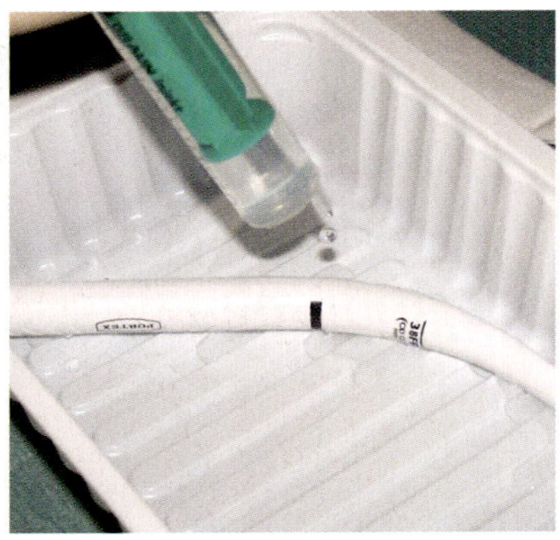

**Abb. 160.5** ... auch außen!

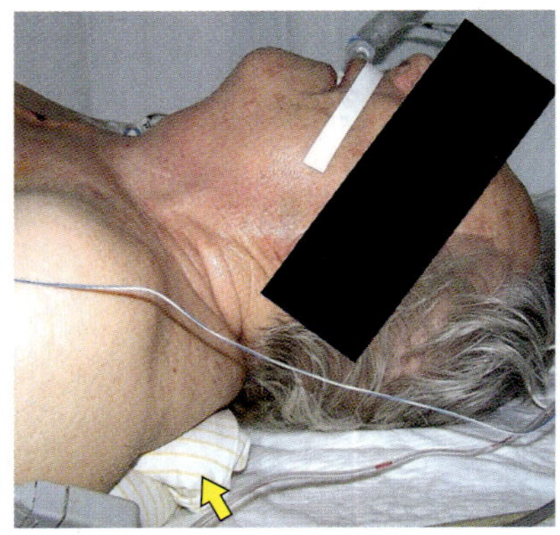

**Abb. 160.6** Kopfreklination

**Obligate Bronchoskopiekontrolle**

Wurde der Patient zuvor mit einem Tubus kleiner als 8,0 mm Durchmesser intubiert, erfolgt zunächst eine Umintubation – ansonsten ein gründliches orophayryngeales Absaugen. Dann ziehen Sie den Tubus nach Entblockung unter laryngoskopischer Sichtkontrolle zurück, bis sich der Cuff in der Glottis befindet. Dort wird der Cuff wieder geblockt. Der Bronchoskopeur führt die Laryngoskopie durch.



Am besten befestigen Sie den Tubus mit einem Multifunktionsarm am Bett und decken das Gesicht des Patienten zum Schutz mit Tüchern ab. Setzen Sie dann eine Tubusverlängerung mit Bronchoskopieadapter auf, durch den das Bronchoskop eingeführt werden kann (Abb. 160.7).

Vergessen Sie nicht, die Ansatzstücke einzusetzen sowie die Lichtquelle und Absaugung am Bronchoskop anzuschließen. Achtung: Eventuell muss durch den verringerten Querschnitt der Spitzendruck erhöht werden, um eine adäquate Ventilation (am Bronchoskop vorbei) zu gewährleisten. Aktivieren Sie daher am Ventilator den Alarm für das Minutenvolumen!

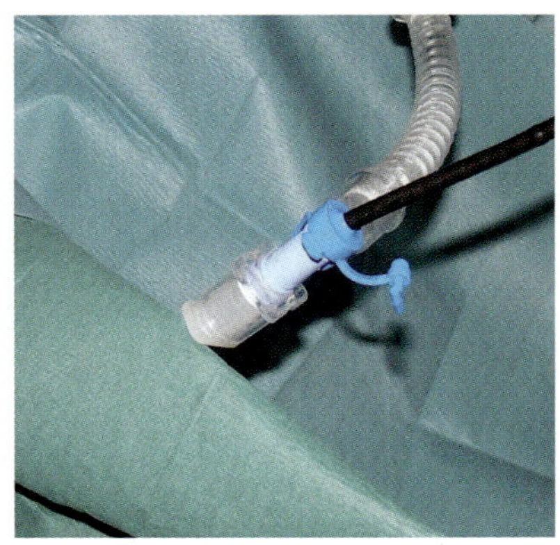

**Abb. 160.7** Bronchoskop

Das Bronchoskop wird in die Spitze des Tubus zurückgezogen und dient als intratracheale Sichtkontrolle des Eingriffs (Abb. 161.1), damit jederzeit sichergestellt ist, dass eine akzidentelle Verletzung der trachealen Hinterwand vermieden wird. Eventuell erfolgte die Opiatgabe bereits, ansonsten folgt jetzt die medikamentöse Einleitung:

**Totale intravenöse Anästhesie (TIVA)**

Man kann z.B. fraktioniert mit Fentanyl beginnen: zunächst 0.15 mg als Bolus i.v. (Abb. 161.2) und später bis insgesamt ca. 0.25 mg. Dann wird z.B. ein Propofol-Perfusor angeschlossen mit einer Förderrate von 6 bis 10 mg/kg/h (Abb. 161.3). Schließlich erfolgt die Relaxation, z.B. durch die einmalige Gabe von Rocuronium (Esmoron®) 0.5 mg/kg (Abb. 161.4).

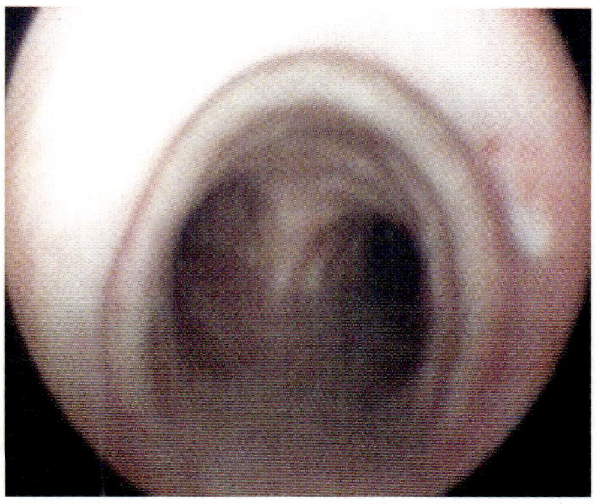

Abb. 161.1 Blick auf Carina

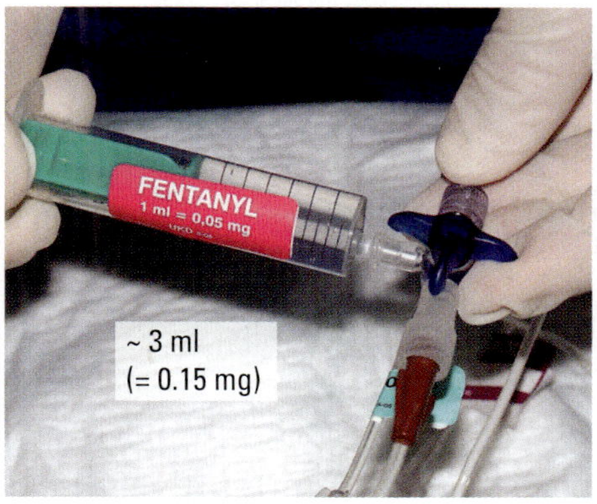


Abb. 161.2 Analgetikum

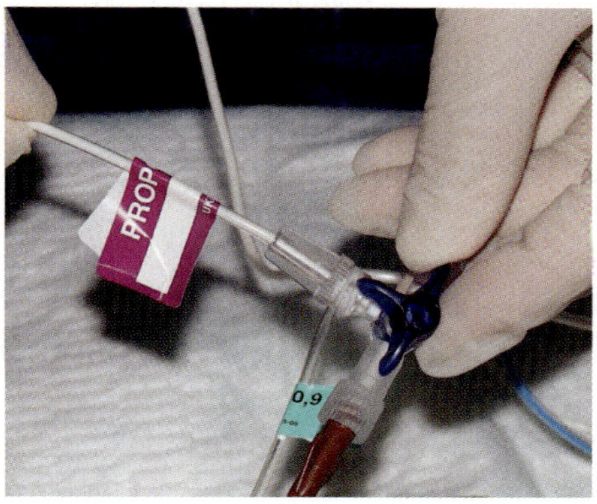


Abb. 161.3 Hypnotikum

**Hautdesinfektion und Punktionsort**

Die Zeit bis zum Wirkungseintritt kann für eine großflächige Hautdesinfektion der gesamten vorderen Halsregion (Abb. 161.5) und Umgebung (vom Kinn bis zu den Mamillen) und für die Abdeckung mit einem sterilen Lochtuch oder zwei bogenförmigen Tüchern (Abb. 161.6) genutzt werden.

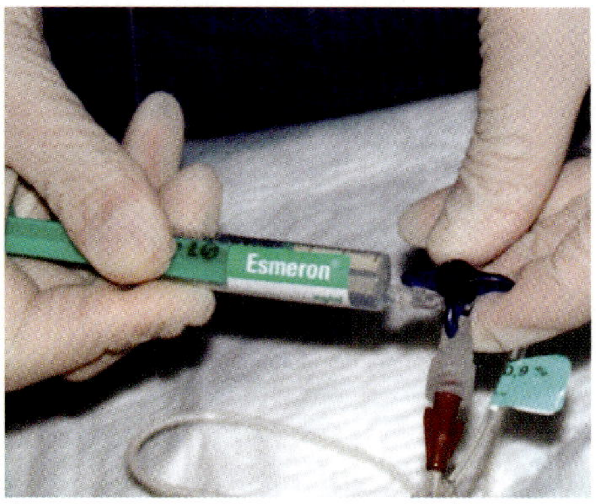


Abb. 161.4 Relaxation

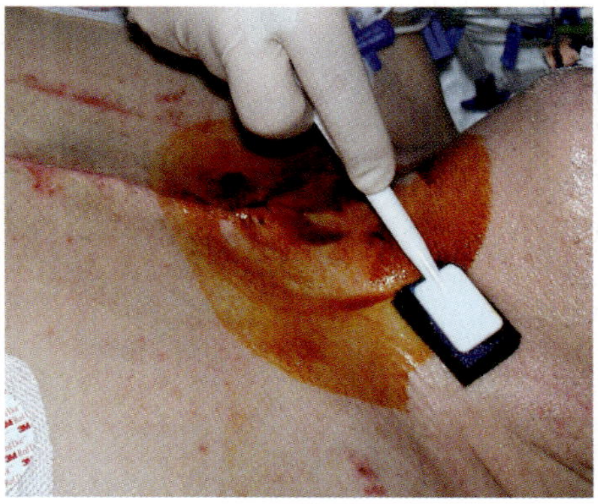

Abb. 161.5 Hautdesinfektion

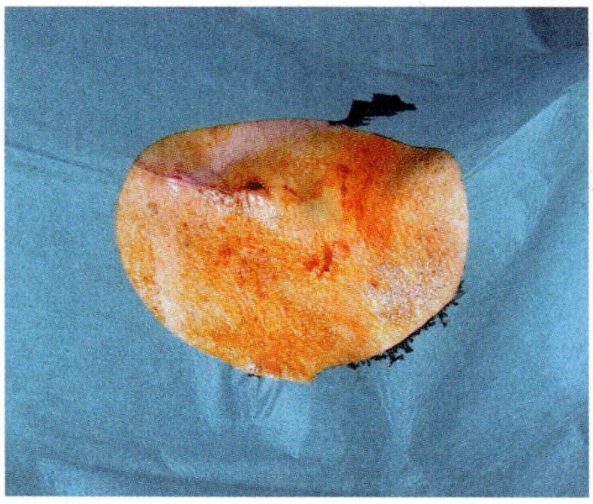

Abb. 161.6 Sterile Abdeckung

Der Punktionsort sollte mindestens 1 cm kranial des Manubrium sterni liegen (nicht zu nahe am Jugulum) und ca. zwei Trachealspangen unterhalb des Cricoids – also nicht zwischen Ringknorpel und erster Trachealspange! Nach Raumabdunkelung kann versucht werden, das Ende des zurückgezogenen Tubus mit Hilfe der bronchoskopischen Lichtquelle diaphanoskopisch zu lokalisieren (Abb. 161.7).

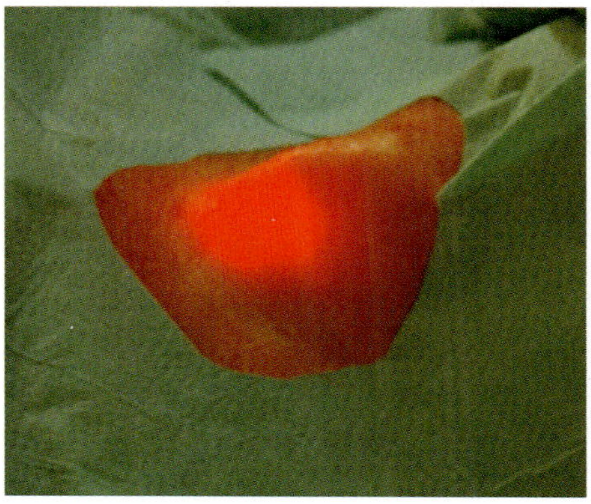

Abb. 161.7 Diaphanoskopie

Anschließend erfolgt unter bronchoskopischer Sichtkontrolle eine Vorpunktion mit kleinerer Kanüle (Abb. 162.1). Ist diese von innen korrekt im trachealen Lumen ( ⇦ ) lokalisierbar (Abb. 162.2), so wird mit größerer Nadel und aufgesetzter NaCl-Spritze in gleicher Richtung ( ⇩ ) nachpunktiert (Abb. 162.3).

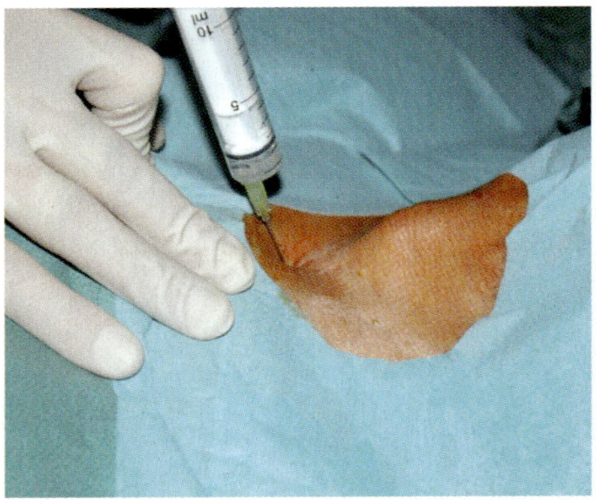

Abb. 162.1 Vorpunktion

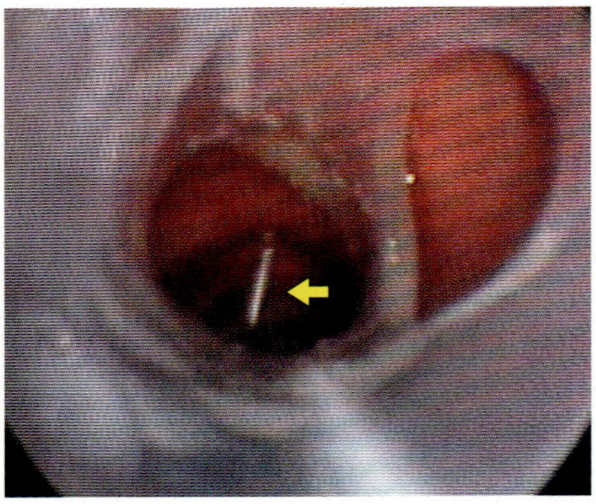

Abb. 162.2 Lagekontrolle

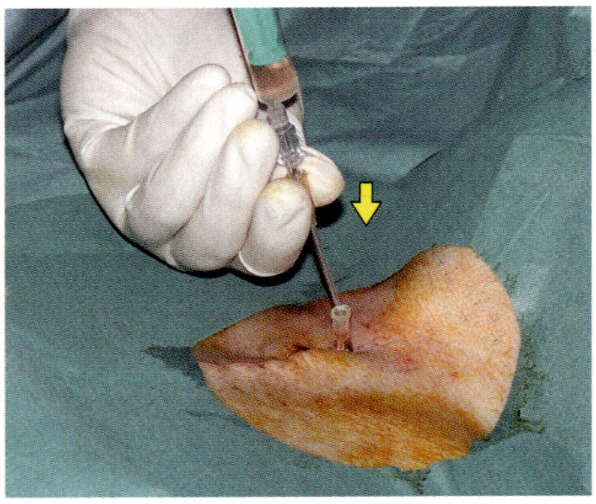

Abb. 162.3 Punktion Trachea

Erscheint auch die dickere Kanüle ( ⇨ ) intratracheal (Abb. 162.4), werden die kleinere Vorpunktionskanüle ( ⇧ ) und der Mandrin der größeren Kanüle ( ⇗ ) herausgezogen (Abb. 162.5). Anschließend wird der Führungsdraht eingefädelt (Abb. 162.6) und in die Trachea vorgeschoben ( ⇘ in Abb. 162.7).

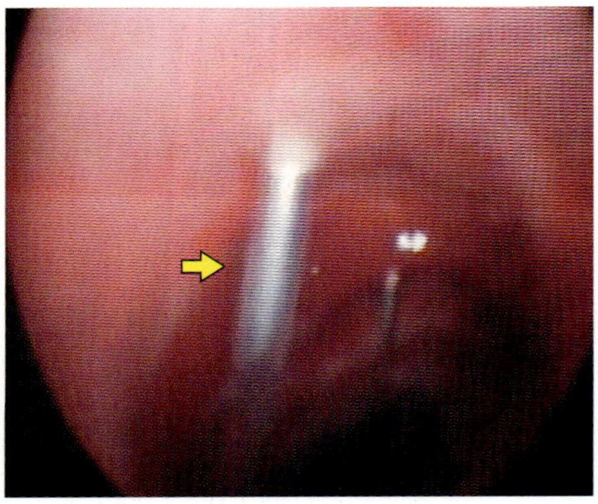

Abb. 162.4 Lagekontrolle

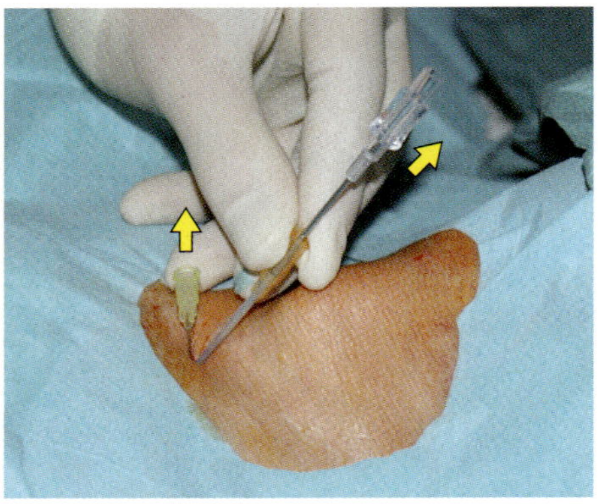

Abb. 162.5 Nadelrückzug

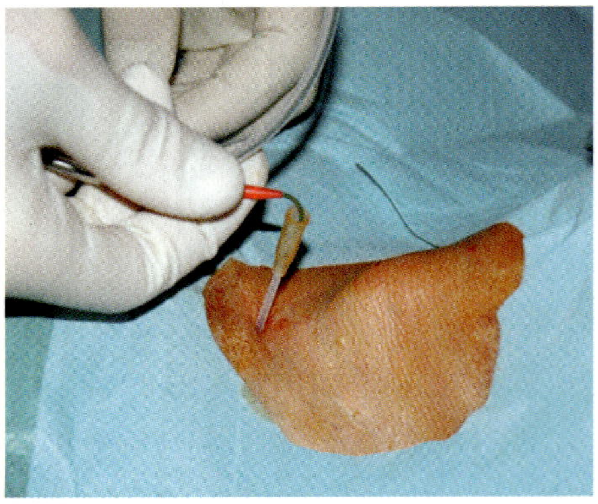

Abb. 162.6 Führungsdraht

Jetzt fädeln Sie den kleinen Vordilatator auf (Abb. 162.8) und führen mit dem Skalpell auf beiden Seiten des Drahtes eine kleine Schlitzinzision der Haut durch (Abb. 162.9), damit ausreichend Platz für die nachfolgende Dilatation des Stichkanals besteht und diese möglichst atraumatisch (schonend) erfolgen kann.

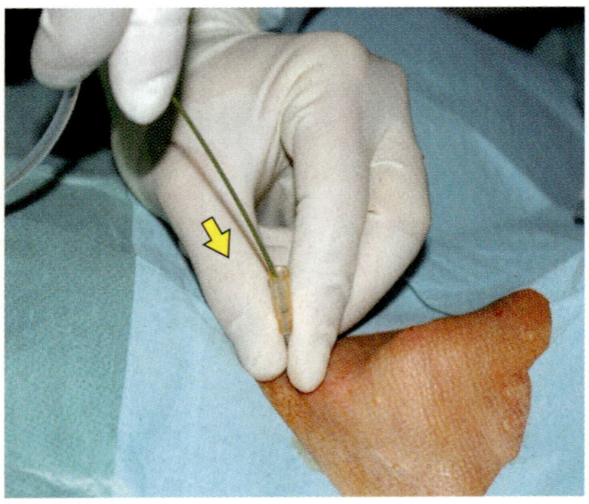

Abb. 162.7 Drahtvorschub

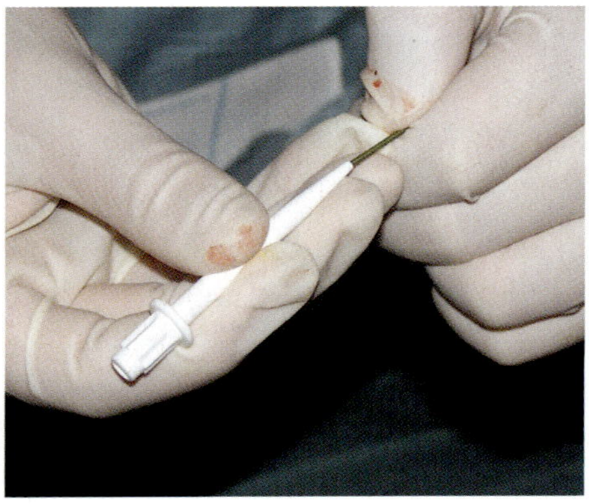

Abb. 162.8 Vordilatator

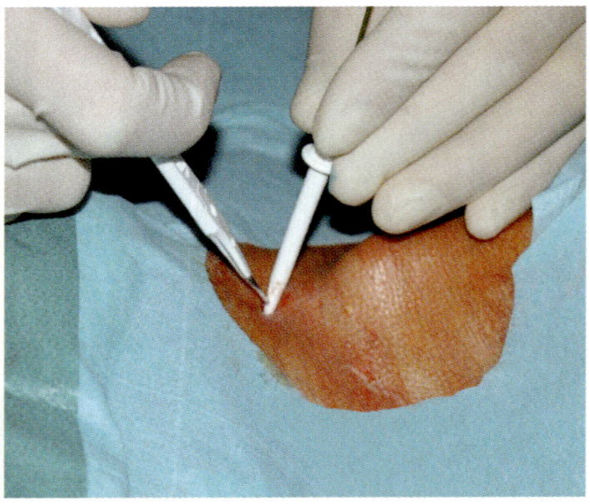

Abb. 162.9 Hautinzision

Nun schieben Sie den Vordilatator unter kreisenden Bewegungen ( ) in das tracheale Lumen vor ( in **Abb. 163.1**) und kontrollieren erneut dessen intratracheale Lage **(Abb. 163.2)**. Nach Rückzug ( ) des Vordilatators **(Abb. 163.3)** kommt nun der Reiter zum Einsatz, der eine kleine, wulstförmige Verdickung an seinem Ende ( ) aufweist **(Abb. 163.4)**. Diese Abrundung gestattet ein möglichst atraumatisches Vorschieben ( ) über den belassenen Führungsdraht in das tracheale Lumen **(Abb. 163.5)** bis zu seiner Markierung ( ). Über den flexiblen Führungsdraht schieben Sie jetzt den großen Dilatator auf die Führungsschiene auf ( in **Abb. 163.6**), so dass sie hinten aus dem Dilatator herausschaut ( in **Abb. 163.7**).

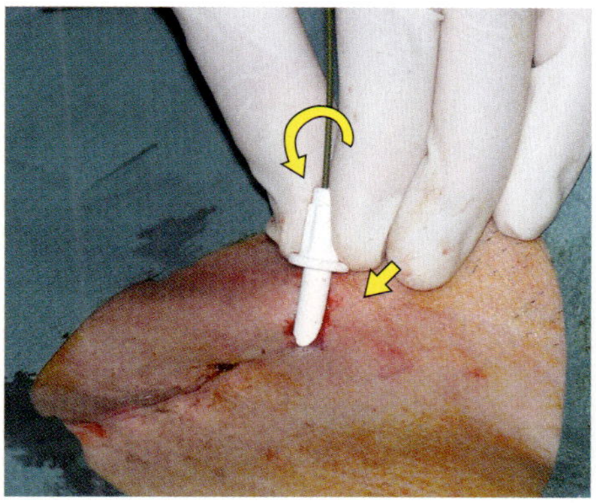

**Abb. 163.1** Dilatatorvorschub

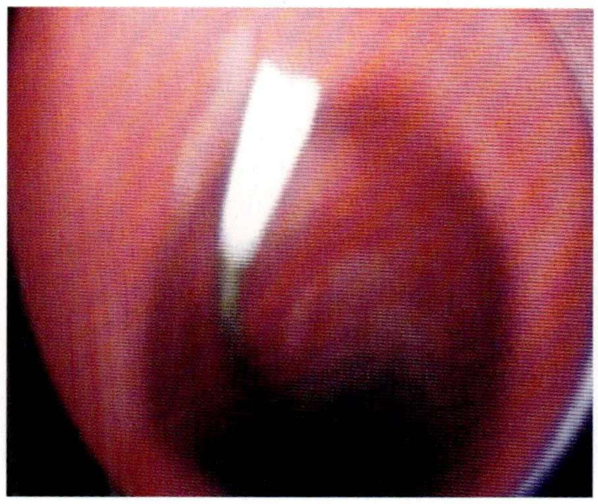

**Abb. 163.2** Endoskopische Kontrolle

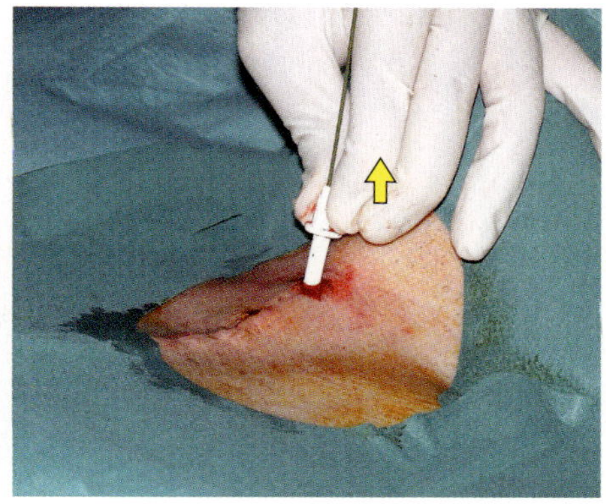

**Abb. 163.3** Rückzug

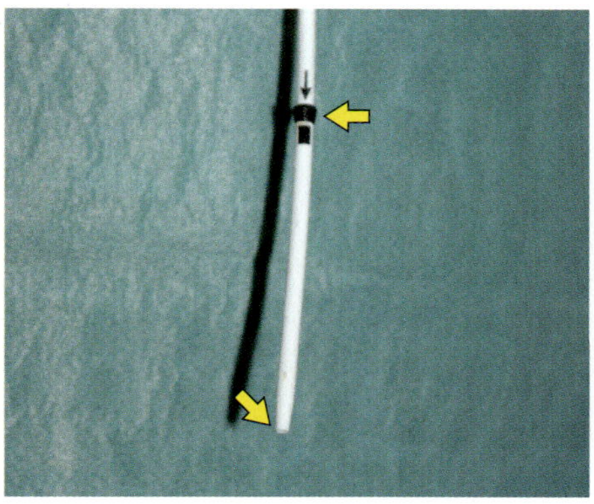

**Abb. 163.4** Führungsschiene (Reiter)

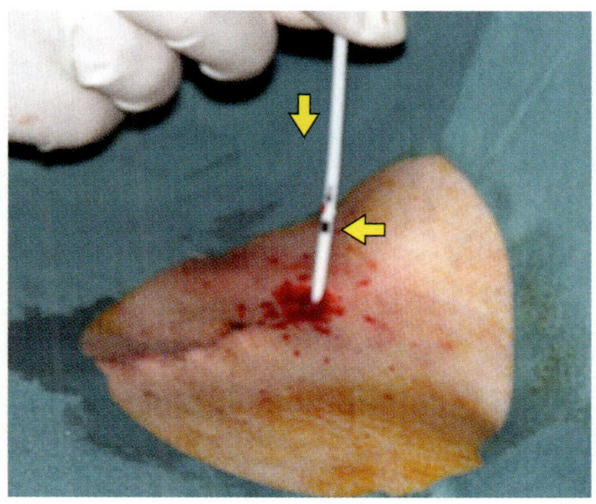

**Abb. 163.5** bis zur Markierung!

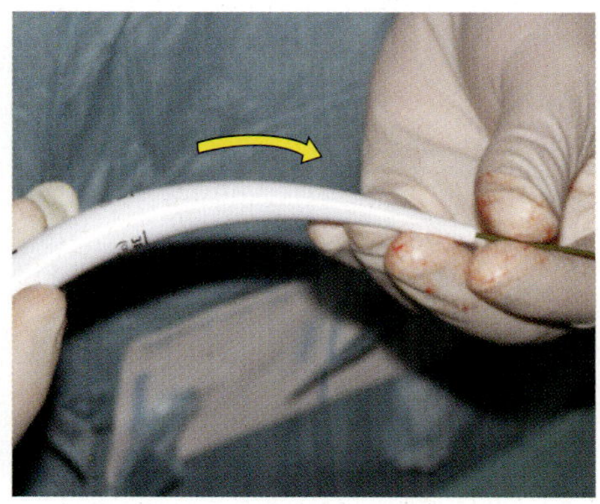

**Abb. 163.6** großer Dilatator

Mit Hilfe des großen Dilatators dehnen Sie nun den Stichkanal auf **(Abb. 163.7)**, bis im trachealen Lumen die schwarze Markierung ( ) sichtbar wird **(Abb. 163.8)** – dies kann ein Kraftakt sein. Vorsicht: Die tracheale Hinterwand darf dabei keinesfalls verletzt werden! Wenn Sie ihn anschließend wieder herausziehen ( in **Abb. 163.9**), sollten Sie sich jetzt beeilen, weil der aufgedehnte Kanal die Tendenz hat, sich spontan schnell wieder zu verschließen.

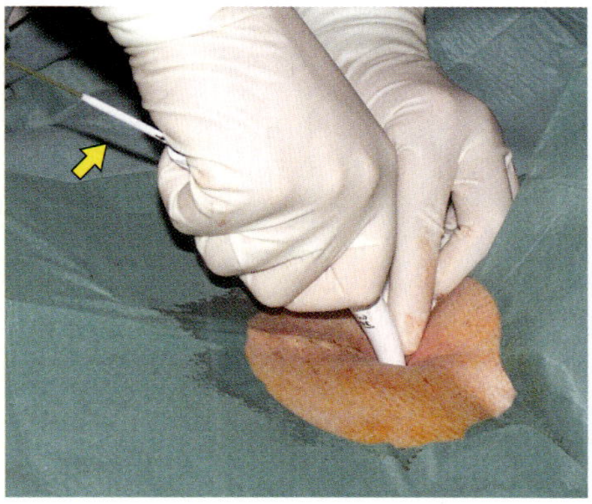

**Abb. 163.7** Vorsichtiges Dilatieren

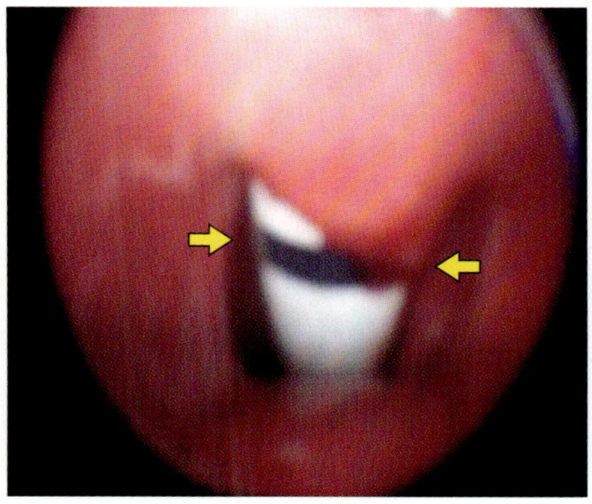

**Abb. 163.8** bis zur Markierung

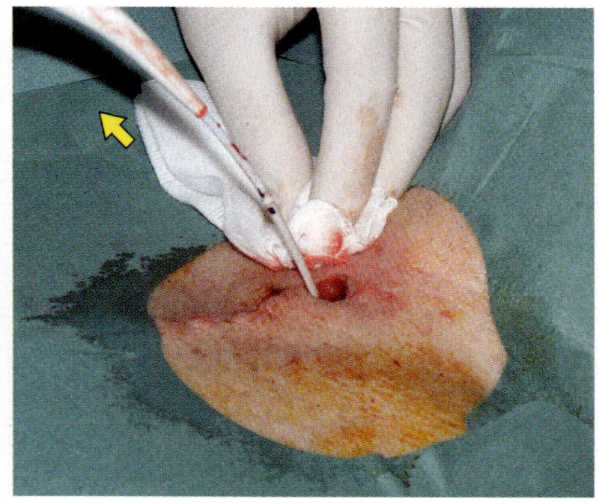

**Abb. 163.9** Entfernung

Daher schieben Sie jetzt schnell die Trachealkanüle mit der Führungshilfe auf den Führungsdraht ( in **Abb. 164.1**) und über die Führungsschiene in die Trachea hinein **(Abb. 164.2)**. Dabei kann das Problem entstehen, dass die Trachea durch zu starken Druck von außen kollabiert – gehen Sie dabei nur mit dosierter Kraft vor und kontrollieren Sie stets Ihr Vorgehen mit Hilfe des bronchoskopischen Monitorbildes. Ist die Lage korrekt, kann der Cuff der Trachealkanüle geblockt ( in **Abb. 164.3**) und die Beatmung angeschlossen werden **(Abb. 164.4)**.

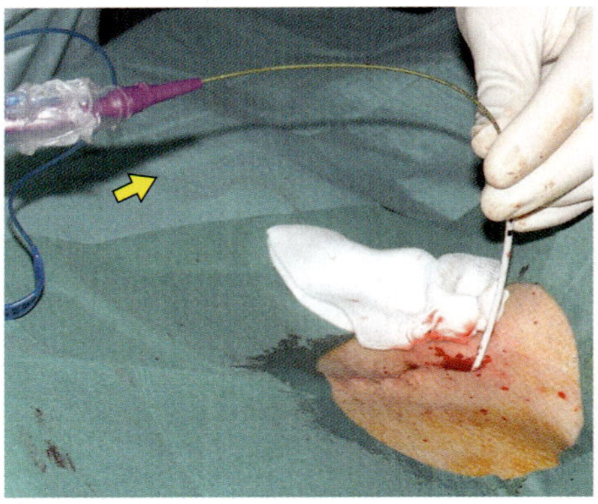

**Abb. 164.1** Trachealkanüle

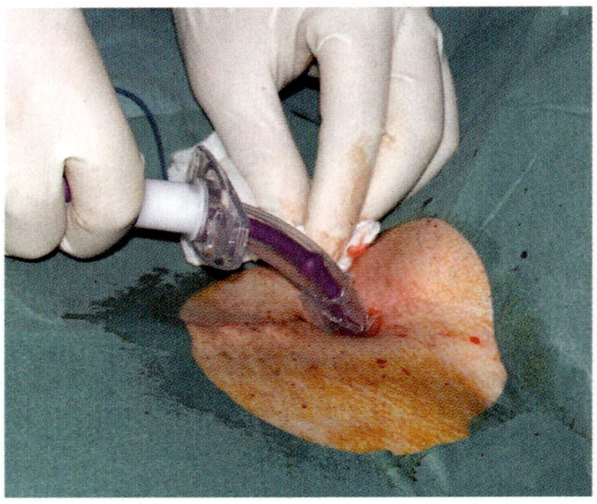

**Abb. 164.2** vorsichtig ...

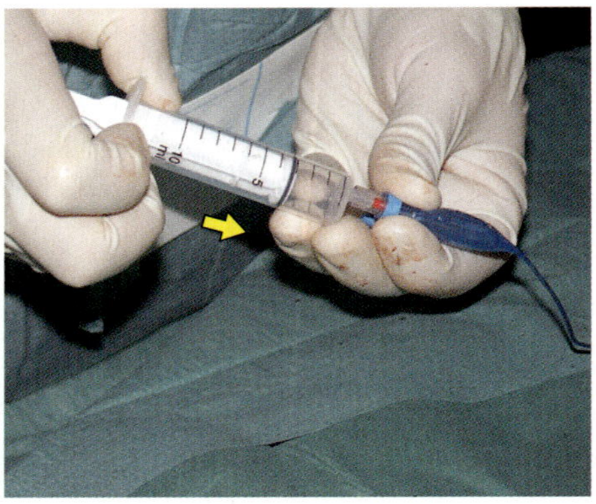

**Abb. 164.3** Block des Cuffs

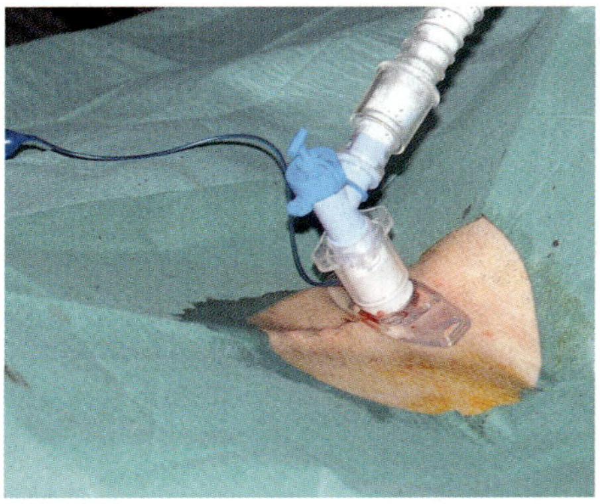

**Abb. 164.4** Anschluss der Ventilation

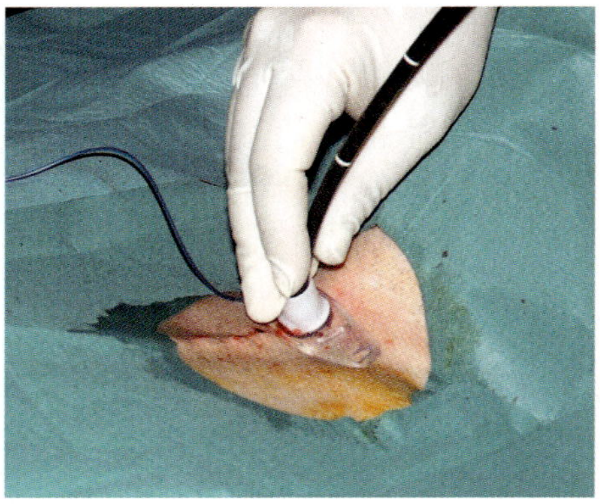

**Abb. 164.5** Kontrolle

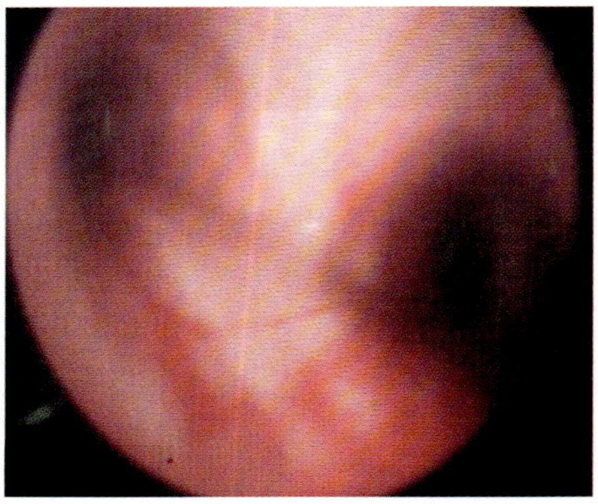

**Abb. 164.6** korrekte Position?

Zur Sicherheit sollte stets eine bronchoskopische Kontrolle durch die Trachealkanüle erfolgen **(Abb. 164.5)**, um endoluminale Verletzungen oder Blutungen auszuschließen und die korrekte Position **(Abb. 164.6)** nochmals zu sichern. Dann schieben Sie eine Schlitzkompresse zwischen die Flügel der Trachealkanüle und die Haut des Patienten **(Abb. 164.7)**, sichern die Trachealkanüle durch Hautnähte **(Abb. 164.8)** auf beiden Seiten und zusätzlich mit Hilfe des Rückhaltebandes ( ) am Hals des Patienten **(Abb. 164.9)**.



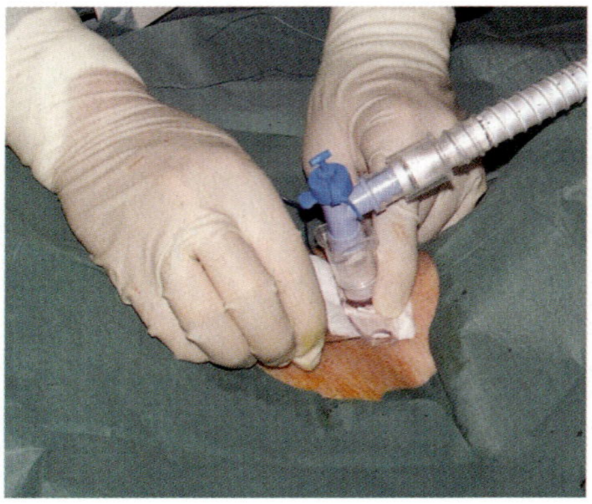

**Abb. 164.7** Schlitzkompresse

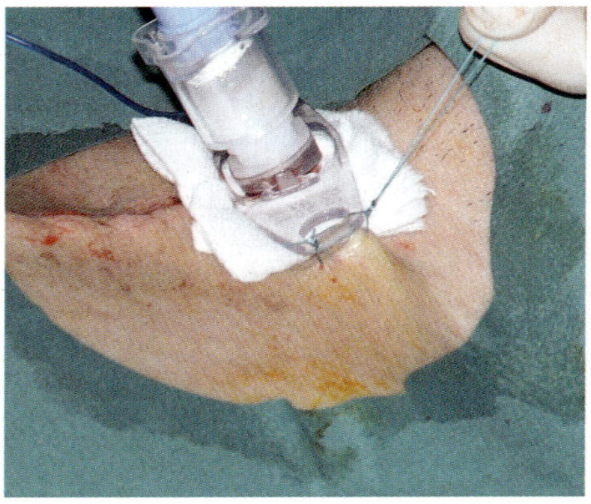

**Abb. 164.8** Hautnähte

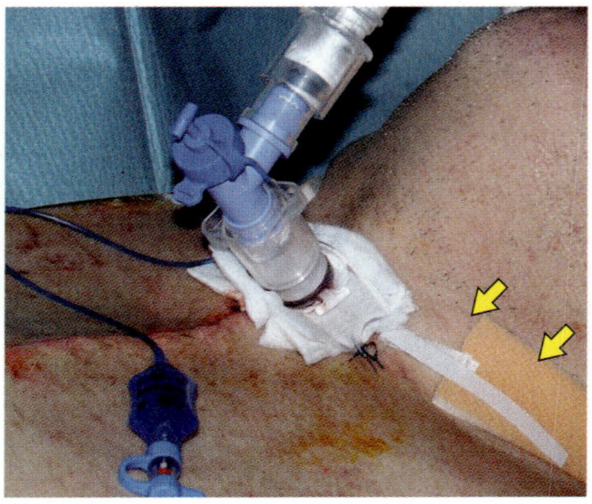

**Abb. 164.9** Bandsicherung

### Indikation

Eine Koniotomie ist als Notfalleingriff immer dann indiziert, wenn bei akuter Erstickungsgefahr (z.B. bei einem Lanrynxödem) keine rechtzeitige Intubation (vgl. Kap. 24) oder Tracheotomie (vgl. Kap. 25) mehr möglich ist. Unfallbedingte Verletzungen im Kopf-Hals-Bereich oder ein Wespenstich bei entsprechend allergischer Disposition sind mögliche Ursachen.

### Allgemeiner Ablauf

Bei einer Koniotomie wird das Ligamentum conicum (Lig. crycothyroideum medianum) zwischen der caudalen Spitze des Schildknorpels (Cartilago thyroidea) und dem Ringknorpel (arcus cartilaginis cricoideae) sagittal oder transversal durchtrennt, um knapp unterhalb der Stimmritze einen Zugang zur Trachea zu gewinnen **(Abb. 165.1)**.

### Komplikationen

Da es sich um einen Notfalleingriff bei vitaler Indikation handelt, müssen im Extremfall sämtliche denkbaren Kontraindikationen (Gerinnungsstörung, Infektion an der geplanten Inzisionsstelle etc.) zurückstehen. Es existiert jedoch eine seltene Anlagevariante der Schilddrüse, die median einen nach cranial gerichteten Lobus pyramidalis ausbilden kann **(Abb. 165.2)**. Dieser befindet sich dann gelegentlich median zwischen den beiden lateral gelegenen Mm. cricothyroidei und kann beim „Luftröhrenschnitt" verletzt werden und unter Umständen starke Blutungen verursachen. Außerdem gilt es, eine Verletzung der trachealen Hinterwand unter allen Umständen zu vermeiden (Gefahr der Mediastinitis).

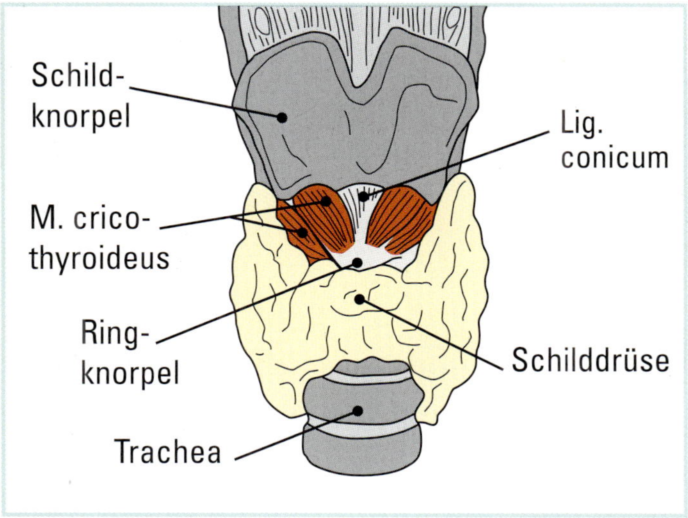


**Abb. 165.1** topographische Anatomie

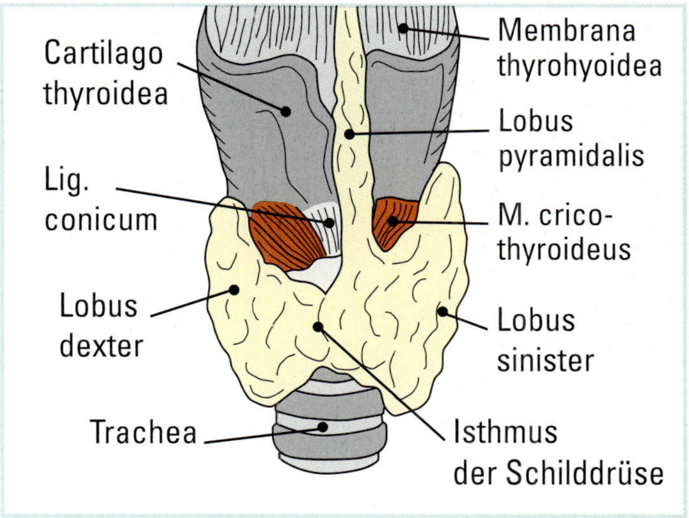


**Abb. 165.2** Schilddrüsenvariante: Lobus pyramidalis

Zur Vorbereitung bleibt oft kaum Zeit, so dass i.d.R. kein Materialtisch gedeckt werden kann. Oft werden lediglich ein Skalpell zur Inzision und ein Tubus **(Abb. 165.3)** gegriffen. Wer jedoch einen Tubus verfügbar hat, dem stehen in der Regel auch eine Blockungsspritze und Klebestreifen oder andere Hilfsmittel zur Fixation des Tubus zur Verfügung (hier nicht abgebildet).

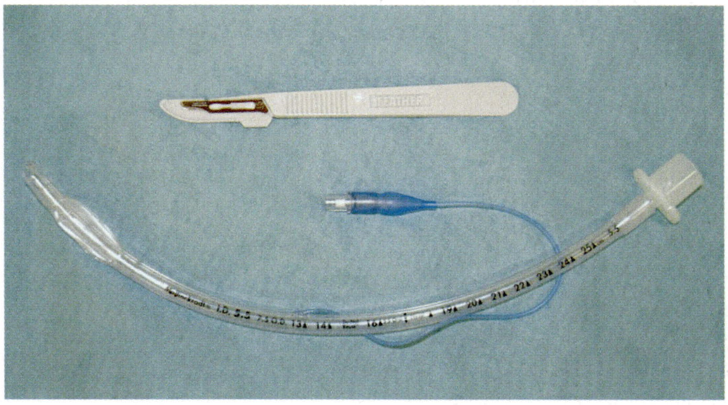

**Abb. 165.3** Material

**Durchführung**

Falls die klinische Situation Ihnen Zeit dafür lässt, desinfizieren Sie zumindest die vordere, untere Halsregion (Abb. 166.1) und ertasten mit Daumen und Zeigefinger der linken Hand den größeren Schildknorpel (Abb. 166.2). An der vorderen Kante des Schildknorpels gleiten Sie nach caudal ( ↘ ) bis zu seinem Ende und ertasten dort die kleine Mulde ( ↗ ) zwischen Schild- und Ringknorpel (Abb. 166.3).

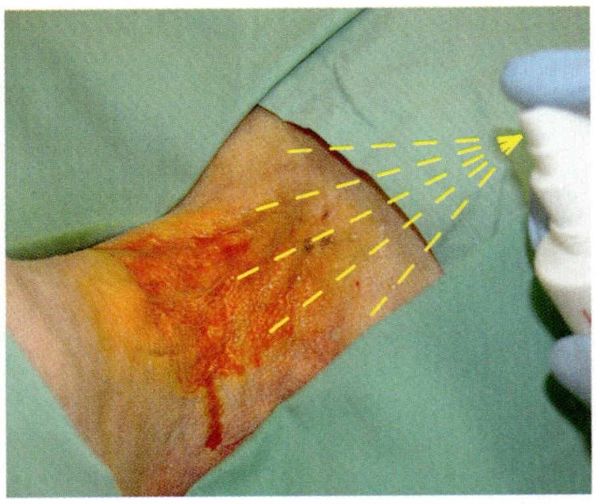

Abb. 166.1 Hautdesinfektion

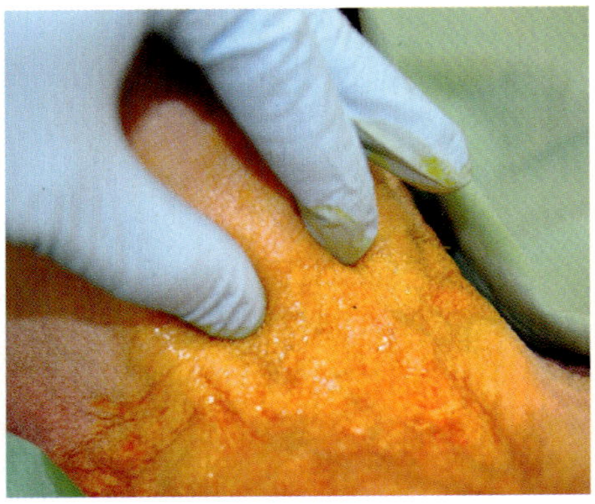

Abb. 166.2 Schildknorpel tasten

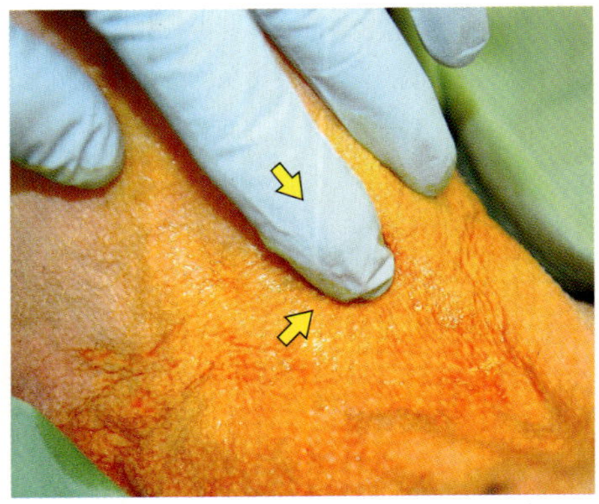

Abb. 166.3 Lig. conicum tasten

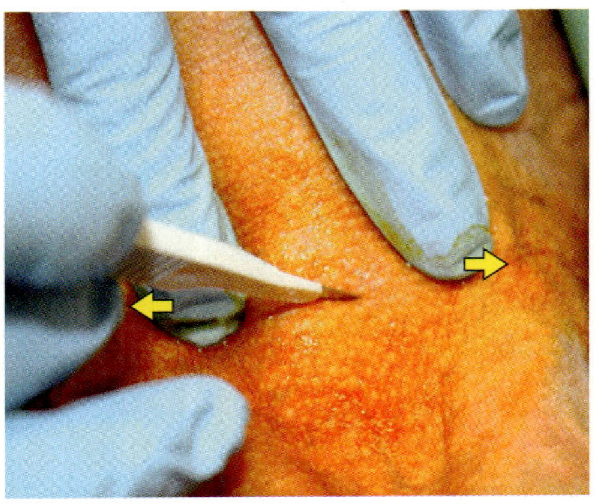

Abb. 166.4 Haut spannen

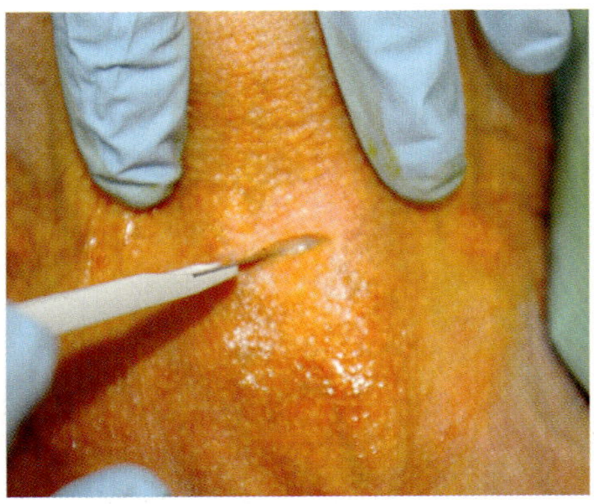

Abb. 166.5 Hautschnitt

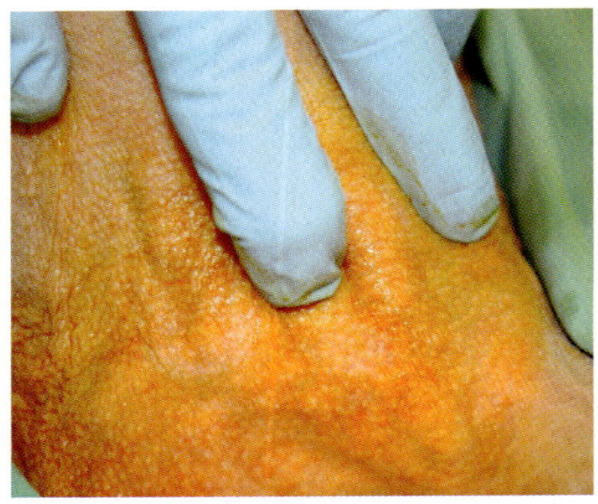

Abb. 166.6 Lokalisation prüfen

Dann spannen (⇦ ⇨) Sie die Haut an (Abb. 166.4) und setzen den Hautschnitt (Abb. 166.5). Bei transversaler Schnittführung werden zwar oft mehr Hautvenen durchtrennt (u.U. größere Blutung), dafür ist der Schnitt parallel zum nachfolgenden Transversalschnitts des Ligaments und ist daher leichter offen zu halten als bei sagittaler Schnittführung. Ertasten Sie dann nochmals die richtige Lücke zwischen Schild- und Ringknorpel am Ligamentum conicum (Abb. 166.6) und inzidieren Sie es mit wohldosiertem Druck (Abb. 166.7). Jetzt spannen Sie das geschaffene Loch erneut auseinander ( ⇔ in Abb. 166.8) und führen einen Tubus mit maximal 6 mm Innendurchmesser mit seinem Anschnitt parallel zur Schnittrichtung (hier transversal) ein (Abb. 166.9). Ziehen Sie dagegen die sagittale Schnittrichtung vor, dann entsprechend.

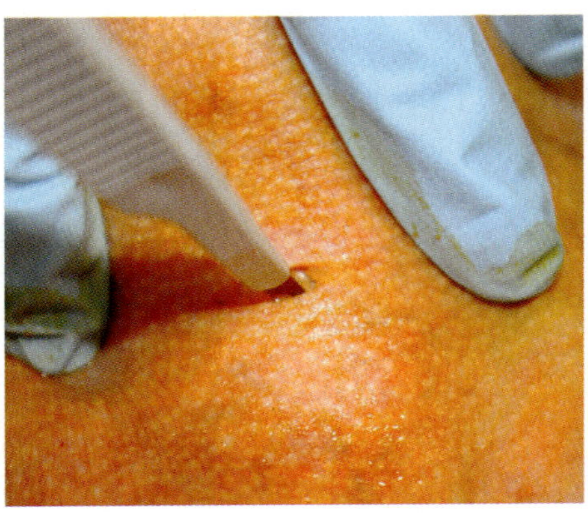

Abb. 166.7 Tracheale Vorderwand

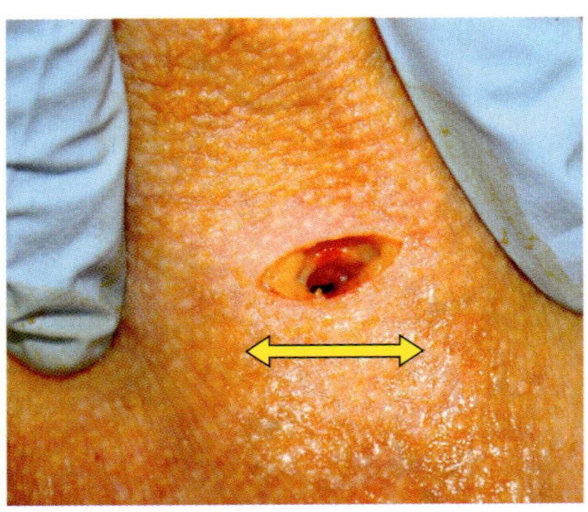

Abb. 166.8 Öffnung spreizen

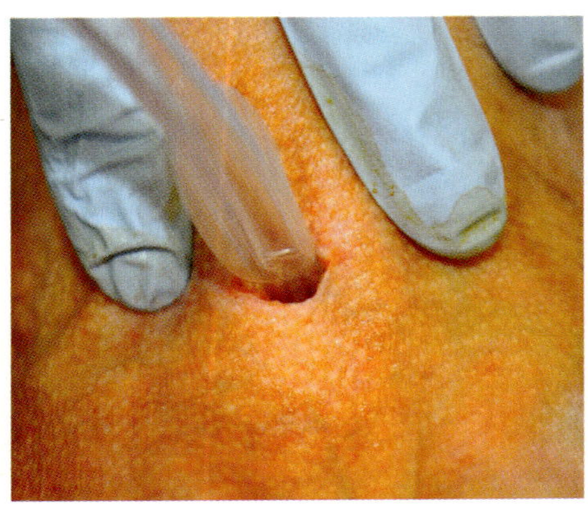

Abb. 166.9 Tubus einführen

Während des Einführens drehen Sie am besten den Tubus um 90° ( ), damit er sich leichter in die Trachea vorschieben lässt (Abb. 167.1) und die richtige Biegungsrichtung aufweist. Denken Sie daran, dass Sie bereits unmittelbar unterhalb der Stimmritzenebene ( ) liegen und der Tubus daher nicht mehr so weit vorgeschoben werden darf: Daher führen Sie den Tubus nur so weit ein, bis gerade der Blockungsballon in der Trachea liegt (Abb. 167.2). Blocken ( ) Sie nun den Cuff mit der notwendigen Luftmenge (Abb. 167.3) und halten Sie den Tubus dabei in seiner Position gut fest ( in Abb. 167.3).

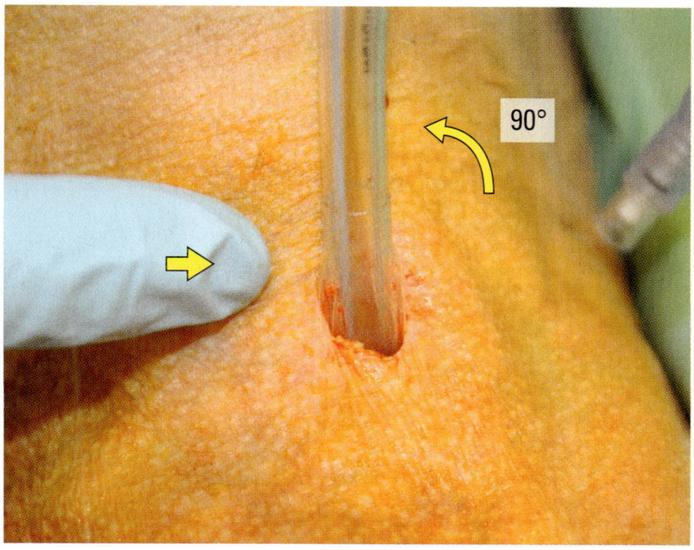


**Abb. 167.1** Tubus eindrehen

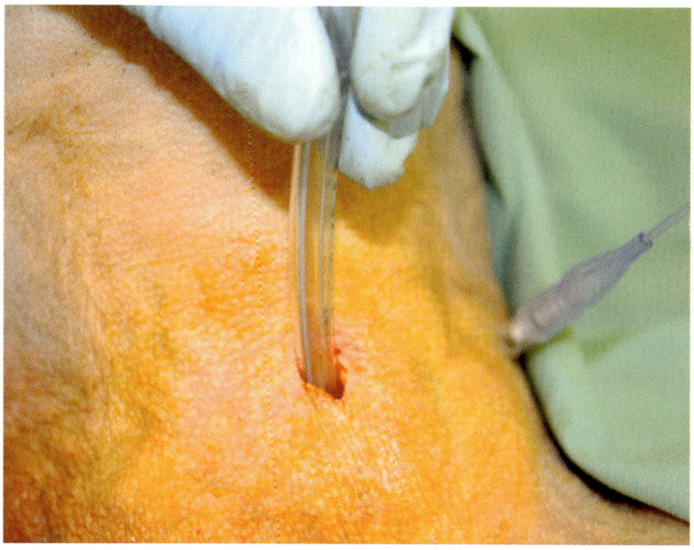

**Abb. 167.2** nicht zu tief!

Nachdem der Cuff geblockt wurde, drehen oder ziehen ( ) Sie die Blockungsspritze aus dem Ventil (Abb. 167.4) und fixieren den Tubus z.B. mit längeren Klebestreifen am Hals des Patienten (Abb. 167.5). Da es sich insgesamt um ein Procedere als ultima ratio handelt, muss vom klinischen Gesamtbild abhängig gemacht werden, wie weiter vorgegangen wird.
In der Regel sollte jedoch angestrebt werden, eine Koniotomie innerhalb von 24 Stunden in eine orotracheale Intubation oder eine gesicherte Tracheotomie umzuwandeln: Damit sollen Folgeschäden am Schild- und Ringknorpel, wie z.B. Drucknekrosen oder eine Perichondritis, vermieden werden.

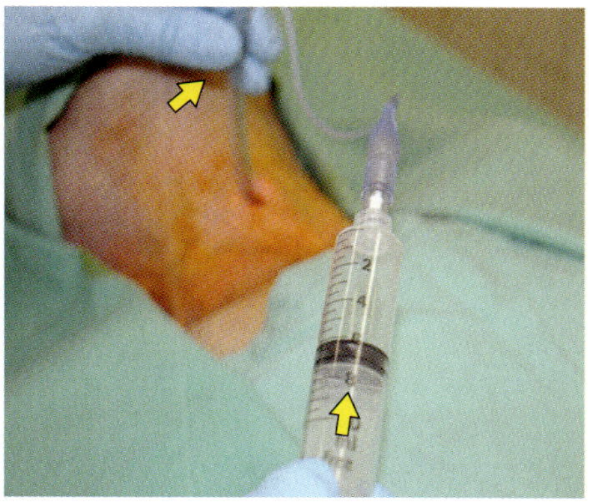

**Abb. 167.3** Cuff blocken

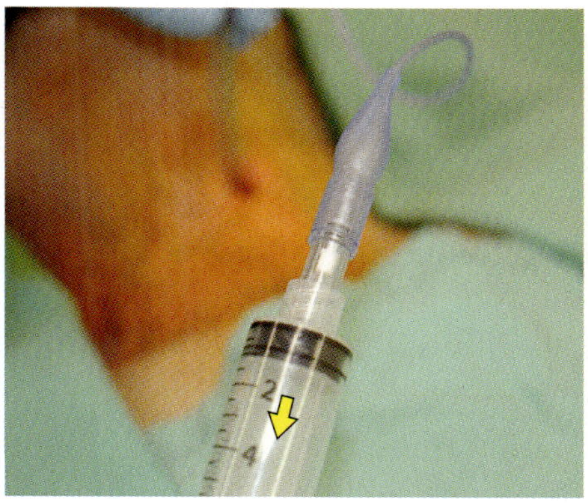

**Abb. 167.4** Spritze entfernen

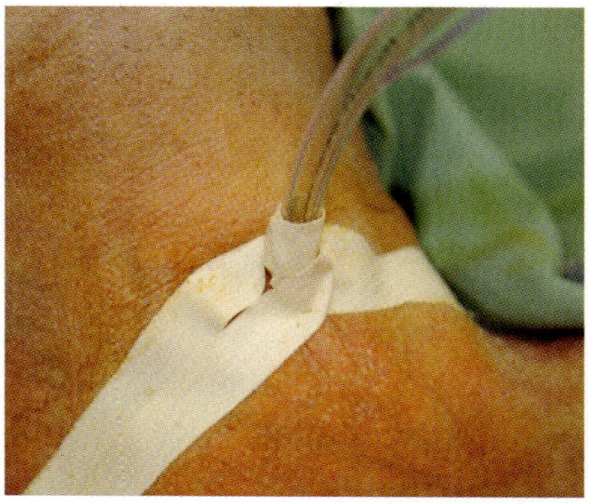

**Abb. 167.5** Fixation des Tubus

### Indikation

Eine Punktion des Knochenmarks ist zum Beispiel bei Verdacht auf Leukämie und zur Abgrenzung gegenüber myeloproliferativen Sysndromen, bei V.a. ein Myelodysplastisches Syndrom, zur Stadieneinteilung maligner Lymphome und bei Verdacht auf eine Metastasierung des Knochenmarks indiziert. Auch zur Remissionsüberwachung nach einer Chemotherapie können zytologische, immunphänotypische, zytogenetische, molekular-biologische und histologische Untersuchungen des Punktats wichtige Zusatzinformationen liefern. Nachfolgend wird die Methode der Beckenkammbiopsie nach Jamshidi an der Spina iliaca posterior superior beschrieben, da sie mit weniger Komplikationen als eine Sternalpunktion einhergeht und für den Patienten im Regelfall auch weniger schmerzhaft ist. Außerdem erlaubt diese Technik die Entnahme von Knochenmarksaspirat und eines Knochenmarksstanzzylinders in einer Punktion.

### Kontraindikationen und Komplikationen

Hierbei muss zwischen der Entnahme eines Stanzzylinders für die Histologie und einer Knochenmarksaspiration unterschieden werden, bei der lediglich Material für Knochenmarkausstriche gewonnen werden soll: Die Biopsie von Stanzzylindern kann bei Quickwerten unter 50 % bzw. bei Thrombozytenzahlen unter 20.000/µl zu Blutungskomplikationen führen, während eine reine Aspiration auch bei niedrigeren Gerinnungswerten vertretbar ist. Seltener kann es auch zu Wundinfektionen oder Nervenverletzungen kommen.

### Allgemeine Vorbereitung

Veranlassen Sie vor der Punktion eine Blutabnahme zur Bestimmung der Thrombozytenzahl des Patienten und überprüfen Sie die aktuellen Gerinnungswerte (s.o.). Dann muss entschieden werden, ob eine Sedierung des Patienten notwendig ist: Trotz der Lokalanästhesie kann der Moment der Aspiration bzw. der Zylinderentnahme u.U. kurzfristig recht schmerzhaft sein. Falls Sie sich für eine Sedierung entscheiden, bevorzugen Sie am besten ein nur kurz wirksames Benzodiazepin, z.B. 4-5 mg Midazolam i.v. bei Erwachsenen. Legen Sie eine Verweilkanüle (vgl. Kap. 12) bzw. überprüfen den freien Abfluss einer bereits liegenden Kanüle und lagern den Patienten mit angewinkelten Knien in flacher Seitenlage.

### Materialvorbereitung

Folgende Dinge werden vorbereitet (Abb. 169.1):

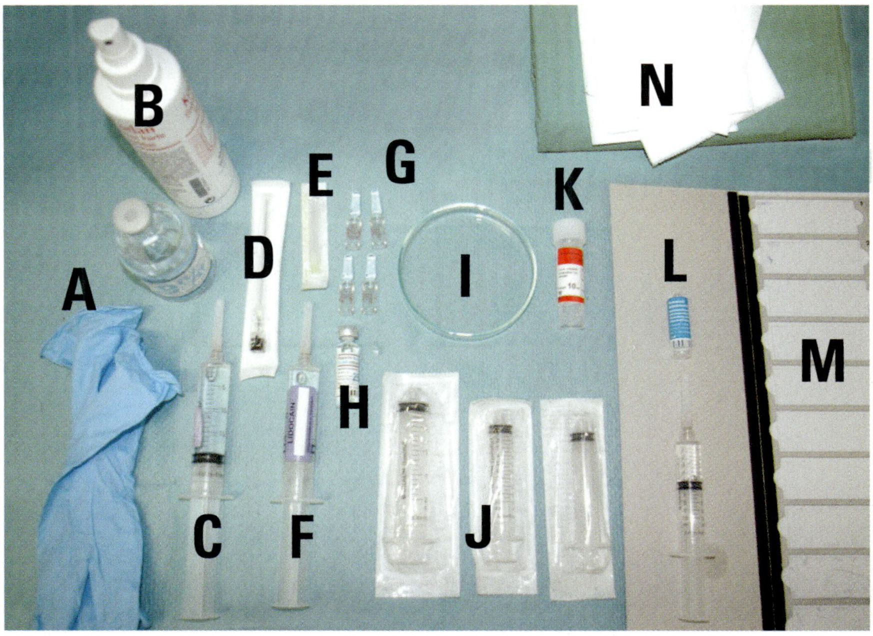


Abb. 169.1 Materialvorbereitung

- (A) unsterile Handschuhe und NaCl-Lösung
- (B) Spray zur Hautdesinfektion
- (C) ggfs. sedierendes Medikament
- (D) längere Punktionsnadel 22 G (0.7 x 88 mm) für adipösere Patienten bzw.
- (E) 20 G-Nadel (0.9 x 40 mm) für die LA
- (F) ca. 10-15 ml Lokalanästhetikum, z.B. 1-2 %ige Lidocainlösung
- (G) Na-Citrat- Lösung
- (H) EDTA- oder verdünnte Heparinlösung
- (I) Petrischale
- (J) mehrere 10 ml-Spritzen und 1 x 20 ml
- (K) Behälter mit Fixationslösung für die Knochenstanze (z.B. 4% Formaldehyd-Lösung)
- (L) Antidot (z.B. 0.5 mg Flumazenil) gegen das Benzodiazepin (zum Aufwachen)
- (M) mehrere Objektträger für die Ausstriche
- (N) Steriles Lochtuch und Verbandsmaterial

# 27 Knochenmarkspunktion

Später benötigen Sie noch sterile Handschuhe (hier nicht abgeblidet), ein steriles Skalpell **(O)**, die Jamshidi-Punktionsnadel **(P)** mit Trokar **(Q)** und Austreibungsdraht **(R)** sowie sterile Kompressen **(S)** auf einer sterilen Unterlage **(Abb. 170.1)**. Wenn der Patient jetzt eine flache Seitenlage mit angezogenen Knien einnimmt **(Abb. 170.2)**, sorgen Sie am besten für ein Gitter o.ä. auf seiner Bauchseite, damit er nicht herunterfallen kann. Tasten Sie nun mit einer Hand lateral die Spina iliaca anterior superior ( ↘ ) und die Spina iliaca posterior superior ( ↑ ) weiter dorsomedial **(Abb. 170.3)**. Dann markieren Sie sich den Punktionsort **(Abb. 170.4)** und führen eine Hautdesinfektion durch **(Abb. 170.5)**. Anschließend infiltrieren Sie zunächst mit einer kurzen Nadel die Haut und das subcutane Fettgewebe **(Abb. 170.6)** mit ca. 5 ml des Lokalanästhetikums, wobei Sie am besten auch sternförmig die unmittelbare Umgebung mit infiltrieren **(Abb. 170.7)**.

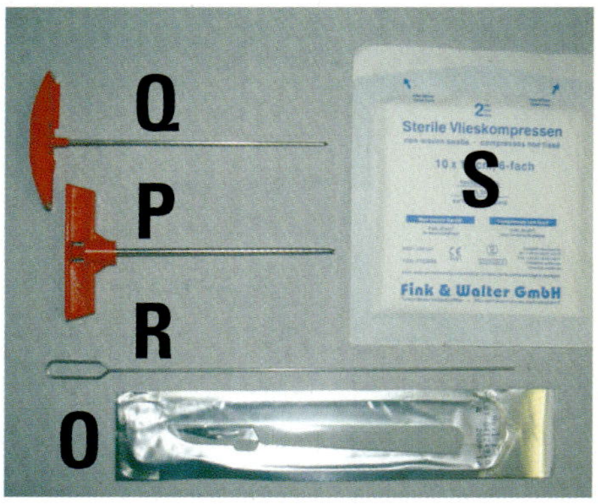


**Abb. 170.1** steriles Material

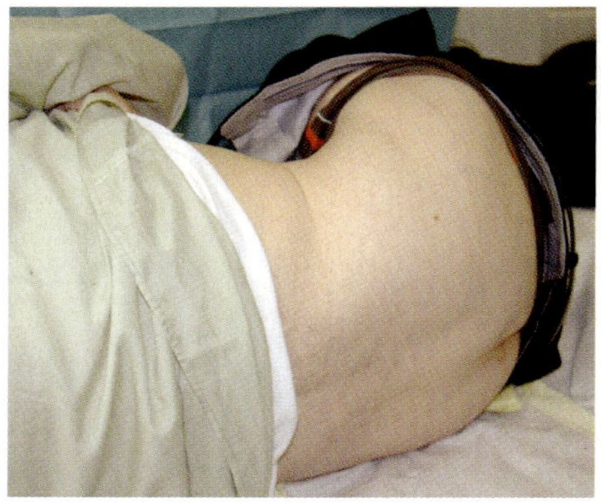

**Abb. 170.2** flache Seitenlage

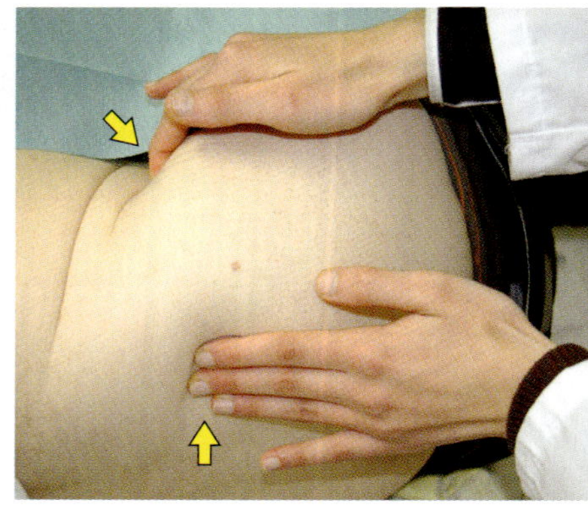

**Abb. 170.3** Palpation

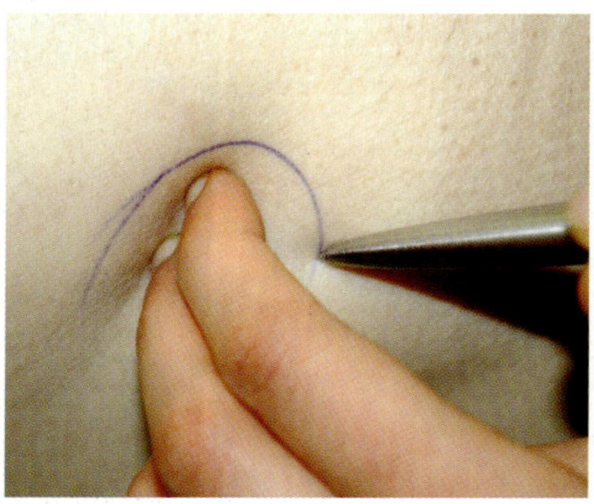

**Abb. 170.4** Punktionsort markieren

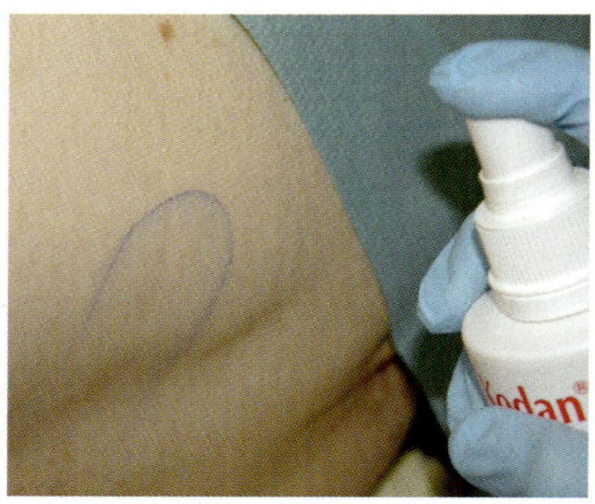

**Abb. 170.5** Hautdesinfektion

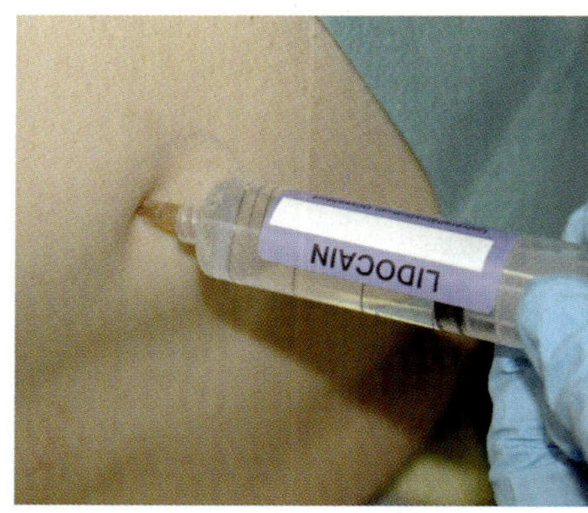


**Abb. 170.6** Lokalanästhesie

Nachdem Sie eine längere Nadel aufgesetzt haben, infiltrieren Sie mit weiteren ca. 5 ml den tieferen Stichkanal **(Abb. 170.8)** und ganz in der Tiefe mit der Restmenge auch ausgiebig das besonders schmerzempfindliche Periost, so dass Sie mehrfach bis auf den knöchernen Widerstand mit der Nadel vorstoßen ( ↖ ) und dort injizieren **(Abb. 170.9)**.

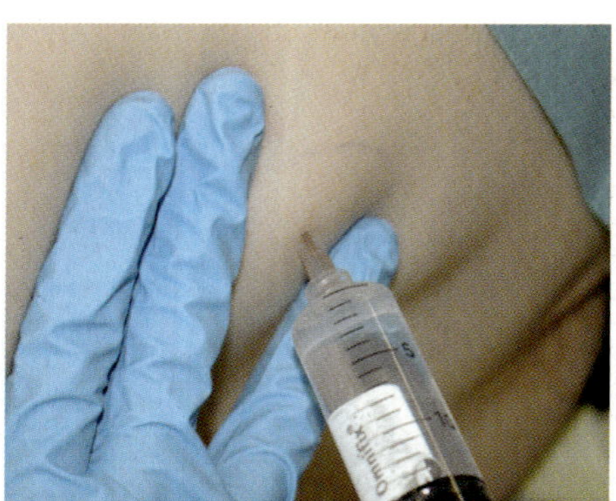

**Abb. 170.7** sternförmige Infiltration

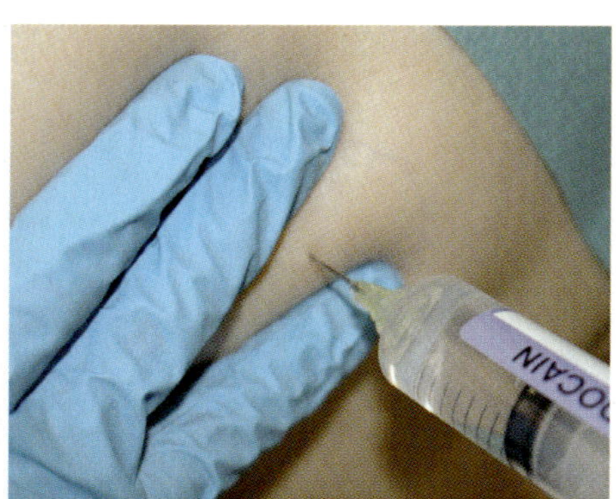

**Abb. 170.8** längere Nadel

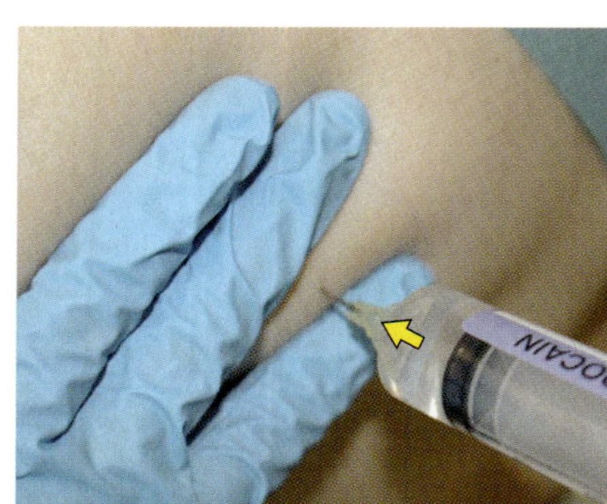

**Abb. 170.9** bis zum Periost

Spätestens jetzt zieht der Punktierende sterile Handschuhe an (vgl. S. 8-9), eventuell zusätzlich auch Mundschutz und Haube zur Infektionsprophylaxe. Nun lassen Sie sich von einer Hilfsperson die geöffneten Ampullen anreichen und ziehen ( ) z.B. 3-4 ml Na-Citrat-Lösung in eine 20 ml-Spritze steril auf **(Abb. 171.1)**. Natriumcitrat eignet sich am besten für die Markausstriche, weil die Zellen darunter nicht so stark ihre Form verändern (schrumpfen) wie bei EDTA- oder Heparinzusätzen. Je nachdem, wie viele Proben Sie aus dem Knochenmark für Ihre Untersuchungen gewinnen möchten, ziehen Sie in z.B. 2-3 weitere 10 ml-Spritzen verdünnte Heparinlösung auf **(Abb. 171.2)**. Während dieser Zeit kann das Lokalanästhetikum (LA) einwirken, Sie kleben das sterile Lochtuch auf und entfernen ( ) dann die Nadel, mit der Sie das LA-Depot injiziert hatten **(Abb. 171.3)**.

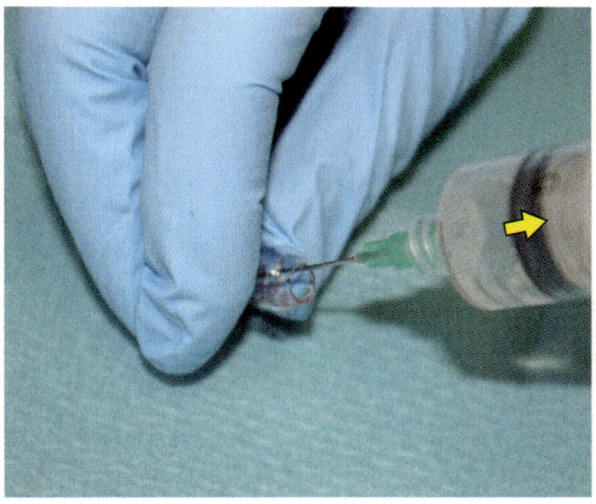

**Abb. 171.1** Na-Citrat oder EDTA

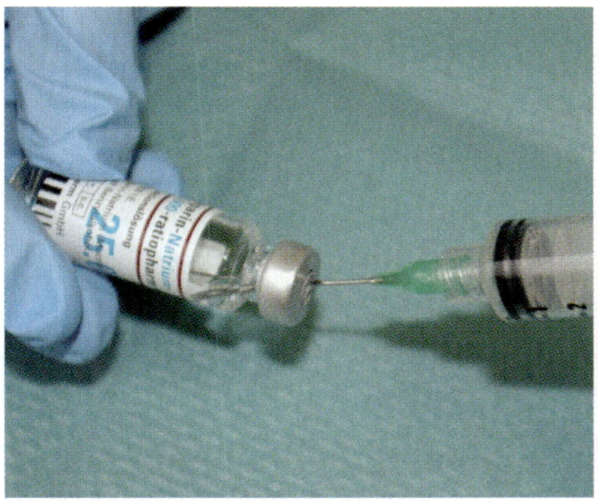

**Abb. 171.2** Heparinlösung

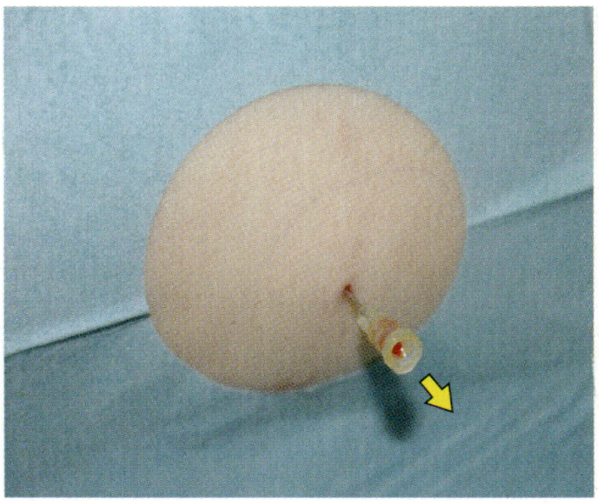

**Abb. 171.3** steriles Lochtuch

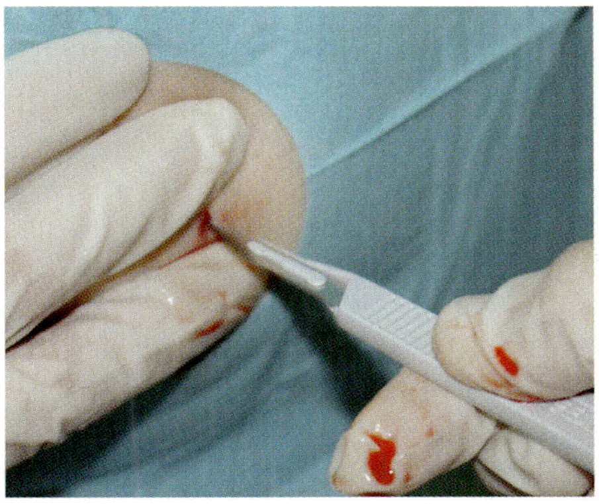

**Abb. 171.4** Hautinzision

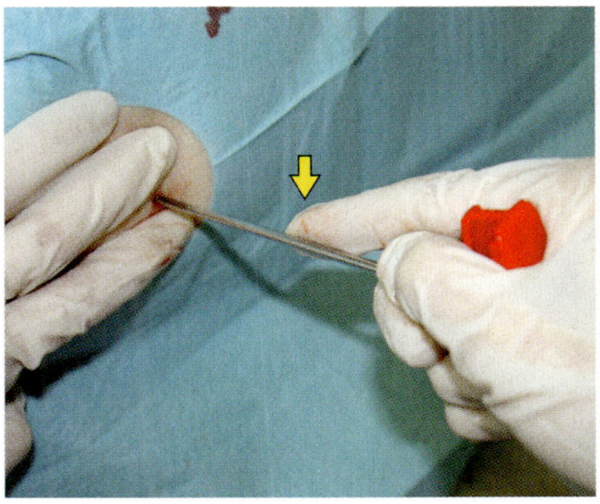

**Abb. 171.5** Jamshidi-Nadel

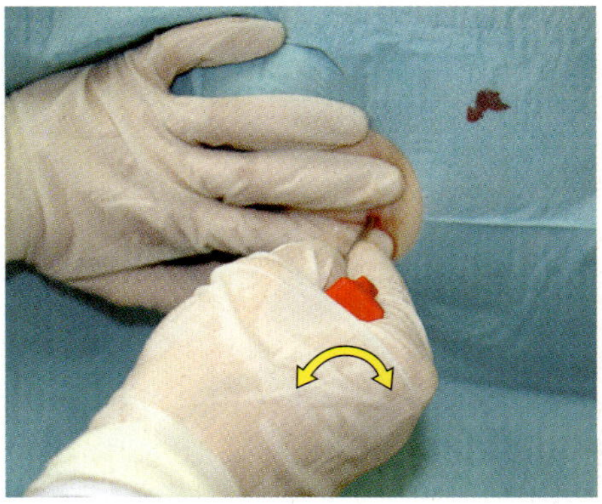

**Abb. 171.6** Vorschub unter Rotation

Anschließend spannen Sie mit der linken Hand die Haut vor und führen mit der rechten Hand eine 3-4 mm breite Stichinzision mit dem Skalpell durch **(Abb. 171.4)**. Wenn Sie hier nun die Jamshidi-Stanznadel mit komplett eingeführtem Trokar einführen, achten Sie darauf, den Zeigefinger gestreckt fest auf die Nadel aufzusetzen ( ), damit Sie die maximale Eindringtiefe z.B. bei plötzlichem Widerstandsverlust automatisch begrenzen **(Abb. 171.5)**. Dann bohren Sie sich unter rotierendem ( ) Druck ihren Stichkanal zunächst bis auf das Periost **(Abb. 171.6)**.

Sobald Sie weiter bohrend die Kompakta des Knochens überwunden haben, spüren Sie einen plötzlichen Widerstandsverlust. Fixieren Sie nun mit der linken Hand den Anteil des Griffes, der dem Patienten zugewandt ist und drehen den Ihnen zugewandten Anteil unter leichtem Zug, damit sich beide (hier: roten) Griffanteile leichter voneinander lösen **(Abb. 171.7)**.

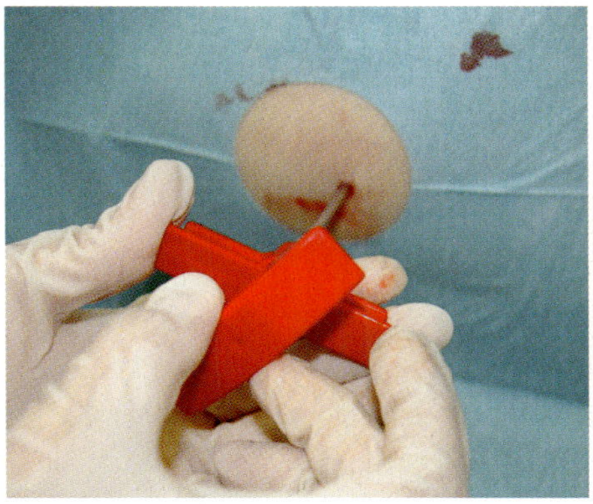

**Abb. 171.7** Griffteile voneinander lösen

Fixieren Sie die Hülle der Stanznadel fest ( ) zwischen den Fingern Ihrer linken Hand und ziehen ( ) mit der rechten Hand den inneren Obturator / Trokar heraus **(Abb. 172.1)**. Dann setzen Sie die 20 ml-Spritze mit Na-Citrat- oder EDTA-Lösung auf und drehen sie mit dem Uhrzeigersinn ( ) fest **(Abb. 172.2)**. Warnen den Patienten vor, dass während der nachfolgenden Aspiration ( in **Abb. 172.3**) ein kurzer, evtl. heftiger Schmerz auftreten kann. Drehen Sie nach der Aspiration die Spritze gegen den Uhrzeigersinn ( ) wieder ab **(Abb. 172.4)** und geben einen Teil des aspirierten Blutes auf die Petrischale, um sich durch Kippen der Schale zu vergewissern, dass es auch solide Markanteile ( ) (Knochenmarkbröckel) enthält **(Abb. 172.5)**.

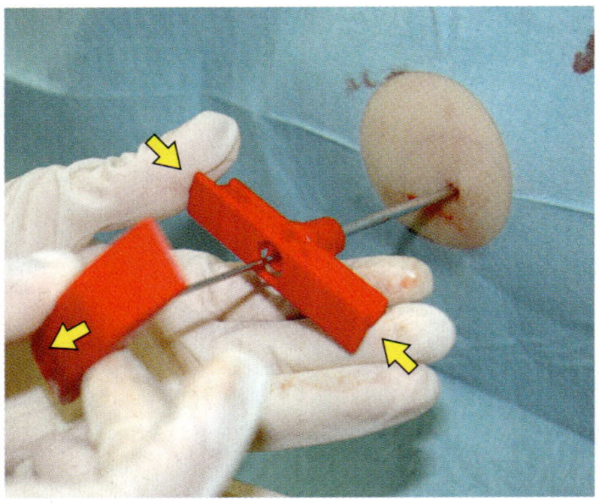

**Abb. 172.1** Trokar herausziehen

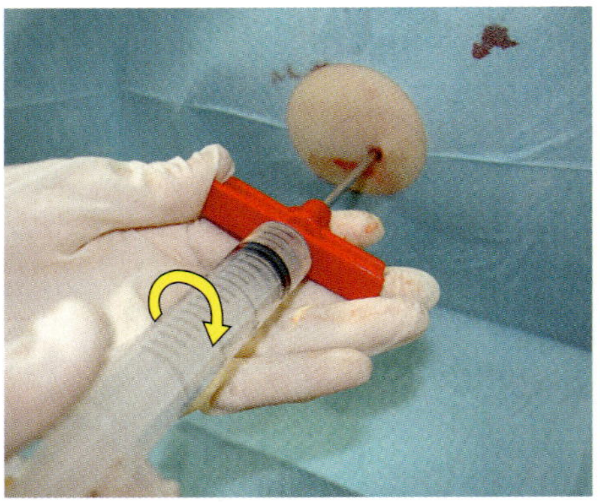

**Abb. 172.2** Spritze festdrehen

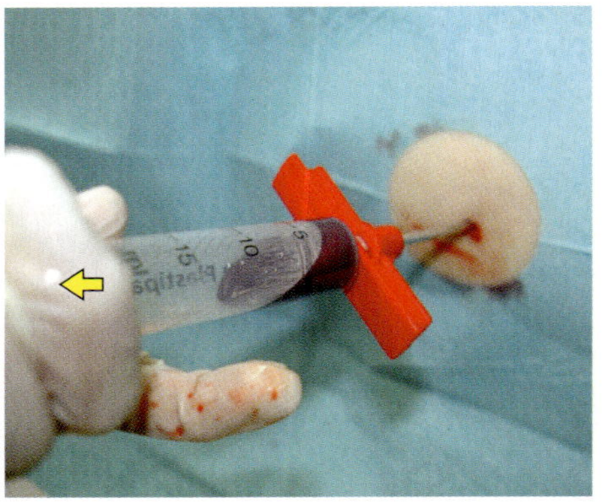

**Abb. 172.3** Aspiration

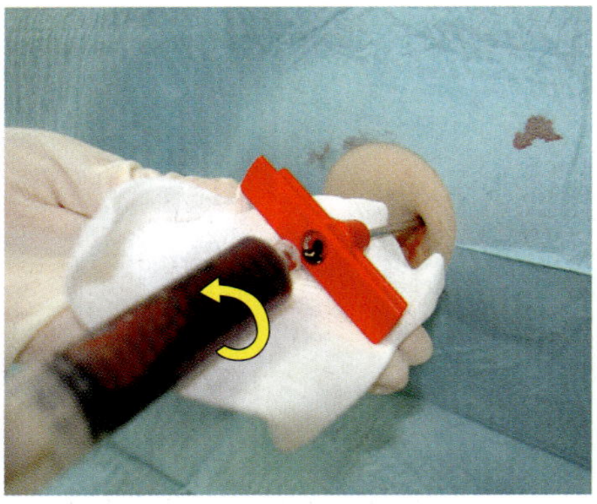

**Abb. 172.4** Spritze abdrehen

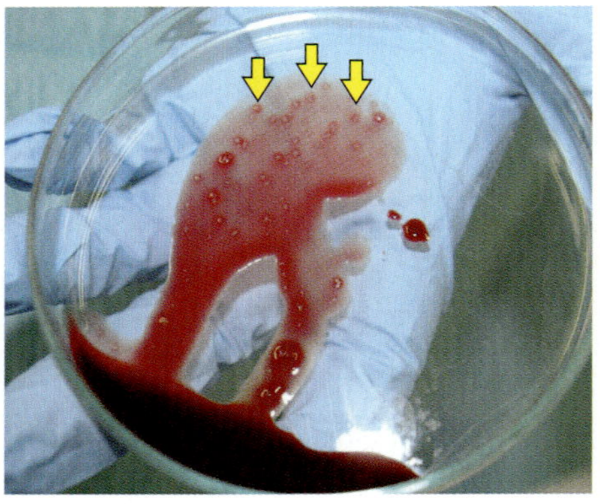

**Abb. 172.5** solide Markanteile?

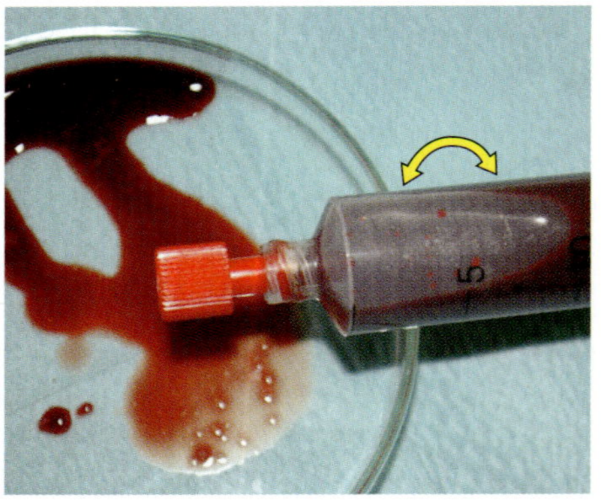

**Abb. 172.6** Vermischen

Sobald dies sichergestellt ist, verschließen Sie die Spritze und kippen sie mehrfach hin und her ( ), um das Blut mit dem Antikoagulanz zu vermischen **(Abb. 172.6)**. Anschließend entnehmen Sie je nach Bedarf die weiteren Proben **(Abb. 172.7)**. Sollte es Ihnen nicht gelingen, Knochenmark zu aspirieren („Punctio sicca"), kann es u.U. an einer anderen Stelle gelingen, oder es liegt z.B. eine Markfibrose vor.

Falls Sie einen Stanzzylinder für die histologische Beurteilung der Zellularität im Gewebsverband benötigen, schieben Sie die Stanze ohne Trokar unter drehenden Bewegungen ( ) weitere 15-20 mm vor ( in **Abb. 172.8**). Achten Sie dabei wieder besonders auf Ihren gestreckten Finger ( ) als Schutz gegen ungewollt zu tiefes Vordringen.



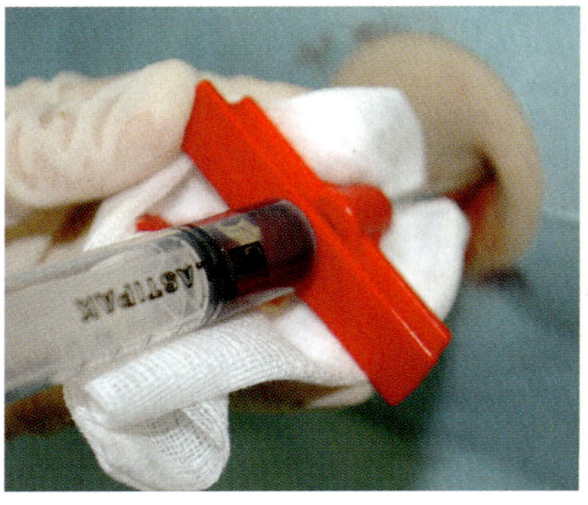

**Abb. 172.7** Weitere Proben

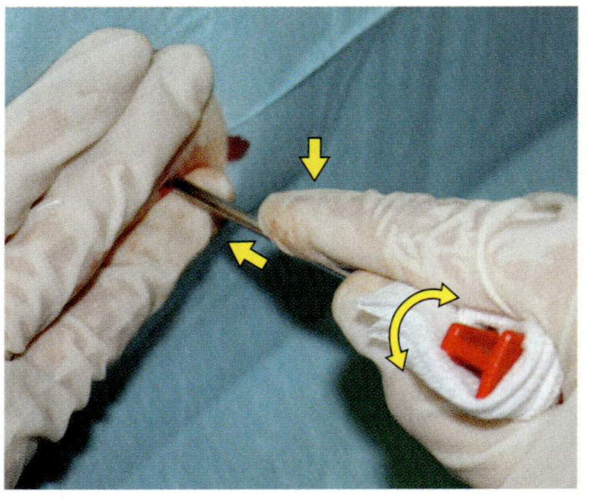

**Abb. 172.8** Drehend vorschieben

# Knochenmarkspunktion 27

Wenn Sie im Zweifel sind, ob Sie bereits weit genug vorgedrungen sind, um einen ausreichend großen Gewebszylinder aus dem Markraum gewinnen zu können, schieben Sie vorsichtig ( ) den Trokar in die Stanzhülse: So können Sie am Anstoßpunkt überprüfen, ob Ihr Zylinder bereits die erforderlichen Minimallänge von 15-20 mm hat **(Abb. 173.1)**. Meistens ist es zweckmäßig, den Zylinder durch mehrfache Rotation der Stanzhülse ( ) vom sonstigen Gewebsverband zu lösen **(Abb. 173.2)**, damit er danach beim Herausziehen ( ) nicht abbricht.

Anschließend wollen Sie nun den Zylinder aus der Stanzhülse herausschieben: Nehmen Sie den Haltegriff ( ) des stumpf endenden Drahtes in die Hand, der den meisten Biopsiesets beiliegt, aber schieben ( ) Sie mit dessen Hilfe den Gewebszylinder nicht orthograd von hinten **(Abb. 173.3)**, sondern retrograd aus der Hülse heraus **(Abb. 173.4)**, um den Zylinder nicht unnötig zu quetschen (s.u.).

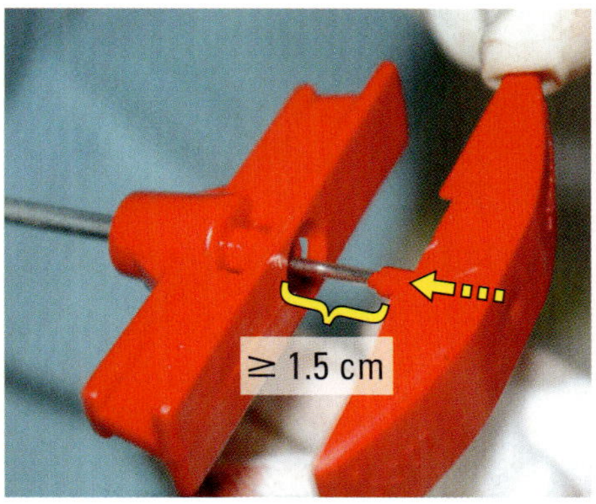


**Abb. 173.1** Zylinderlänge prüfen

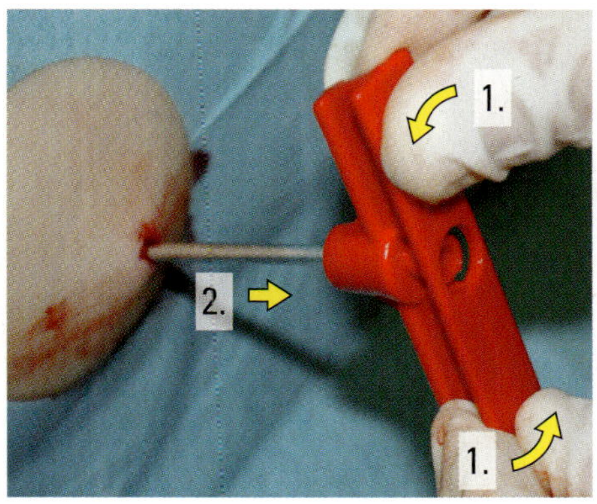


**Abb. 173.2** rotierend lösen

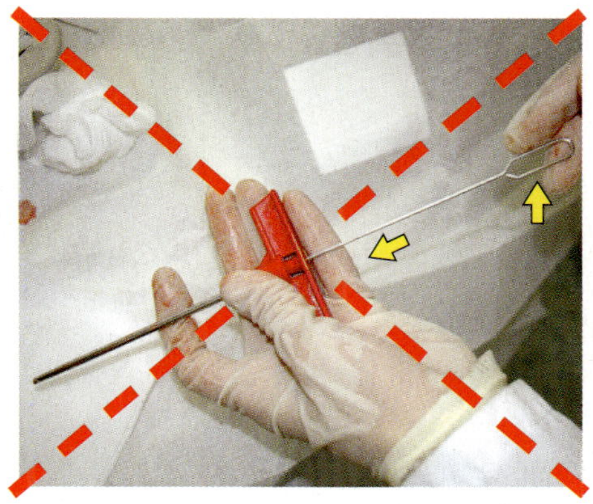

**Abb. 173.3** nicht orthograd heraus ...

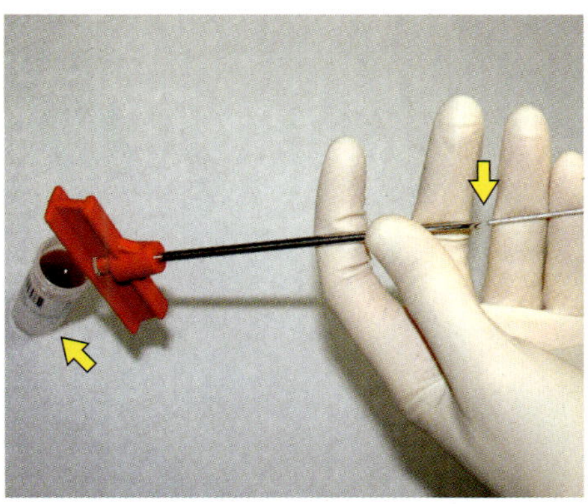

**Abb. 173.4** ... sondern retrograd

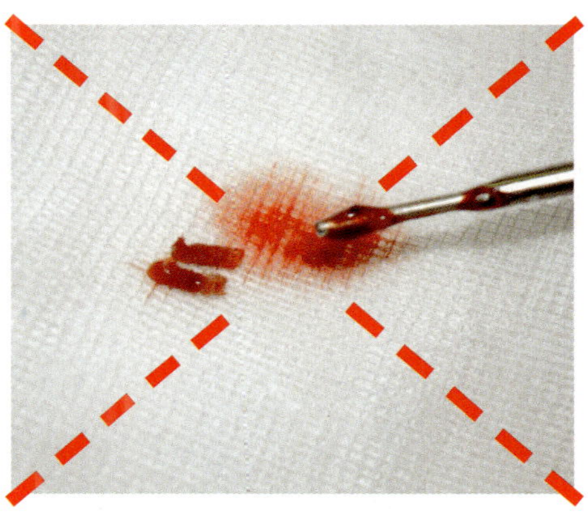

**Abb. 173.5** nicht vorher ablegen

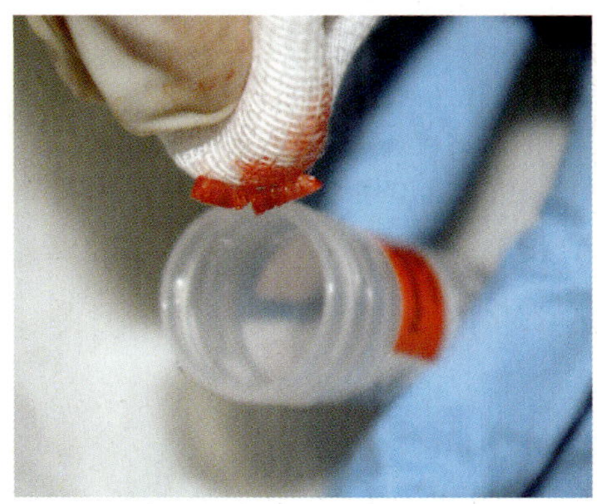

**Abb. 173.6** Zylinder bricht oft

Der Zylinder soll dabei so wenig wie möglich gequetscht werden: Da die meisten Stanznadeln an ihrer Spitze konisch zulaufen, ist es empfehlenswert, den Draht vorsichtig an der Hülsenspitze ( ) einzuführen und den Zylinder vorsichtig retrograd heraus zu schieben **(Abb. 173.4)**.
Am besten schieben Sie den Zylinder aus der Jamshidi-Nadel direkt in den Transportbehälter ( ) mit z.B. Formaldehydlösung und nicht erst auf eine Unterlage, auf der er häufig abknickt oder fragmentiert **(Abb. 173.5)**. Auch bei einer nachträglichen Überführung in den Transportbehälter kann der Stanzzylinder noch auseinander brechen **(Abb. 173.6)**. Insgesamt benötigen die Histopathologen einen Zylinder von mindestens 15-20 mm Länge, um eine repräsentative Menge an Knochenmarksräumen einsehen zu können. Diese Knochenmarksräume liegen zwischen den Spongiosabälkchen – wenn zu wenig beurteilbar sind, kann unter Umständen z.B. das Vorliegen eines Lymphoms nicht ausgeschlossen werden.

Anschließend wird die Punktionsstelle mindestens drei Minuten lang komprimiert **(Abb. 174.1)** und danach auf eine Nachblutung hin kontrolliert. Unter Zug am Pflaster wird ein leichter Druckverband angelegt **(Abb. 174.2)**. Es hat sich bewährt, die Patienten im Anschluss ca. eine Stunde lang in Rückenlage auf einem Sandsack (↑↑) liegen zu lassen (↙↘), damit die Punktionsstelle weiterhin komprimiert wird **(Abb. 174.3)**.

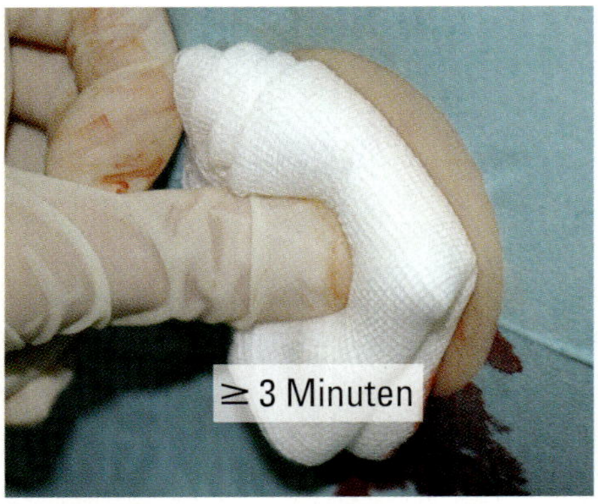


**Abb. 174.1** Kompression

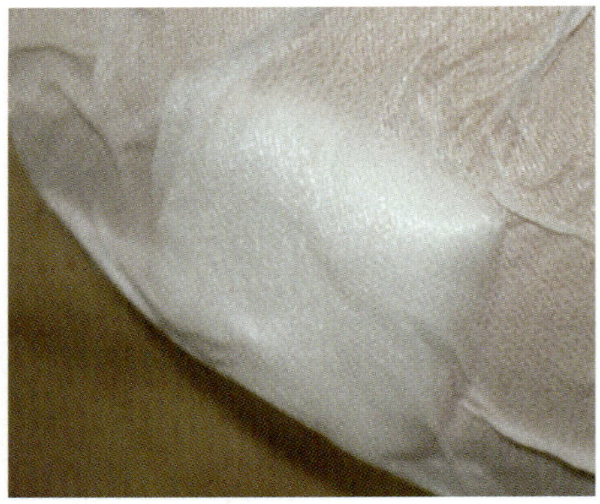

**Abb. 174.2** Druckverband

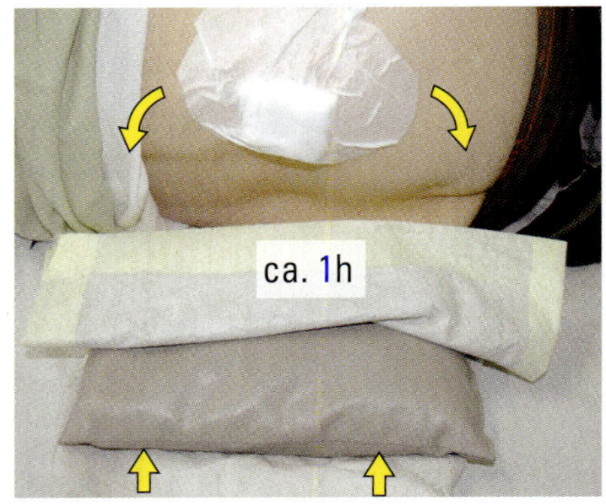


**Abb. 174.3** auf Sandsack legen

Jetzt können Sie die Ausstrichpräparate der ersten Aspiration anfertigen, da Sie der Blutprobe ja Natriumcitrat zugesetzt hatten. Ohne diesen Zusatz hätten die Proben sofort zu Ausstrichen verarbeitet werden müssen, bevor die Gerinnung eingesetzt hätte. Dafür halten Sie die Petrischale erneut schräg, nehmen mit einem Objektträger einige der aspirierten Gewebsbröckel auf **(Abb. 174.4)** und lassen das Blut ein wenig ablaufen **(Abb. 174.5)**. Je blutärmer diese Ausstriche angefertigt werden und je weniger die soliden Anteile des Marks gequetscht werden, desto besser ist ihre spätere Beurteilbarkeit.

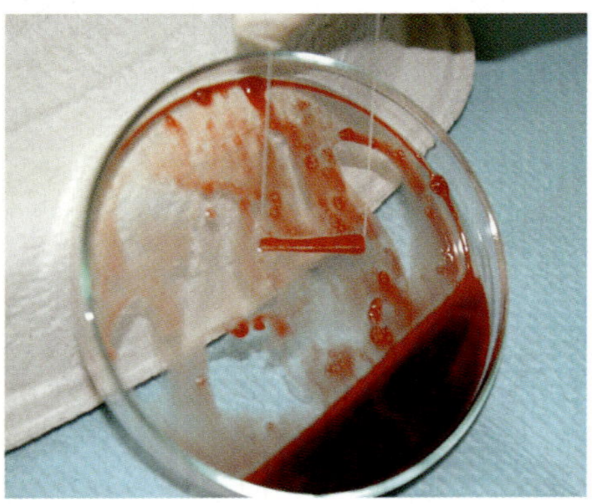

**Abb. 174.4** Gewebe aufnehmen

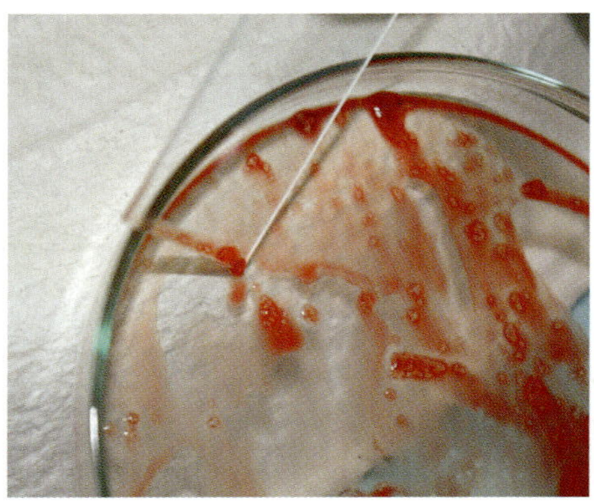

**Abb. 174.5** Blut ablaufen lassen

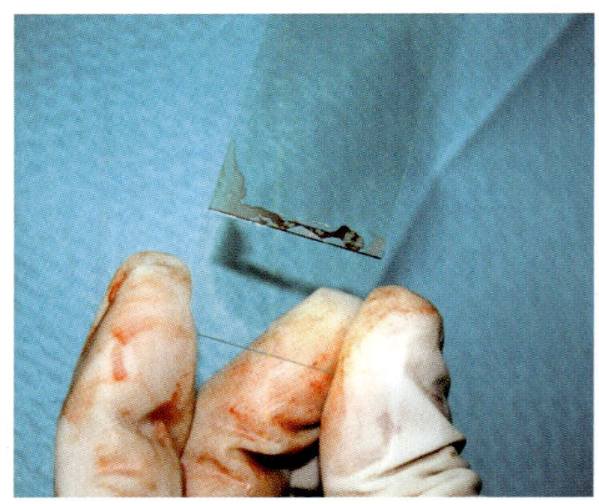

**Abb. 174.6** 2. Objektträger

Dann nehmen Sie einen weiteren Objektträger **(Abb. 174.6)** und streichen (↗↗) das Gewebe gleichmäßig und ohne besonderen Druck auf diesem aus **(Abb. 174.7)**. Auf diese Weise fertigen Sie am besten mindestens 10 Ausstrichpräparate an und markieren diese mit den Patientendaten und dem Datum der Entnahme, um späteren Verwechslungen vorzubeugen **(Abb. 174.8)**.

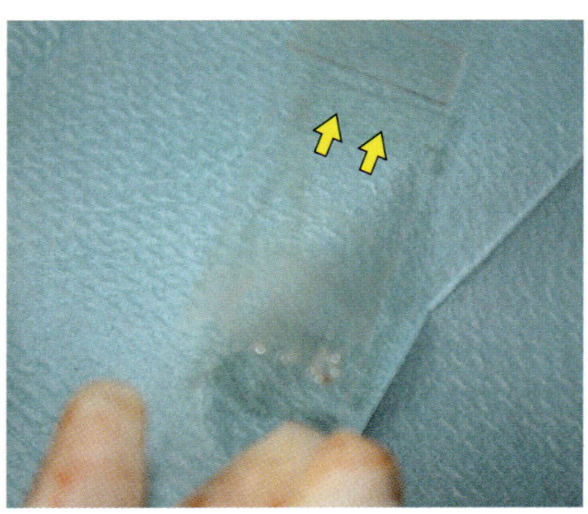

**Abb. 174.7** ohne Druck ausstreichen

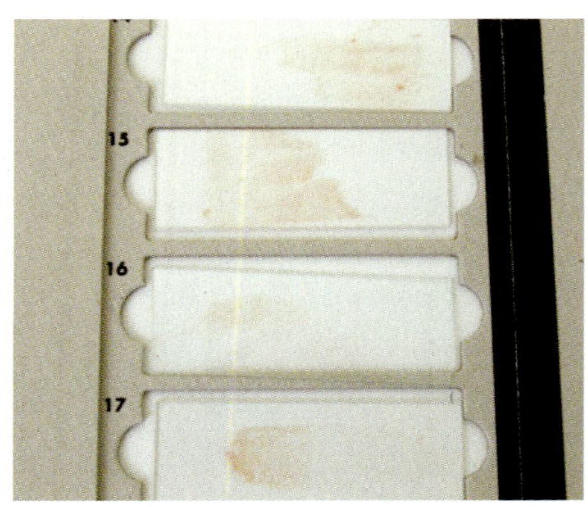


**Abb. 174.8** > 10 Ausstriche

Wenn Ihre Ausstriche so dunkel(rot) geraten sind, wie in der **Abb. 175.1**, dann enthalten sie wahrscheinlich zu viel Blut und die Sicht des Pathologen auf die Zellen den Knochenmarks wird zu stark beeinträchtigt. Die Ausstriche sollten daher eher so blass aussehen wie in der **Abb. 175.2**. Wenn Sie zusätzlich „Bröckelquetschpräparate" anfertigen möchten, nehmen Sie zunächst vorsichtig einige Gewebsbröckel z.B. mit einer Kanüle auf, nachdem die flüssigen Blutbestandteile durch die Schräghaltung der Petrischale abgeflossen sind **(Abb. 175.3)**.

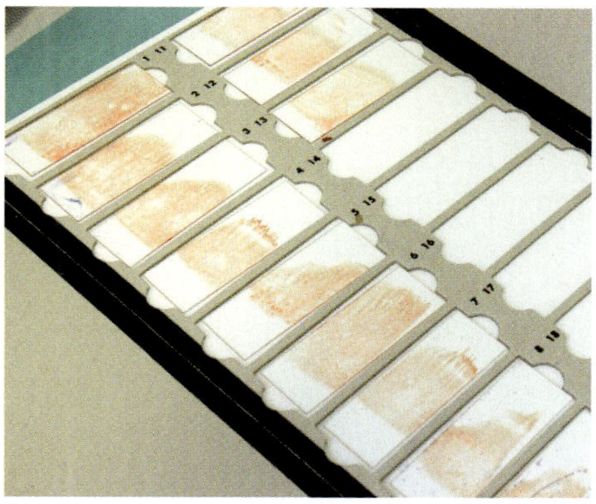

**Abb. 175.1** Ausstriche zu blutig

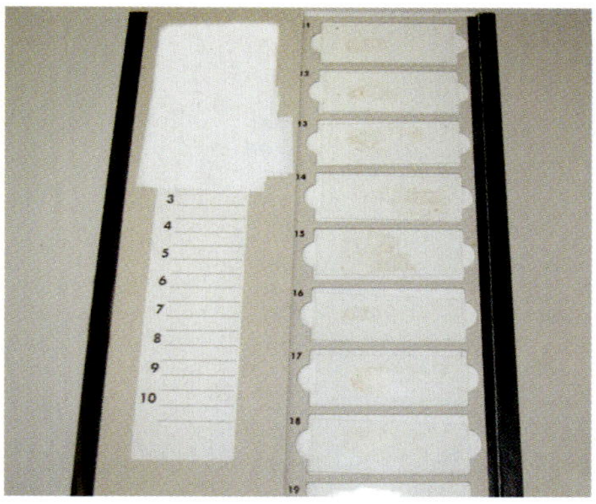

**Abb. 175.2** eher „blass"

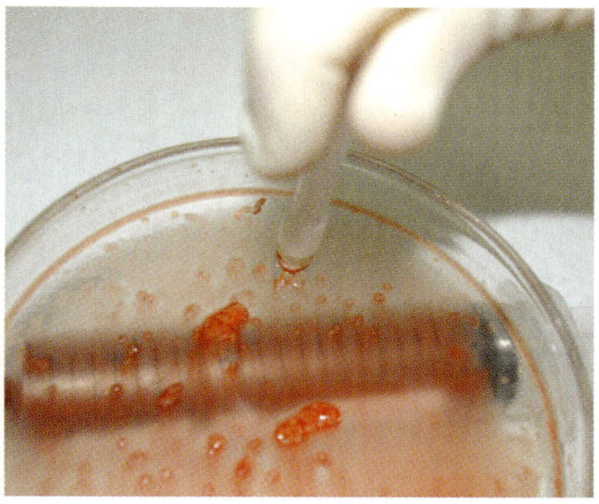

**Abb. 175.3** Bröckel aufnehmen

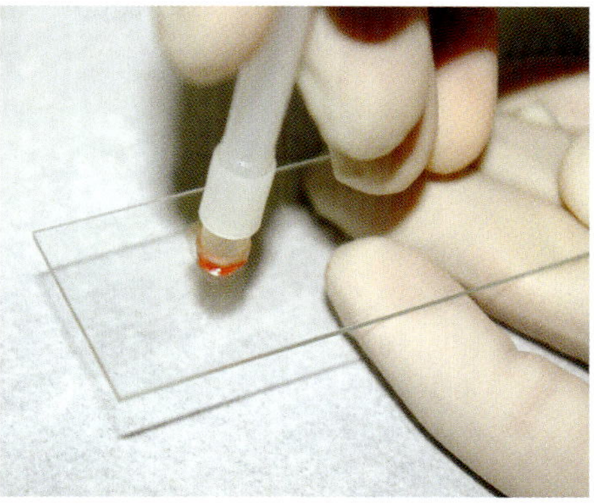

**Abb. 175.4** auf Objektträger bringen

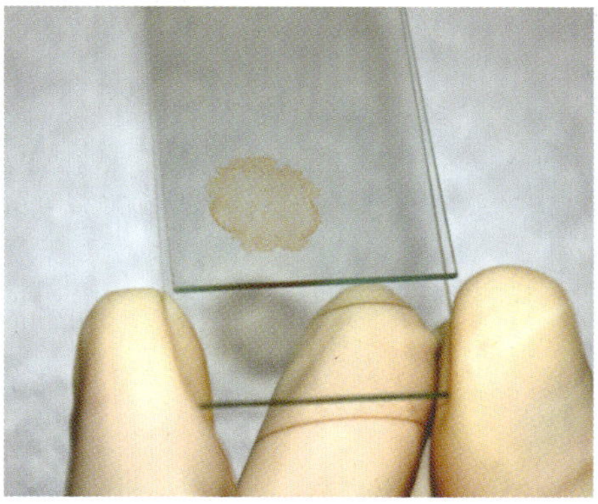

**Abb. 175.5** 2. Träger auflegen

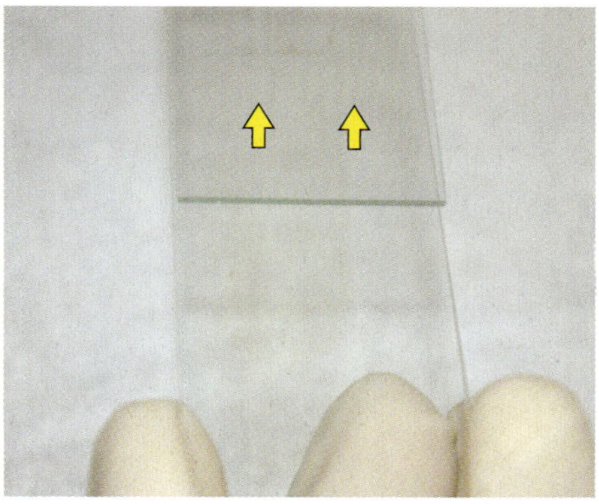

**Abb. 175.6** aufziehen

Dann bringen Sie diese auf einen Objektträger auf **(Abb. 175.4)** und legen einen zweiten Objektträger auf den ersten, damit sich die Zellen breiter verteilen **(Abb. 175.5)**. Anschließend ziehen Sie ohne besonderen Druck den zweiten Objektträger über den ersten hinweg (⇧⇧), damit sich ein breiter Ausstrich ergibt **(Abb. 175.6)**. Denken Sie daran, die scharfe Jamshidi-Nadeln und andere verwendete Nadeln sicher in einem Abwurfbehälter zu entsorgen **(Abb. 175.7)**.

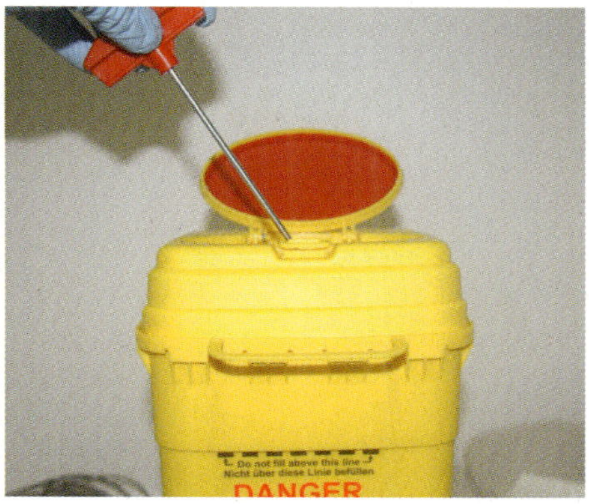

**Abb. 175.7** Sicherer Abwurf

Sollte ein evtl. zuvor sedierter Patient noch nicht aufgewacht sein, können Sie bei Erwachsenen ggfs. sein Aufwachen durch die i.v.-Gabe von z.B. 0.5 mg Flumazenil beschleunigen und nochmals den Verband kontrollieren, um eine relevante Nachblutung auszuschließen.

Überprüfen Sie auch nach Ablauf der einstündigen Liegezeit auf dem Sandsack noch einmal, dass keine Nachblutung vorliegt und fragen Sie den Patienten nach seinem Befinden, bevor er die Ambulanz oder Klinik verlässt.
Unter Umständen kann eine Hämatombildung unter dem Periost dieses dehnen und zu länger anhaltenden Schmerzen mit Ausstrahlung bis in den Oberschenkel führen. Diese Schmerzen bilden sich mit der (oft längerfristigen) Resorption des Hämatoms wieder zurück.

# Reanimation (CPR) 28

**Indikationen**

Tritt bei einem Patienten ein Atem- oder Kreislaufstillstand ein, kommt es in der Regel nach spätestens 30 Sekunden zur Bewusstlosigkeit. Das vorrangige Ziel der cardiopulmonalen Reanimation (CPR) ist die schnellstmögliche Wiederherstellung des Kreislaufes und der Atmung, um die unmittelbare Gefahr einer hypoxischen Hirnschädigung abzuwenden.

**Überblick: Was bedeutet „BLS" und „ALS"?**

Für beide Formen der Reanimation (Wiederbelebung) existieren etablierte Algorithmen [28.1-3]: Dabei wird zwischen Basismaßnahmen (BLS = „Basic Life Support", S. 177-182) und erweiterten Maßnahmen (ALS = Advanced Life Support, S. 183-187) unterschieden. Die Basismaßnahmen umfassen neben der Erstuntersuchung / Orientierung, dem Freimachen der Atemwege und der äußeren Herzdruckmassage auch den Einsatz eines automatisierten externen Defibrillators (AED) und die künstliche Beatmung (Tab. 177.1).

Diese Maßnahmen erreichen zwar nur einen partiellen Ersatz der normalen Funktionen, z.B. nur ca. 30-40% der kardialen Auswurfleistung, reichen jedoch für einige Zeit aus, um die Perfusion von Herz und Gehirn sicherzustellen, bis entweder die erweiterten Maßnahmen greifen oder die Eigenaktivität des Herzens wieder zu einer suffizienten Auswurfleistung führt.

| BLS-Maßnahmen |
|---|
| • Prüfung von Bewusstseinslage, Atmung und Kreislaufsituation<br>• Ggfs. Atemwege freimachen<br>• Äußere Herzdruckmassage<br>• Automat. externe Defibrillation (AED)<br>• Künstliche Beatmung |

Tab. 177.1

| zusätzliche ALS-Maßnahmen |
|---|
| • EKG Diagnostik zur DD zwischen VF / VT und Asystolie / PEA<br>• Defibrillation: monophasisch 360 J, biphasisch 120-200 J<br>• Beatmung mit Beutel / Maske und Intubation<br>• Medikamentöse Therapie |

Tab. 177.2

Sind nicht nur Laienhelfer verfügbar, sondern professionell geschultes Personal, werden zusätzlich die Maßnahmen der erweiterten Reanimation (ALS = advanced life support) eingeleitet: Während die Herzdruckmassage und intermittierende Atemspende möglichst kontinuierlich weitergeführt werden, wird am EKG die Differenzialdiagnose zwischen defibrillierbaren (Kammerflimmern = VF sowie pulslose Kammertachykardie = VT) und nicht defibrillierbaren Rhythmusstörungen (Asystolie oder pulslose elektrische Aktivität = PEA) getroffen und je nach Indikation defibrilliert. Zusätzlich erfolgt ein professionelles Air Way Management durch Maskenbeatmung, Intubation oder Larynxmaske und Medikamentengaben (Tab. 177.2).

**Mögliche Komplikationen**

Das Hauptproblem in der Rettungskette ist das rasche Erkennen der Notsituation und der unverzügliche Beginn der CPR, nachdem ein entsprechender Notruf (112) erfolgt ist. Jede Minute Verzögerung der CPR führt zu einer Reduktion der Überlebenswahrscheinlichkeit von ca. 7-10% [28.4]. Falls zunächst eine Kammertachykardie, ein Kammerflattern oder -flimmern vorliegt, muss zunächst eine minimale Oxygenierung des Myokards hergestellt werden.

Würde in solchen Fällen zu früh defibrilliert, ohne dem Patienten zuvor eine Herzdruckmassage zu geben, bestünde die Gefahr, dass unter der Defibrillation ein Kammerflimmern in eine schwerer zu beeinflussende Asystolie oder eine terminale PEA übergeht. Daher ist die Unterscheidung wichtig, ob eine Reanimation unmittelbar nach dem Kreislaufstillstand beginnt (z.B. im Krankenhaus unter Beobachtung) oder erst einige Minuten danach. Im letzteren Fall würde daher zunächst kardiokomprimiert und beatmet und dann erst defibrilliert. Aber auch die Defibrillation darf nicht unnötig verzögert werden, da mit jeder Minute die „gesunde" Entlassungsrate aus dem Krankenhaus (ohne neurologisches Defizit) um etwa 10-15 % abnimmt [28.5-6].



**Merke:** *Bei unbeobachtetem Kreislaufstillstand:*
Das Herz muss für eine Defibrillation durch CPR vorbereitet werden !

**Basic Life Support (BLS)**

Verschaffen Sie sich zunächst schnell einen kurzen Überblick über die Situation und schließen Sie mögliche Gefährdungen der Anwesenden aus (z.B. an Unfallstellen, **Abb. 178.1**). Dann sprechen Sie den Patienten, laut und deutlich an **(Abb. 178.2)** und rütteln ihn kurz an der Schulter **(Abb. 178.3)**.

Sie können auch einen kurzen Schmerzreiz setzen, z.B. durch festen Druck mit Ihren Fingerknöcheln auf dem Sternum **(Abb. 178.4)** oder durch Kneifen des Nasenseptums oder der Ohrläppchen, um eine Bewusstseinseintrübung (Augenaufschlag auf Schmerzreiz) von einem Bewusstseinsverlust zu unterscheiden. Wichtig ist jedoch, mit diesen Maßnahmen nicht unnötig Zeit zu verlieren und den Beginn der Reanimation dadurch nicht unnötig zu verzögern.

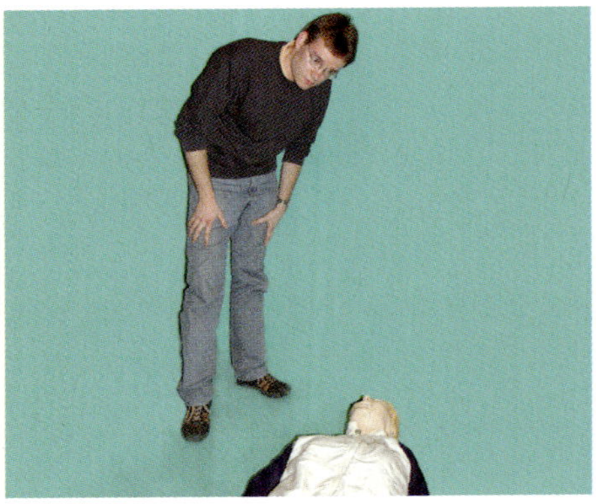

**Abb. 178.1** Überblick verschaffen

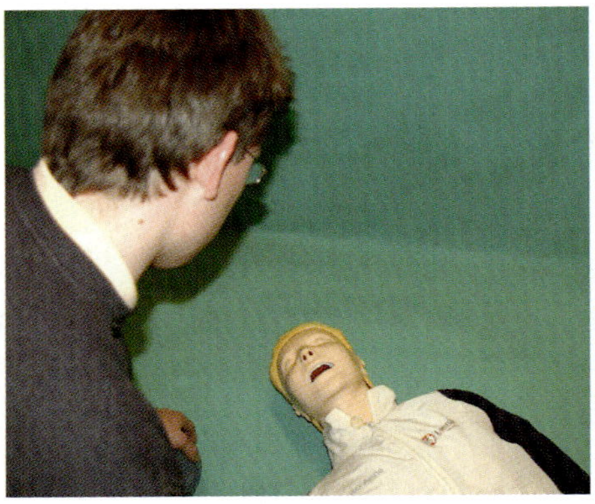

**Abb. 178.2** laute Ansprache

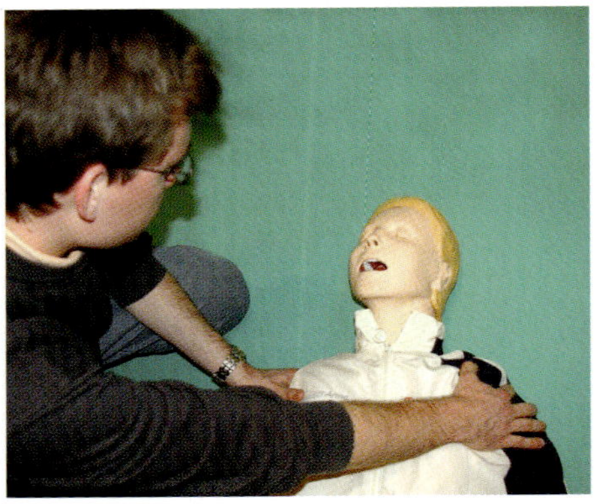

**Abb. 178.3** evtl. kurz die Schulter rütteln ...

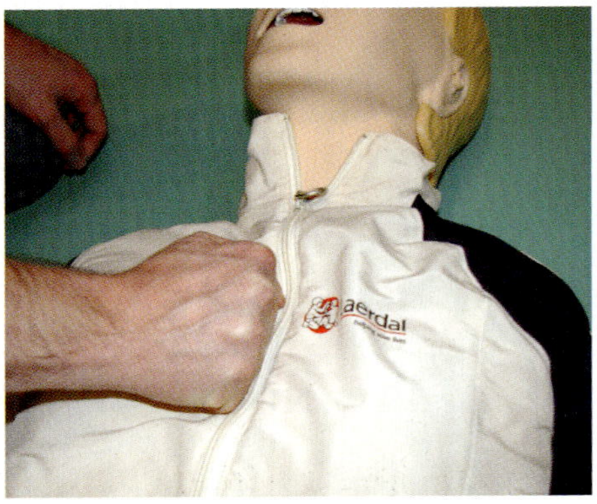

**Abb. 178.4** ... oder kurzen Schmerzreiz setzen

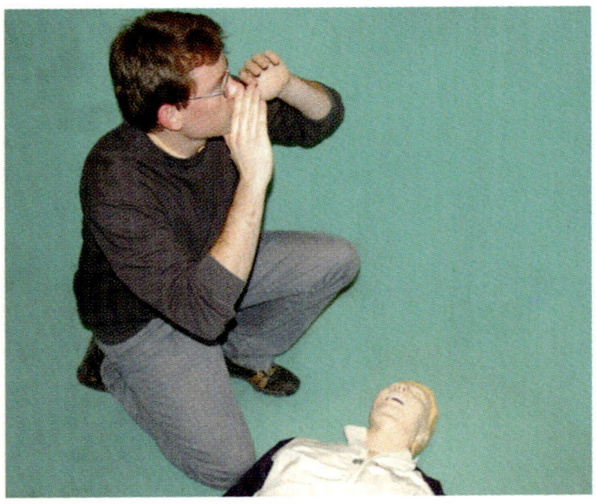

**Abb. 178.5** Hilferuf

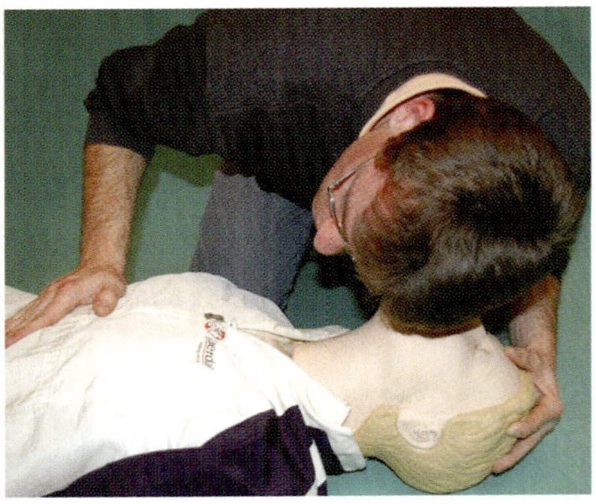

**Abb. 178.6** Atemexkursionen?

Bei andauernder Bewußtlosigkeit rufen Sie weitere Personen zu Hilfe **(Abb. 178.5)**. Überstrecken Sie den Kopf etwas nach hinten und halten das Kinn nach vorne. Dann halten Sie Ihre Wange einige Sekunden lang nah über das Gesicht des Patienten: So können Sie nach Atemgeräuschen horchen, einen Luftstrom an Ihrer Wange fühlen, gleichzeitig den Brustkorb beobachten und evtl. mit einer Hand fühlen, ob Atemexkursionen des Thorax vorhanden sind **(Abb. 178.6)**.

Falls eine regelmäßige Atmung vorhanden und ein Puls tastbar ist, können Sie den Patienten in die stabile Seitenlage bringen (vgl. S. 182). Falls keine Atmung nachweisbar ist, beginnen Sie mit der Reanimation. Verwechseln Sie jedoch nicht vereinzelte, oft geräuschvolle Atemzüge mit einer regelmäßigen Atmung: Hierbei handelt es sich wahrscheinlich um eine sogenannte „Schnappatmung“, die unter Umständen in den ersten Minuten nach einem Kreislaufstillstand noch vereinzelt auftritt und keine ausreichende Ventilation bewirkt.

28

Die Palpation des Carotispulses hat jedoch an Stellenwert verloren, da die Kontrolle besonders bei nicht-trainierten Ersthelfern unzuverlässig ist, zu viel Zeit kostet und den Beginn der CPR oft verzögert (vgl. S. 179).

Denken Sie daran, am besten einen Helfer einen Notruf über die Notrufnummer 112 tätigen zu lassen **(Abb. 179.1)** und dabei die fünf wesentlichen Informationen zu übermitteln **(Tab. 179.2)**. Falls mehrere Personen verfügbar sind und Sie sich außerhalb des Krankenhauses befinden, delegieren Sie die Aufgabe, das professionelle Rettungsteam zu Ihnen zu lotsen, schnell an andere, verzögern Sie jedoch nicht den Beginn der CPR. Dasselbe gilt für die Prüfung der Kreislaufsituation: Verwenden Sie maximal 10 Sekunden, um mit Ihrem Mittel- und Zeigefinger zu prüfen, ob der Carotispuls lateral des Schildknorpels tastbar ist **(Abb. 179.3)**.

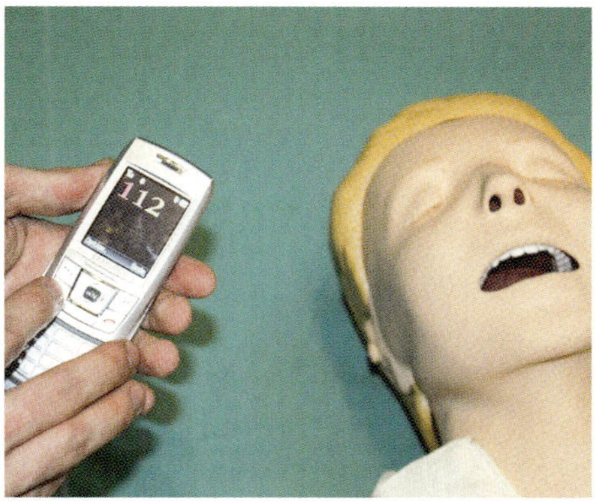


**Abb. 179.1** Notruf 112

| 5 W-Schema |
| --- |
| **W**o ? (Unfallort) |
| **W**as ? (Bewusstlose Person) |
| **W**ie viele Patienten? |
| **W**elche Verletzung / Erkrankung? |
| **W**arten auf Rückfragen |

**Tab. 179.2** Notfallmeldungen

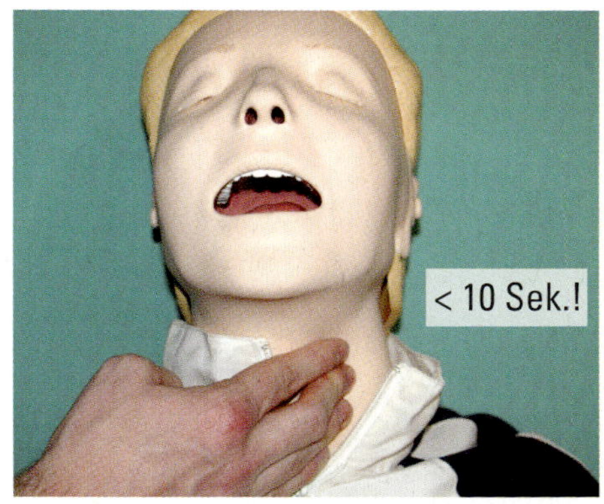


**Abb. 179.3** Carotispuls tasten

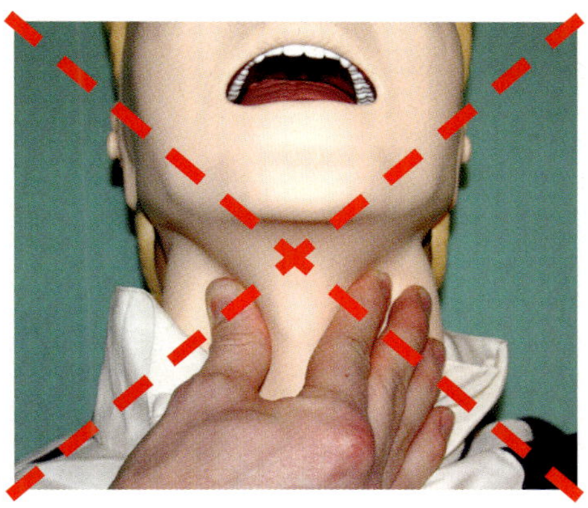

**Abb. 179.4** nicht beidseitig

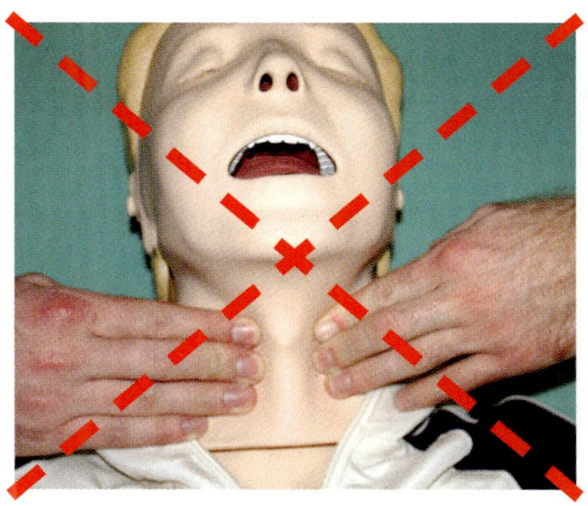

**Abb. 179.5** auch nicht zu zweit

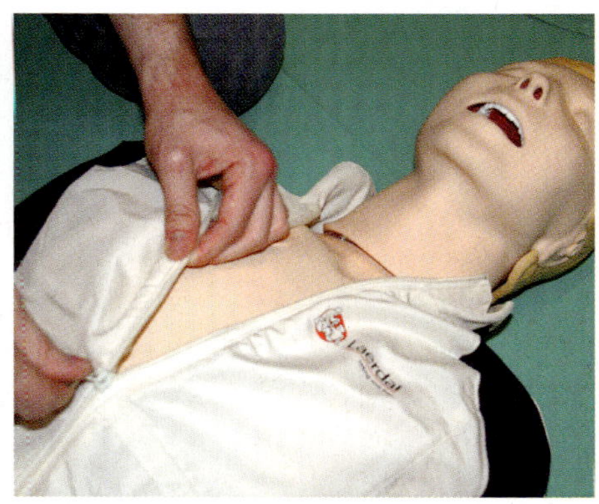

**Abb. 179.6** Kleidung öffnen

Tasten Sie jedoch den Puls nicht beidseitig **(Abb. 179.4)**. Es macht auch keinen Sinn, dass mehrere Helfer versuchen, den Puls zu tasten **(Abb. 179.5)**, da dies in der Regel eine weitere Verzögerung des CPR-Beginns verursacht. Öffnen Sie schnell die Bekleidung des Oberkörpers **(Abb. 179.6)**, um den sternalen Druckpunkt (⇨) besser zu identifizieren, der sich in der Mitte zwischen Jugulum (⇩) und epigastrischem Winkel (⇧) zwischen den Mamillen befindet **(Abb. 179.7)**. Sorgen Sie dafür, dass der Patient flach auf dem Rücken und auf einer harten Unterlage (dem Boden) liegt, also nicht auf einem weichen Bett, da ansonsten das Widerlager für die Thoraxkompression fehlt.

Dann setzen Sie einen Handballen auf die Mitte des Brustkorbs und den Ballen der zweiten Hand auf den Handrücken der ersten Hand. Verschränken Sie die Finger beider Hände und überstrecken (⇖) Sie im Handgelenk **(Abb. 179.8)**.

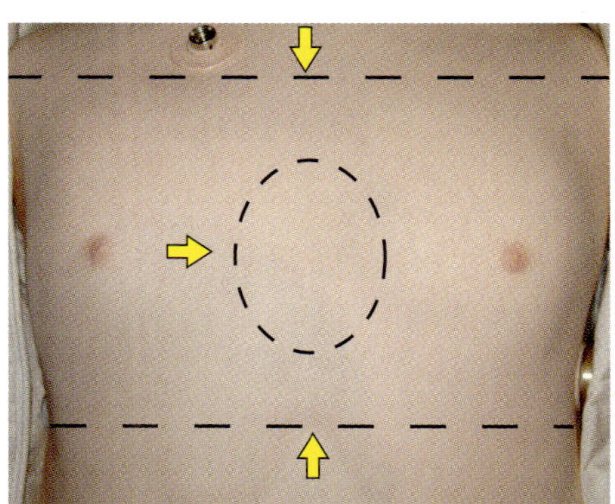

**Abb. 179.7** sternaler Druckpunkt

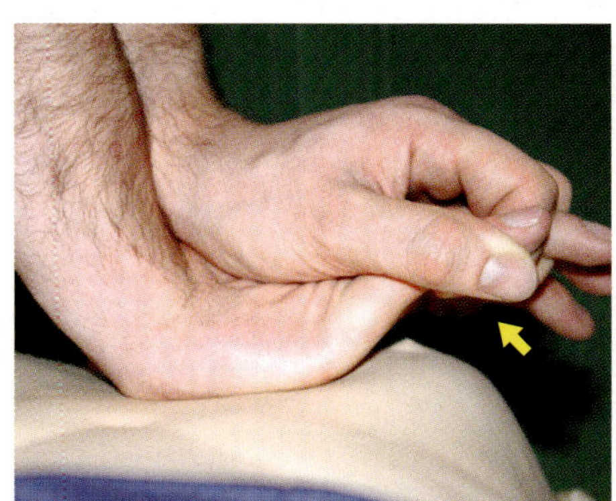

**Abb. 179.8** Handhaltung

Am besten knien Sie seitlich neben dem Brustkorb des Patienten und bringen Ihre eigenen Schultern senkrecht ( ⇩ ) über die Sternummitte des Patienten, damit Sie das Eigengewicht Ihres Oberkörpers mit zur Kompression einsetzen können. Drücken Sie auch Ihre Ellenbogen durch und lassen Sie diese die ganze Zeit gestreckt (Abb. 180.1), während Sie das Sternum bei Erwachsenen 100 mal pro Minute ca. 4-5 cm ( ⇳ ) nach dorsal Richtung Wirbelsäule drücken (Tab. 180.2).

Diese Tätigkeit ist sehr anstrengend – falls mehrere Personen verfügbar sind, wechseln Sie sich etwa alle 2 Minuten ab. Achten Sie auf minimale Wechselpausen: Jede Unterbrechung der Kardiokompression lässt besonders den diastolischen Druck in der Aorta schnell wieder absinken, der für die Perfusion der Koronarien maßgeblich ist. Daher hat man auch das Verhältnis zwischen Kompression und Beatmung zugunsten der Kompression auf aktuell 30:2 verändert [28.2].
Halten Sie nach 30 Kompressionen für zwei Mund-zu-Mund-Beatmungen die Nase des Patienten zu ( ⇨ ⇦ ) und unter Überstreckung des Halses das Kinn nach vorne ( ⇧ in Abb. 180.3).

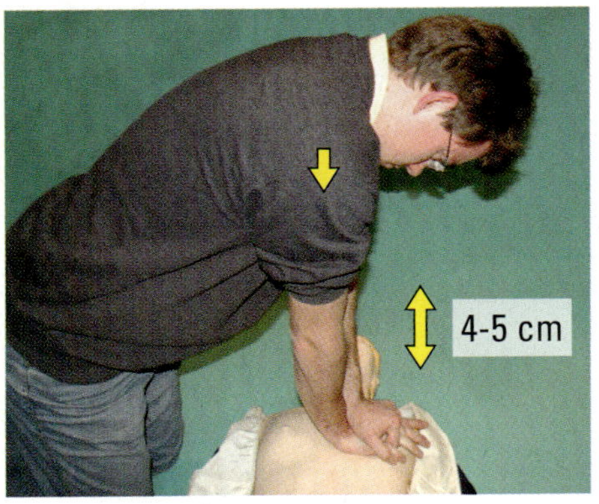


Abb. 180.1 Körperhaltung

**Körperhaltung + Druckmassage**

- seitlich neben den Patienten knien
- Schultern senkrecht über Sternum
- Ellenbogen durchdrücken und gestreckt halten
- Sternum ca. 4-5 cm nach dorsal drücken: 100 x / Min.
- Sternum vollständig entlasten, Handballen aber nicht abheben
- Druck- und Entlastungsphase gleich lang (ca. 2 / Sekunde)

Tab. 180.2 Druckmassage

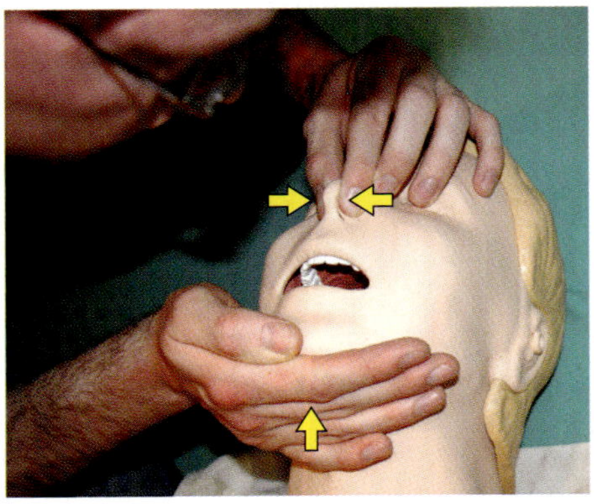

Abb. 180.3 Nase zu + Kinn hoch

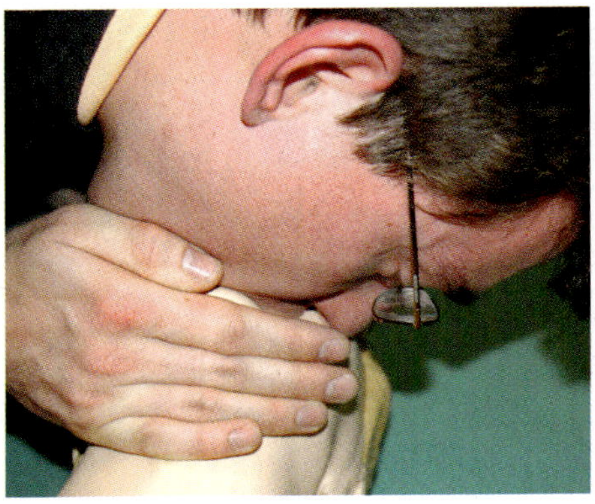

Abb. 180.4 1. Atemspende

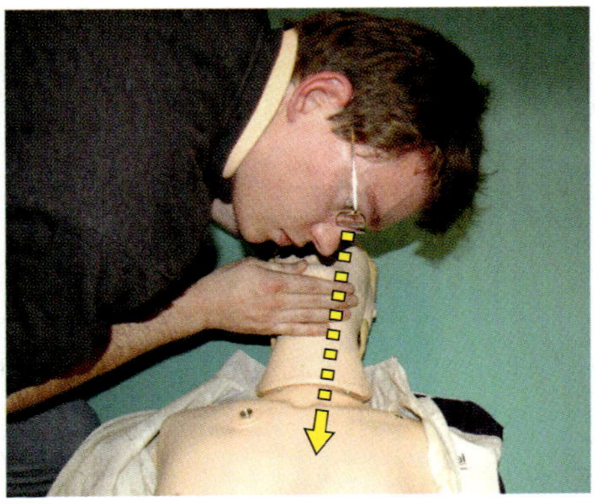

Abb. 180.5 Kontrolle: Thoraxsenkung?

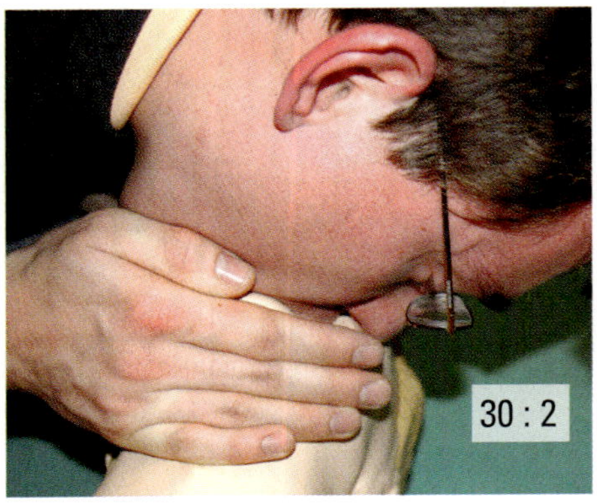


Abb. 180.6 2. Beatmung

Nachdem Sie selbst tief inspiriert haben, dichten mit Ihren Lippen den Mund des Patienten ab und blasen die Luft gleichmäßig über etwa eine Sekunde ein (Abb. 180.4). Dabei sollten Sie schnelle und kräftige Beatmungsstöße vermeiden – dadurch würde das Risiko steigen, dass die insufflierte Luft in den Magen gerät und zu Regurgitation von Mageninhalt mit eventueller Aspiration führt. Alternativ können Sie auch zweimal Mund-zu-Nase beatmen und dabei den Mund des Patienten schließen.

Dann heben Sie Ihren Kopf ab und drehen ihn zum Thorax des Patienten (Abb. 180.5), um den Effekt Ihrer Beatmung zu überprüfen: Der Brustkorb des Patienten sollte sich in seiner Exspirationsphase wieder senken. Gleichzeitig atmen Sie mit etwas Abstand zum Gesicht des Patienten seitlich Umgebungsluft für die nächste Beatmung (Abb. 180.6) ein und nicht die vom Patienten ausgeatmete Luft. Auf diese Weise wechseln sich 30 Herzkompressionen mit jeweils zwei Beatmungen ab (30:2).

Für den Fall, dass Ihnen die Beatmung nicht gelingt oder Sie ein Absinken des Brustkorbs nicht beobachten können, inspizieren Sie den Mundraum des Patienten und drehen ihn ggfs. zur Seite ( ), um Flüssiges ablaufen zu lassen oder Fremdkörper schnell zu entfernen **(Abb. 181.1)**. Eine routinemäßige Inspektion des Mund- und Rachenraums wird dagegen nicht mehr empfohlen.
Falls ein Laienhelfer die Beatmung nicht durchführen kann oder nicht will, soll besser eine isolierte Herzdruckmassage durchgeführt werden als gar keine Reanimation. Dies gilt besonders in der Frühphase, weil hier von einem noch ausreichenden Sauerstoffgehalt der intrapulmonalen Luft ausgegangen werden kann.
Anschließend an die Herzdruckmassage erfolgen wieder 30 Thoraxkompressionen **(Abb. 181.2)** und 2 Atemzüge im Wechsel, bis entweder der Patient sich zu bewegen beginnt, selbst atmet oder ein automatisierter externer Defibrillator (AED) verfügbar ist.

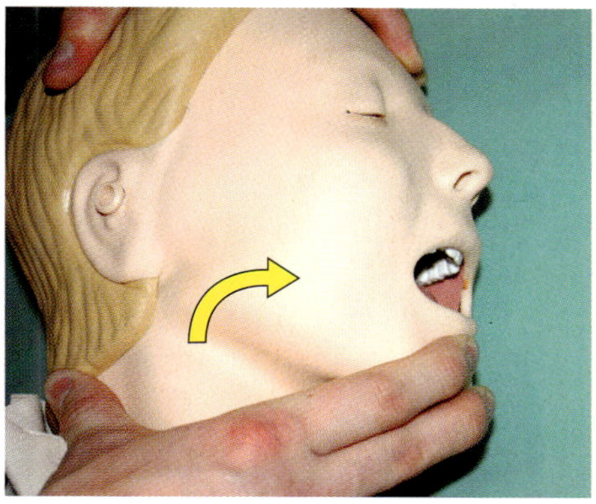

**Abb. 181.1** ggfs. freimachen

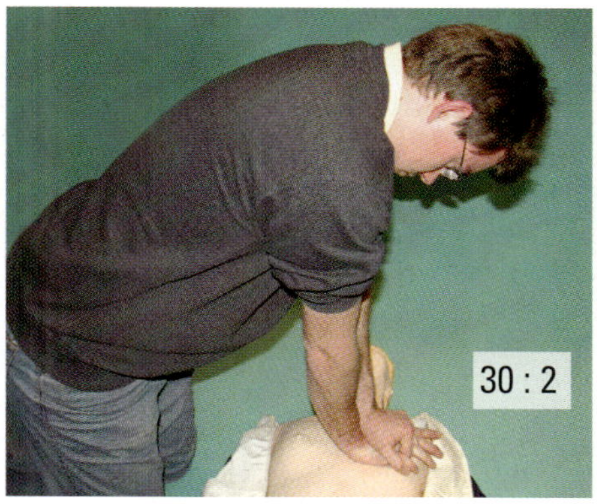


**Abb. 181.2** Druckmassage

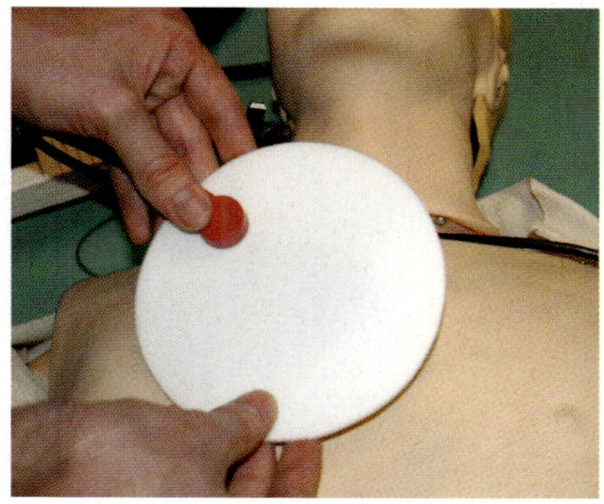

**Abb. 181.3** Elektrodenanschluss

Die meisten AED-Geräte geben nach ihrer Einschaltung klare, akustische Anweisungen. Schließen Sie zügig die beiden Klebeelektroden an **(Abb. 181.3)**. Kleben Sie diese rechts parasternal unterhalb der Clavicula und links weit genug lateral in der MAL in Höhe der Herzspitze ($V_6$) bzw. lateral des weiblichen Brustansatzes an, damit der Großteil des Myokards zwischen den Elektroden liegt und vom Stromimpuls erfasst wird **(Abb. 181.4)**. Sollten Sie Medikamentenklebepflaster auf der Haut vorfinden, entfernen Sie diese, damit ein optimaler Kontakt gewährleistet ist und keine Verbrennungen entstehen können.

Finden Sie jedoch eine Narbe und Vorwölbung eines Schrittmacheraggregats, kleben Sie die beiden Elektroden mit mindestens 10 cm Abstand zum Schrittmacher nicht in Standardposition, sondern z.B. beidseits axillär in der MAL auf. Zeigt der Monitor ein Kammerflimmern oder besteht eine pulslose ventrikuläre Tachykardie **(Abb. 181.5)**, lösen Sie auf Kommando des Gerätes die Defibrillation aus **(Abb. 181.6)**, nachdem Sie sichergestellt haben, dass niemand den Patienten berührt.

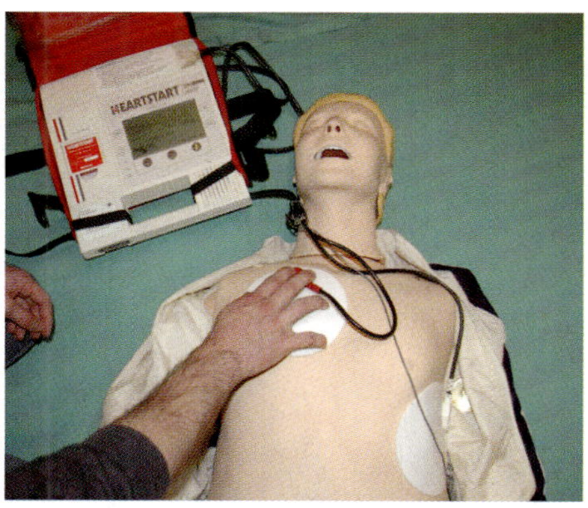

**Abb. 181.4** Elektrodenposition

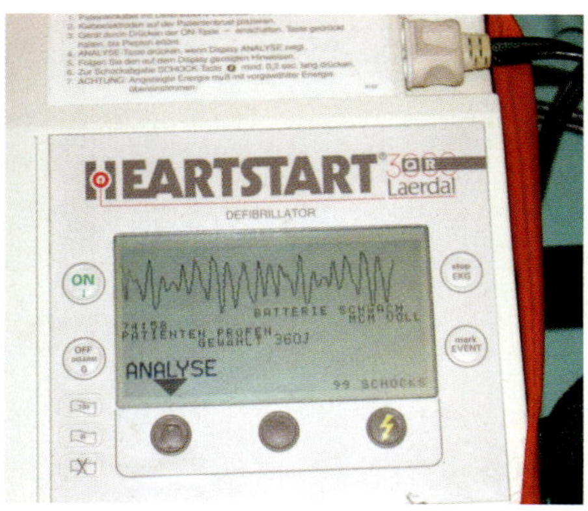


**Abb. 181.5** Rhythmusanalyse

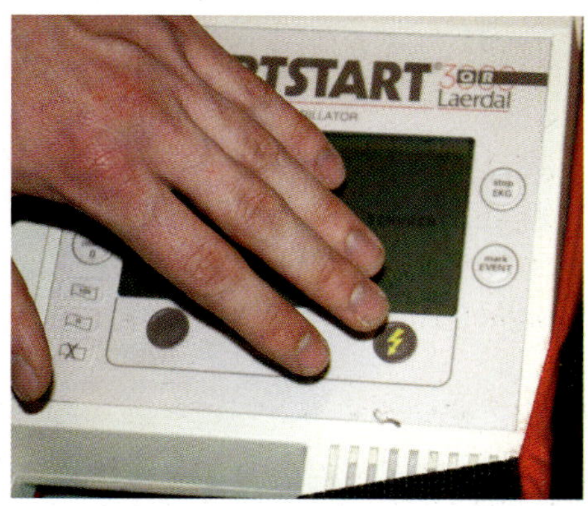


**Abb. 181.6** Defibrillation auslösen

Sofort nach einem einzelnen Stromimpuls setzen Sie die Herzdruckmassage (Abb. 182.1) und die Beatmung (Abb. 182.2) im 30:2-Rhythmus über weitere 5 Zyklen (ca. 2 Minuten) fort, bevor Sie eine kurze Rhythmus- und Pulskontrolle durchführen. Im Vordergrund steht eine möglichst ununterbrochene Herzdruckmassage. Besonders in den Fällen, in denen die Bewusstlosigkeit bzw. der Kreislaufstillstand schon einige Minuten besteht oder die Dauer ungewiss ist, sollte zunächst mindestens zwei Minuten lang eine CPR durchgeführt werden (Tab. 182.3), bevor defibrilliert wird (vgl. S. 177).

**Merke:** Das Herz muss nach der Defibrillation durch CPR stabilisiert werden!

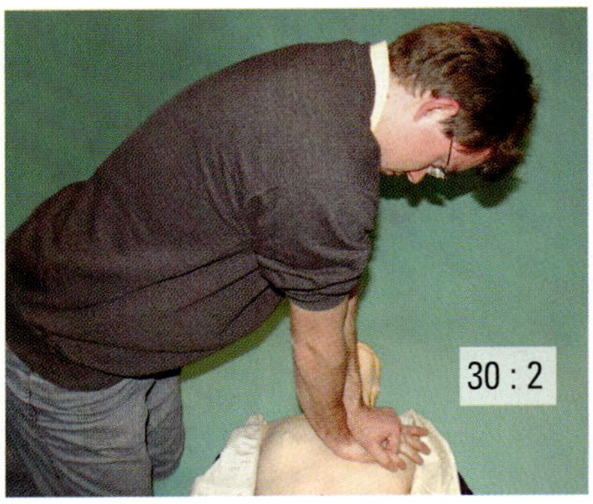


**Abb. 182.1** Herzdruckmassage zu …

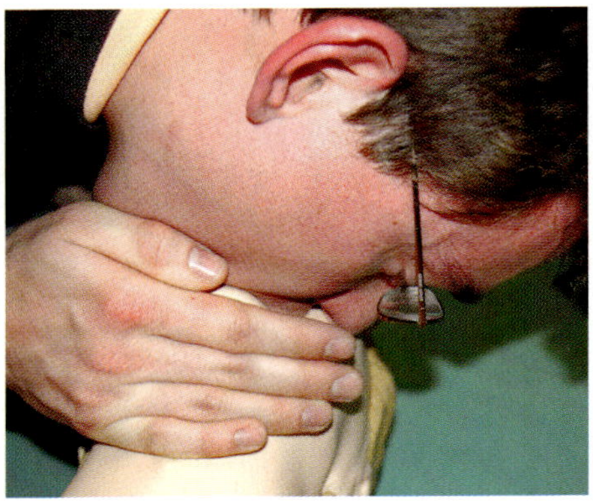

**Abb. 182.2** … Ventilation = 30:2

**AED-Algorithmus**

- CPR, bis AED verfügbar
- Klebeelektroden platzieren
- AED einschalten
- Sprachanweisung folgen
- Analyse: kein Kontakt zu Patient
- Bei Schockindikation: „Hände weg vom Patienten!“
- Schock auslösen
- sofort CPR fortführen

**Tab. 182.3** AED-Algorithmus

Besteht jedoch eine Asystolie, wird der AED empfehlen, keinen Elektroschock zu applizieren. Dann fahren Sie mit der CPR fort, wenn möglich im ca. 2-minütigen Wechsel mit einem anderen Helfer, bis professionelle Hilfe hinzukommt oder der Patient wieder atmet oder sich bewegt. Nach erfolgreicher Reanimation wird der Patient entweder in die stabile Seitenlage (s.u.) oder innerhalb eines Krankenhauses auf die Intensivstation für weitere Maßnahmen gebracht.

Die stabile Seitenlage bietet vor allem Schutz vor einer Aspiration von regurgitiertem Mageninhalt und gegen das Verlegen der Luftwege durch Zurückfallen der Zunge: Knien Sie sich neben den Patienten. Nehmen Sie den Ihnen zugewandten Arm und winkeln ihn im Schulter- und Ellenbogengelenk jeweils im 90°-Winkel so an, dass Sie seinen Handrücken neben den Kopf ablegen können. Dann ziehen Sie den gegenüberliegenden Arm auf Ihre Seite und bringen die Hand dieses Patientenarms neben sein Ohr (Abb. 182.4).

Mit Ihrer anderen Hand ziehen ( ↙ ) Sie die Kniekehle des Ihnen gegenüber liegenden Beins an, beugen es im Hüftgelenk und drehen ( ↶ ) den Patienten so zu Ihrer Seite herum (Abb. 182.5). In der Seitenlage überstrecken Sie zum Freihalten der Atemwege den Kopf des Patienten etwas nach hinten ( ↗ ) und unterpolstern den Kopf mit einer Patientenhand ( ↑ ), so dass sie den Mund offen hält (Abb. 182.6). Trotzdem muss die Atmung weiterhin regelmäßig überprüft werden.

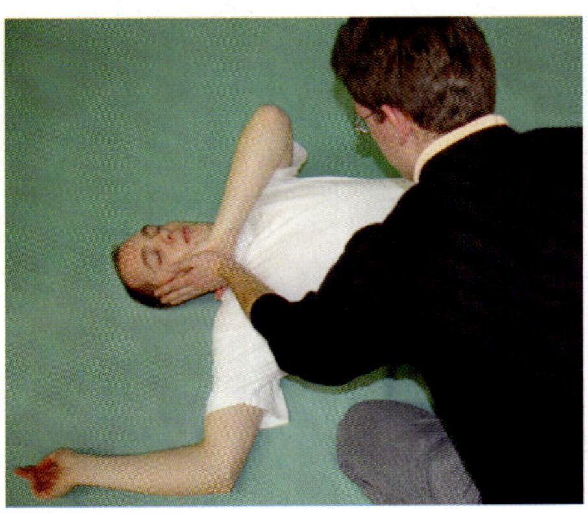

**Abb. 182.4** Arm anwinkeln

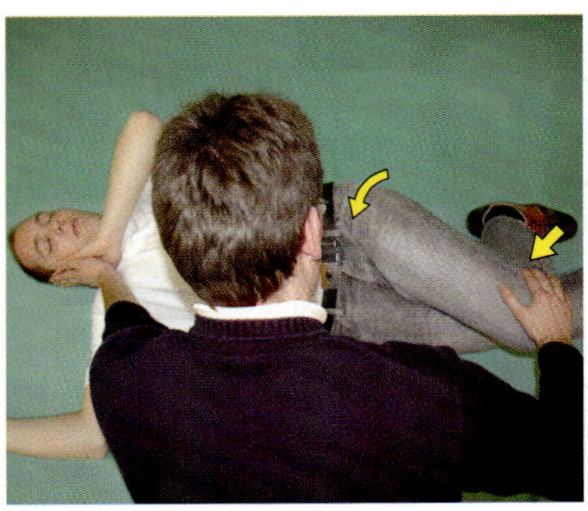

**Abb. 182.5** Patient herumdrehen

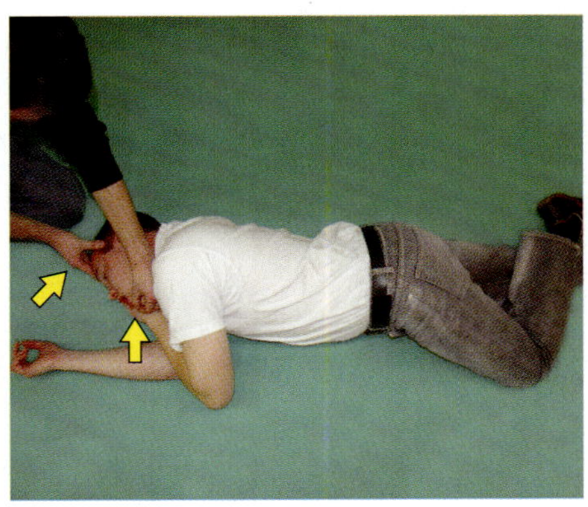

**Abb. 182.6** Kopf überstrecken

**Advanced Life Support (ALS)**

Auch professionelle Helfer müssen in erster Linie darauf achten, dass eine möglichst frühzeitige und lückenlose Basisreanimation mit Thoraxkompression und Beatmung (CPR) stattfindet. Ihnen stehen jedoch mehr Hilfsmittel (Air Way Management, Sauerstoff, Medikamente, Defibrillator etc.) zur Verfügung und in der Regel sind mindestens zwei Helfer zur Verfügung, von denen der eine neben dem Patienten kniet, um die Herzdruckmassage auszuführen und der andere am Kopfende die Ventilation sichert (Abb. 183.1).
Legen Sie zügig die EKG-Elektroden an (Abb. 183.2) und positionieren Sie den Defibrillator gegenüber dem komprimierenden Helfer, damit beide die EKG-Kurve sehen können (Abb. 183.1). Stellen Sie fest, ob es sich um eine defibrillierbare (Kammerflimmern VF oder eine schnelle, evtl. pulslose Kammertachykardie VT) oder um eine nicht-defibrillierbare (Asystolie oder pulslose elektrische Aktivität, PEA) Herzrhythmusstörung handelt (Abb. 183.3).

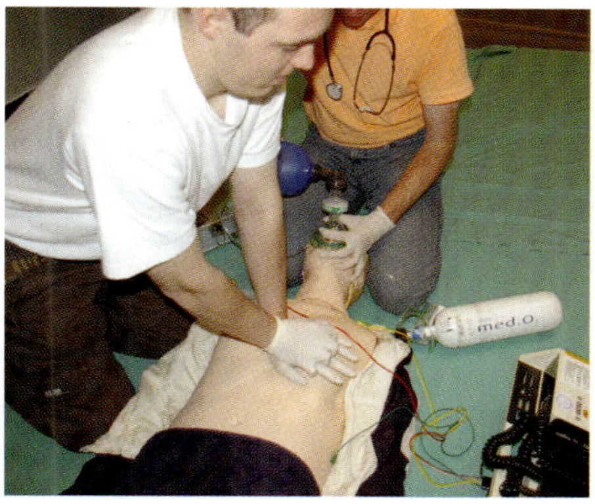

**Abb. 183.1** Position der Helfer

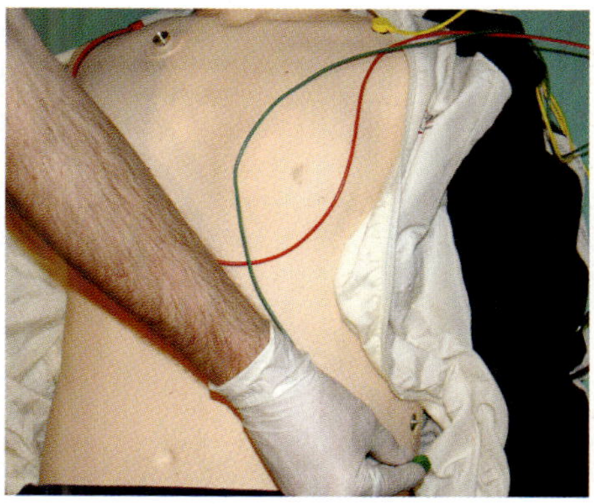

**Abb. 183.2** EKG-Elektroden

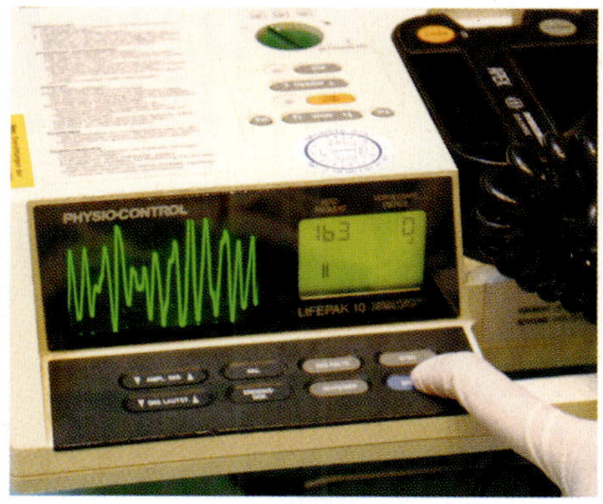


**Abb. 183.3** EKG: VT oder VF?

Falls keine Asystolie, sondern sicher eine defibrillierbare Rhythmusstörung vorliegt (vgl. S. 177), wählen Sie die Energiestufe vor ( ): Bei monophasischer Impulsgabe 360 J, bei biphasischer Applikation 120-200 J (Abb. 183.4). Entweder verwenden Sie bevorzugt selbstklebende Defibrillationselektroden („Pads", vgl. S. 181) oder manuelle („Paddels"), letztere benötigen Kontaktgel. Während Sie das Gerät aufladen (Abb. 183.5) und ggfs. das Kontaktgel auf beiden Elektroden verteilen (Abb. 183.6), führen Sie die CPR bis zum letzten Augenblick vor der Defibrillation kontinuierlich fort.

| **Merke:** | Falls Unsicherheit, ob Asytolie oder Kammerflimmern ➜ zunächst CPR ! |
|---|---|

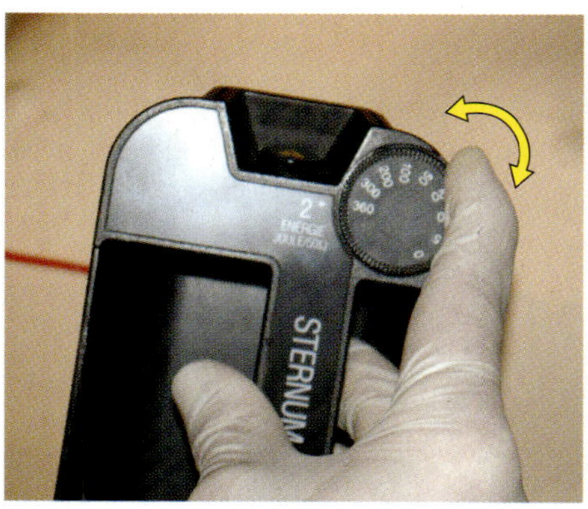


**Abb. 183.4** Energiestufe wählen

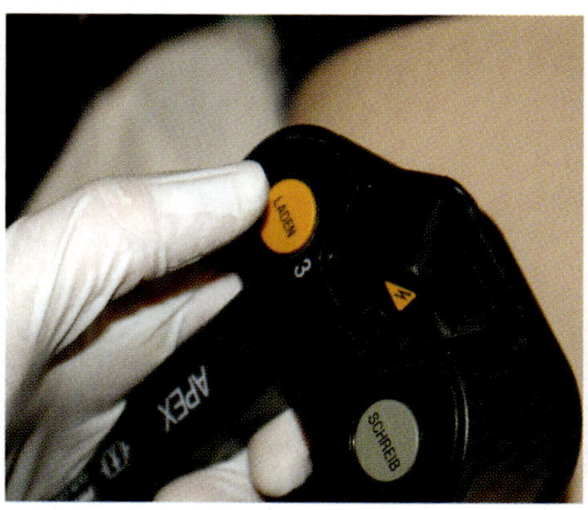


**Abb. 183.5** Gerät aufladen

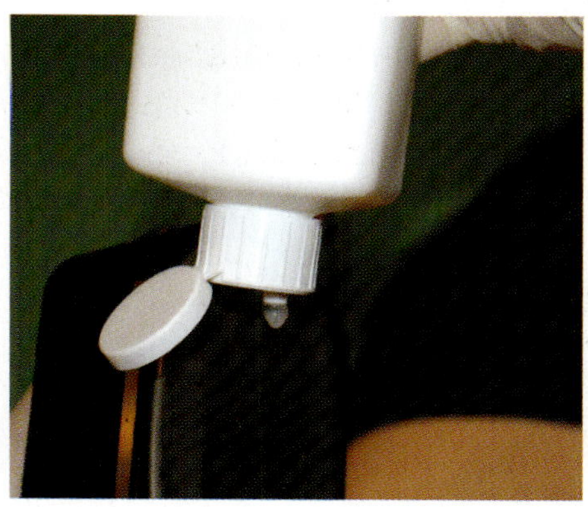

**Abb. 183.6** Kontaktgel verteilen

Eine Beachtung der Polarität der Elektroden ist überflüssig. Die Elektrode wird jedoch nicht direkt auf dem Sternum positioniert, sondern rechts parasternal (vgl. Abb. 181.4). Der beste Zeitpunkt zur Defibrillation liegt in der maximalen Exspirationsphase, da zu diesem Zeitpunkt die transthorakale Impedanz am günstigsten ist.
Wichtig bei Verwendung der Paddels ist, dass sie möglichst fest (~7 kp) und mit der gesamten Elektrodenfläche an die thorakale Haut angepresst werden und keine nassen Gelstraßen zwischen den beiden Auflagepunkten einen Kurzschluss ermöglichen.

Während dessen kümmert sich der zweite Helfer um eine möglichst effiziente Ventilation mit Hilfe von Wendel- oder Guedeltubus **(Abb. 184.1)** und beatmet mit einer Maske **(Abb. 184.2)**, an die eine Sauerstoffflasche angeschlossen wird (vgl. S. 151).
Sowie der Defibrillator geladen ist, warnen Sie das Umfeld, z.B. mit „Abstand zum Patienten – Defibrillation" **(Abb. 184.3)** und lösen ( ↓ ) dann den Elektroimpuls aus **(Abb. 184.4)**. Sofort danach werden die Herzdruckmassage und Beatmung fortgeführt.

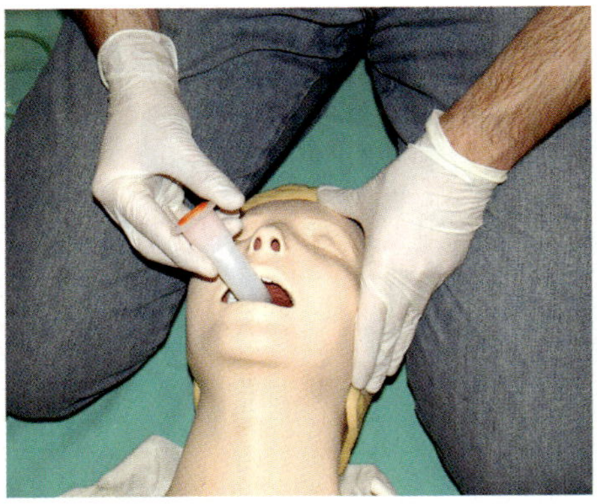

**Abb. 184.1** Guedel-Tubus

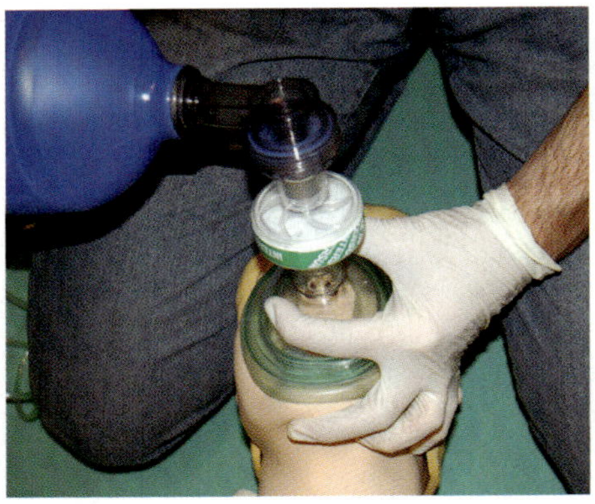

**Abb. 184.2** $O_2$-Maske, C-Griff

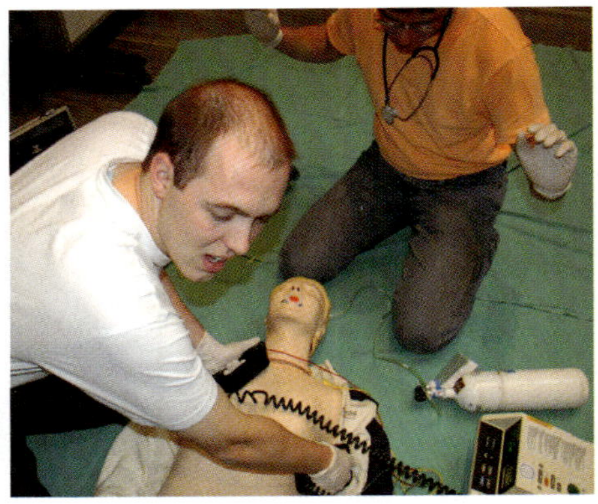

**Abb. 184.3** Umfeld warnen

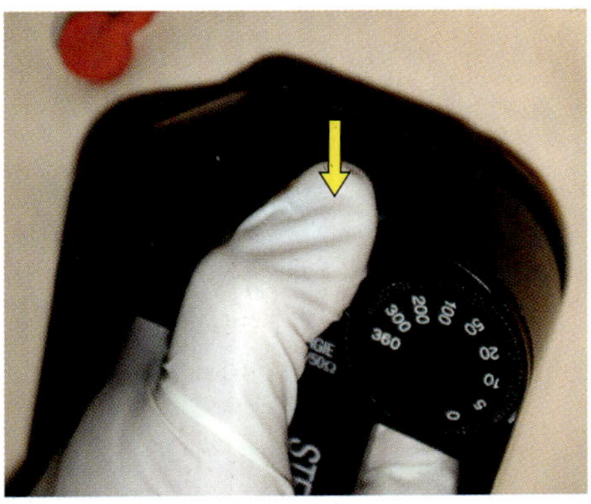

**Abb. 184.4** Elektroimpuls auslösen

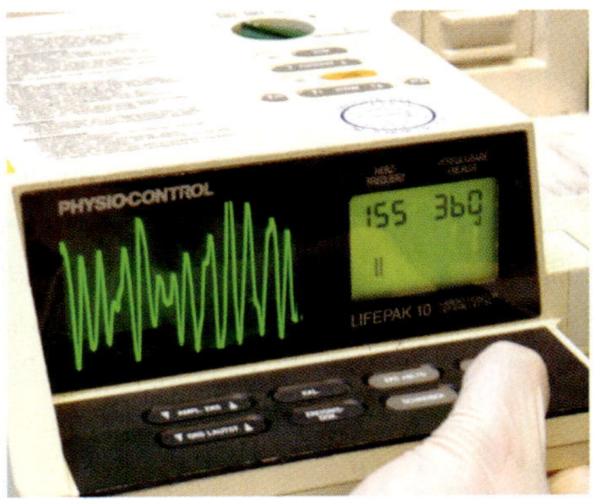


**Abb. 184.5** EKG mit VF / VT

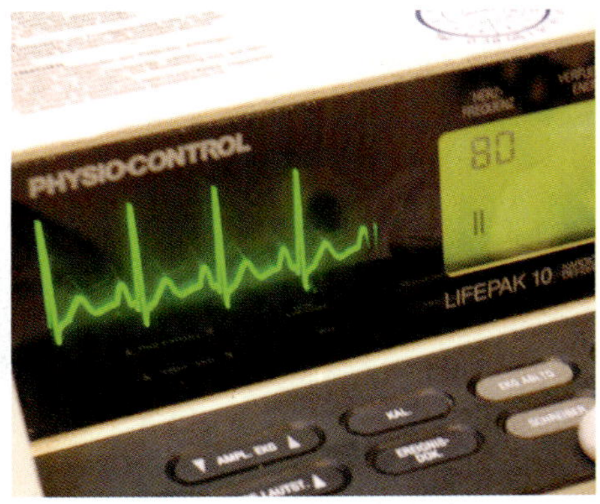


**Abb. 184.6** Sinusrhythmus

Auch wenn die tachykarde Herzrhythmusstörung **(Abb. 184.5)** in einen Sinusrhythmus **(Abb. 184.6)** umspringt, ist eine Fortführung der CPR für 5 weitere Zyklen (~ 2 Min.) notwendig. Erst danach erfolgen eine Pulskontrolle und anschließende Blutdruckmessung. In der Regel ist dennoch eine Intubation **(Abb. 184.7)** und eine weitere Beatmung des Patienten **(Abb. 184.8)** notwendig (vgl. Kap. 24, S. 149-158). Zusätzlich wird versucht, einen peripher-venösen Zugang (vgl. Kap. 12, S. 67-71) für eine ergänzende Medikamentengabe zu schaffen **(Abb. 184.9)**.

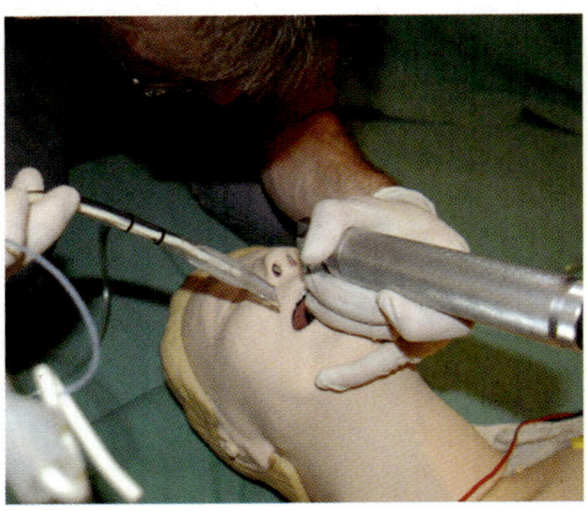

**Abb. 184.7** Intubation und …

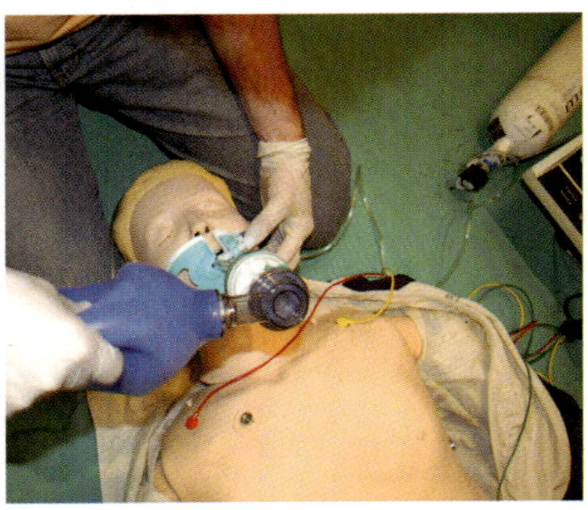

**Abb. 184.8** … Beatmung

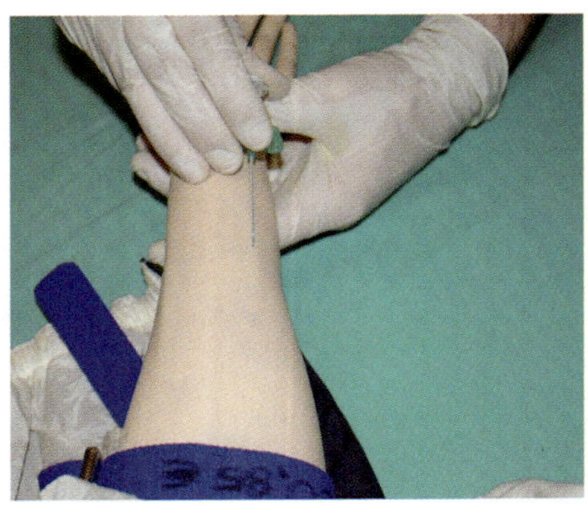

**Abb. 184.9** i.v.-Zugang schaffen

### Medikamentöse Therapie

Vasopressoren werden mit dem Ziel eingesetzt, durch die periphere Vasokonstriktion den diastolischen Aortendruck anzuheben und damit die Koronarperfusion zu verbessern. Dafür eignet sich als Standardtherapie bei Erwachsenen in erster Linie 1 mg Adrenalin i.v., auch wenn alternativ Vasopressin zur Diskussion steht [28.3]. Die Adrenalingabe wird alle 3-5 Minuten wiederholt.

Prüfen Sie zuvor die korrekte, intravasale Lage der Verweilkanüle (z.B. durch NaCl-Probeinjektion, vgl. S. 70) oder schließen ( ↷ ) Sie direkt eine Infusion an (Abb. 185.1), bevor Sie die empfohlene Dosis Adrenalin injizieren ( ⇩ in Abb. 185.2). Am besten lassen Sie einen Helfer durch Kompression ( ⇘ ) des angeschlossenen Infusionsbeutels nachspülen, damit das Adrenalin möglichst schnell in den Körperkreislauf gelangt (Abb. 185.3).

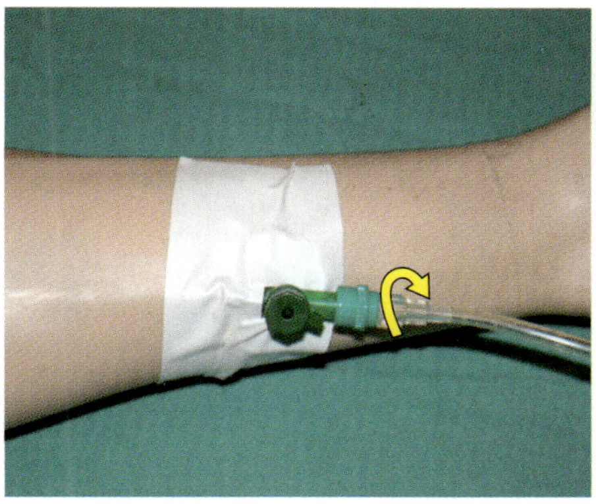

**Abb. 185.1** intravasale Lage?

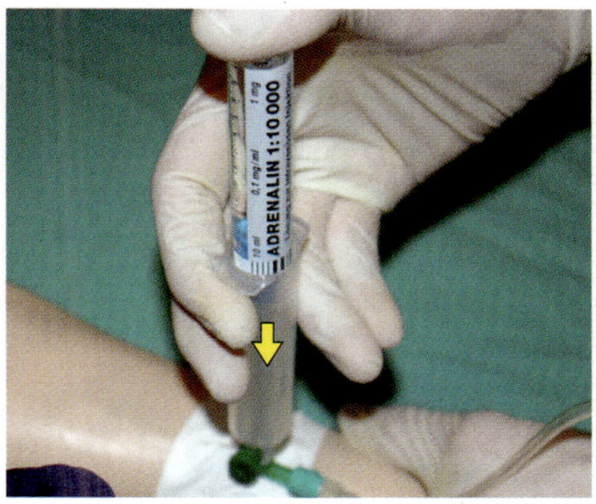


**Abb. 185.2** 1 mg Adrenalin i.v.

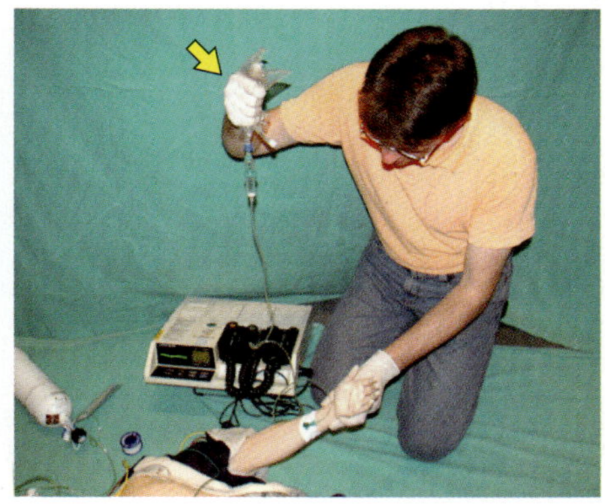

**Abb. 185.3** Nachspülen

Als Antiarrhythmikum der Klasse III wird bei Kammerflimmern oder -flattern oder bei pulsloser VT nach dem dritten erfolglosen Defibrillationsversuch vor allem Amiodaron bei Erwachsenen in der Dosierung von 300 mg als i.v.-Bolusgabe oder intraossär eingesetzt (Abb. 185.4). Es kann im Gegensatz zu Adrenalin zwar nicht endotracheal / endobronchial appliziert, dafür jedoch nach einem vierten Defibrillationsversuch noch einmal mit der halben Dosis (150 mg) nachinjiziert werden. Sein Wirkunsmechanismus beruht auf einer Verlängerung der Aktionspotenziale, der Refraktärzeit und der AV-Überleitungszeit.

Lidocain (Klasse I) wird nur dann noch empfohlen, wenn kein Amiodaron zur Verfügung steht [27.1-3] und dann in der Dosierung von 1-1.5 mg/kg KG i.v. oder intraossär, bei Erwachsenen entspricht dies ca. 100 mg, bei erneuter Gabe ebenfalls mit der halben Dosis (~ 50 mg) bis zur Maximaldosis von 3 mg/kg KG.

Bei Patienten mit einer Asystolie (Abb. 185.5) oder mit einer pulslosen elektrischen Aktivität (PEA) mit einer HF < 60 / Min. wird empfohlen, einmalig Atropin als Parasympatholytikum in der Dosierung von 3 mg i.v. zu injizieren (Abb. 185.6), auch wenn einige Studien keinen verbesserten Reanimationserfolg dadurch nachweisen konnten [28.3].

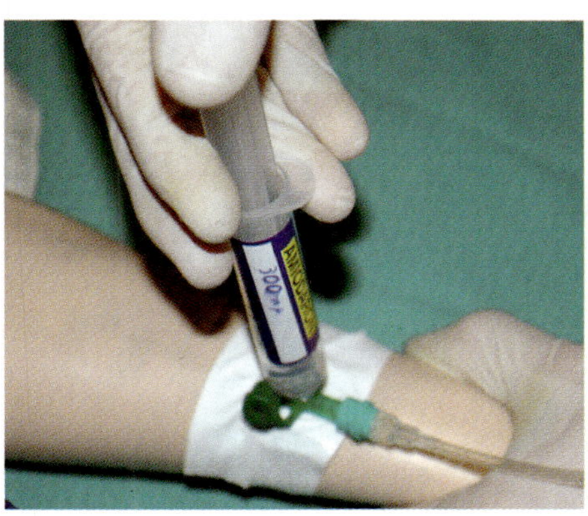

**Abb. 185.4** 300 mg Amiodaron i.v.

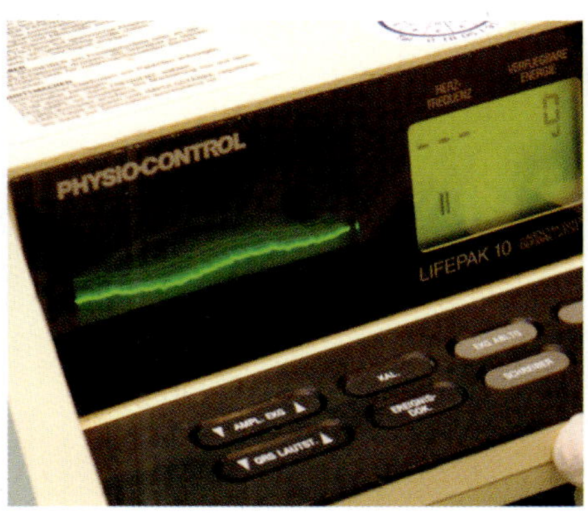


**Abb. 185.5** Nulllinien-EKG

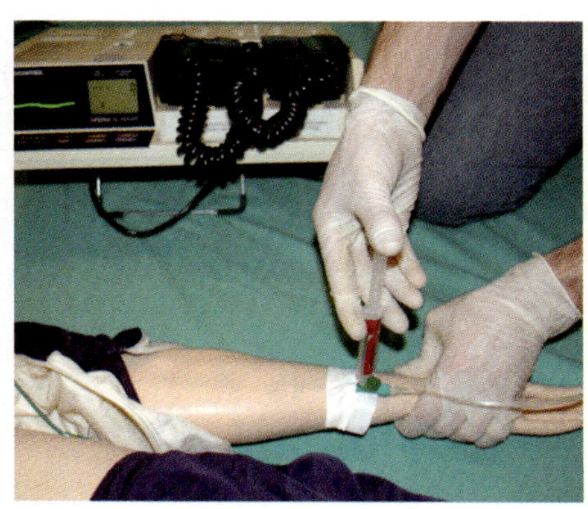

**Abb. 185.6** Atropin 3 mg i.v.

Die Gabe von Natriumbicarbonat zum Ausgleich der respiratorischen und metabolischen Azidose kann besonders bei einer Intoxikation mit trizyklischen Antidepressiva und bei einer Kombination einer metabolischen Azidose und einer Hyperkaliämie hilfreich sein. Es sollte jedoch nur in Sonderfällen gegeben werden, um eine unkontrollierte Gabe bzw. Überkorrektur zu vermeiden: Dies könnte zu einer vermehrten Produktion von $CO_2$ führen, welches unter Reanimationsbedingungen nur schlecht alveolär abgeatmet werden kann.
Falls Sie es dennoch einsetzen, wird bei Erwachsenen eine langsame Infusion von ca. 50 ml einer 8.4%igen Lösung unter Kontrolle des Basenüberschusses (BE) durch eine Blutgasanalyse (vgl. Kap. 10, S. 53-57) empfohlen [28.3].

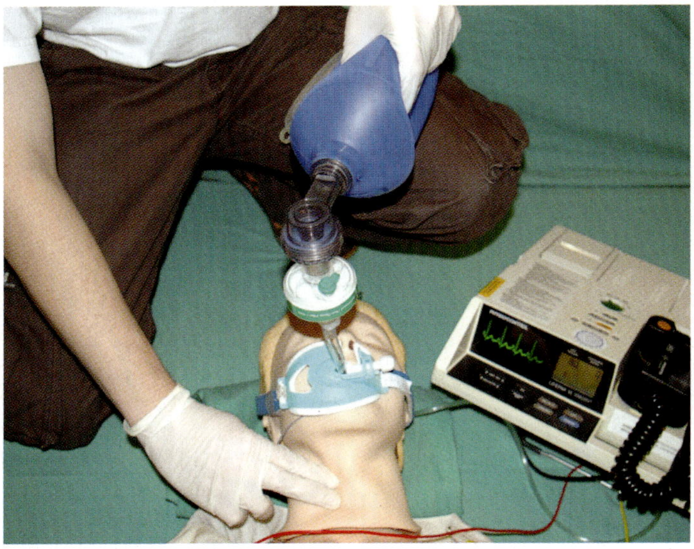

**Abb. 186.1** Beatmung und Pulskontrolle

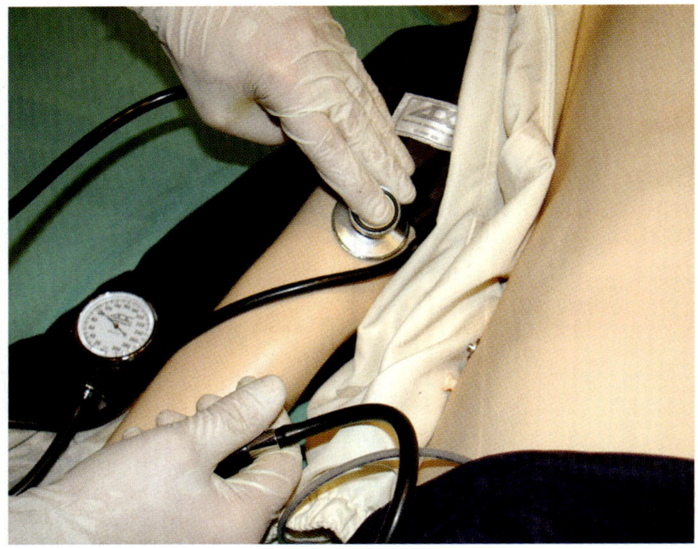

**Abb. 186.2** Messung des Blutdrucks

Nach erfolgreicher Reanimation ist regelhaft eine Beatmung erforderlich **(Abb. 186.1)**. Es erfolgt eine engmaschige hämodynamische Überwachung und es wird auch kontrolliert, welchen Blutdruck (vgl. Kap. 3, S. 25-28) das Herz aufbauen kann **(Abb. 186.2)**. Zum Abschluss sehen Sie hier noch einmal einen Algorithmus für den Advanced life-Support **(Tab. 186.3)**:

**Keine Reaktion?**
↓
**Atemwege freimachen**
auf Lebenszeichen achten
↓
**Reanimationsteam rufen**
↓
**Cardiopulmonale Reanimation (CPR) 30 : 2**
(bis EKG-Monitor / Defi angeschlossen)
↓
**EKG-Rhythmus**
beurteilen

| defibrillierbar | | nicht-defibrillierbar |
|---|---|---|
| **defibrillierbar**<br>(VF / pulslose VT) | | **nicht-defibrillierbar**<br>(Asystolie / PEA) |
| **1 Elektroschock**<br>120 - 200 J biphasisch<br>360 J monophasisch | während dessen<br>**Intubation / Maske**<br>**Medikamente etc.** | **cave:**<br>Elektrodenposition<br>und Kontakte überprüfen |
| unmittelbar fortführen<br>**CPR 30 : 2 für 2 Min.** | | unmittelbar fortführen<br>**CPR 30 : 2 für 2 Min.** |

**Tab. 186.3** ALS-Reanimationsalgorithmus [nach 28.2]

### Extracardiale Faktoren für einen Kreislaufstillstand

Während der Reanimation wollen Sie natürlich andere, reversible Ursachen für den Kreislaufstillstand ausschließen und nach Möglichkeit auch beheben. Als Merkhilfe dafür dienen die vier „H" und das Akronym „HITS" (Tab. 187.1).

Einen Spannungspneumothorax können Sie z.B. durch Perkussion oder Auskultation diagnostizieren und durch eine Druckentlastung (vgl. Kap. 22) beheben, während die Diagnose einer Herzbeuteltamponade schon eher sonographische Hilfsmittel erfordert, die nicht immer sofort verfügbar sind.

| Vier „H" |
|---|
| **H**ypoxämie → Intubation und Beatmung |
| **H**ypovolämie → i.v. Zugang und Infusion |
| **H**ypo- / Hyperkaliämie → Elektrolytausgleich |
| **H**ypothermie → Decke / Aufwärmen |

| HITS |
|---|
| **H**erzbeuteltamponade → Punktion / Entlastung |
| **I**ntoxikation → Antidotgabe |
| **T**hromboembolie → evtl. Fragmentierung / Lyse |
| **S**pannungspneumothorax → Punktion / Drainage |

Tab. 187.1 Ursachen für einen Kreislaufstillstand

### Grenzen der Methode und typische Fehler

Bei allen Anstrengungen muss man sich bewusst machen, dass derzeit (Stand 2007) die Entlassungsquote aus den Krankenhäusern ohne wesentliches neurologisches Defizit nach Reanimation bundesweit bei etwa 7 % liegt. Dies muss keineswegs immer auf Fehlern der Nothelfer beruhen, sondern liegt vor allem an zeitlichen Verzögerungen der Reanimationsmaßnahmen.

Auch bei korrekter CPR wird in der Regel nur ein HZV und ein Carotisfluss von ca. 25-30% der Normalwerte erzeugt und die Perfusionsrate des Myokards erreicht oft nur 5% der Normalwerte [28.3]. Selbst bei guter Herzdruckmassage nehmen die zerebrale und myokardiale Perfusion durch eine fortschreitende, metabolisch bedingte Vasodilatation, eine Erschöpfung des sympathoadrenergen Systems (daher auch die u.U. wiederholte Adrenalingabe) sowie durch eine Abnahme der elastischen Rückstellkräfte des Thorax im zeitlichen Verlauf der Reanimation leider ab. Nach 30 Minuten erfolgloser Reanimation bestehen nur noch minimale Chancen für ein Überleben, so dass vom Arzt der Abbruch der Reanimation erwogen werden muss, wenn keine starke Unterkühlung (z.B. nach Ertrinkungsunfall) des Patienten vorliegt.

Hier noch einmal ein Hinweis auf die häufigsten Fehler: Wichtig ist der korrekte Druckpunkt in der Mitte des Sternums zwischen Jugulum und Xiphoid (Abb. 187.2) und auch das streng mediane Auflegen des Handballens (nicht zu weit lateral). Bei der Mund-zu-Mund oder Mund-zu-Nase-Beatmung darf nicht vergessen werden, den Kopf weit genug nach dorsal zu überstrecken ( ↗ ) und das Kinn anzuheben ( ↑ ), damit die Luftpassage nicht behindert wird (Abb. 187.3). Schließlich sollten Sie nicht zu viel Zeit verlieren mit der Freiräumung ( ⇨ ) der Atemwege (Abb. 187.4) oder der Feststellung, ob der Patient nun noch atmet oder nicht (Abb. 187.5). Vielmehr muss versucht werden, die CPR so frühzeitig und so kontinuierlich wie möglich durchzuführen.

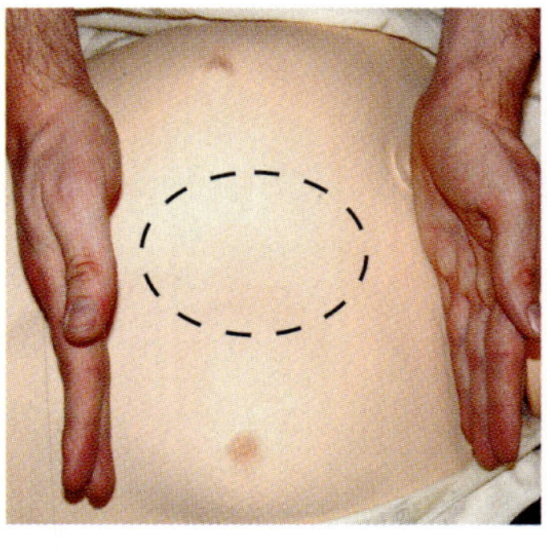

Abb. 187.2 Druckzone

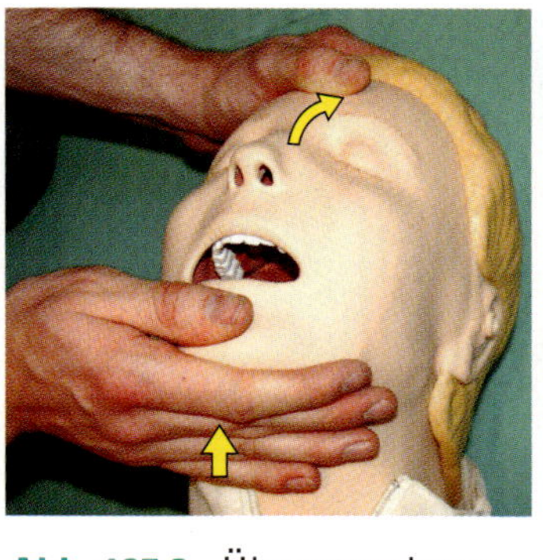

Abb. 187.3 Überstreckung

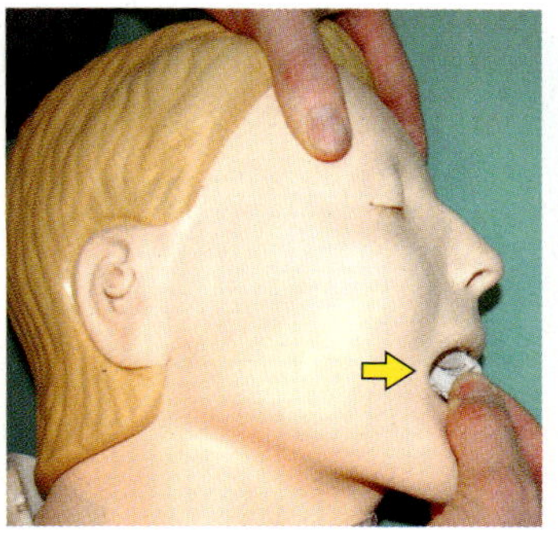

Abb. 187.4 zügig und ...

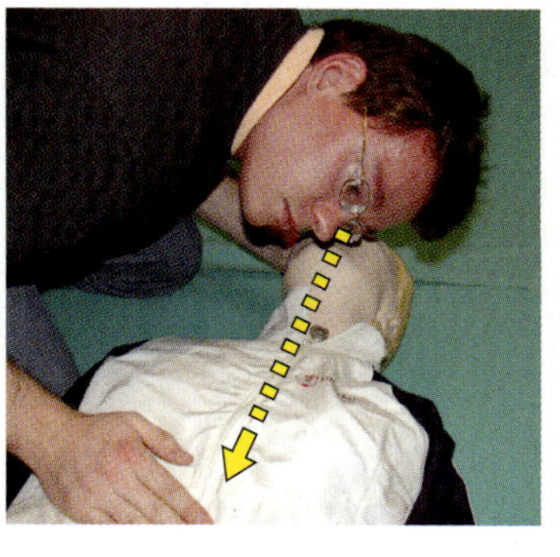

Abb. 187.5 ... schnell!

# Stichwortverzeichnis

# Literatur


[1.1] **Hofer M, Jansen M, Soboll S.** Verbesserungspotenzial des Medizinstudiums aus retrospektiver Sicht von Facharztprüflingen. Dtsch Med Wochenschr 2006; 131:373-378

[3.1] **Ritter MA, Nabavi DG, Ringelstein EB**: Messung des arteriellen Blutdrucks. Bestehende Standards und mögliche Fehler. Dtsch Arztebl 2007; 104 (20): A 1406-1410

[3.2] **PROGRESS Collaborative Group.** Randomised trial of a perindoprill-based blood-pressure-lowering regimen among 6105 individuals with previous stroke or transient ischemic attack. Lancet 2001; 358: 1033-1041

[3.3] **Amarenco P, Bogousslavsky J, Callahan A et al.**: Stroke prevention by aggressive reduction in cholesterol levels (SPARCL) investigators. High-dose adorvastatin after stroke or transient ischemic attack. N Engl J Med 2006; 355: 549-559

[3.4] **Pickering T, Hall J, Appel L et al.**: Recommendations for blood pressure Measurements in humans and experimental animals: part1: blood pressure measurement in humans: a statement for professionals from the subcommittee of professional and public education of the American Heart Association Council of High Blood Pressure Research. Circulation 2005; 111: 697-716

[3.5] **Deutsche Hochdruckliga e.V. – Deutsche Hypertonie Gesellschaft**: Leitlinie zur Diagnostik und Behandlung der arteriellen Hypertonie. Update 2005. www.paritaet.org/hochdruckliga

[3.6] **Cifkova R, Erdine S, Fangard R et al.**: ESH/ESC Hypertension Guidelines Committee. Practice Guidelines for primary care physicians: 2003 ESH/ESC hypertension guidelines. J Hypertens 2003; 21: 1779-1786

[3.7] **Manning DM, Huchirka C, Kaminski J**: Miscuffing: inappropriate blood pressure cuff application. Circulation 1983: 68: 763-766

[3.8] **McKay DW, Campbell NR, Parab LS et al.**: Clinical assessment of blood pressure. J Hum Hypertens 1990; 4: 639-645

[7.1] Gesetz zur Regelung des Transfusionswesens (Transfusionsgesetz) BGBl. I, S. 1-5

[7.2] **Löwer J.** Richtlinien von der Bundesärztekammer und dem Paul-Ehrlich-Institut zur Gewinnung von Blut und Blutbestandteilen und zur Anwendung von Blutprodukten (Hämotherapie) gemäß §§ 12 und 18 des Transfusions-Gesetzes. Bundesanzeiger 19.5.2005 (57)

[7.3] **Bundesärztekammer.** Leitlinien zur Therapie mit Blutkomponenten und Plasmaderivaten. Deutscher Ärzteverlag, Köln 2003

[7.4] **Mourant AE, Kopec AC, Domaniewskasobczak K.** The distribution of the human blood groups and other polymorphisms. Oxford University Press, Oxford 2nd ed. 1976

[9.1] **AWMF Arbeitsgemeinschaft der Wissenschaftlichen Medizinischen Fachgesellschaften**: Leitlinien der Deutschen Diabetes-Gesellschaft. www.uni-duesseldorf.de/awmf/ll/ Dtsch Arztebl 2007; 104 (20): A 1406-1410

[10.1] Harrisnon`s Principles of Internal Medicine, 16th edition 2005. Mc Graw Hill, Appendices: A 4-5

[14.1] **Davies RJO, Gleeson FV.** BTS Guidelines. Introduction to the methods used in the generation of the Bristish Thoracic Society guidelines for the management of pleural diseases. Thorax 2003; 58 (Suppl II): ii1-7

[14.2] **Dellweg D, Barchfeld T, Haidl P et al.** Einfluss einer Pleurapunktion auf die resistive Atemarbeit. Pneumologie 2006; 60 DOI:10.1055/s-2006-933850

[19.1] **Roewer N, Thiel H.** Taschenatlas der Anästhesie. Arterieller Zugang. Thieme, Stuttgart 2. Auflage 2004: 150

[24.1] **Böhrer H.** Komplikationen der Atemwegssicherung. In: Kochs E, Krier C, Buzello W, Adams HA (Hrsg.). Anaesthesiologie. Thieme, Stuttgart (2001): 1433-1441

[24.2] **Georgi R, Pothmann W, Krier C.** Sicherung der Atemwege. In: Kochs E, Krier C, Buzello W, Adams HA (Hrsg.). Anaesthesiologie. Thieme, Stuttgart (2001): 330-369

[24.3] **Genzwürker H.** Maßnahmen der Atemwegssicherung. In: Madler C, Jauch KW, Werdan K et al. Das NAW-Buch. Akutmedizin in den ersten 24 Stunden. Elsevier, München 3. Auflage (2005): 254-273

[28.1] **International Liaison Committee on Resuscitation.** International Consensus on Cardiopulmonary Resuscitation and Emergency Cardiovascular Care Science with Treatment Recommendations. Circulation (2005) 112: III 1-136

[28.2] **European Resuscitation Council.** Guidelines for Resuscitation 2005. Resuscitation (2005) 67 Suppl: S1-189

[28.3] **Bundesärztekammer.** Reanimation – Empfehlungen für die Wiederbelebung. Deutscher Ärzte Verlag, Köln. 4. Auflage (2007)

[28.4] **Larsen MP, Eisenberg MS, Cummins RO et al.** PRedicting survival from out-of-hospital cardiac arrest: a graphic model. Ann Emerg Med (1993) 22: 1652-8

[28.5] **Valenzuela TD, Roe DJ, Cretin S et al.** Estimating effectiveness of cardia arres interventions: a logistic regression survival model. Circulation (1997) 96: 3308-13

[28.6] **Waalewijn RA, De Vos R, Tijssen JGP et al.** Survival Models for out-of-hospital cardiopulmonary resuscitation from the prospectives of the bystander, the first responder and the paramedic. Resuscitation (2001) 51: 113-22